Michael Herzog
Eva Lang
Jürgen Sengebusch

Blickdiagnose für Heilpraktiker

Bildatlas für Prüfung und Praxis

mit
567 Abbildungen
7 Tabellen

Karl F. Haug Verlag · Stuttgart

Bibliografische Information der Deutschen Nationalbibliothek
Die Deutsche Nationalbibliothek verzeichnet diese Publikation in der Deutschen Nationalbibliografie; detaillierte bibliografische Daten sind im Internet über http://dnb.d-nb.de abrufbar.

Anschrift der Autoren:

Michael Herzog
Wilhelm-Haverkamp-Str. 21
48308 Senden

Eva Lang
Grüner Grund 1
49536 Lienen

Jürgen Sengebusch
Kappenberger Damm 423
48163 Münster

Unsere Homepage: www.haug-verlag.de

Printed in Germany

Zeichnungen: Angelika Brauner, Hohenpeißenberg
Umschlaggestaltung: Thieme Verlagsgruppe
Umschlagfoto: Johannes Simon, Penzing
Satz: Sommer Druck, Feuchtwangen
gesetzt in Arbortext APP-Desktop 9.1 Unicode M150
Druck: Westermann Druck GmbH, Zwickau

ISBN 978-3-8304-7360-2 2 3 4 5 6

Wichtiger Hinweis: Wie jede Wissenschaft ist die Medizin ständigen Entwicklungen unterworfen. Forschung und klinische Erfahrung erweitern unsere Erkenntnisse, insbesondere was Behandlung und medikamentöse Therapie anbelangt. Soweit in diesem Werk eine Dosierung oder eine Applikation erwähnt wird, darf der Leser zwar darauf vertrauen, dass Autoren, Herausgeber und Verlag große Sorgfalt darauf verwandt haben, dass diese Angabe dem Wissensstand bei Fertigstellung des Werkes entspricht.

Für Angaben über Dosierungsanweisungen und Applikationsformen kann vom Verlag jedoch keine Gewähr übernommen werden. Jeder Benutzer ist angehalten, durch sorgfältige Prüfung der Beipackzettel der verwendeten Präparate und gegebenenfalls nach Konsultation eines Spezialisten festzustellen, ob die dort gegebene Empfehlung für Dosierungen oder die Beachtung von Kontraindikationen gegenüber der Angabe in diesem Buch abweicht. Eine solche Prüfung ist besonders wichtig bei selten verwendeten Präparaten oder solchen, die neu auf den Markt gebracht worden sind. Jede Dosierung oder Applikation erfolgt auf eigene Gefahr des Benutzers. Autoren und Verlag appellieren an jeden Benutzer, ihm etwa auffallende Ungenauigkeiten dem Verlag mitzuteilen.

Geschützte Warennamen (Warenzeichen) werden nicht besonders kenntlich gemacht. Aus dem Fehlen eines solchen Hinweises kann also nicht geschlossen werden, dass es sich um einen freien Warennamen handelt.

Haug

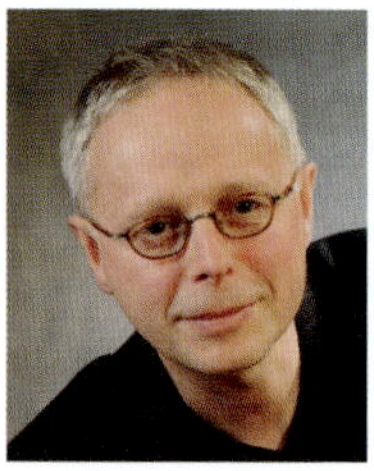

Michael Herzog

geboren 1958; Heilpraktiker, Studium der Theologie betreibt seit 1988 eine eigene Praxis, seit 1996 im Naturheilzentrum Senden.

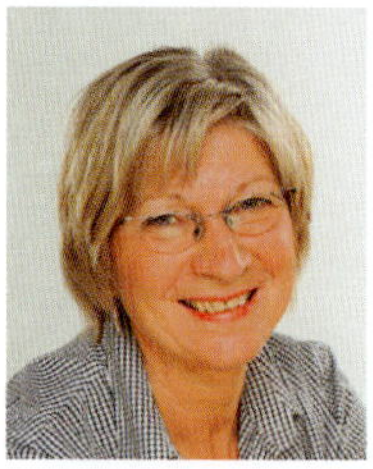

Dr. Eva Lang

geboren 1946; Heilpraktikerin, Pharmazeutin mit eigener Apotheke hat seit 1994 eine eigene homöopathische Praxis in Lienen/Westfalen.

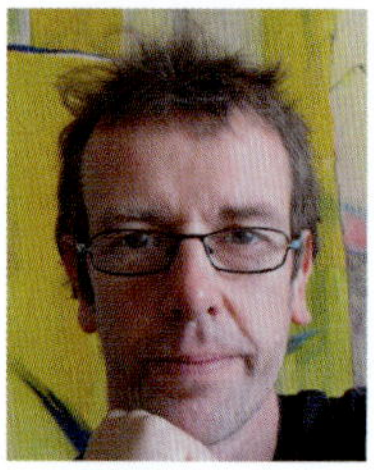

Jürgen Sengebusch

geboren 1962; Heilpraktiker, Pädagoge arbeitet als freiberuflicher Dozent und Coach mit verschiedenen Schwerpunkten und entwickelt zurzeit eine Internet-Lernplattform für HPA.

Michael Herzog, Dr. Eva Lang und Jürgen Sengebusch arbeiten seit vielen Jahren als Team gemeinsam an der Hufeland-Schule in Senden bei Münster. Die Schule unter Leitung von Michael Herzog und Eva Lang bildet seit mehr als zehn Jahren Heilpraktiker aus. Zudem bietet sie ein breit angelegtes Fachausbildungsprogramm, eine zertifizierte Homöopathie-Ausbildung und zahlreiche Workshops und Seminare zur Prüfungsvorbereitung für HPA. Alle drei Autoren haben weitere eigene Veröffentlichungen im medizinischen Bereich vorgelegt.
Weitere Informationen: www.hufelandschule.de

Danksagung

Wir danken allen unseren Schülern für viele Anregungen und Impulse, Kollegen für fachlichen Rat, dem Lektorat des Verlages für eine harmonische und effektive Zusammenarbeit sowie unseren Familien und Freunden für das Verständnis, wenn wir zwischendurch viel Zeit mit Texten und mit Bildern verbrachten, die manch einem von ihnen bemerkenswerte Blicke entlockten.

Vorwort

Eigentlich ist es unseren Schülerinnen und Schülern zu verdanken, dass dieses Buch nun vorliegt. In vielen Jahren der Ausbildung von Heilpraktikern haben wir immer Wert darauf gelegt, die gelehrten Erkrankungen u.a. mit vielen Bildern zu verdeutlichen. Die Theorie rückt dadurch etwas näher an die Praxis heran.

Wir trugen Fotografien aus unterschiedlichstem Fundus zusammen und bemühten auch durchaus gute Literatur, in der wertvolle Abbildungen zu sehen waren. Aber immer wieder stellte man uns die Frage, ob es denn nicht ein „Blickdiagnose-Buch für Heilpraktiker" geben würde – ohne die vielen Abbildungen, die für Fachärzte durchaus Bedeutung, im Alltag des Heilpraktikers oder auch des Hausarztes jedoch eher weniger Relevanz haben.

Wir konnten keine Abhilfe schaffen – bis wir das Projekt dieses Buches in Angriff nahmen. Diejenigen, die davon erfuhren, waren sofort begeistert.

Das hat uns angespornt und die Freude an der Arbeit für dieses Werk noch weiter entfacht. Wir haben hier nicht nur gesammelt, sondern gezielt zusammengestellt, kommentiert und das Material von verschiedenen Ausgangspunkten strukturiert. Und hoffen nun, dass hiermit nicht nur eine interessante Lektüre, sondern auch ein in der Praxis hilfreiches Buch vorliegt.

Münster, im Juli 2010
Michael Herzog, Dr. Eva Lang
und Jürgen Sengebusch

Inhaltsverzeichnis

Anhang

1 Einleitung

Nicht nur für die meisten Heilpraktiker ist die Blickdiagnose neben der Anamnese eines der wichtigsten Werkzeuge: In der Anamnese erfahren wir, was wir nicht sehen, in der Blickdiagnose werden uns viele Eigenarten eines Patienten offenbart, ohne dass er auch nur einen Satz über sich geäußert hat.

Die Blickdiagnose bedeutet nicht allein die Betrachtung einzelner körperlicher Merkmale, etwa die Inspektion der Haut und ihrer Anhangsorgane wie Haare oder Fingernägel. Vielmehr schließen wir beim Blick auf den Patienten zahlreiche weitere Aspekte der Inspektion mit ein: seine Präsenz und Orientierung, seine Körperhaltung und das Gangbild, die Schlüssigkeit seines äußeren Bildes und seiner Selbstdarstellung, seine Stimme und seine Sprache – obgleich wir diese nicht sehen, sondern hören. Insofern könnten wir den Begriff der Blickdiagnose erweitern und besser von der Wahrnehmung oder von der **Diagnose der Erscheinung des Patienten** sprechen.

In diesem Sinne wird dieses Buch auf die unterschiedlichen Aspekte dessen eingehen, was wir in der Betrachtung des zu behandelnden Menschen wahrnehmen können. Es ist gedacht für Praktiker, die hier wertvolle Hinweise finden sollen für ihre sorgfältige und umfassende Diagnose, für die Schärfung und gleichzeitig Erweiterung ihres diagnostischen Blicks. Wir möchten darüber hinaus eine Hilfestellung geben für HPA. Da in der Prüfung immer häufiger blickdiagnostische Aufgaben gestellt werden, müssen Prüflinge vorbereitet sein auf diese Anforderung. Deshalb finden sie zu diesem Thema einen eigenen Abschnitt im Buch (▶ **S. 11**).

Die Wahrnehmung eines Menschen von Dingen und insbesondere von anderen Menschen ist selten objektiv. Sie unterliegt der Prägung durch die eigenen Erfahrungen, Erlebnisse und Anschauungen. Auch das berücksichtigen wir in diesem Werk zur Diagnosehilfe in einem gesonderten Beitrag (▶ **S. 10**).

Neben den grundlegenden Hinweisen, Anmerkungen und Hilfestellungen geht es an zentraler Stelle um die Vorstellung und Erörterung eines hochwertigen Bildmaterials. Im Hauptkapitel haben wir uns bemüht, die für Heilpraktiker wichtigsten Diagnose-Aspekte – hier vor allem die Hautbefunde – so darzustellen, dass Sie dem Leser ein realistisches und der Variationsbreite entsprechendes Bild vermitteln können (▶ **S. 21**).

Wir orientieren uns bei der Auswahl der Einzelthemen und der Bilder vor allem an unseren Erfahrungen aus Praxis und Lehre. Das bedeutet, dass wir uns auf wichtige Krankheitsbilder beschränken und eher bizarre oder spektakuläre Phänomene vernachlässigen. Einige eher seltenere Krankheitsbilder nehmen wir jedoch auf, weil sie Thema in vielen Prüfungen sind. Wir richten den Blick auf die differenzialdiagnostische Abgrenzung der Befunde und die Öffnung des Blickes auf die Vielfalt wichtiger Beobachtungen.

Die Erläuterungen zu den Sichtbefunden beschränken sich auf die wichtigsten Fakten, weil wir hier kein Lehrbuch vorlegen, sondern in erster Linie ein Nachschlagewerk.

Im Anschluss an die Vorstellung der blickdiagnostischen Befunde gruppieren wir diese Körperzeichen und Beobachtungen nochmals unter jeweils spezifischen Gesichtspunkten. Wir strukturieren sie nach Organsystemen, Lokalisationen u. a. m. Das erleichtert Ihnen einen schnelleren und sicheren differenzialdiagnostischen Zugang (▶ **S. 156**, ▶ **S. 193**, ▶ **S. 224**).

Vielfach benutzen wir tabellarische Übersichten in der Hoffnung, dass diese Ihnen helfen, rasch einen Überblick zu erzielen. Dabei listen wir die Hauptaspekte alphabetisch und ihre Erläuterung hierarchisch, also nach Bedeutung.

2 Blickdiagnose und Wahrnehmung des Patienten

2.1

Erweiterung des Begriffs der Blickdiagnose

Der Begriff der Blickdiagnose umschreibt in der Regel das diagnostische Instrument der Inspektion, der Betrachtung der Körpermerkmale eines Patienten durch einen Therapeuten. Vielfach geht es in erster Linie um Auffälligkeiten von Haut und Hautanhangsgebilden (Haaren, Nägeln). Insbesondere wird dabei auf die Hautbeschaffenheit, auf deren Färbung und unterschiedlichste Effloreszenzen geachtet. Sinnvollerweise wird der Blickwinkel auf andere Körpermerkmale erweitert, wie Körperhaltungen, abnorme Stellungen, Funktionen oder andere Deformationen. Und selbstverständlich geht es nicht nur um Erkrankungen der Haut, sondern auch oder sogar vornehmlich um die Erscheinungsformen innerer Erkrankungen auf der Körperoberfläche.

Aber auch damit bleibt die herkömmliche Blickdiagnose hinter dem zurück, was wir als Diagnostiker und Therapeuten wahrnehmen können: So sinnvoll und nachvollziehbar die benannte Schwerpunktlegung auch ist – in der gängigen Darstellung gleicht sie einer Fotografie, einer bildlichen Darstellung des äußeren Erscheinungsbildes eines Patienten. Fraglos wird dieser Eindruck durch Untersuchung und Kontakt zwischen Therapeut und Patient ermittelt und kann somit vielleicht als „physische Fotografie" umschrieben werden.

Erster Eindruck

Das Bild eines Patienten ist nicht statisch, sondern dynamisch: Bereits beim Hereinkommen erleben wir möglicherweise den Ausdruck oder aber die Einschränkung von Vitalität, strahlt der Patient Klarheit oder Unsicherheit aus. Sein Gangbild und seine Körperhaltung können u.U. wichtige Hinweise bieten, die wir beim sitzenden Menschen nicht wahrnehmen. Ein Händedruck vermittelt uns nicht allein die Beschaffenheit der Haut (z.B. Trockenheit oder Schweiß, Wärme oder Kälte), sondern liefert oft auch inspektorische Befunde wie Beschaffenheit der Fingernägel, Deformitäten der Gelenke, Tremor, Effloreszenzen oder beiläufige Beobachtung wie Pflegezustand, Zeichen selbstverletzenden Verhaltens (Brandwunden, Kratzerosionen, Schnittwunden), Schmuck, Tätowierungen oder auch die Kraft und Entschlossenheit des Gegenübers.

Sprache

Die Stimme gibt uns klassisch-objektive Hinweise (z.B. Heiserkeit, Stottern), kann aber auch weitergehende Wahrnehmungen ermöglichen (z.B. Stimmkraft, Dynamik). Das Sprechen und die sprachliche Darstellung sind wichtigste Kriterien v.a. des subjektiven Bildes, das der Patient in uns aufbaut.

Geruch

Wir sehen und hören den Patienten nicht nur – möglicherweise riechen wir ihn (oder die Gerüche und Düfte, in die er sich kleidet) auch. Auch hier eröffnen sich uns teilweise deutliche organbezogene oder/und psychiatrische Erkenntnisse über den Zustand des Menschen, der zu uns kommt.

Allgemeines Erscheinungsbild

Jenseits jeglicher Qualitäts- und Geschmacksfragen kann auch die Kleidung eines Patienten Aufschluss geben: Ist er nachlässig oder sorgfältig gekleidet, vermittelt die Kleidung einen in sich schlüssigen Eindruck und passt sie zu den Rahmenbedingungen (etwa Witterung), kaschiert sie möglicherweise körperliche Merkmale? Hier mag nur ein Puzzlestück neben vielen Wichtigeren zu finden sein, aber auch ein einzelner Bruchteil macht ein Bild komplett.

Wir erleben, ob der Patient frühzeitig oder getrieben von hohem Leidensdruck nach Hilfe sucht, ob er alleine kommt oder begleitet werden muss. Wir nehmen seinen

Atem, seinen Blick, seine Kleidung, Seufzen und Stöhnen, seine (Begleit-) Motorik, Gesten der Abwehr oder Kontaktsuche – kurz: seinen Gesamthabitus wahr. Dieses Gesamtbild entscheidet mehr oder weniger bewusst, aber häufig in hohem Maße über die Entscheidung zu Diagnose und Therapie.

Definition

Da sich die Blickdiagnose darum bemüht, ein Gesamtbild über die Erscheinung des Patienten zu ermitteln, sprechen wir von der umfassenden Wahrnehmung oder der Diagnose der Körperzeichen.

Abgrenzung zur Augen-, Zungen- und Antlitzdiagnose

Neben der Diagnose der Körperzeichen, wie wir die Blickdiagnose in diesem Buch verstehen, existiert auch der Bereich der so genannten **alternativen Blickdiagnosen.** Dabei handelt es sich ausschließlich um empirische Diagnoseverfahren, die zwar einen wichtigen Stellwert in der naturheilkundlichen Diagnostik besitzen, in diesem Buch jedoch nicht berücksichtigt werden, da dies bei Weitem den Rahmen sprengen würde. Da sie zudem in den Kontext ihres Ursprungs, z.B. TCM gestellt werden müssen, um überhaupt brauchbare Aussagen zu machen, verweisen wir auf die entsprechende Fachliteratur.

Differenzialdiagnose der Körperzeichen

Auch bei der Blickdiagnose hat die Differenzialdiagnose einen hohen Stellenwert. Wenn z.B. ein Patient über Luftnot klagt (▶ **Abb. 2.1**), dann sollten wir systematisch das Spektrum möglicher Differenzialdiagnosen der Dyspnoe durchdenken. Dasselbe geschieht auch mit den Ergebnissen unserer Wahrnehmung: Was kann der Hintergrund eines adynamischen, schläfrigen Auftretens eines Menschen sein? Passt eine Hauterscheinung, mit denen ein Kind vorgestellt wird, in das Spektrum der einschlägigen Kinderkrankheiten mit Effloreszenzen?

Der rasche und geschickte Zugriff auf sinnvolle differenzialdiagnostische Schemata gehört auch hier zu den zielführendsten Mitteln des befundenden Therapeuten. Wir haben diesen Aspekt deshalb als einen Schwerpunkt berücksichtigt (▶ **S. 228**).

2.2 Aspekte der Patientenwahrnehmung

2.2.1 Befunde der Haut

Wahrscheinlich denken die meisten bei dem Wort „Blickdiagnose“ als erstes an das, was man unmittelbar mit dem Auge als erste Merkmale eines Patienten wahrnehmen kann. Dies betrifft in erster Linie die Haut.

Auch dem Laien fallen diese Befunde auf: „Was bist du blass heute?!“ oder „Man sieht, dass du nicht fit bist“. Während dem Ungeschulten die Hintergründe derartiger Beobachtungen verschlossen bleiben, so erkennt er mehr oder weniger bewusst doch die relevanten Aspekte wie Blässe, lokale Ödeme, Veränderungen der Hautbeschaffenheit, äußere Zeichen eines Fiebers (wie Rötung oder Schwitzen), die marmorierte Haut (als Symptom von Perfusionsproblemen) und anderes mehr.

Die Haut als größtes greif- und sichtbares Organ des Menschen wird auf ▶ **S. 21** besprochen.

2.2.2 Befunde der Hautanhangsgebilde

Auch die Hautanhangsgebilde, d.h., Finger- und Fußnägel sowie Haare sind einer raschen Inspektion gut zugänglich und gehören zum klassischen Repertoire der Blickdiagnose. Sie finden auf ▶ **S. 21** neben zahlreichen Abbildungen und Beschreibungen der Körperzeichen an der Haut auch die wichtigen Befunde, die es an Nägeln und Haaren zu begutachten gilt.

Zwar sind zahlreiche Befunde sowohl an Hand als auch am Fuß erkennbar (z.B. Plantar- und Palmarerythem, Uhrglasnägel, trommelschlägelförmige Veränderungen der Endglieder u.a.), da Abbildungen der Hände und auch der Blick darauf einfacher zu bewerkstelligen sind, reduziert sich die Dar- und Vorstellung einer Effloreszenz, Deformation etc für den HPA auf den Handbereich. In unseren Beschreibungen und Abbildungen möchten wir dem entgegenwirken und den Blick ausweiten (▶ **S. 156**).

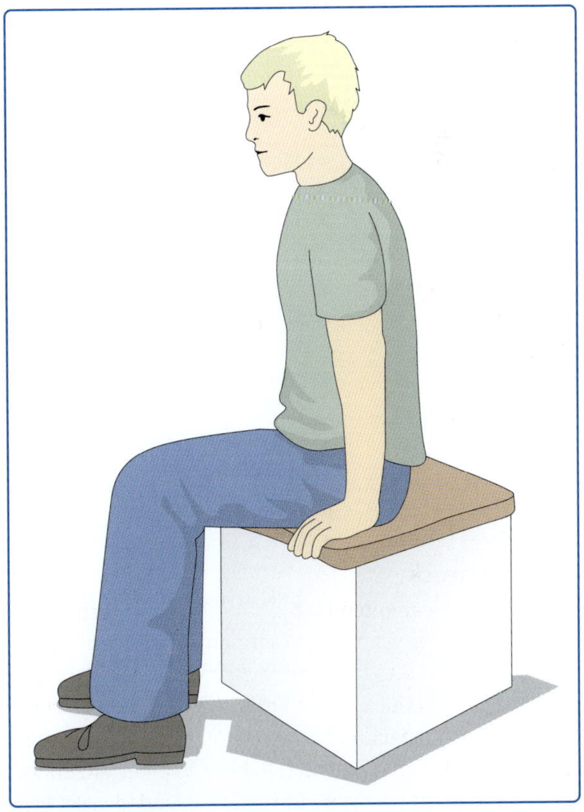

▶ **Abb. 2.1** Orthopnoe (Entlastungshaltung).

2.2.3 Das Körperbild des Patienten

Das Körperbild beschreiben wir als den Eindruck, der vor allem vermittelt wird über das hinaus, was zum Beispiel ein Foto widerspiegeln könnte. Wir gehen hinaus über den kurzen Moment, der einer bloßen Abbildung zugrunde liegt. Die von uns herausgehobenen Aspekte sind hier:

- Schonhaltungen und Gangbild
- Kraft
- Kontakt
- Konstitution

Um im Bild zu bleiben könnten wir sagen, dass hier mehrere Bilder aneinander gekettet und mit weiteren Wahrnehmungsqualitäten verbunden werden – denken Sie an ein Daumenkino, bei dem Sie möglicherweise sogar mit jedem neuen Blatt überraschende Wahrnehmungen aufnehmen: wir erleben die Stimme und den Redefluss, nehmen Bewegungen wahr, registrieren Veränderungen in Haltung und Ausdruck, wenn der Patient z. B. seine Position vom Stehen zum Gehen oder zum Sitzen ändert. Verändert sich die Geschmeidigkeit oder die Körpersymmetrie, wirkt er durch kinetische oder statische Veränderungen plötzlich angestrengt, schmerzbelastet oder gar kreislauflabil? Wird seine Konzentration gebunden durch eine für ihn schwierige oder anstrengende Bewegung, wird eine Dyspnoe ausgelöst oder verweigert er sich sogar bestimmten Abläufen?

Schonhaltungen

Die Schonhaltung bezeichnet eine unnatürliche Körperhaltung, die ein Mensch spontan oder dauernd einnimmt, um ein bestimmtes Leiden zu mindern oder zu vermeiden – z. B. Schmerzen oder Atemnot. Aus der Schonhaltung kann auch ein auffälliges Gangbild resultieren (**Schongang**). Die Haltung oder Bewegung wird eventuell nicht permanent ersichtlich, sondern nur bei

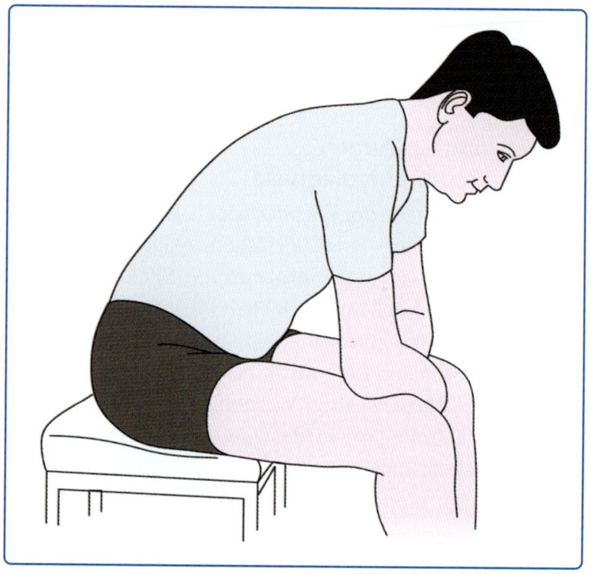

▶ **Abb. 2.2** Kutschersitz.

▶ **Tab. 2.1** Wichtige Schonhaltungen und ihre Differenzialdiagnosen (Auswahl).

Schonhaltung	Differenzialdiagnosen
nach vorne gebeugter Patient	• im Stehen: Pankreatitis, Osteoporose • im Sitzen: Behinderungen oder Einschränkung der Atmung (Asthma bronchiale) • beim Gehen: Parkinson-Syndrom, Morbus Bechterew
zur Seite gebeugter Patient	Geschehen im Thorax: • schmerzbedingte Bewegungseinschränkungen des Atemapparates, wie z. B. eine Pleuritis • Geschehen im Stütz- und Bewegungsapparat, z. B. Rippenfrakturen, Myalgien, Wirbelsäulendeformationen • Einschränkungen der Bewegung durch Gewebsveränderungen, z. B. Fibrosen, Tumoren, Narben und Operationen
aufgerichteter Patient	• Orthopnoe bei schwerer herzbedingter Dyspnoe • Lungenödem
(tendenziell) immobiler Patient	• pAVK • diverse Geschehnisse im Stütz- und Bewegungsapparat, z. B. bei Myasthenie, Knochenschmerzen bei Osteoporose, Leukämie • Entkräftung, z. B. altersbedingt, bei heftigen konsumierenden Erkrankungen • akute oder chronische Schmerzen
sitzender, nach hinten abgestützter Patient	• Asthma cardiale • Meningismus (Dreifuß-Phänomen) • Asthma bronchiale
steifer Patient	• akute oder chronische Schmerzen • Myopathien u. a. Geschehnisse im Stütz- und Bewegungsapparat, z. B. Myasthenie, Knochenschmerzen bei Osteoporose, Leukämie

Anstrengung, im Liegen, Sitzen oder bestimmten sozialen Rahmenbedingungen (Letzteres z.B. bei psychiatrischen Krankheitsbildern). So erleichtert der sogenannte Kutschersitz (▶ **Abb. 2.2**) dem Asthmatiker den Einsatz der Atemhilfsmuskulatur im Anfall oder bei starker Anforderung an seine Atmung. Eine häufig oder über längere Zeit eingenommene Schonhaltung kann zu weiteren Folgeschäden führen, weil es häufig zu einseitigen Muskelbelastungen kommt, die dann ihrerseits zu chronischen Verspannungen, Degenerationen im Bewegungs- oder Stützapparat, Durchblutungsstörungen u.a. führen kann.

Eine Schonhaltung oder ein Schongang, der während einer Krankheitsphase folgerichtig ist, kann nach Abklingen der Ursache zu einem Gewohnheitsphänomen werden. Hier finden wir nur die Symptomatik und erkennen die eigentliche Ursache nur auf dem Wege einer sorgfältigen Krankheitsanamnese. Derartige Folgeerscheinungen

▶ **Tab. 2.2** Wichtige Gangstörungen in alphabetischer Folge und ihre Differenzialdiagnosen nach Priorität.

Gangstörung	Beschreibung	Wichtigste Differenzialdiagnosen
ataktischer Gang (▶ **Abb. 2.3**)	stockender, torkelnder Gang („Seemannsgang") mit überschießenden unkoordinierten Bewegungen	• physiologisch und nur kurzzeitig nach längerem Aufenthalt z. B. auf Schiffen, größeren Reit- oder Klettertouren oder Wanderungen in schwierigem Gelände • längeres Bestehen meist bei zentralen Koordinationsstörungen z. B. im Rahmen von Multipler Sklerose, Kleinhirnstörungen (z. B. Tumoren), unter Einfluss von Drogen
Bügeleisengang (▶ **Abb. 2.4**)	Vorwärtsschieben der Füße auf dem Boden ohne Abrollen („wie ein Bügeleisen"), oft auch breitbeiniger Gang	Lähmung des Nervus tibialis
hinkender Gang	unregelmäßiges Gangbild, weil Teile des Bewegungsapparates im Ablauf nachschleppen oder nicht funktional beteiligt werden	• Gelenkversteifungen • Schmerzen, besonders in Knie- und Sprunggelenk • Lähmungen
hysterische Gangstörung	Bewegungen (meist hyperkinetisch), die das natürliche Gangschema auflösen oder/und dysfunktional darin eingebunden sind oder auch Steh- und Gangunfähigkeit trotz freier Beweglichkeit der Beine im Liegen	psychische Erkrankungen, z. B. hysterische Psychosen und Neurosen, Drogenmissbrauch
Rigor im Gang (▶ **Abb. 2.5**)	stockender Gang, kein oder nur geringes Mitschwingen der Arme	• Parkinson-Syndrom • depressive Verstimmung
Trendelenburg-Gang (▶ **Abb. 2.7**)	watschelnder Gang, bei dem die Hüfte des jeweiligen Standbeines abknickt, sodass das Spielbein im Bogen außen herum nach vorne gesetzt werden muss. Oft kompensatorisches Rudern der Arme in der Luft	• Hüftgelenkserkrankungen (Hüftgelenksdysplasie, Luxation des Gelenkes, Hüftkopfarthrose) • periphere neurologische Störungen im oder unterhalb des LWS-Bereichs • Lähmung des Nervus gluteus inferior oder superior und der Mm. glutei
Scherengang	Adduktion mit Überkreuzen der Beine (kurze Schritte, Drehung des Körpers um das Standbein)	• Adduktorenspasmus • Diplegie
schlurfender Gang (▶ **Abb. 2.5**)	trippelnder, kleinschrittiger Gang mit vorgebeugtem Oberkörper, Patient ist nicht in der Lage weit auszuschreiten	Parkinson-Syndrom
Steppergang (▶ **Abb. 2.6a**) (Storchengang, Hahnentritt)	Der schlaff herabhängende Fuß des Spielbeins kann nicht abgerollt werden. Um nicht zu stolpern, beugt der Patient das Spielbein bei jedem Schritt auffallend stärker und hebt den Fuß dadurch weiter nach oben	Schädigung des Nervus peroneus communis: • PNP • toxisch, z. B. alkoholbedingt • Multiple Sklerose • mechanische Belastung: Überdehnung, z. B. beim Sport, Druckschädigung, z. B. durch falsch angelegte Verbände, falsche Lagerung immobiler Patienten
Zirkumduktion (▶ **Abb. 2.6b**) (Wernicke-Mann-Gangbild)	das betroffene Bein wird halbkreisförmig nach außen geführt. Der i. d. R. ebenfalls gelähmte Arm wird dabei angewinkelt an den Oberkörper gepresst	bei vollständiger Lähmung eines Beines (Hemiplegie) durch • zentrale Störung, z. B. Schlaganfall • einseitige periphere Störung (seltener)
Auffälligkeiten ohne Krankheitswert		habituelle Veränderung des Gangbildes vor einem kultürlichen Hintergrund (sozialisiert, adaptiert)

von Schonhaltungen sind häufig Gegenstand physiotherapeutischer Bemühungen.

Gangbild

Bei der Beurteilung des Gangbildes (► **Tab. 2.1**) eines Patienten achten wir besonders auf Symmetrie, Schrittweite, Geschwindigkeit, Mitschwingen der Arme, Start und Anhalten, Bodenkontakt und Abrollen, Bewegung in den großen Gelenken, Abrollen an Fuß und Zehen sowie die benötigte Schrittzahl in der 180°-Wende.

Kraft, Vitalität

Die Kraft bzw. Vitalität eines Patienten ist eine eher diffuse Wahrnehmungsgröße. Sie ist nur bei solchen Patienten einigermaßen zuverlässig, wenn wir den Patienten kennen und einen Vergleich mit seinem sonstigen Ausdruck herstellen können. Dann liefert sie Hinweise darauf, wie ernsthaft ein Zustand oder eine Entwicklung ist, und ob die Aussagen des Patienten (z. B. „mir geht es prima“) mit seinem äußeren Bild (z. B. klarer Vitalitätsverlust) übereinstimmt (► **Tab. 2.3**).

Schwerwiegendere **Vigilanzstörungen** (Somnolenz bis komatöse Zustände) sollten stets zügig abgeklärt werden. Wichtige Beobachtungsfaktoren sind hier v. a. die inhaltliche und formale Klarheit des Gesprochenen (des Denkens) und des Sprechens selbst sowie das Erinnerungsvermögen (► **Tab. 2.3**).

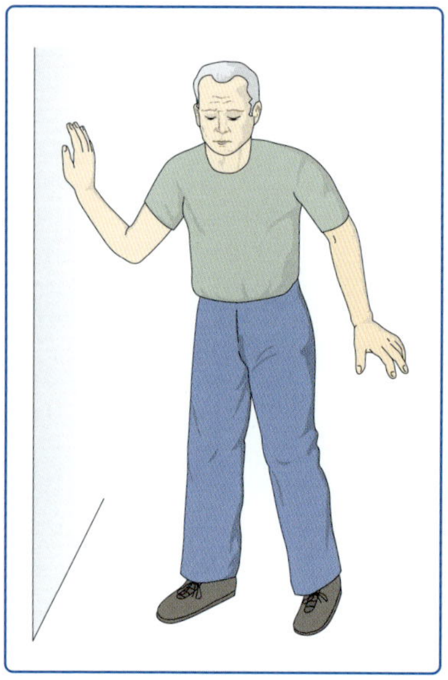

► **Abb. 2.3** Ataktischer Gang.

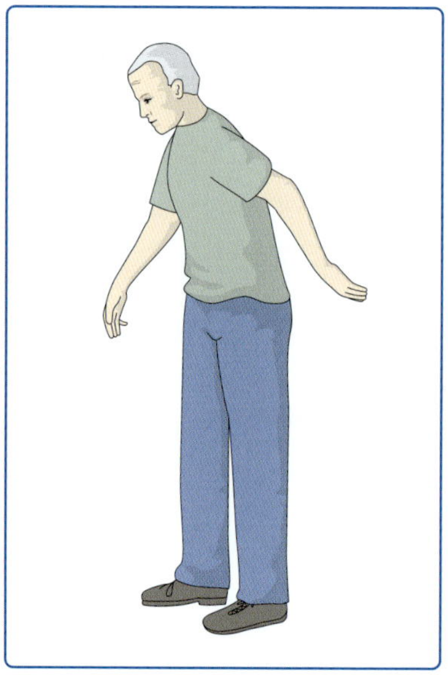

► **Abb. 2.4** Bügeleisengang.

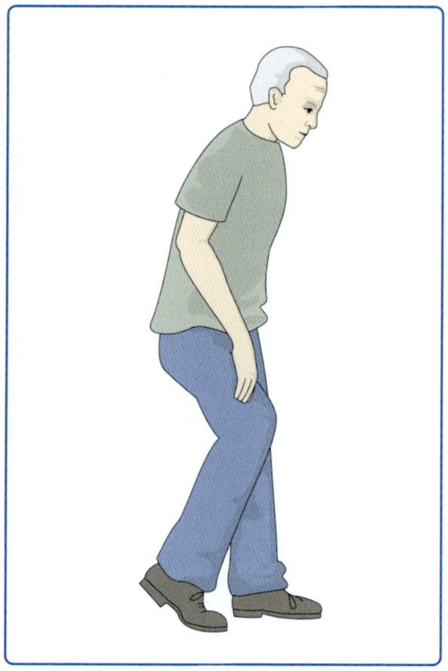

► **Abb. 2.5** Rigor im Gang.

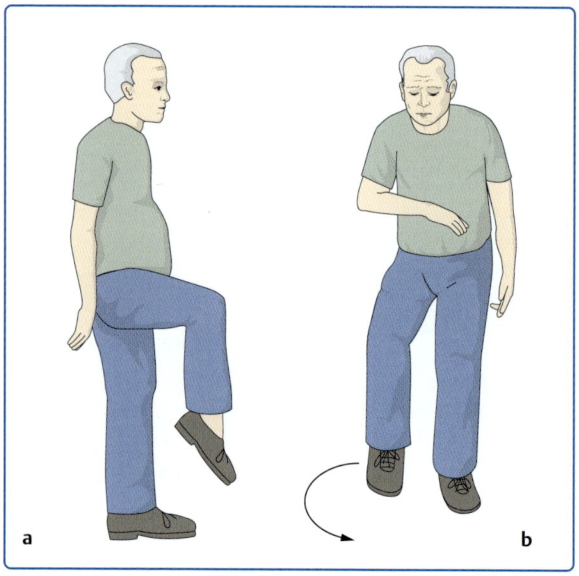

► **Abb. 2.6** **a**) Steppergang, **b**) Zirkumduktion.

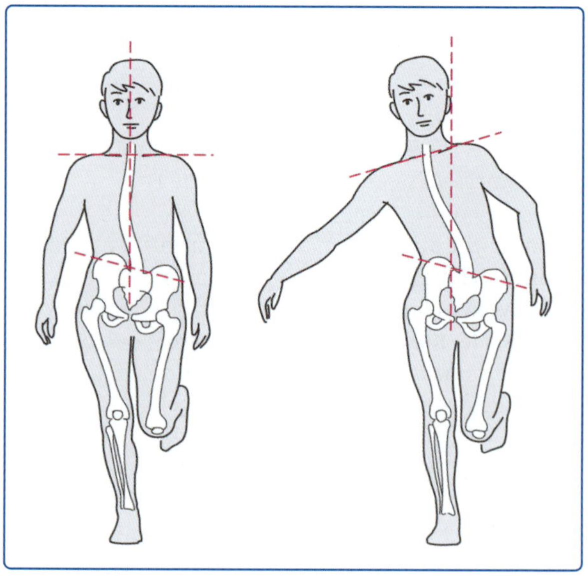

► **Abb. 2.7** Trendelenburg-Gang.

▶ **Tab. 2.3** Differenzialdiagnose der Vitalitätsstörungen.

Ausdruck des Patienten	Wichtigste Differenzialdiagnosen
Vigilanzstörung (verminderte Wachheit, Aufmerksamkeit und Orientierung)	• zerebrale Prozesse (traumatisch, vaskulär, entzündlich, degenerativ oder tumorös) • Intoxikationen • Stoffwechselentgleisungen (z. B. Diabetes mellitus) • Psychosen
verminderte Vitalität, eingeschränkte mentale Kraft, Antriebslosigkeit	• Affektstörung (z. B. depressive Verstimmung) • Angst • chronische Erkrankungen • chronische Schmerzzustände • Drogenabusus • Hormonstörungen (z. B. Hypothyreose, prämenstruelles Syndrom) • zerebrale Prozesse (z. B. Tumor) • akut belastende Lebensumstände (z. B. Stress, Trauer) • chronische Schlafstörungen (unterschiedlicher Genese) • Medikamentennebenwirkungen
erhöhte Vitalität, Hypermotorik, Nervosität	• Affektstörung (v. a. manische Verstimmung; neurotische Störungen, v. a. Angst) • Hormonstörungen (v. a. Hyperthyreose) • Medikamenten-Nebenwirkungen
verminderte körperliche Kraft, geringere körperliche Präsenz, Leistungsknick	• chronischer Krankheitszustand; konsumierende Erkrankungen; Kachexie • akuter Infekt • Schmerz • Stoffwechselstörungen • Malabsorptionssyndrom, Mangelzustände • Anämie • Hypoxie (Herz-Kreislauf- / Lungenerkrankungen) • Hormonstörungen (v. a. Hypothyreose, Addison-Krankheit) • chronische Schlafstörungen (verschiedener Genese), Schlaf-Apnoe-Syndrom • Muskelerkrankungen • Medikamentennebenwirkungen, chronische Intoxikationen • Überlastung

Konstitution, Patiententypus

Der Begriff der Konstitution ist schillernd – nicht zuletzt, weil er in verschiedenen Diagnose- und Therapieverfahren eine zentrale Bedeutung hat, jedoch jeweils unterschiedlich umschrieben wird (z.B. in der Homöopathie, Irisdiagnose, Bioenergetik). Als Konstitution bezeichnen wir die relativ stabilen Dispositionen und Eigenschaften eines Menschen, die er genetisch vermittelt oder in seiner frühen Entwicklung erworben hat. Sie betreffen das äußere Körperbild, den Stoffwechsel und psychologische Attribute. Das daraus entstehende Bild modifiziert sich i.d.R. durch die Lebensumstände (Wohnsituation, Ernährungsgewohnheiten, Arbeitsbedingungen, gesundheitliche Belastungen wie Krankheiten, Noxen etc).

Als Wahrnehmungsaspekt ist der sich letztlich uns darstellende **Konstitutionstyp** von großer Bedeutung. Unter Hinzunahme empirischer Werte müssen wir beispielsweise feststellen, dass ein vorwiegend passiver und adipöser Mensch eher ein „Herzinfarktkandidat" ist, als der normalgewichtige, durchschnittlich aktive Mensch. Der gestresste Raucher hat eher ein Magengeschwür als der robuste Phlegmatiker, eine 25-jährige Frau eher Morbus Crohn als eine Divertikulitis, während sich das beim 50-jährigen Mann andersherum verhält.

Auch ohne Schubladendenken und das Bedienen von Klischees, ist es fraglos doch von Nutzen, den Patiententypus einzuschätzen und mit den bekannten Risikokonstellationen für bestimmte Erkrankungen abzugleichen. Es geht hierbei nicht um Stigmatisierungen, sondern die Einschätzung von **Wahrscheinlichkeiten.** In ▶ Tab. 2.4 haben wir aus dieser Perspektive eine grobe Zuordnung von Patiententypus und Krankheitsgeschehen angelegt.

2.2.4 Gesamterscheinung

Nachdem Sie das körperliche Erscheinungsbild des Patienten wahrgenommen und sich ein erstes Bild gemacht haben (▶ Abb. 2.8), werden Sie noch vor dem Beginn einer gezielten Befundung weitere Aspekte bemerken. Je bewusster Sie diese Möglichkeit nutzen, umso reichhaltiger ist ihr Fundus an Erkenntnissen, die später zu Ihrer Arbeitsdiagnose beitragen.

Präsenz und Orientierung, Schlüssigkeit der Bekleidung und der Pflegezustand sind Dinge, die Sie beachten und einordnen können. Sitzt der Patient Ihnen dann nah genug gegenüber, werden Sie auch seinen Geruch wahrnehmen. Auch hier können wertvolle Hinweise ermittelt werden.

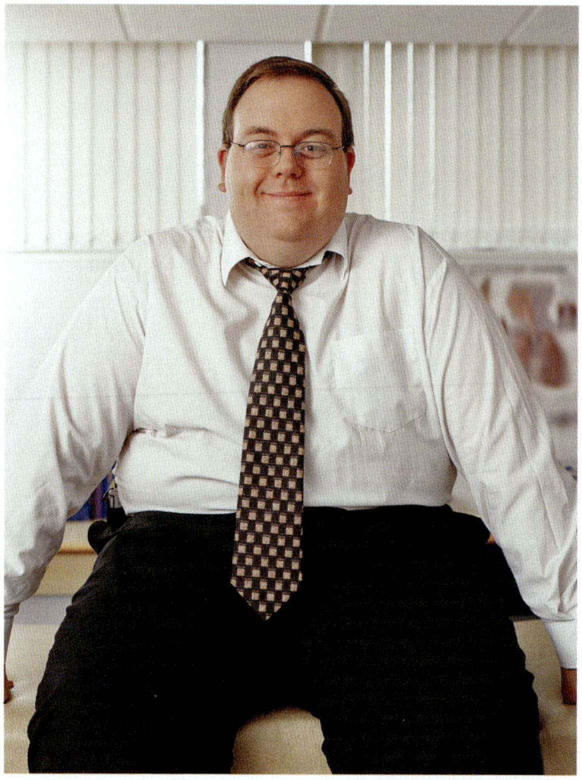

▶ **Abb. 2.8** Der Patiententypus zeigt oft bereits Wahrscheinlichkeiten für bestimmte Erkrankungen auf.

Im Folgenden gehen wir auf folgende Aspekte ein:
- Geruch (aus dem Mund und an der Haut)
- Orientierung / Orientierungsstörung
- weitere psychiatrische Befunde (Pflegezustand, Schlüssigkeit der Erscheinung)

Geruch

Zahlreiche Erkrankungen, insbesondere bei Betroffenheit des Stoffwechsels, können den Geruch des Patienten aus Mund und an der Haut verändern (▶ **Tab. 2.5**). In der Praxis sollten Sie hierauf achten, in der Heilpraktikerprüfung ausdrücklich danach fragen, wenn Ihre Gedankengänge beispielsweise auf eine Beteiligung der Nieren, der Leber oder der Speiseröhre gelenkt werden.

Orientierung und Bewusstsein des Patienten

Den „ersten Eindruck" haben wir bereits (▶ **S. 4**) kurz angesprochen. Es geht um das erste spontane Bild, das Ihnen der Patient vermittelt (▶ **Abb. 2.8**). Zeigen sich hier Auffälligkeiten, sollten Sie einen Schritt weiter gehen und detaillierter befunden.

▶ **Tab. 2.4** Konstitutionstypen und ihre Bedeutung.

äußerlicher Typus	häufig zugrunde liegende Erkrankung
eher pyknisch, phlegmatisch, zyanotisch	Lungenemphysem (Blue Bloater)
eher leptosom-asthenisch, sanguin, hyperämisch	Lungenemphysem (Pink Puffer)
grobzügig, mimisch eingeschränkt, disproportioniert	Akromegalie
roter Kopf, Stiernacken, disproportioniert mit Stammfettsucht	Cushing-Syndrom, Morbus Cushing
großer Schädel bei gekrümmten Unterschenkeln	Morbus Paget
krumme Beine, schiefe Haltung	Rachitis
buckelig	Morbus Bechterew
proportioniert, aber klein	hypophysärer Minderwuchs
proportioniert, groß; infantiler Herkules	hypophysärer Riesenwuchs
hochgeschossen mit langen, dünnen Extremitäten	Marfan-Syndrom
schlank, nervös, kachektische Tendenz	Hyperthyreose
dicklich, träge, faltig	Hypothyreose
faltig, früh gealtert, strapazierte Haut (z. B. verdickt oder aber atrophiert, gerötet oder aber blass, Gefäßzeichnungen)	Abusus (Nikotin, Alkohol) oder physikalische Belastung („Wind und Wetter")
starr, versteinert, weinerlich, passiv	Parkinson-Syndrom
aufgeschwemmt, verschattete Augenhöhlen, schmutzig-blasse Haut	Niereninsuffizienz
ikterisch, Gefäßzeichen (Spider naevi, Rosazea) mit auffälligem Ausdruck (oft orientierungs- und affektgestört), plethorisch	Leberpatient
abgeschlagen, zyanotisch-blass, evtl. mit Mitralbacken	Herzpatient
blasse, müde wirkend, mit leicht schütterem Haar, Mundwinkelrhagaden und hellen Skleren	anämischer Patient (Eisenmangel)

▶ **Tab. 2.5** Differenzialdiagnose der Geruchsveränderungen.

Geruch	Wichtigste Differenzialdiagnose
Mund (Foetor ex ore)	
obstessigartig, Azeton	Azidose, diabetische Entgleisung (Hyperglykämie)
urämisch, urinös	Nierenversagen (Foetor uraemicus)
süßlich-fade	Diphtherie
faulig	Ösophagusdivertikel
lehmig, erdig	Leberversagen (Foetor hepaticus)
sauer	Refluxkrankheit (Magensäure)
undefiniert, schlecht, evtl. schwefelartig	Entzündliche Prozesse und Tumoren im Bereich von Mund, Rachen und Ösophagus (Stomatitis, Gingivitis, Parodontitis, Kandidose u. a. m.),
schwefelartig	trockener Mund (Sprechberufe), verminderte Speichelbildung, schwefelhaltige Medikamente (z. B. Dimethylsulfoxid)
undefiniert	Nahrungs- und Genussmittel (z. B. Knoblauch, Rauchen, Alkohol)
Kaugummi, Lakritz, Bonbon, Mundwasser etc	Kaschieren von Gerüchen (z. B. Alkohol)
Haut	
urämisch, urinartig	Nierenversagen
scharf, beißend, stechend	• Entgiftung über den Schweiß bei Versagen anderer Entgiftungsmechanismen oder bei Überbelastung des Organismus‘ • Fasten • Diphtheroide und Testosteron-Abbauprodukte im männlichen Schweiß
faulig-fade, Mäuseurin	Hautpilze, v. a. im Haar
Parfüm und Rasierwasser	Kaschieren von Gerüchen (z. B. Alkohol)

▶ **Tab. 2.6** Orientierungs- und Bewusstseinsstörungen und ihre Differenzialdiagnosen.

Störung	Wichtigste Differenzialdiagnosen
Affektstörungen	• Neurosen, ausgeprägte Persönlichkeitsstörungen • Psychosen • zerebrale und Stoffwechselveränderungen mit Somnolenz
Denkstörungen, formale	• Manie • Depression • schizophrene Störung • Einfluss von psychoaktiven Substanzen bzw. Drogen • Zwangsstörungen • Autismus • Demenz
Denkstörungen, inhaltlich	• Psychosen • schizophrene Störungen • bipolare Störung (Manie und Depression)
Vigilanzstörung	• zerebrale Prozesse (traumatisch, vaskulär, entzündlich, degenerativ oder tumorös) • Intoxikationen • Stoffwechselentgleisungen (z. B. Diabetes mellitus) • Psychosen
Orientierungsstörungen (Zeit, Ort, Person, Situation)	• Demenz • Hirnschäden • Bewusstseinstrübungen

2.3

Probleme bei der Befundung

Die Blickdiagnose hängt – vielleicht noch mehr als jede Anamnese – sehr von der Erfahrung und der Subjektivität des Therapeuten ab. Was man sieht und übersieht, interpretiert oder überinterpretiert, hängt stark von der Beziehung zwischen Patient und Behandler ab, aber auch von der individuellen Prägung des Therapeuten durch seine eigenen Erlebnisse. Objektivität ist dabei nicht immer einfach.

Harmonie zwischen Therapeut und Patient

Jede Situation, in der sich Therapeut und Patient begegnen, ist eine besondere und einmalige Situation. Da ist einerseits der Patient mit seiner Geschichte aus Ängsten, Erfahrungen mit anderen Therapeuten und Krankheiten, seinen Lebenserfahrungen und Lebenseinstellungen. Da ist andererseits der Therapeut mit seiner Kompetenz und damit automatischen Überlegenheit, aber auch seiner eigenen Geschichte, seinen Erfahrungen, seinen Abwehrmechanismen oder Lieblingsthemen. Das kann zu guter harmonischer Zusammenarbeit führen. Es kann aber auch zu Ablehnung, Missachtung oder Überheblichkeit auf der Therapeutenseite und Abwehr, Angst und Unterlegenheitsgefühl auf der Patientenseite führen. Schließlich kann es aber auch zu einer Art Verbrüderung führen.

Vertrauensbildung

Bei der Blickdiagnose ist Vertrauen von herausragender Bedeutung. Immerhin ist der Patient angehalten, dem Therapeuten eventuell auch unschöne Aspekte seiner Krankheit zu präsentieren – nicht kaschiert mit Worten, sondern im wahrsten Sinne ungeschminkt: eiternde Pickel, Fußpilze, Krätze oder kosmetisch unschöne Varizen gehören sicherlich zu Aspekten, die die meisten Patienten lieber bedeckt lassen. Dazu gehören oft auch alle Erscheinungen an und in der Haut, die sich an der Genitalregion oder an den Brüsten der Frau zeigen. Diese Problematik betrifft nicht allein das Zeigen durch den Patienten, sondern auch das Nachfragen und Betrachten durch den Therapeuten: Schamgefühle und Ekel können eine sorgfältige und umfassende Blickdiagnose behindern. Hier muss Vertrauen auf beiden Seiten hemmende Hürden auflösen.

Das Ziel einer Begegnung ist die Heilung oder Linderung der Leiden des Patienten durch den Therapeuten. Nur in guter harmonischer Zusammenarbeit kann das Ziel erreicht werden. Ein zu überheblicher, wenig empathischer oder ablehnender Therapeut oder Patient steht einer Heilung im Wege. Das kann auch der Fall sein, wenn der Patient zum Freund geworden ist und mit Rücksicht auf gemeinsame Bekannte oder Freunde Intimitäten zurückhält. Die Thematik „Sexualität und Promiskuität" könnte hier z. B. besonders ausgeblendet werden.

Merke: Jeder Therapeut sollte sich darüber im Klaren sein, dass seine Stimmungen und Gefühle den Patienten erreichen, so wie er von den Gefühlen und Stimmungen des Patienten erreicht wird. Nur so ist er in der Lage, in allen Situationen freundlich zugewandt, einfühlsam aber auch sachlich distanziert und objektiv zu handeln.

Vorstellung von Krankheit

Besonders in der Blickdiagnose kommt zum Tragen, dass viele zunächst wenig erfahrene Therapeuten nur ein eingeschränktes Bild vom Erscheinungsbild einer Krankheit haben. Man hat Symptome und Laborbefunde gelernt und möglicherweise nur ein Foto dazu gesehen. Häufig gibt es jedoch **zahlreiche Varianten,** die ein einzelnes Bild nicht vermitteln kann. Durch die verschiedenen Stadien, die z. B. ein Exanthem durchlaufen kann, wird dieser Umstand nochmals verstärkt, weil bei der Inspektion nur ein Ausschnitt des Geschehens zu erfassen ist. Im Umkehrschluss erfordert dieses vom Therapeuten, sich einerseits blickdiagnostisch fortzubilden und andererseits das vorliegende Bild genau in seiner Entwicklung zu hinterfragen.

Die Vorstellung vom äußeren Bild wird bei vielen Therapeuten stark beeinflusst durch ganz persönliche Erfahrungen: Haben z. B. die eigenen Familienmitglieder einmal eine Borkenflechte durchgemacht, so wird diese möglicherweise ganz individuelle Ausprägung bei den Kindern des Behandlers sein Bild der Impetigo bestimmen. Auch hier ist die Ausweitung des diagnostischen Blicks durch Fortbildung gefragt.

Desensibilisierte Patienten

Nicht nur in der Blickdiagnose kommt das Phänomen der Gewöhnung zum Tragen: Nicht wenige Patienten messen einem Geschehen (z. B. einer sich langsam entwickelnden Hautveränderung) wenig Bedeutung bei, weil sie damit vertraut geworden sind und die Erscheinung für „normal" halten. Wenn ein Therapeut dann z. B. nach Effloreszenzen fragt, wird er im Gespräch nicht fündig – er muss die Haut des Patienten selber absuchen, um nichts zu übersehen.

Nicht sichtbare Effloreszenz

In der Heilpraktikerprüfung gibt es keinen echten Patienten. Sofern kein Foto vorgelegt wird, wird entweder über einen fiktiven Fall gesprochen oder der Prüfer schlüpft in die Rolle eines Patienten. Da er aber nicht in dessen Haut schlüpfen kann, ist diese dem Blick des Prüflings nichts zugänglich: Alles, was er sonst erkennen könnte, muss er erfragen.

In der Praxis sind ähnliche Situationen möglich, wenn ein Patient anruft und schildert z. B. eine Hauterscheinung beschreibt, die kürzlich bei ihm aufgetreten ist. Hier müssen Sie aus der Distanz einschätzen, ob der Anrufer unverzüglich einen Arzt aufzusuchen sollte –

etwa, weil Sie ein Erythema migrans vermuten. Ebenfalls häufig berichten Patienten, dass sie „vor ein paar Tagen so etwas komisches an der Haut **hatten**". Diese Effloreszenz ist für Sie nicht mehr sichtbar, aber möglicherweise von Bedeutung für die Diagnose. Also müssen Sie genau hinterfragen, wie sich das Geschehen darstellte.

Merke: Aus der Distanz kann der Therapeut lediglich einen Verdacht äußern. Keinesfalls darf er eine Ferndiagnose stellen.

Bei nicht (mehr) sichtbaren Effloreszenzen helfen folgende Fragen:

- Wie sah die Hauterscheinung aus? Aspekte hierbei sind z. B. Größe, (Un)Regelmäßigkeit in Form, Farbe und Konsistenz; mit oder ohne Hof; erhaben oder nicht?
- Wie reagierte(n) die Stelle(n) auf Berührung, Kälte, Wärme? z. B. Schmerz, Besserung, Aufplatzen von Blasen, Ablösung von Schuppen, Blutung.
- Wie fühlte sich die Hauterscheinung an? z. B. hart, warm, trocken, nässend?
- Welche Empfindungen hat sie mitgebracht? z. B. Jucken, Schmerz, Missempfinden (Parästhesien).
- In welcher Zeit und wie hat sich diese Effloreszenz entwickelt? z. B. stadienhafter Verlauf, Überschneidung von Stadien, Veränderungen von Aussehen und Empfinden.
- Gab es an anderen Körperstellen ähnliche Erscheinungen?

2.4

Blickdiagnose in der Heilpraktikerprüfung

HPA erleben in der mündlichen Überprüfung immer häufiger, dass ihnen Bilder zur Interpretation vorgelegt werden. Das macht durchaus Sinn, weil die Prüfung so ein Stückchen näher an die Realität rückt. Mancher Prüfungskandidat ist angesichts dieser Situation jedoch verunsichert oder gar überrascht, da die blickdiagnostische Kompetenz gehört nicht zum Lehrplan jeder HP-Schule.

Wenn Sie in diesem Moment dieses Buch als HPA in der Hand halten, sind Sie schon auf dem richtigen Weg: Blickdiagnose muss genauso gelernt und trainiert werden wie das Herleiten von Leitsymptomen, Pathomechanismen und anderes mehr.

Verschaffen Sie sich ein breiteres Bild

Da HPAs in der Regel nicht über einen Erfahrungsschatz aus der Praxis verfügen, müssen sie sich die Krankheiten über Bücher o. ä. bildlich vor Augen führen. Man muss hierbei jedoch bedenken, dass eine Abbildung im bevorzugten Lehrbuch hilfreich ist, aber auch die Gefahr in sich birgt, dass es zur Festlegung auf genau **eine Erscheinungsvariante** kommt, die Sie dort vorfinden. Zu berücksichtigen ist, dass es eher selten ganz klassische Ausprägungen einer Erkrankung gibt. Im gleichen Maße variieren folglich auch die äußeren Bilder. Und im selben Umfang sind Sie gefragt, sich eine facettenreichere Vorstellung zu machen. Dazu ist ein Bildatlas wie dieser oder die Hinzunahme weiterer Quellen unerlässlich.

Einsatz von Bildern in der Prüfung

Zur Antwort auf diese Frage ziehen wir gerne den Vergleich zur Gärtner-Prüfung heran. Wird dem Lehrling hier eine botanische Abbildung vorgelegt, so wird erwartet, dass er genau sagt, welche Pflanze zu sehen ist und was es mit dieser auf sich hat. Im Gegensatz dazu erlaubt das Bild in der HP-Prüfung meist allenfalls einen ersten Verdacht. Noch häufiger lässt sich eine Idee dazu erst nach Beantwortung weiterer Fragen entwickeln.

Merke: Prüfungsfotos liefern oft lediglich einen Ausgangspunkt für eine Anamnese, voreilige Schlüsse sollten daher unterbleiben.

Blickdiagnose von Fotos

Wie beschrieben, müssen Sie nicht nach einer kurzen Betrachtung eines Bildes sagen, was zu sehen ist. Haben Sie eine Idee, können Sie diese äußern, untermauern Sie sie aber in jedem Fall durch weitere Informationen, die Sie durch gezielte Fragen erhalten.

Bei einem vorhandenen Verdacht zum Bild können Sie natürlich organ- oder krankheitsspezifisch genauer nachfragen. Eröffnet sich Ihnen diese Idee noch nicht, dann nähern Sie sich zunächst dem Bild an. Zeigt es beispielsweise allein einen Hautausschnitt mit einem ulzerierten Fleck, dann vertiefen Sie durch Fragen zunächst Ihr Wissen über diese Abbildung – verringern Sie sozusagen die Distanz zwischen Abbild und Ihrer Wahrnehmung. Entsprechende Fragen wurden im vorangegangenen Abschnitt beschrieben.

Sind Sie nach einer eingehenden Betrachtung des Fotos noch nicht so richtig fündig geworden, können Sie das Bild sogar getrost zunächst zur Seite legen. Schließen Sie dann eine allgemeine Anamnese an – so, als hätten Sie eine Fallbeschreibung in Worten bekommen. Oft erklärt sich der abgebildete Befund zu einem späteren Zeitpunkt im Kontext aller vorliegenden Informationen.

Haben Sie eingangs nach Betrachtung des Bildes verschiedene Gedanken, die Sie voneinander abgrenzen möchten, so sollten Sie alle nahe liegenden Differenzialdiagnosen benennen und durch Nachfragen zum Bild bzw. eigene Gedankengänge die verschiedenen Möglichkeiten nach und nach zurückstellen oder in die nähere Wahl ziehen. Das differenzialdiagnostische Vorgehen weist häufig den effektiven Weg zum Ziel.

Problematische Bilder in der Prüfung

Gelegentlich kann eine Bildvorlage in der Prüfung problematisch sein – etwa, wenn die Bildqualität sehr schlecht ist oder sich die Effloreszenz nicht eindeutig einer Körperregion zuordnen lässt (► **Abb. 2.9**). Das letztgenannte

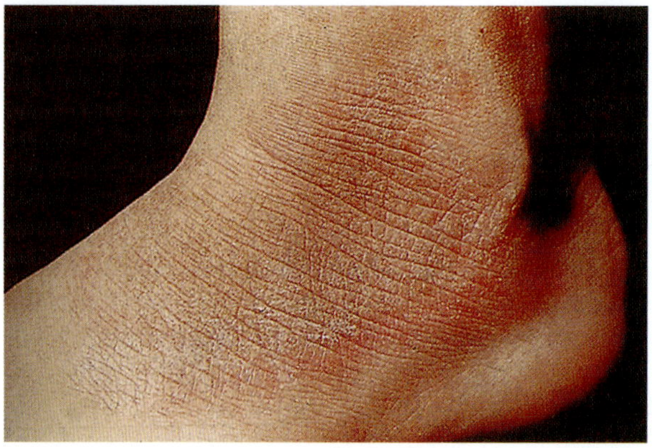

▶ **Abb. 2.9** Bei diesem Bild ist auf den ersten Blick nicht klar, was der Ausschnitt darstellt.

Problem ist einfach zu lösen: Sie müssen fragen! Das sollten Sie tun, ohne dass es Ihre Kompetenz in Frage stellt. Denn in der Tat gibt es Abbildungen, bei denen Sie nicht eindeutig feststellen können, ob es sich z. B. um ein Knie- oder ein Ellenbogengelenk handelt, um einen Ausschnitt des Bauches oder des Rückens handelt.

Darüber hinaus sind manche Fotos in der Praxis oder in der Klinik entstanden, ohne dass sich der Fotograf Gedanken um die Einsicht des späteren Betrachters machen konnte. Das Resultat sind Fotografien mit mangelnder Qualität hinsichtlich ihrer Eindeutigkeit.

Legt der Prüfer zudem noch eine Farbkopie z. B. aus einem Buch vor, verschärft sich das Problem weiter. Auch hier müssen Sie nachfragen, wie z. B. Schatten, Lichtreflexe, Proportionen, Nebeneffekte (z. B. weitere Effloreszenzen ohne Bedeutung für den gestellten Fall) einzuordnen sind.

Merke: Unterscheiden Sie relevante Befunde von bedeutungslosen oder zufälligen Beobachtungen bevor Sie „ans Werk gehen".

Bekannte oder/und eindeutige Fotografien

Eine Sondersituation ergibt sich, wenn Sie das Foto schon kennen, beispielsweise aus einem Buch, oder wenn das abgebildete Geschehen eindeutig ist. Hier müssen Sie entscheiden, ob Sie Ihre Erkenntnis sofort äußern oder sich erst nach und nach an die Verdachtsdiagnose heranarbeiten und sie so auch fundiert begründen können.

Natürlich geht es in der Prüfung um eben genau diese Präsentation von Kompetenz und Hintergrundwissen. Jedoch erlaubt das auch die erste Verhaltensvariante: Nehmen wir an, man legt Ihnen eine Detailfotografie von Striae rubrae (bei Morbus Cushing) vor, die Sie (z. B. aus einem Buch) bereits kennen. Sie können offen sagen, dass Ihnen das Foto bekannt ist, dann aber selber die Hintergründe aufzeigen. Beschreiben Sie zum Beispiel, welchen Patiententypus Sie über die Detailabbildung hinaus erwarten, welchen Begleitsymptomen Sie nachgehen würden, warum sich die vorliegende Effloreszenz zeigt und so weiter. So nehmen Sie zwar der Lösung zunächst den Wind aus den Segeln, frischen das Ergebnis aber in eigener Regie wieder auf und kommen auch zum gewünschten Ergebnis: als HPA eine geübte blickdiagnostische Kompetenz mit einem fundierten Hintergrundwissen zu verbinden. So sollten Sie zum Erfolg kommen.

2.5 Die gesunde Haut mit Merkmalen ohne Krankheitswert

Um pathologische Prozesse einordnen zu können, müssen Sie eine klare Vorstellung vom physiologischen Zustand des Organs haben. Wir werfen an dieser Stelle einen kurzen Blick vorab auf die gesunde Haut. Sie enthält im Idealzustand ausreichend Fett und Feuchtigkeit, erscheint feinporig, glatt und geschmeidig. Die Haut fettet nicht nach und spannt nicht.

Allerdings unterliegt der natürliche Hautzustand Schwankungen. Neben der Vererbung von trockener (Sebostase) oder fettiger Haut (Seborrhö), können endogene Faktoren wie Stress oder hormonelle Störungen und exogene Einflüsse wie trockene Heizungsluft, geringe Flüssigkeitszufuhr oder Rauchen, das Erscheinungsbild der Haut verändern.

2.5.1 Säuglings- und Kinderhaut

Charakteristisch für die Säuglingshaut ist ein weicher Haarflaum und eine geringere Pigmentierung. Sie ist äußeren Reizen (z. B. Lichtexposition) gegenüber sehr empfindlich und bedarf deshalb der besonderen Pflege. Häufige davon abweichende Hauterscheinungen ohne besonderen Krankheitswert sind:

Acne neonatorum

Diese Hautveränderung (▶ S. 24) tritt bei etwa 20 % der Neugeboren innerhalb der ersten vier Lebenswochen auf (Säuglingsakne). Jungen sind häufiger betroffen als Mädchen. Es bilden sich kleine bräunliche Knötchen vor allem auf den Wangen und der Stirn. Diese Pickelchen heilen normalerweise folgenlos binnen weniger Wochen ab. Auslöser ist der sinkende Spiegel der mütterlichen Geschlechtshormone im Blut der Neugeborenen, das im Mutterleib über die Nabelschnur auf das Kind übertragen wurde.

Naevus flammeus

Bei diesem Naevus (auch Storchenbiss, Naevus Pollitzer, Naevus occipitalis oder Feuermal) handelt sich um einen roten Hautfleck, der meist am Hinterkopf, aber auch an der Stirn, den Augenlidern oder anderen Stellen auftreten kann. Durch die häufigste Lokalisierung an der unteren Haargrenze am Hinterkopf hat der Storchenbiss seinen Namen. Es sieht aus, als hätte der Storch beim Bringen das Kind mit dem Schnabel gehalten.

Der Fleck kommt durch vermehrte und erweiterte Kapillaren zustande, tritt bei 60–70% der Neugeborenen auf und bildet sich meist im ersten Lebensjahr zurück, kann aber auch persistierten.

Differenzialdiagnose Hämangiome anderer Genese z. B. bei schweren angeborenen neurologischen Erkrankungen.

Cave

Persistierende Feuermale neigen zu krankhaften Wucherungen.

Milchschorf

Es handelt sich um einen krustigen Hautausschlag im Gesicht und am behaarten Kopf, kann sich aber auch weiter ausbreiten. Die Haut sieht dabei so aus, als sei Milch im Topf angebrannt. Milchschorf tritt meistens nach dem 3. Lebensmonat auf. Meistens bildet sich der Milchschorf in den nächsten Monaten zurück. Manchmal dauert die Rückbildung länger, oder der Milchschorf geht in die pathologische Variante der Neurodermitis über, da Milchschorf oft die Erstmanifestation einer atopischen Erkrankung ist.

Differenzialdiagnose Vor allem seborrhoisches Ekzem (Kopfgneis).

2.5.2 Haut in der Schwangerschaft

In der Schwangerschaft kann es aufgrund von Veränderungen im Hormonhaushalt und im Stoffwechsel auch zu Veränderungen der Haut kommen.

Hyperpigmentierung

Bei vielen Schwangeren kommt es zu einer allgemeinen Dunkelfärbung der Haut. Sie tritt besonders dort auf, wo die Haut normalerweise bereits stärker pigmentiert ist, v. a. Achselhöhle, Leistenbeuge, äußeres Genitale, Brustwarze, Warzenhof, Damm. Gelegentlich bilden sich dunkle Längslinien (z. B. vom Bauchnabel bis zur Symphyse) sowie fleckige Hyperpigmentierungen im Gesicht (Chloasma gravidarum, ► S. 116). Die Ursache hierfür liegt in einer schwangerschaftsbedingten vermehrten Produktion von Melanin. In der Schwangerschaft können auch Sommersprossen durch die hormonelle Umstellung stärker hervortreten.

Die Hyperpigmentierungen bilden sich nach der Entbindung normalerweise innerhalb von wenigen Wochen zurück.

2.5.3 Altershaut: Nicht pathogene Pigmentflecken und Muttermale

Die Haut unterliegt wie alle Organe des menschlichen Körpers dem genetischen Alterungsprozess. Das Altern der Haut ist ein irreversibler, physiologischer Vorgang. Die Qualität und Funktionalität der neu gebildeten Zellen nimmt im Alter ab. Gründe dafür sind u. a. eine schlechteren Durchblutung, also einer Minderversorgung der Zellen mit Sauerstoff und wichtigen Stoffwechselprodukten, die eingeschränkte Teilungsfähigkeit der Zellen sowie Teilungsfehler, die mit zunehmendem Alter häufiger auftreten. Zusätzlich tragen freie Radikale zur Strukturveränderungen in den Zellen bei.

Die Haut des älteren Menschen ist meist dünn, trocken und leicht verletzbar. Auch eine unregelmäßige, fleckige Pigmentierung und Juckreiz können vorhanden sein. Die Flecken entstehen fast ausschließlich auf sonnenexponierter Haut und werden oft auch **Lichtschadenflecken** genannt.

Bei älteren Menschen werden elastische, kollagene Fasern, die für eine glatte, elastische Haut verantwortlich sind, im Bindegewebe verstärkt abgebaut, sodass die Haut an Elastizität verliert. Da auch die Wasserbindungsfähigkeit des Bindegewebes reduziert ist, verhärtet das Gewebe. Die Spannkraft der Haut nimmt ab, es entstehen Runzeln und **Falten.** Adipöse Menschen haben aufgrund des dickeren Unterhautfettgewebes in der Regel eine glattere Haut.

Im Alter vermindert sich zudem die Aktivität der Hautdrüsen. Die Talg- und Schweißdrüsen vermindern ihre Sekretion. Dies führt zu einer verminderten Ausbildung des Hydrolipidsystems (Schutzmantel aus Wasser, Lipiden und feuchtigkeitsbildenden Substanzen) an der Hautoberfläche. Die Konsequenz ist eine stärkere **Austrocknung** der Haut. Der Verlust an Feuchtigkeit fördert die verstärkte Faltenbildung vor allen im Mund- und Augenbereich.

Neben der natürlichen Hautalterung können übermäßige Sonneneinstrahlung durch intensives Sonnenbaden oder Solariumbesuche die genannten Prozesse beschleunigen. Daneben begünstigen eine lebhafte Mimik, Lebensgewohnheiten und Umwelteinflüsse die Faltenbildung.

Bei den pigmentierten Hautveränderungen unterscheidet man das **Muttermal** oder den **Naevus** (► S. 16), eine durch eine Fehlbildung von Hautschichten entstandene gutartige Wucherung, die über längere Zeit besteht, von den **Leberflecken** oder **Lentigines** (Singular Lentigo). Letztere sind kleiner und treten oft gehäuft auf. Sie entstehen durch eine Vermehrung der Melanozyten und sind meist gelblich braun bis dunkelbraun.

Sommersprossen

Sommersprossen (Epheliden, ► Abb. 2.10) sind weder Lentigines noch Naevi sondern entstehen durch vermehrte Melaninproduktion in einem umschriebenen

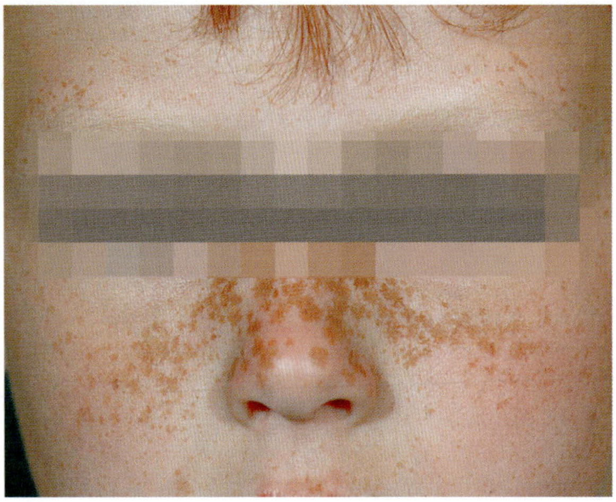

▶ **Abb. 2.10** Sommersprossen.

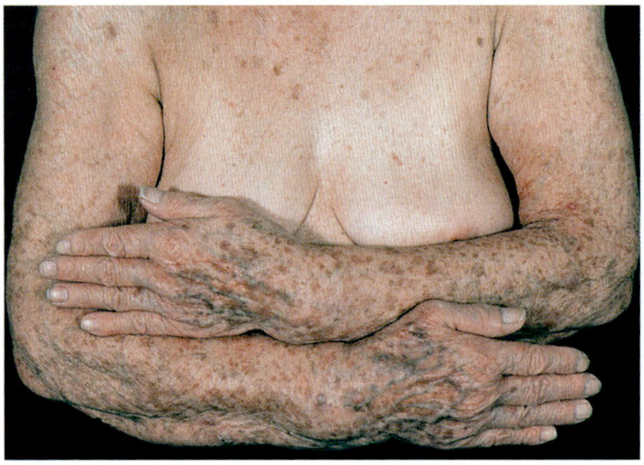

▶ **Abb. 2.11** Altersflecken.

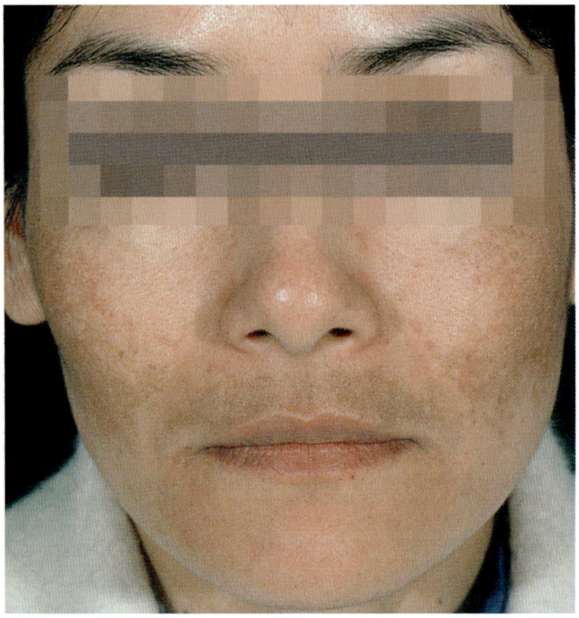

▶ **Abb. 2.12** Chloasma.

Bereich ohne Zunahme der Melanozytenzahl. Die Pigmentflecke liegen in der obersten Hautschicht und sind meist kleiner als 5 mm. Sommersprossen findet man zumeist bei hellhäutigen, blonden bzw. rothaarigen Menschen. Ursache ist ein genetischer Defekt, der zu einer unregelmäßigen Verteilung des Hautpigments Melanin führt. Bei Sonneneinstrahlung und damit vermehrter Melaninproduktion nehmen farbliche Intensität sowie Anzahl der Sommersprossen zu. Sommersprossen sind harmlose Veränderungen an der Haut ohne Krankheitswert.

Sonnen- bzw. Altersflecken

Sonnen- bzw. Altersflecken (Lentigo solaris bzw. senilis, ▶ Abb. 2.11) sind harmlose Pigmentflecken. Sie entstehen auf dem Boden jahrelanger Sonnenbelastung der Haut. Sie sind von der Form her eher unregelmäßig und treten vor allem an lichtexponierten Körperstellen auf.

Chloasma

Das Chloasma (▶ Abb. 2.12) oder Melasma gehört zu den weiteren Pigmentflecken der Haut, die in der Schwangerschaft auftreten (siehe oben). Sie können aber auch unter Einnahme oraler Kontrazeptiva entstehen. Nach Absetzen der Pille verschwinden diese Pigmentflecke.

2.6 Effloreszenzenlehre

Wenn Sie die Haut blickdiagnostisch beschreiben, sollten Sie um Exaktheit bemüht sein. Das erleichtert die unmissverständliche Kommunikation mit anderen Therapeuten und die nachvollziehbare Dokumentation der Befunde. Vor diesem Hintergrund stellen wir dem Kapitel der Sichtbefunde eine kurze Effloreszenzenlehre voran. Wir benennen kurz die wichtigsten Erscheinungen und Fachtermini und beschreiben ihre Charakteristika.

Definition

Als Effloreszenz gilt alles, was auf der Haut blüht.

Ob Knoten, Ekzem, Erythem, Primär- oder Sekundäreffloreszenz, rot oder blau, gut- oder bösartig ... eine Erscheinung auf der Haut wird als Effloreszenz bezeichnet. Früher wurde die fast unveränderte Übersetzung „Hautblüte“ als Begriff verwandt, heute ist das nicht mehr üblich.

Die Effloreszenzen werden zur genaueren Kategorisierung nochmals differenziert. Vor allem ist die Unterscheidung in Primär- und Sekundäreffloreszenzen wichtig (▶ Tab. 2.7).

- **Primäreffloreszenzen** resultieren unmittelbar aus pathologischen Prozessen in und an der Haut – sie sind also Erscheinungen von Hautkrankheiten oder direkte Folgen innerer Erkrankungen. Deshalb besitzen sie einen hohen diagnostischen Wert.

▶ **Tab. 2.7** Wichtigste Primär- und Sekundäreffloreszenzen. Die im Sprachgebrauch gängigen Begriffe sind **fett** dargestellt.

Primäreffloreszenzen	Sekundäreffloreszenzen
• Bulla (**Blase**)	• **Atrophie**
• Komedo (**„Mitesser“**)	• Cicatrix (**Narbe**)
• Makula (**Fleck**)	• Crusta (**Kruste**, Borke)
• Nodulus (**Knötchen**)	• Erosion (**Abschürfung**)
• Nodus (**Knoten**)	• Exkoriation
• Papula (**Papel, Knötchen**)	• **Hyperpigmentierung**
• Phymata	• **Hypopigmentierung**
• Pustula (**Pustel, Eiterbläschen**)	• Lichenifikation, **Lichen**
• Urtika (**Quaddel**)	• **Rhagade** (Schrunde)
• Vesikula (**Bläschen**)	• Squama, **Schuppe** (Hautschuppe)
• **Zyste**	• Tyloma (**Hornschwiele**)
	• **Ulkus (Geschwür)**
	• **Zyste**

- **Sekundäreffloreszenzen** pfropfen sich gewissermaßen auf andere Prozesse auf und verfälschen oder verändern somit deren Erscheinungsbild. Diese Veränderungen können z. B. durch Kratzen, Superinfektionen, Vernarbungen zustande kommen. Sie haben einen geringeren diagnostischen Wert, können gleichwohl aber tendenzielle Aussagen über den Patienten machen, z. B. über Nervosität, Infektbereitschaft oder die Compliance gegenüber einer laufenden Therapie.

2.6.1 Primäreffloreszenzen

Makula

Als Makula oder Fleck (▶ Abb. 2.13) wird eine umschriebene Veränderung der Hautfarbe bezeichnet. In der Regel liegt eine Änderung der Pigmentierung oder der Durchblutung bzw. eine Einblutung vor. Die Effloreszenz liegt auf Hautniveau und ist nicht erhaben. Es kommt eine flächenhafte Rötung vor, hervorgerufen durch eine arterielle Hyperämie. Die Hintergründe für die Entstehung sind zahlreich.

Papel, Papula

Papeln (oder auch Papula oder Knötchen, ▶ Abb. 2.14, ▶ Abb. 2.15) sind erhabene Verdickungen der Haut, die klar umschrieben und bis zu 0,5 cm groß sind. Ihre Substanz ist solide durch Ablagerungen oder die Zunahme von Zellen. Wenn Papeln herdförmig konfluieren, entstehen **Plaques.**

Abhängig von der Lokalisation innerhalb der Hautschichten können epidermale, dermale oder vermischte Papeln differenziert werden. Bei entzündlichen Veränderungen (z. B. durch Manipulation) können sich blasige Veränderungen (Pusteln) als Sekundäreffloreszenz entwickeln.

Beispiele Hauttumoren, Warzen, Insektenstiche, seltener Einzeller, Parasiten, sekundäre Syphilis und allergischen Reaktionen.

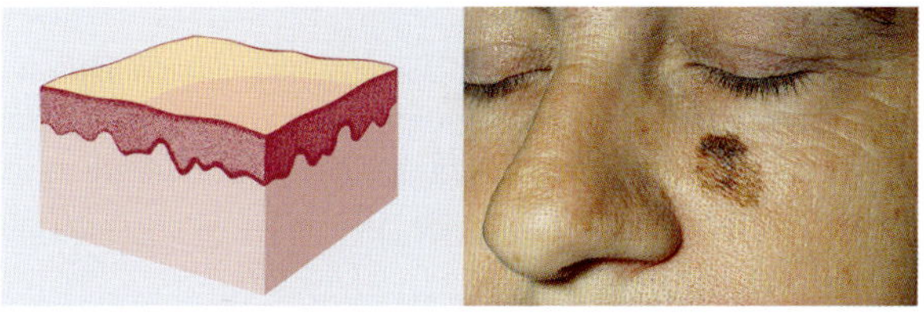

▶ **Abb. 2.13** Makula.

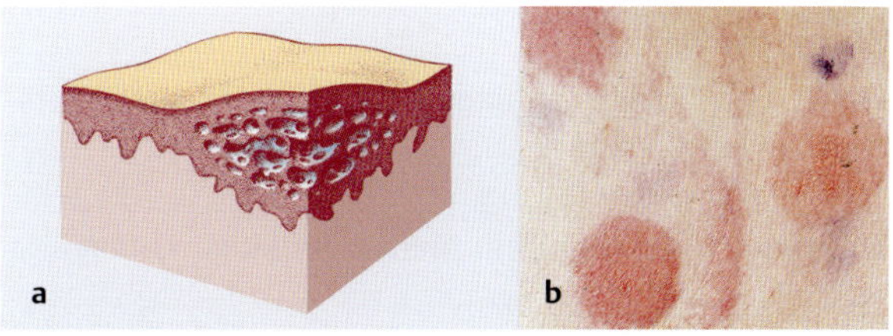

▶ **Abb. 2.14** Papel.

a Epidermale Papel mit Substanzvermehrung der Epidermis (Akanthose)

b Dermale Papel mit Substanzvermehrung in der oberen Dermis durch Infiltrat oder Tumor.

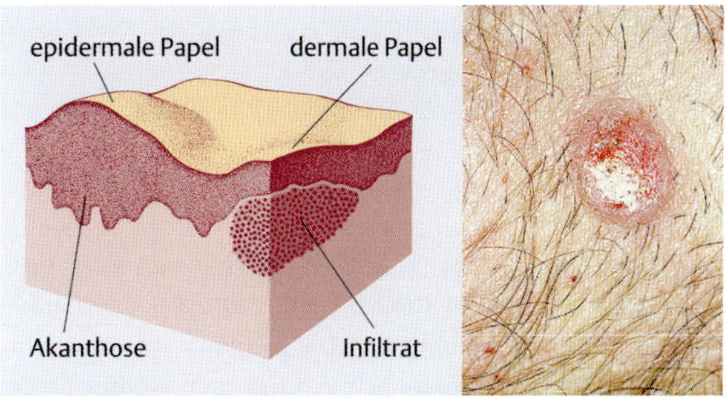

▶ **Abb. 2.15** Papel.

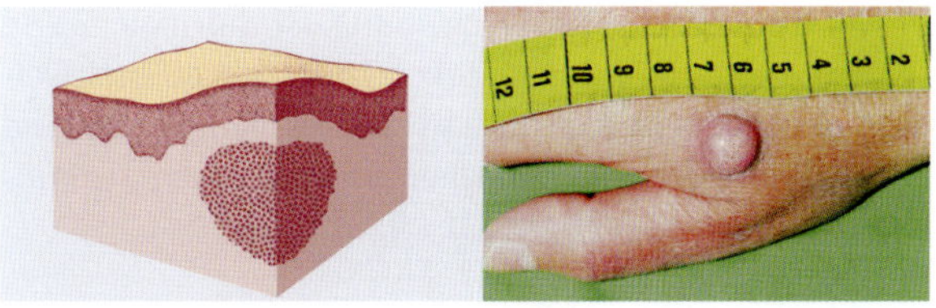

▶ **Abb. 2.16** Nodus.

Nodulus, Nodus

Ein Nodus (▶ Abb. 2.16) bezeichnet eine größere Papel, also eher unspezifisch eine umschriebene knotige Effloreszenz in oder unter der Haut, häufig eine Infiltration mit dichter Substanz durch Substanzvermehrung. Der Nodulus ist ein kleiner Knoten mit einem Durchmesser 0,5–1 cm.

Beispiele Noduläres Basaliom, Erythema nodosum, Gichtknoten, Xanthome.

Bläschen, Vesikula

Vesikel (▶ Abb. 2.17) sind Bläschen mit einem Durchmesser <0,5 cm. Sie bilden einen Hohlraum in der Haut und sind oft sichtbar mit Flüssigkeit gefüllt. Häufig sind sie zu Gruppen angeordnet.

Beispiele Windpocken, Herpes, Impetigo contagiosa, allergische Reaktionen, Verbrennungen, arterielle Minderperfusion.

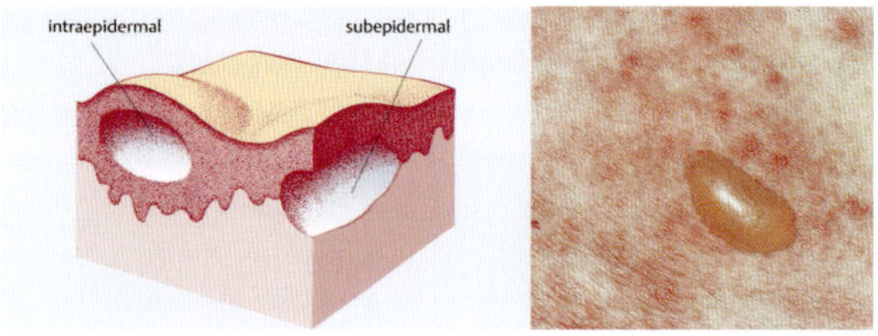

▶ **Abb. 2.17** Vesikula.

Blase, Bulla

Bullae sind Blasen, die über die Größe des Vesikels hinausragen (>0,5 cm)

Beispiele Verbrennungen, bullöse Impetigo contagiosa, mechanische Reizung.

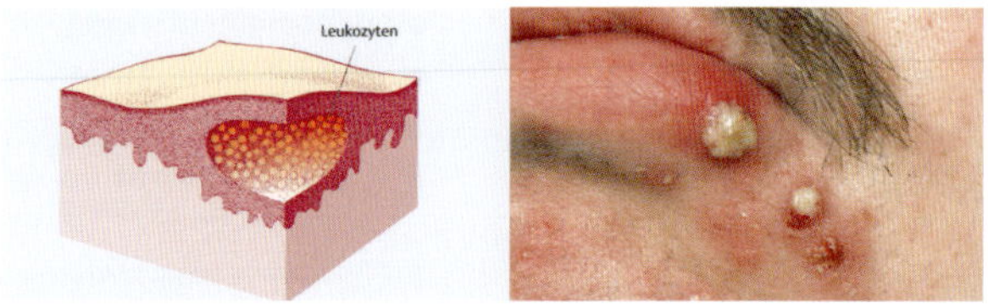

▶ **Abb. 2.18** Pustel.

Pustula, Pustel

Als Pustel (Pustula, ▶ Abb. 2.18) bezeichnet man eine oberflächliche Eiteransammlung (Leukozyten und evtl. Erreger) in der Haut. Der gefüllte Hohlraum ist oft gut zu erkennen, der Inhalt keimfrei oder infektiös. Häufig liegen Pusteln an den Ausführungsgängen der Hautdrüsen und Haarfollikelöffnungen.

Beispiele Akne, akneiforme Erkrankungen, Herpes, Milzbrand, Follikulitis.

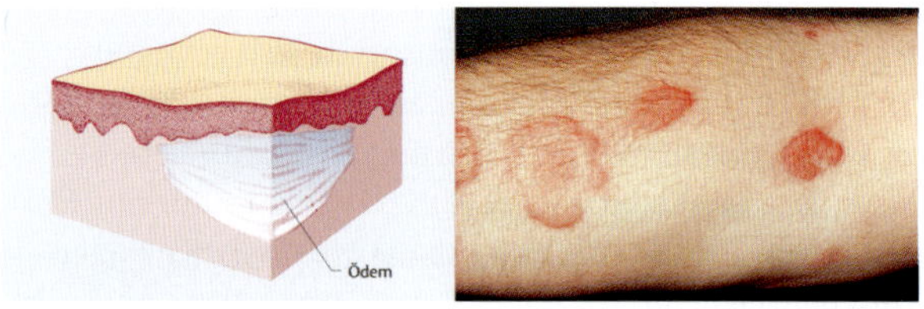

▶ **Abb. 2.19** Quaddel.

Quaddel

Quaddeln oder Urtika (▶ Abb. 2.19) sind unscharf umschriebene einzeln stehende oder multiple ödematöse Hauterhebungen. Meistens jucken sie stark und sind von hellroter, bei ausgeprägter Schwellung auch weißer Farbe. Sie entstehen durch eine Erhöhung der Permeabilität der Blutgefäße in der Haut für Wasser durch Mediatoren (v. a. Histamin). In der Folge kommt es zur Wassereinlagerung in der Lederhaut. Die Erscheinung ist normalerweise flüchtig, die rote Färbung (Makula) kann nach Abschwellung und Verschwinden des Pruritus länger Bestand haben. Auslöser sind z. B. Überempfindlichkeitsreaktionen und Kontaktallergien (z. B. Pflanzenkontakt).

Zyste

Zysten (▶ Abb. 2.20) sind per Definition durch Epithelgewebe abgeschlossene Hohlräume, die in der Regel mit flüssigem Inhalt (Gewebswasser, Blut, Eiter) gefüllt sind. Pseudozysten sind bindegewebig eingeschlossen. **Hautzysten** sind Talgdrüsen-, Follikel- und Epithelzysten. Auch das Atherom („Grützbeutel") gehört in diese Gruppe.

Naevus

Der Begriff Naevus gehört zwar primär nicht zu den Effloreszenzen, er wird aber im medizinischen Alltag häufig benutzt und soll deshalb hier erörtert werden. Er gilt als Synonym für ein angeborenes „Muttermal", und bezeichnet zudem im Laufe des Lebens erworbene, pigmentierte Hautveränderungen mit Zellvermehrung (eigentlich Naevuszellnaevus). Außerdem bezeichnet man oft klar umschriebene Fehlbildungen der Haut, etwa durch Gefäßanomalien und auch sehr begrenzte Pigmentstörungen als Naevi. Damit definiert der Begriff nicht die Entstehung und genaue Formgebung der Effloreszenz.

Ein **Naevuszellnaevus** entsteht aus einem Leberfleck, der wiederum Folge einer Vermehrung von Melanozyten in der obersten Hautschicht ist. Aus diesem Leberfleck bildet sich zunächst ein sogenannter **junktionaler Naevus** (▶ Abb. 2.21), bei dem die Naevuszellen in mehreren Nestern zwischen oberer und mittlerer Hautschicht liegen. Mit bloßem Auge hält man diesen Pigmentfleck weiterhin einfach nur für einen Leberfleck, der jedoch bis zu 4 mm groß sein kann. Schließlich entwickelt sich der **Compound-Naevus** (▶ Abb. 2.21), bei dem sich die Nester der Naevuszellen in die tieferen Hautschichten vorgearbeitet haben. Er kann fast alle Braunschattierungen annehmen und einer leicht erhabenen Plaque entsprechen oder fast warzenförmig aussehen. Im letzten Stadium durchdringen die Nävuszellen die Lederhaut vollständig, sodass das Muttermal einer festen Halbkugel gleicht. Oft hat dieser **dermale Nävus** (▶ Abb. 2.21) Hautfarbe und wird als sehr störend empfunden.

Cave

Da Compound-Naevi sehr fleckig aussehen können und oft auch sehr dunkle Anteile enthalten, kann man sie mit bloßem Auge oft nicht von einem malignen Melanom unterscheiden.

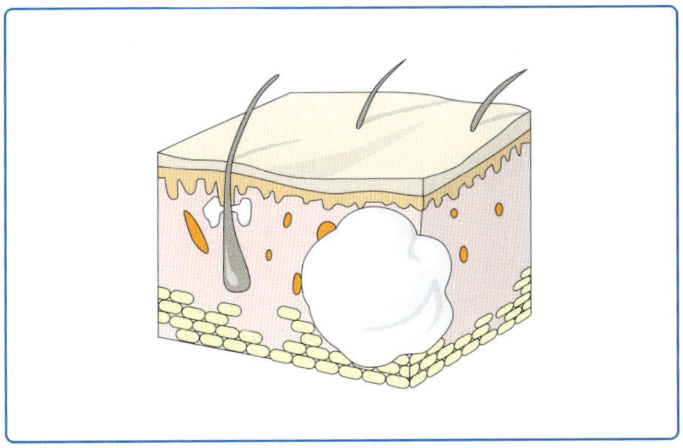

▸ **Abb. 2.20** Zyste.

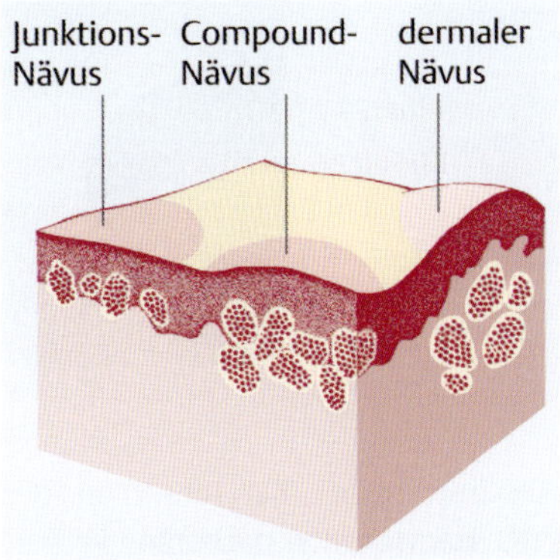

▸ **Abb. 2.21** Naevus.

2.6.2 Sekundäreffloreszenzen

Schuppe (Squama)

Eine Hautschuppe ist eine Auflagerung aus abgelösten Hornzellen-Plättchen. Im Gegensatz zur permanenten Schuppung der Haut ist dieser Zellkomplex mit bloßem Auge sichtbar.

Beispiele Schuppenflechte, Ichthyose, Exsikkose, chemische oder thermische Einwirkung, bei pathologisch beschleunigtem Hautstoffwechsels oder seborrhoischer Dermatitis (hier fettig wirkende Hautschuppen, mit Talg durchsetzt).

Kruste (Crusta)

Die Kruste wird gebildet durch an der Hautoberfläche eingetrocknetes Sekret (seröse Kruste) oder blutiges Sekret (Blutkruste). Sie ist oft stark strukturiert und Folge einer vorangegangen Hautläsion. Teilweise wird der Begriff nicht scharf abgegrenzt zu Schorf und Borke.

Beispiele Impetigo contagiosa (Borkenflechte), Windpocken.

Narbe, Cicatrix

Eine Narbe (▸ Abb. 2.22) bildet den Endzustand der Wundheilung, bei der nach Zerstörung des Hautgewebes ein funktionsärmeres, v. a. faserreiches Ersatzgewebe gebildet wurde. Im Nervengewebe finden wir die kollagenen Fasern weniger komplex verflochten und Hautanhangsgebilde (z. B. Talg- und Schweißdrüsen) fehlen meist ganz. Eine überschießende Narbenbildung durch Vermehrung von Fibroblasten bezeichnet man als **Keloid** (▸ Abb. 2.23).

Erosion, Erosio

Eine Erosion (▸ Abb. 2.24) bezeichnet den umschriebenen Verlust von einzelnen oder allen Epidermisschichten der Haut oder Schleimhaut. Da die Lederhaut (im Gegensatz zum Ulkus) unberührt bleibt, blutet der Boden dieser Effloreszenz nicht, nässt aber eventuell (Fibrinausscheidung). Die Abheilung erfolgt narbenfrei.

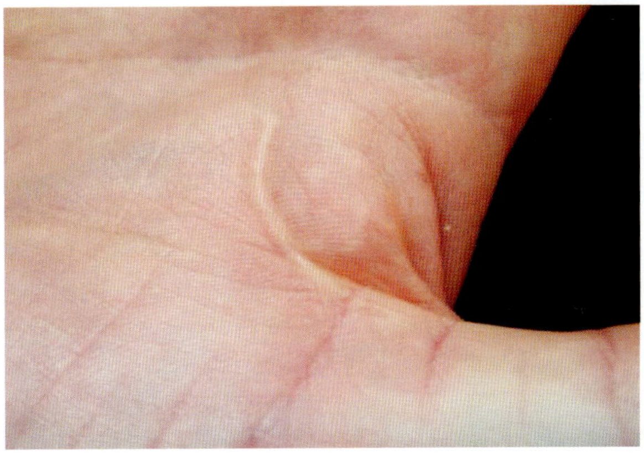

▸ **Abb. 2.22** Kleine Schnittwunde in der Handinnenfläche, gut verheilte, kaum wahrnehmbare Narbe.

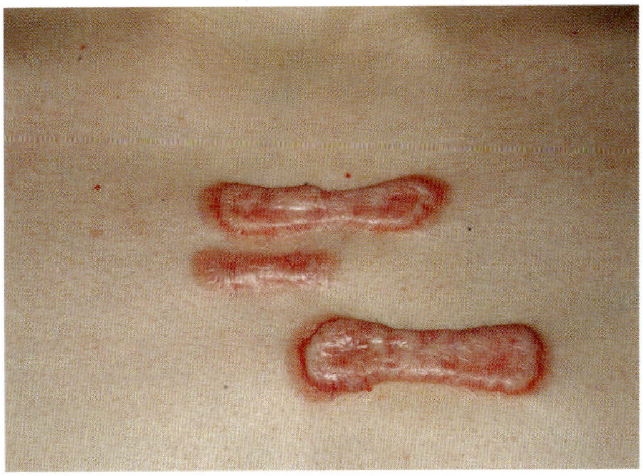

▸ **Abb. 2.23** Keloid.

Beispiele Abgetragene Blasen und Pusteln, mechanische Manipulationen, hautablösende Autoimmunerkrankungen, Schleimhautentzündungen.

Exkoriation

Die Exkoriation oder Excoratio (▸ Abb. 2.24) kann als Sonderform der Erosion eingeordnet werden, wobei hier der Substanzdefekt bis an die Dermis reicht und mechanisch verursacht wird (z. B. durch Kratzen bei Pruritus

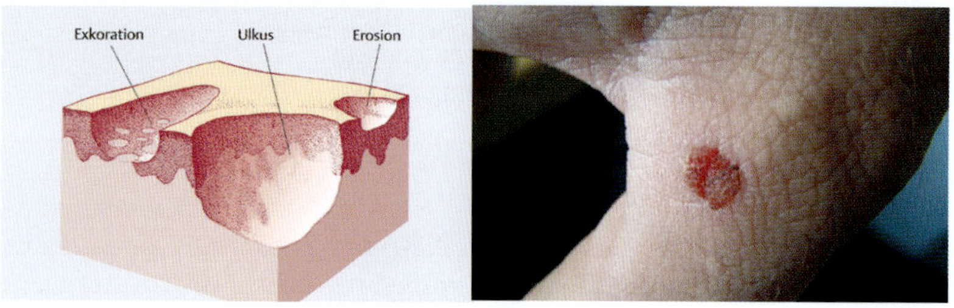

▶ **Abb. 2.24** Erosion, Exkoriation und Ulkus.

oder traumatische Abschürfungen). Bei Intaktheit des Stratum basale kann der Hautschaden narbenlos verheilen.

Ulkus

Ein Ulkus oder Geschwür (▶ Abb. 2.24) ist ein massiver Substanzdefekt durch alle Hautschichten (im Gegensatz zur Erosion bzw. Exkoriation). Deshalb kann das Geschwür bluten und zeigt eine hohe Entzündungs- bei schlechter narbiger Heilungstendenz. Hintergrund ist in der Regel eine Infektion, eine Durchblutungsstörung oder Tumoren der Haut.

Beispiele Ulcus cruris, Ulcus pepticus, Strahlenulkus Ulcus carcinomatosum, Ulcus rodens, Dekubitus, Ulcus durum, Ulcus molle, Aphthen.

Rhagade

Die **Rhagade** oder Schrunde bezeichnet einen geröteten, meist recht schmerzhaften Hauteinriss bis in die Dermis. An Halbschleimhäuten wird er häufig als **Fissur** bezeichnet. Hintergrund ist die verminderte Elastizität belasteter Hautareale z. B. durch Austrocknung, Kälte, Vitaminmangel (z. B. B_{12}), vorausgegangene Entzündungen, Mykosen oder Erkrankungen mit trockener Haut (v. a. Neurodermitis). Rhagaden können narbenfrei verheilen. Typische Lokalisationen sind Lippen und Mundwinkel (▶ Abb. 2.25), Anus und Perianalregion, Gelenkbeugen sowie Zehen und Finger und deren Zwischenräume.

Lichenifikation

Eine Lichenifikation ist eine flächige Vergröberungen der Haut mit Felderung der Oberfläche und Verlust der Elastizität. Zu einer Lichenifikation kommt es meist durch chronische mechanische, chemische oder entzündliche Reizung der Haut. Sie ist regelmäßig Folgesymptom chronischer Ekzeme (v. a. Neurodermitis). Beim **Lichen chronicus simplex** (Neurodermitis circumscripta, Lichen Vidal (▶ Abb. 2.26) finden sich am Rand der Lichenifikation streifenförmig angeordnete kleine braune Papeln. Außerdem besteht starker Juckreiz.

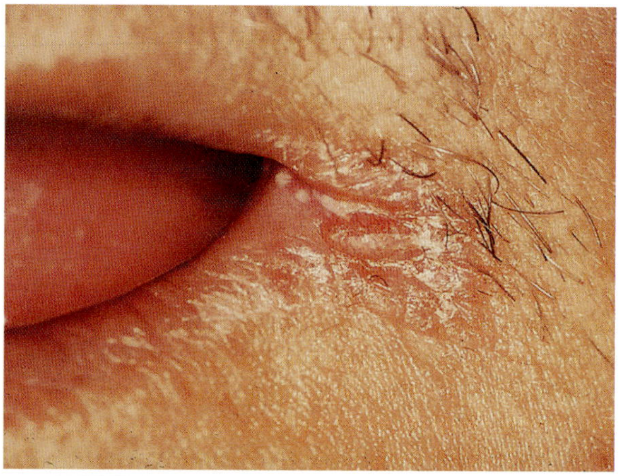

▶ **Abb. 2.25** Mundwinkelrhagade.

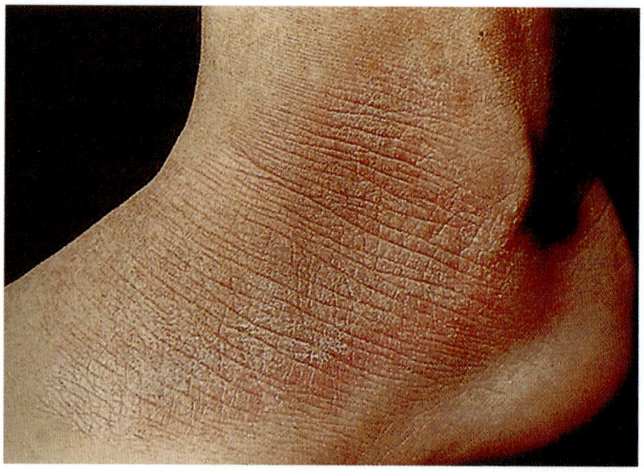

▶ **Abb. 2.26** Lichen chronicus simplex.

2.6.3 Einteilung nach groben Charakteristika

Effloreszenzen können weiterhin unterschieden werden nach folgenden Kategorien:

- Exanthem
- Erythem
- Enanthem
- Ekzem

Diese vier Bezeichnungen können sich u. U. überschneiden. So kann ein Exanthem mit einem Erythem und einem Ekzem einhergehen. Die Verbindungen der jeweiligen Bezeichnungen variieren (z. B. ekzematöses Erythem oder erythematöses Ekzem), ohne dass es hier eine genaue Schärfe der Wortbedeutung gibt.

Exanthem

Exantheme sind meist Zeichen einer infektiösen Allgemeinerkrankung (z. B. von Masern, ▶ Abb. 2.27). Sie unterliegen in ihrer klassischen Ausprägung einem zeitlichen Ablauf. Das heißt, dass sie akut auftreten, sich in bestimmter Weise entwickeln und dann wieder verschwinden. In der Regel dehnen sie sich auf größere Körperbereiche aus und zeigen dabei eine typische Verteilung. Exantheme können auch als Symptom einer Arzneimittelunverträglichkeit auftreten.

Beispiele Scharlach, Masern, Röteln, Windpocken, Dreitagefieber, Typhus, Sekundärstadium von Lues.

Erythem

Das Erythem bezeichnet eine in der Regel entzündungsbedingte Rötung der Haut. Sie beruht auf einer verstärkten Durchblutung (Hyperämie) durch die Weitstellung der Blutgefäße in der Haut. Erytheme können knotig, als Papel oder Pustel erscheinen und lassen sich (im Gegensatz zu Einblutungen) wegdrücken. Als Sekundäreffloreszenz treten sie bei Infektionskrankheiten oder als primäre Effloreszenz bei verschiedenen Hautkrankheiten auf.

Beispiele Thermische, mechanische oder chemische Reize (z. B. Sonnenbrand, ▶ Abb. 2.28), psychogen, Palmarerythem (Leberzirrhose), Erythema migrans (Borreliose), Erythema anulare (Rheumatisches Fieber), Erythema nodosum (Hautentzündung z. B. bei Morbus Crohn, Tuberkulose oder Sarkoidose).

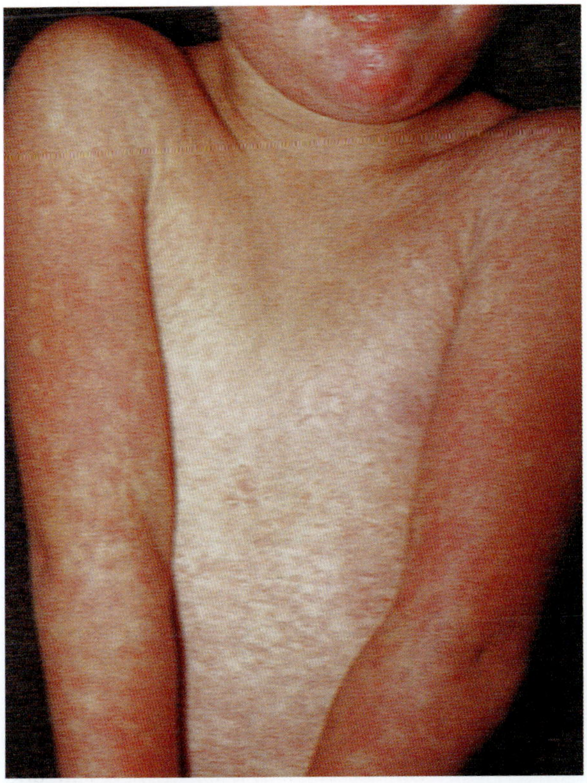

▶ **Abb. 2.27** Masernexanthem.

Enanthem

Enantheme (▶ Abb. 2.29) sind Effloreszenzen im Bereich der Schleimhäute, insbesondere der Mundschleimhaut. Sie entsprechen den Exanthemen der Haut. Sie können punktförmig, flächenhaft oder fleckig erscheinen und sind meist Ausdruck einer immunologischen Reaktion.

Beispiele Aphthen, Masern (Koplik-Flecken), Windpocken (Bläschen), Scharlach (Petechien, Himbeer-/Erdbeerzunge), Allergien, Intoxikationen.

Ekzem

Das Ekzem wird auch als Juckflechte bezeichnet und markiert dadurch bereits das Hauptmerkmal – den Pruritus. Die Bezeichnung „Ekzem" wird als Sammelbegriff für mannigfaltig ausgelöste und morphologisch sehr vari-

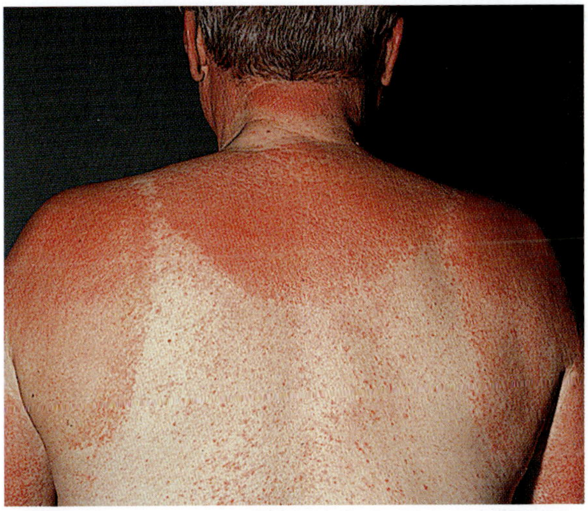

▶ **Abb. 2.28** Erythem bei Sonnenbrand.

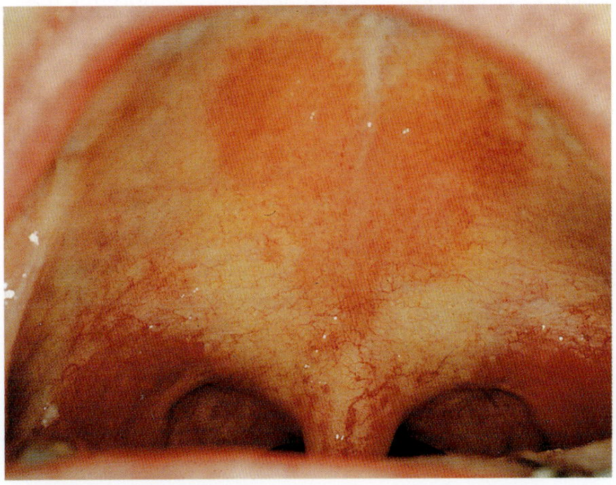

▶ **Abb. 2.29** Enanthem.

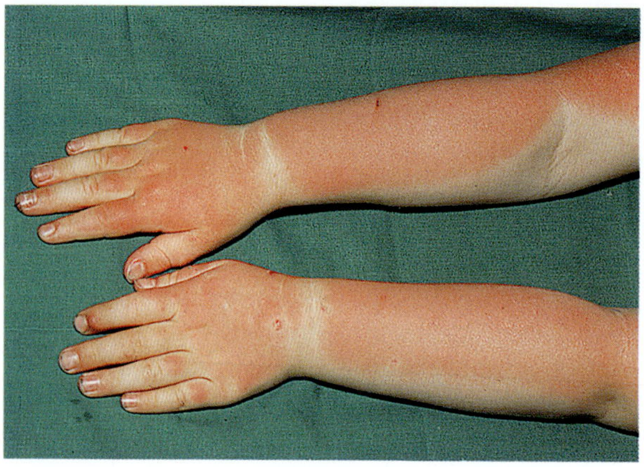

▶ **Abb. 2.30** Ekzem bei Kontaktallergie.

antenreiche, nicht infektiöse Entzündungen der Haut benutzt. Teilweise wird der unschärfere Begriff „Dermatitis" mit dem Ekzem gleichgesetzt.

Häufig ist eine typische Abfolge der Hautreaktion zu beobachten (Hautrötung → Knötchen- oder Bläschenbildung mit Nässen → Krustenbildung → bei chronischer Entwicklung Lichenifikation und Schuppung).

Beispiele Atopisches Ekzem, dishidrotisches Ekzem, seborrhoisches Ekzem, Kontaktekzeme (▶ **Abb. 2.30**), Ekzeme bei Infektionskrankheiten.

2.6.4 Einteilung nach Bezug zum Hautniveau

Gelegentlich werden Effloreszenzen in ihrem Bezug zum normalen, gesunden Hautniveau beurteilt. Der Blick auf diese Einteilung kann für die Beschreibung und damit Eingrenzung von Hauterscheinungen hilfreich sein.

- Effloreszenzen, die auf dem Hautniveau liegen:
  - Hyperpigmentierung
  - Hypopigmentierung
  - Makula
  - Lichenifikation, Lichen
- Effloreszenzen, die über dem Hautniveau liegen, also als „erhaben" zu bezeichnen sind:
  - Bulla (Blase)
  - Cicatrix (Narbe)
  - Crusta (Kruste, Borke)
  - Komedo („Mitesser")
  - Nodulus (Knötchen)
  - Nodus (Knoten)
  - Papula (Papel, Knötchen)
  - Phymata
  - Pustula (Pustel, Eiterbläschen)
  - Squama, Schuppe (Hautschuppe)
  - Tyloma (Hornschwiele)
  - Urtika (Quaddel)
  - Vesikula (Bläschen)
  - Zyste
- Effloreszenzen, die unter dem Hautniveau liegen, also sicher Substanzverluste der Haut aufweisen:
  - Atrophie
  - Erosion (Abschürfung)
  - Exkoriation
  - Rhagade (Schrunde)
  - Ulkus (Geschwür)

3 Wichtige Effloreszenzen und Hauterkrankungen in bildlicher Darstellung

Einleitung

Blickdiagnosen gelingen, wenn man Erscheinungsbilder von Erkrankungen entweder aus Erfahrung kennt oder aber variantenreiches Anschauungsmaterial zur Verfügung hat. In jedem Fall gilt aber, dass sich viele Krankheiten nicht immer eindeutig nach außen zeigen.

Variantenreichtum bedenken

Wer z. B. bei seinem Kind Windpocken oder bei einem Patienten ein Melanom erlebt hat, wird versucht sein, diesem Eindruck eine besondere Bedeutung beizumessen. „So sieht das aus, das habe ich selber so gesehen", ist eine häufige und nachvollziehbare, aber nicht immer produktive Stellungnahme bei der Inspektion oder der Blickdiagnose-Übung während der Ausbildung. Denn genauso mag es dem HPA gehen, der in einem Lehrbuch ein Bild z. B. des Lupus erythematodes sieht und davon ausgeht, dass sich die Erkrankung so oder zumindest sehr ähnlich zeigen wird.

Daher haben wir uns bemüht, in diesem Buch wichtige Varianten blickdiagnostischer Befunde zu nennen und vor allem auch abzubilden. Ziel ist eine realistischere Vorstellung vom jeweiligen Krankheitsbild und somit eine sichere Diagnosefindung.

Wahrscheinlichkeiten bedenken

Ein Lehrbuch zur Blickdiagnose kann durch spektakuläre, einzigartige Bilder, z. B. von sehr seltenen Effloreszenzen oder seltenen Erkrankungen, Anhänger gewinnen. Darum kann es aber nicht gehen, wenn wir die Praxis des HP-Alltags und der HP-Prüfung im Blick haben. Bei der Auswahl der abgebildeten Erkrankungen und Erscheinungen haben wir den Schwerpunkt auf das Naheliegende gelegt, was Ihnen in Praxis und Prüfung am ehesten begegnen wird. Die Auswahl der Krankheitsbilder und Diagnoseaspekte orientiert sich somit an der Wirklichkeit und den Anforderungen, die nach unseren Erfahrungen an das blickdiagnostische Wissen gestellt werden.

In diesem Kapitel stellen wir Erkrankungen, Effloreszenzen und Diagnoseaspekte vor. Wir gehen kurz auf die Hintergründe ein, erläutern die blickdiagnostischen Aspekte und ergänzen diese Informationen – wenn es wichtig ist – um weitere knappe Hinweise. In der daran angeschlossenen Bebilderung bemühen wir uns um eine angemessene Variantenbreite und kommentieren die Abbildungen mit kurzen Erläuterungen.

Zu nahezu allen Erscheinungen benennen wir Differenzialdiagnosen. Hierbei verweisen wir gelegentlich von einer Effloreszenz zu einer weiteren Erkrankung, aber nicht zurück. Das ist bewusst so angelegt, weil wir damit dem unterschiedlichen Facettenreichtum der jeweiligen Blickbefunde gerecht werden wollen.

3.1

Akne

Sammelbezeichnung für Hauterkrankungen unterschiedlicher Ursache in Bereichen, die primär durch meist oberflächliche Pickel gekennzeichnet sind und vor allem in Bereichen mit vielen Talgdrüsen und Haarfollikeln vorkommen. Am bekanntesten ist die so genannte **Acne vulgaris,** die häufigste Hautkrankheit der Welt, die auch umgangssprachlich mit dem Begriff „Akne" gemeint ist. Man geht davon aus, dass mindestens 80 % der Jugendlichen mehr oder weniger stark davon betroffen sind.

Ergänzende Hinweise

Therapeutisch werden – ja nach Art der Akne – verschiedene Wirkstoffe eingesetzt: Benzoylperoxid gilt schulmedizinisch häufig als Mittel der Wahl. Außerdem erfolgt die Behandlung mit topischen und/oder systemischen Antibiotika (Cave: hohe Resistenzraten), Retinoiden oder (bei Frauen) mit Antiandrogenen (oft Pille). Eine Ordnungstherapie ist meist unumgänglich.

Inspektionsbefunde und Effloreszenzen

Acne comedonica Offene schwarze oder geschlossene weiße Mitesser, die meist nicht entzündet sind **(Komedonen)** vor allem an der Stirn, um den Mund und am Kinn (► **Abb. 3.1**). In den meisten Fällen handelt es sich dabei um das erste Stadium der Akne: Pfropfen von Hornmaterial verstopfen die Talgdrüse. Dieses Stadium kann monate- oder jahrelang andauern.

Acne papulosa oder Acne papulopustulosa Sobald die Haarfollikel aufplatzen (oder ausgedrückt werden) und Talg in das umliegende Gewebe gelangt, entzündet sich die Haut und es kommt zu geröteten, mit Eiter gefüllten Bläschen (Pusteln ► **S. 15**) oder Knötchen (Papeln (► **S. 15**), die oft von einem Ring umgeben sind (► **Abb. 3.2**). Jede Entzündung kann eine meist eingezogene, jedoch wenig auffällige Narbe hinterlassen (► **Abb. 3.3**).

Acne conglobata Bei dieser schweren Form der Akne, die hauptsächlich Männer befällt, bilden sich bis zu zwei Zentimeter große, hochentzündliche Knoten, die zuweilen zu „Eiterseen" zusammenfließen oder sich zu kleinen Abszessen abkapseln. Nach Abheilen der Entzündungen bleiben charakteristische Aknenarben bestehen (► **Abb. 3.4** und ► **Abb. 3.5**).

Acne neonatorum Eine Sonderform ist die so genannte Acne neonatorum, die durch den Hormonentzug beim Neugeborenen nach dem Verlassen des Mutterleibs entsteht. Diese Form der Akne heilt spontan ab (► **Abb. 3.6**).

Differenzialdiagnose

- Artefakte
- je nach Ausprägung auch andere leicht ulzerierende Effloreszenzen (z. B. Lupus erythematodes, Manipulationen an Herpes- und Impetigo-Effloreszenzen)

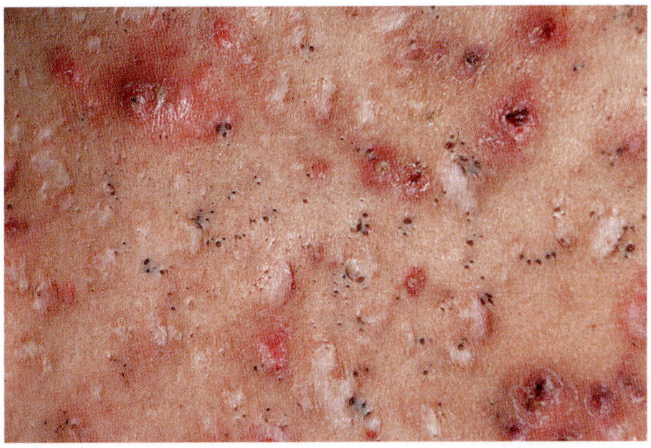

► **Abb. 3.1** Acne comedonica: Komedonen, Papeln, Pusteln.

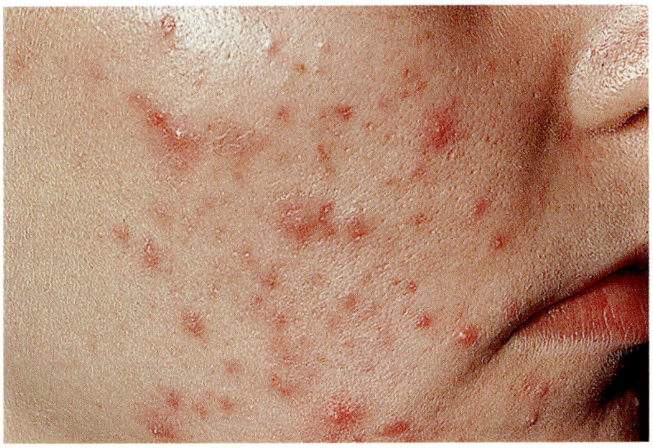

► **Abb. 3.2** Acne papulosa: gerötete Papeln und Eiterpusteln.

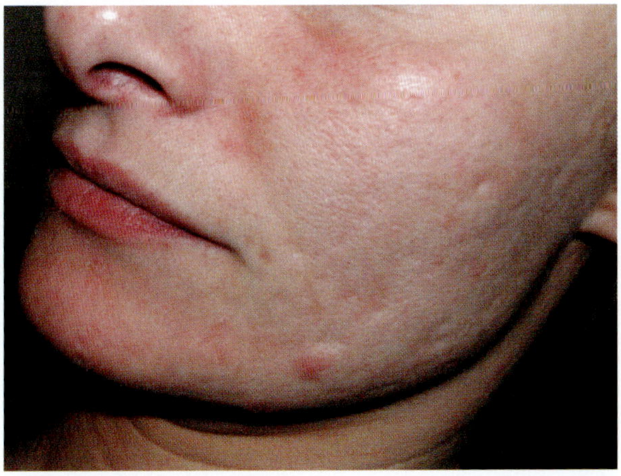

► **Abb. 3.3** Aknenarben im Gesicht.

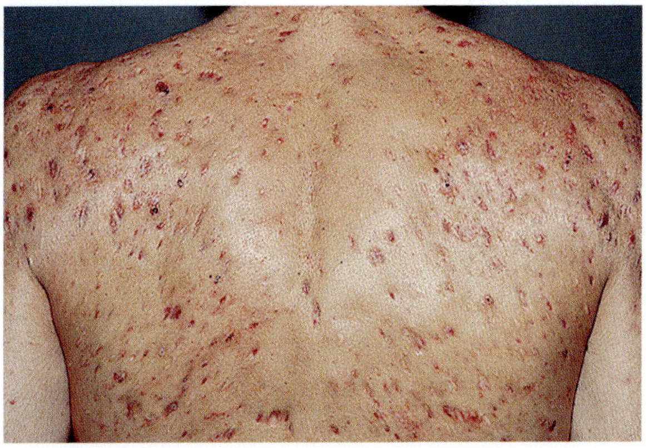

► **Abb. 3.4** Acne conglobata mit Pusteln, entzündlichen Knoten, Vernarbungen.

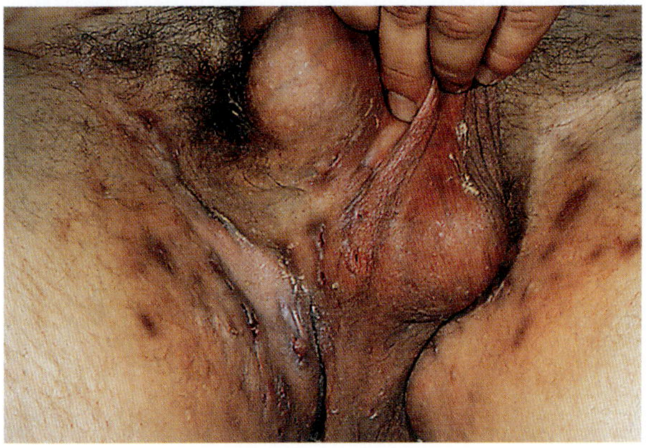

► **Abb. 3.5** Acne conglobata des äußeren Genitales.

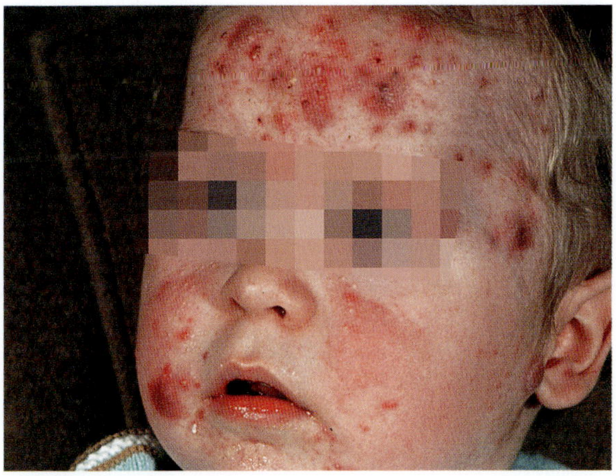

► **Abb. 3.6** Acne neonatorum.

3.2

Akromegalie

Die Akromegalie bezeichnet eine ausgeprägte Vergrößerung und damit Vergröberung der Körperendglieder oder vorspringenden Teile des Körpers (Akren) nach Abschluss des Körperwachstums. Betroffen sind v. a. Hände, Füße, Unterkiefer, Kinn, Nase und Augenbrauenwülste sowie Geschlechtsteile (► **Abb. 3.7–3.10**).

Eine Beteiligung innerer Organe ist nicht ausgeschlossen. Oft treten zusätzlich beispielsweise ein Schlaf-Apnoe-Syndrom, Kopfschmerzen, Diabetes mellitus, Hypertonie, Sexualstörungen und Erkrankungen des Bewegungsapparates auf. In solchen Fällen ist die Lebenserwartung deutlich eingeschränkt.

Eine Akromegalie entsteht durch eine Überproduktion des Wachstumshormons Somatotropin (STH) im Hypophysenvorderlappen, meist durch Tumoren. Treten derartige Tumoren vor Abschluss des Längenwachstums auf, kommt es zum so genannten **Gigantismus** (hypophysärer Riesenwuchs bei meist erhaltener Proportionierung).

Ergänzende Hinweise

Der Hypophysentumor wird durch Hormontests und bildgebende Verfahren nachgewiesen, die Therapie erfolgt durch dessen operative Entfernung.

Inspektionsbefunde und Effloreszenzen

Die Vergrößerung und Vergröberung der Akren fällt dem Patienten selber häufig gar nicht auf, weil er sich an die Entwicklung gewöhnt. Außerdem gibt es Menschen mit einer weniger feinen Physiognomie ohne Krankheitswert. Der entscheidende Aspekt liegt in der **Veränderung**: (Hand-)Schuhe passen nicht mehr, die Haut vergröbert sich, der Haarwuchs wird gelegentlich angeregt. Wertvolle Hinweise können Fotovergleiche erbringen, die z. B. eine Veränderung der Gesichtszüge dokumentieren.

Differenzialdiagnosen

- Gelenke: andere degenerative Prozesse
- Haarwuchs, Kropfbildung und andere hormonelle Störungen
- Hirndruckzeichen durch einen Hypophysentumor: andere zerebrale raumfordernde Prozesse

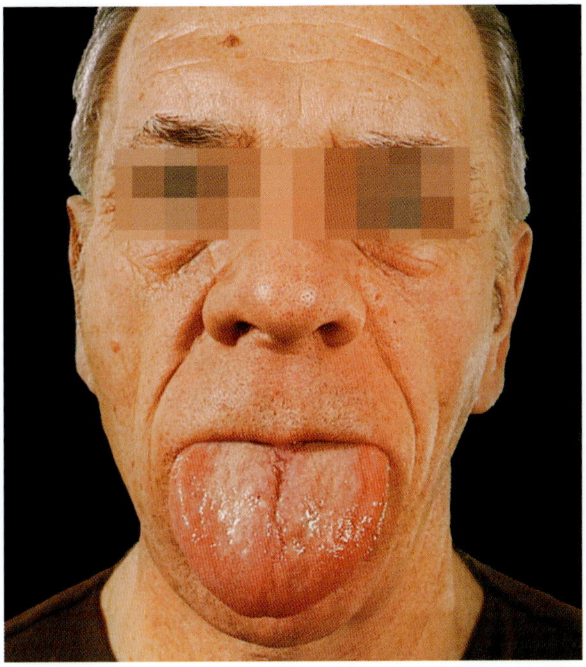

▸ **Abb. 3.7** Vergrößerte Zunge und Nase bei Akromegalie.

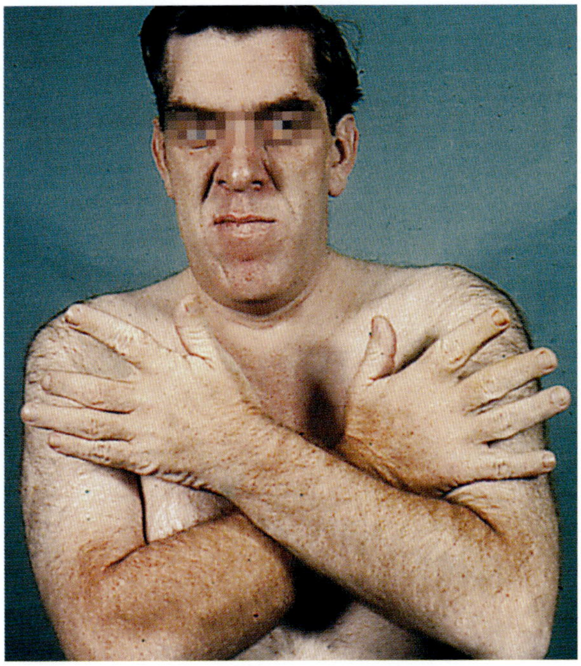

▸ **Abb. 3.9** Vergrößerung der Akren bei Akromegalie, hier besonders deutlich an Kinn und Händen.

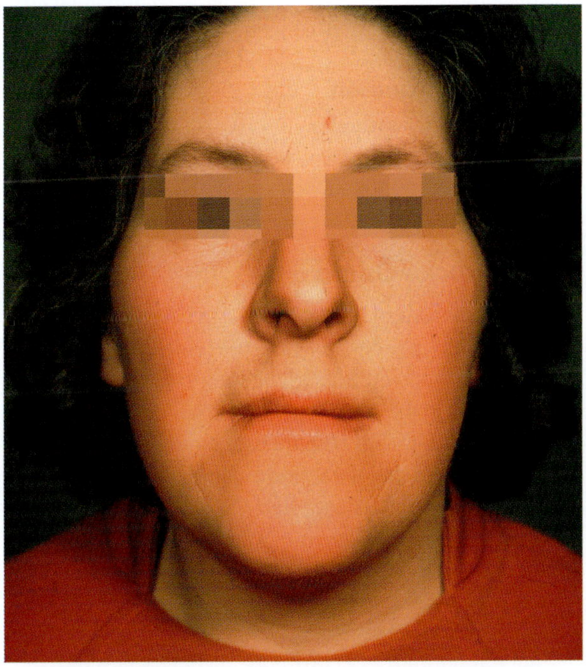

▸ **Abb. 3.8** Vergrößerung des Kinns und Vergröberung der Gesichtszüge bei Akromegalie.

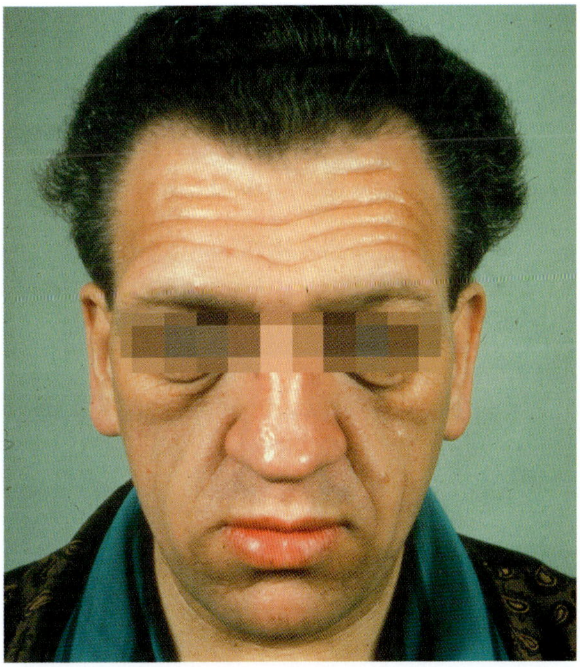

▸ **Abb. 3.10** Vergröberung der Gesichtszüge, besonders deutlich im unteren Stirnbereich, bei Akromegalie.

3.3 Allergische Reaktionen

3.3.1 Arzneimittelexanthem

Arzneimittelexantheme entstehen durch eine Immunkomplexreaktion vom Typ III oder IV. Sie können nach mehrfacher Einnahme eines Medikamentes auftreten, wobei die Körperreaktionen bei jedem Einnahmezyklus rascher auftreten. Bei direkter Wirkung einer Arznei auf Mediatoren (v.a. Histamin) ist auch eine Sofortreaktion innerhalb kürzester Zeit möglich. Die dramatischste Erscheinungsform ist der anaphylaktische Schock.

Ergänzende Hinweise

Bekannte Auslöser sind v.a. Antibiotika, Analgetika, Antiepileptika, Goldpräparate sowie neuere Therapeutika im Einsatz bei Tumorleiden (▶ **Abb. 3.11**).

> **Cave**
>
> **Wie bei allen allergischen Reaktionen müssen Kreuzallergien beachtet werden, insbesondere bei gleichzeitiger Gabe chemisch verwandter Stoffe.**

Inspektionsbefunde und Effloreszenzen

Arzneimittelexantheme unterscheiden sich stark bezüglich Erscheinungsbild, Ausbreitung und Größe. Sie können den ganzen Körper überziehen oder nur an einzelnen Stellen auftreten. Sie sind

- rosa, rötlich, rötlich-bläulich (▶ **Abb. 3.11, Abb. 3.12, Abb. 3.14**)
- mit und ohne Blasenbildung (▶ **Abb. 3.12**)
- vereinzelt oder gruppiert stehend (▶ **Abb. 3.14**)
- oft schmerzend, juckend

Differenzialdiagnosen

- Exantheme bei Viruserkrankungen, z.B. Scharlach, Masern, Röteln, Windpocken
- erhöhte Blutungsneigung, z.B. Petechien

3.3.2 Kontaktekzem

Kontaktekzeme können durch **allergische** und **nicht allergische** Reaktionen hervorgerufen werden.

- Ein allergisches Kontaktekzem (Soforttyp, IgE-vermittelt) entsteht nach Kontakt mit allergisierenden Substanzen, so genannten Allergenen (z.B. Nickel, Kosmetika oder bestimmten Lebensmittel). Es ist begrenzt auf den Bereich, der Kontakt mit diesem Allergen hatte (▶ **Abb. 3.16–3.21**).
- Nicht allergische Reaktionen entstehen, wenn toxische Substanzen insbesondere auf vorgeschädigte Haut gelangen (z.B. über Brennnesseln, Dornen oder Quallen).

Durch den Juckreiz kommt es oft zu Kratzwunden mit Einrissen, die sich entzünden. Nach Abheilung können Pigmentveränderungen verbleiben.

Ergänzende Hinweise

Wichtig ist die Anamnese, schwierig oft die Ergründung allergischer Dispositionen, insbesondere, wenn Kreuzallergien vorliegen.

Inspektionsbefunde und Effloreszenzen

Kontaktekzeme haben abhängig davon, wie lange sie bestehen, ein unterschiedliches Aussehen:

- Das **akute Kontaktekzem** zeigt sich mit einer flächigen Rötung und Schwellung in dem Bereich, der Kontakt mit dem Allergen hatte. Oft bilden sich auch Bläschen. Wegen des starken Juckreizes kommt es zu Hautverletzungen, die sich durch Kratzen entzünden können.
- Bei fortdauerndem Hautkontakt mit dem Allergen bleibt die Rötung bestehen und die Haut fängt an zu nässen. Das Hautrelief vergröbert sich und es bilden sich kleine Schuppen.
- Beim **chronischen Kontaktekzem,** das bei beruflich bedingten Allergien häufig ist, ist die Haut sehr trocken und rissig, stark gerötet, verdickt und verhärtet und schuppt stark. Gelegentlich kann es nun auch zu Reaktionen seitens der Lungen kommen.

Differenzialdiagnosen

- Arzneimittelexantheme
- Erysipel
- Kandidose

3.3.3 Quincke-Ödem

Beim Quincke-Ödem (auch Angioödem oder angioneurotisches Ödem) handelt es sich um eine innerhalb von Minuten akut auftretende Schwellung meist des Gesichts. Das Ödem kann mehrere Tage anhalten.

Das Quincke-Ödem tritt meistens im Zusammenhang mit einer allergischen Reaktion auf, kann aber auch hereditär sein. Weitere Auslöser sind Medikamente (z.B. ACE-Hemmer, Penicillin) oder mechanische Reize wie Druck oder Vibrationen.

> **Cave**
>
> **Bei Beteiligung der Luftwege, insbesondere der Stimmritze, tritt eine lebensbedrohliche Atemwegsobstruktion auf, die eine sofortige Notfallbehandlung erfordert.**

Ergänzende Hinweise

Die Therapie erfolgt in der Regel mit Kortison, oral oder auch als Suppositorien.

Inspektionsbefunde und Effloreszenzen

Das Ödem betrifft vor allem Gesicht (Augenlider, Lippen), Hände, Füße und Genitalbereich. Es kann dort zu massiven Entstellungen führen. Die betroffenen Bereiche sind massiv geschwollen, zumeist auch gerötet, Juckreiz fehlt häufig. Es entstehen keine Quaddeln (► **Abb. 3.22, 3.23**).

Differenzialdiagnose

- Erysipel (einseitig), Herpes zoster
- Artefakt
- Ödem bei Niereninsuffizienz (hat eine andere Hautfarbe und entwickelt sich langsamer)

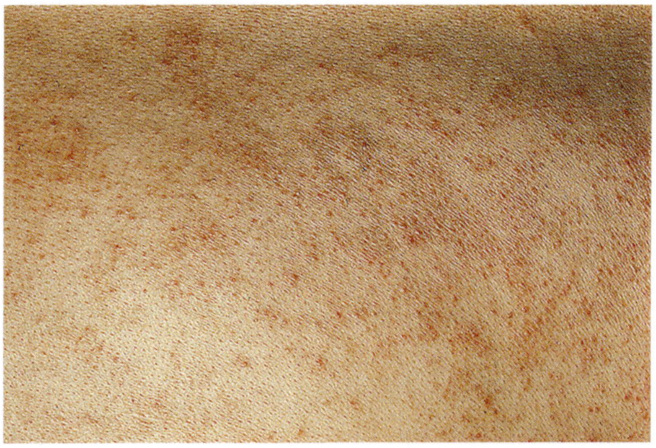

► **Abb. 3.13** Makulopapulöses Arzneimittelexanthem.

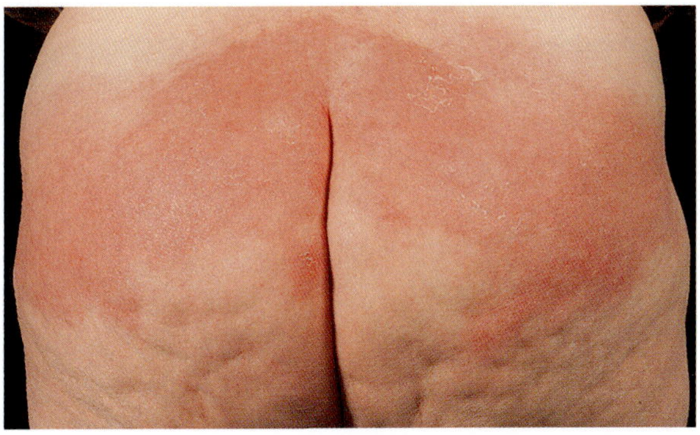

► **Abb. 3.11** Arzneimittelexanthem nach Abheilung.

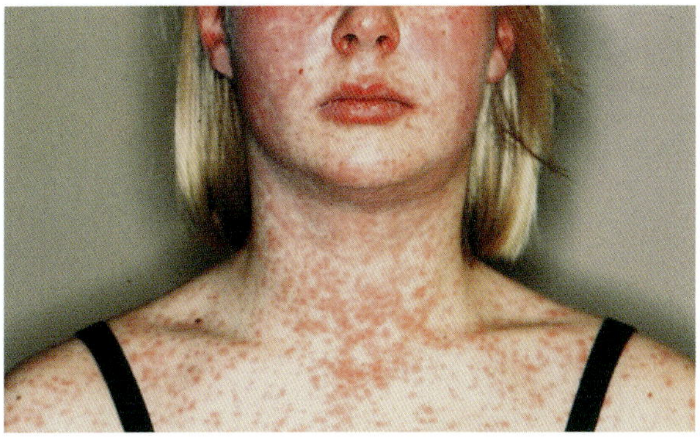

► **Abb. 3.14** Typisches Bild des Arzneimittelexanthems.

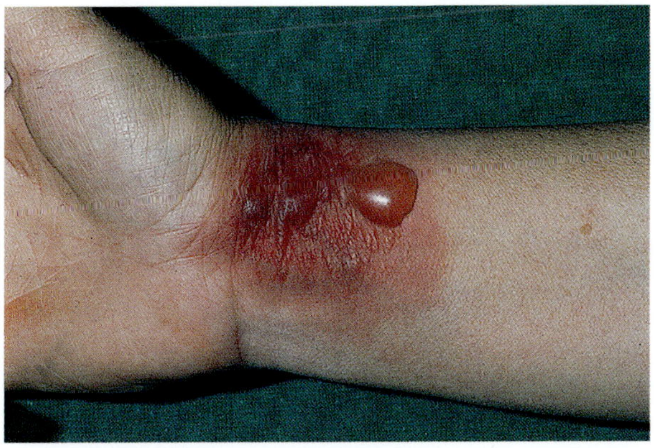

► **Abb. 3.12** Bullöses Arzneimittelexanthem.

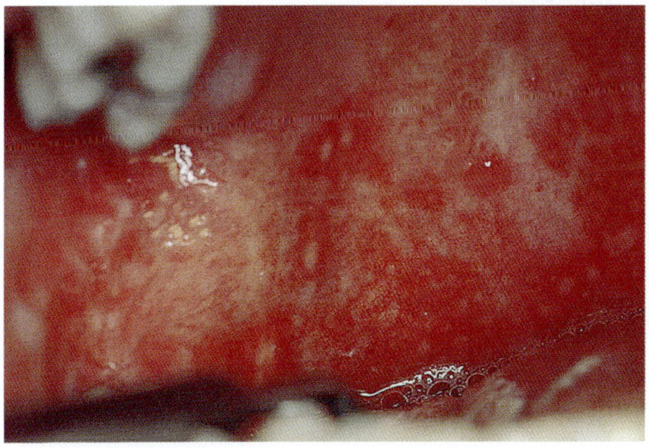

► **Abb. 3.15** Makulöses Enanthem am harten Gaumen, z. B. nach oraler Einnahme von Penicillin.

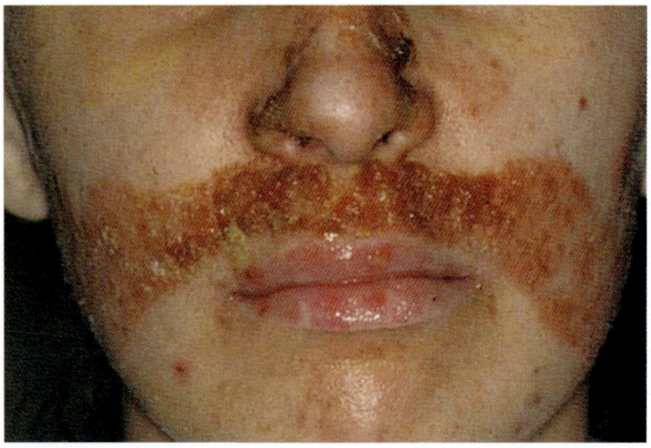

► **Abb. 3.16** Kontaktekzem nach Anlegen eines Druckverbandes.

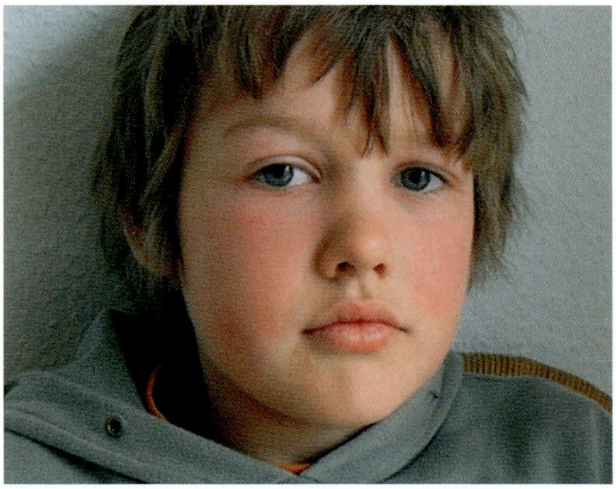

► **Abb. 3.17** Rötung und Schwellung nach Auftragen von Sonnencreme; bei diesem Jungen lösten Produkte ohne synthetische Bestandteile diese Reaktion nicht aus.

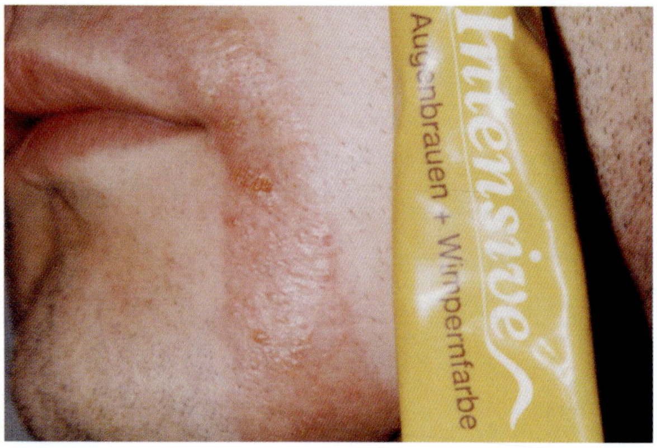

► **Abb. 3.18** Kontaktekzem nach Auftragen eines Wimpernfärbemittels.

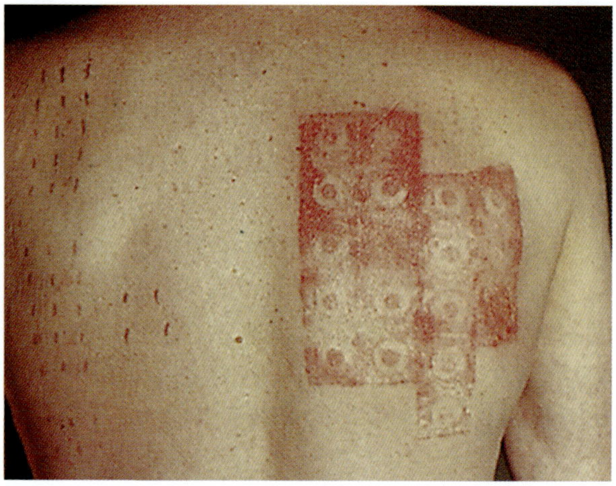

► **Abb. 3.19** Pflasterallergie mit Kontaktekzem nach Epikutantestung bei Allergie.

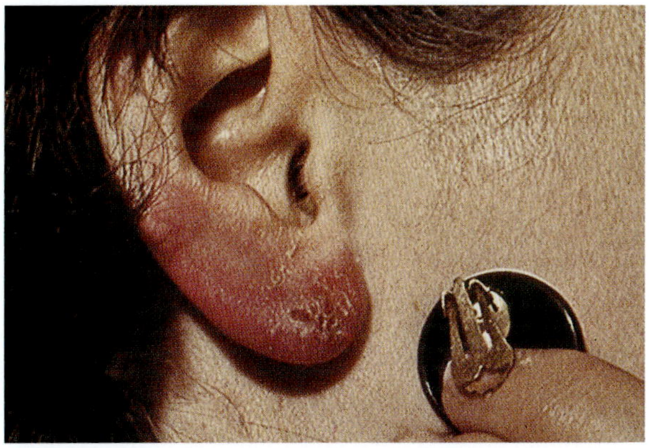

▶ **Abb. 3.20** Kontaktekzem am Ohrläppchen nach Tragen von Nickelschmuck (Ohrring).

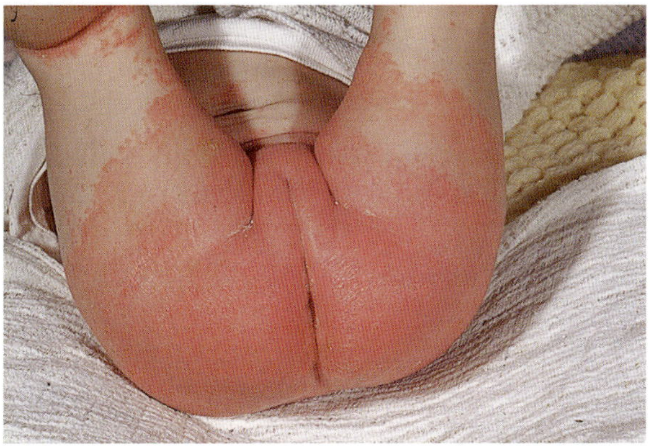

▶ **Abb. 3.21** Windeldermatitis bei Allergie gegen Ammoniakanteile im Harn; massive Hautrötung mit weiteren Streuherden außerhalb des Windelbereichs.

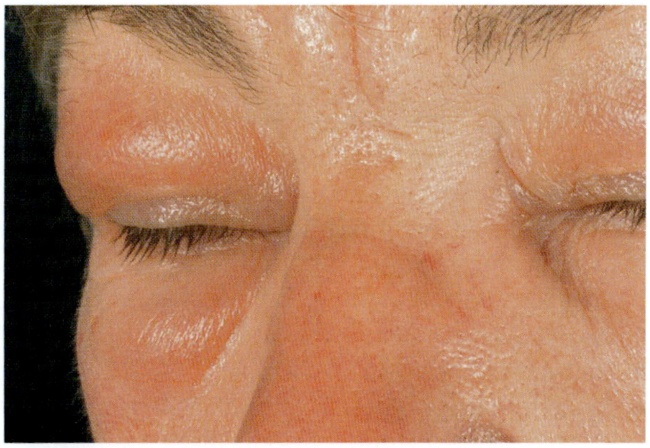

▶ **Abb. 3.22** Quincke-Ödem an den Augen mit Schwellung sowohl der Ober- als auch der Unterlider; im Gegensatz zum Lidödem bei Nierenerkrankungen erscheint die Schwellung rasch und mit einer Rötung.

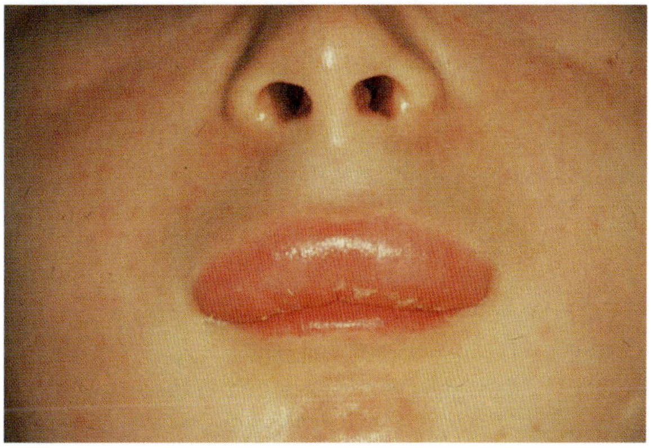

▶ **Abb. 3.23** Quincke-Ödem der Lippen.

3.4 Alopezie

Die Alopezie ist ein erworbener, selten auch angeborener kreisrunder, ovaler oder diffuser Haarausfall. Es verbleiben kleine Haarstummel in der Kopfhaut. Der Haarausfall verläuft akut, chronisch oder schubweise. Eine spontane Heilung ist möglich.

Eine Alopezie hat zahlreiche Hintergründe. Die Alopezie ohne Narbenbildung entsteht durch

- Hormonstörungen (z. B. Androgene),
- Mangelerscheinungen (z. B. Mineralien, Vitamine),
- Intoxikationen (z. B. mit Schwermetallen wie Thallium),
- Allergien,
- Medikament (▸ **Abb. 3.28**).

Alopezien mit Narbenbildung treten bei Erkrankungen wie tertiärer Lues, Sklerodermie oder Lupus erythematodes auf (▸ **Abb. 3.26**).

Varianten, Besonderheiten

- Die **Alopecia specifica** ist ein Haarausfall, der im sekundären syphilitischen Stadium auftritt (▸ **Abb. 3.24**).
- Die **Alopecia androgenetica** kann sowohl beim Mann als auch bei der Frau auftreten. Ursache sind eine erhöhte Empfindlichkeit der Haarfollikel für Androgene oder eine Erhöhung des freien Testosterons. Kennzeichen dieser Form der Alopezie ist die typische Glatzenbildung beim Mann (▸ **Abb. 3.27**). Bei Frauen tritt sie erst in hohem Alter auf und ist weniger ausgeprägt.
- Die **Alopecia areata** (kreisrunder Haarausfall) ist ursächlich meist ungeklärt – immunologische Faktoren werden vermutet, eine genetische Disposition ist bei etwa 20 % der Betroffenen gegebent (▸ **Abb. 3.25** und ▸ **Abb. 3.29**).

Ergänzende Hinweise

Der Haarausfall ist irreversibel, wenn es zur Zerstörung des Haarfollikels kommt. Haarfreie Stellen innerhalb des männlichen Bartwuchses sind ohne Krankheitswert.

Inspektionsbefunde und Effloreszenzen

Bei spontan entstehenden kreisrunden oder ovalen haarlosen Stellen bleiben die Haarfollikel meist bestehen und die leicht herausziehbaren Haare am Rand der betroffenen Stelle verjüngen sich zur Kopfhaut hin (so genannte „Ausrufungszeichenhaare").

Bei der androgynen Form (▸ **Abb. 3.27**) fallen die Haare zunächst im Stirn-Schläfen-Bereich aus, später im Scheitelbereich. Am Hinterkopf bildet sich eine tonsurartige freie Kopfhaut. Im Verlauf der Entwicklung fließen die Stellen zusammen, sodass eine Glatze entsteht.

Merke: Diffuse Veränderungen der Haarstruktur werden nicht als Alopezie bezeichnet.

Differenzialdiagnosen

- Artefakte (häufig)
- Veränderungen der Haarstruktur (z. B. bei Eisenmangelanämie, Hyper- und Hypothyreose, Akromegalie oder Cushing-Syndrom)

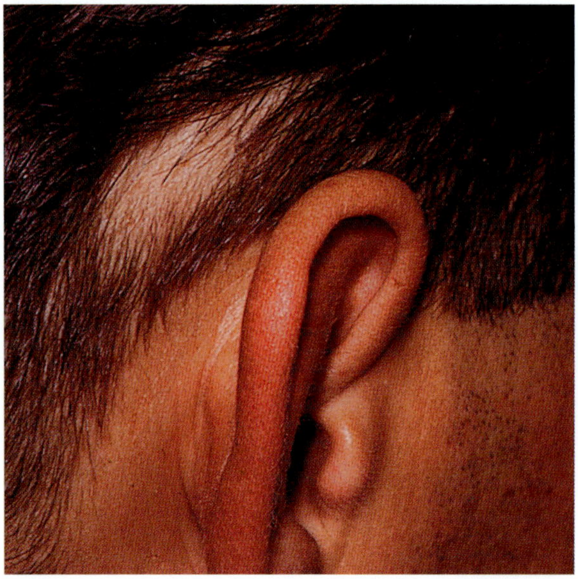

▸ **Abb. 3.24** Haarausfall, nicht kreisrund, typisch bei Syphilis II.

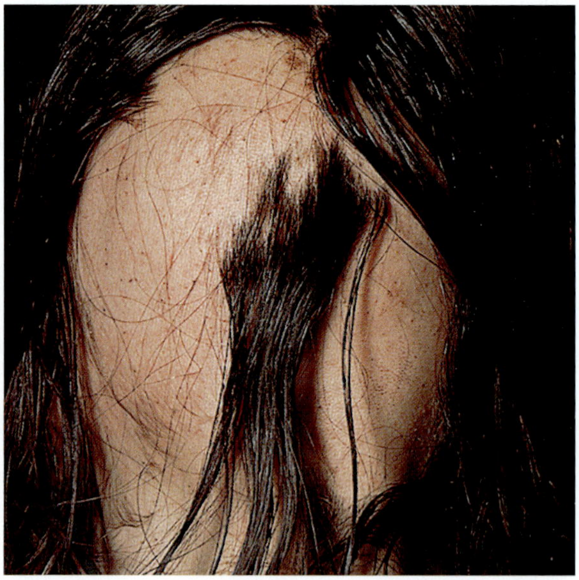

▸ **Abb. 3.25** Ausgedehnte Alopecia areata am Hinterkopf einer Frau mit follikulären Entzündungen.

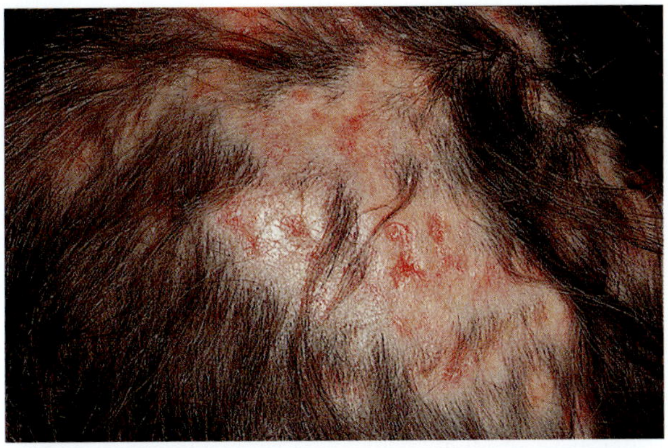

► **Abb. 3.26** Partielle Alopezie durch unregelmäßige Vernarbung nach durchgemachtem diskoiden Lupus erythematodes.

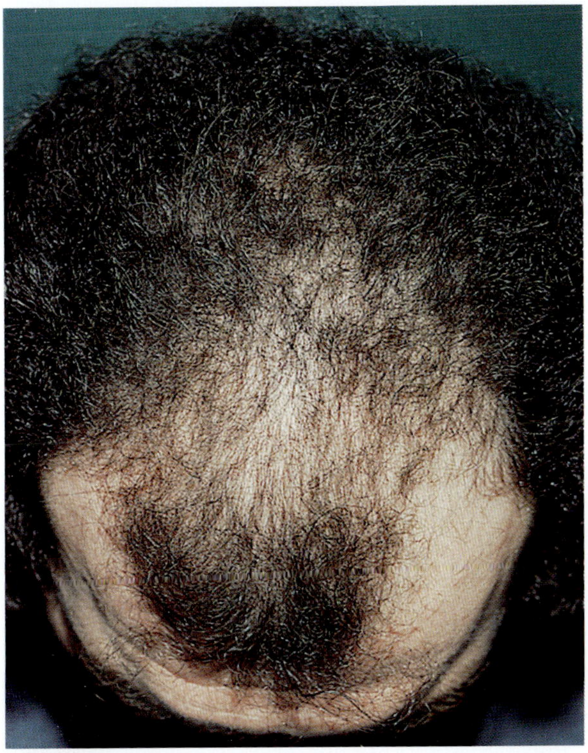

► **Abb. 3.27** Alopecia androgenetica Grad III.

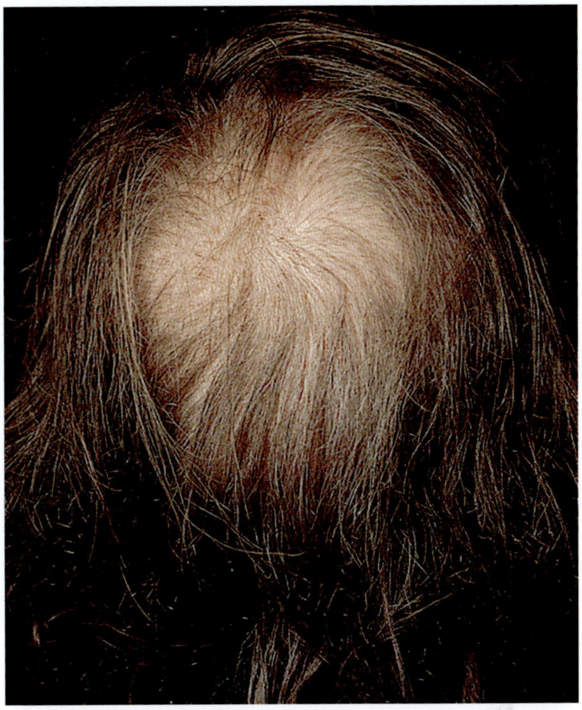

► **Abb. 3.28** Reversibler Haarausfall nach Heparin.

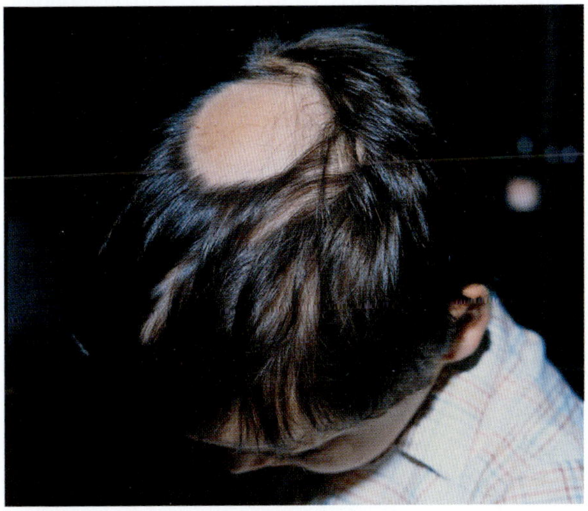

► **Abb. 3.29** Alopecia areata beim Kind.

3.5

Anämie

Eine Anämie bezeichnet einen Mangel des roten Blutfarbstoffs Hämoglobin, meist auch der Erythrozyten. Ursache ist die unzureichende Neubildung, der vermehrte Abbau von Erythrozyten oder Blutverluste bei Blutungen.

Es gibt unterschiedliche Systematiken der Abgrenzung: So unterscheidet man regenerative von aregenativen Anämien, angeborene von erworbenen, normo-, hypo- und hyperchrome Formen bzw. normo-, mikro- und makrozytäre Formen. Zudem kann eine Anämie nach ihrer Ursache benannt werden (z. B. Blutungs- oder renale Anämie). Die wichtigsten Formen werden nachfolgend vorgestellt:

Vitamin-B_{12}-Mangel-Anämie Störung der Erythrozyten-Bildung aufgrund eines Mangels von Vitamin B_{12}. Hintergründe sind i. d. R. mangelnde Zufuhr (z. B. vegane Kost), geringe Absorption (Magen-Darm-Erkrankung) oder Speicherdefekte (bei Leberschaden). Die Erythrozyten sind vergrößert und enthalten übermäßig viel Hämoglobin (hyperchrome makrozytäre Anämie). Blickdiagnostisch zeigen sich Schleimhautdefekte sowie die recht häufige Hunter-Glossitis (► **Abb. 3.30**), eine besondere Form der Zungenentzündung. Außerdem führt diese Form des Vitaminmangels auch zu Störungen/Ausfällen im Nervensystem. Wichtig ist, dass ähnliche Blutbefunde auch bei Folsäuremangel auftreten, hier aber ohne neurologische Symptome.

Eisenmangelanämie Störung der Sauerstoffaufnahme durch einen verringerten Hämoglobingehalt der verkleinerten Erythrozyten. Hintergründe sind mangelnde Zufuhr, erhöhter Verbrauch (z. B. Pubertät, Hypermenorrhö, Tumoren, chronische Infekte), gestörte Absorption (Magen-Darm-Erkrankungen), Transport- oder Speicherdefekte. Die Patienten klagen früh über Haarausfall, die Blässe ist ausgeprägt; später sind Löffelnägel typisch (► **Abb. 3.31**).

Renale Anämie Mangel an Erythropoetin (EPO) sowie urämische Hämolyse. Die Patienten zeigen ein schmutzig-blasses Hautkolorit (sog. Café-au-lait-Haut). Diese entsteht vermutlich, weil die Haut zusätzlich zur anämischen Blässe Entgiftungssymptome zeigt – es lagern sich harnpflichtige Substanzen ab – zudem besteht oft ein Ikterus (z. B. bei Hämolyse, ► **Abb. 3.32** und ► **Abb. 3.34**).

Aplastische Anämie Störung der Erythropoese z. B. bei Strahlenschäden, Medikamentenwirkung, Infektionen oder maligner Knochenmarksdysplasie. Die aplastische Anämie kann sich evtl. als Panmyelopathie zeigen und weist dann alle Symptome einer Thrombopenie (z. B. Einblutungen), einer Leukopenie (z. B. Infektanfälligkeit) und einer Anämie (z. B. Blässe) auf.

Inspektionsbefunde und Effloreszenzen

Anämien zeigen bei der Inspektion Symptome, die in erster Linie Folge der Sauerstoffunterversorgung sind. Darüber hinaus können bei bestimmten Formen sichtbare Befunde auftreten:

- Eisenmangel: diffuse Haarausfall, Mundwinkelrhagaden, Löffelnägel u. a. (► **Abb. 3.31** und ► **Abb. 3.33**)
- Vitamin-B_{12}-Mangel: Lackzunge, Lacklippen, Mundwinkelrhagaden, Subikterus (► **Abb. 3.33** und ► **Abb. 3.34**)
- Hämolyse: Subikterus bis Ikterus (► **Abb. 3.34**)
- renale Anämie: Symptome der Nierenerkrankung
- aplastische Anämie: Petechien (► **Abb. 5.17**)

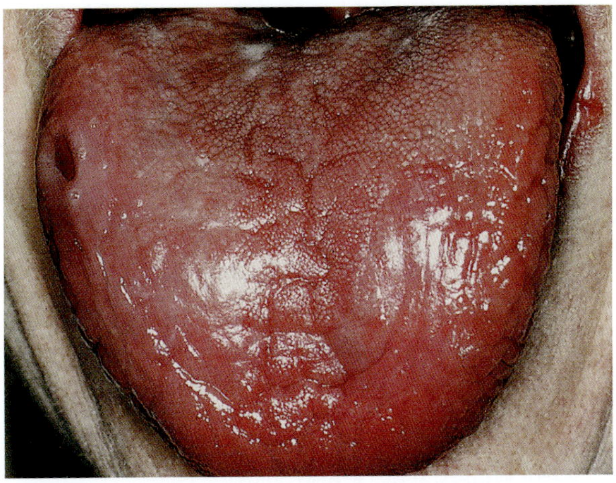

► **Abb. 3.30** Hunter-Glossitis (Lackzunge) bei Vitamin-B_{12}-Mangel-Anämie.

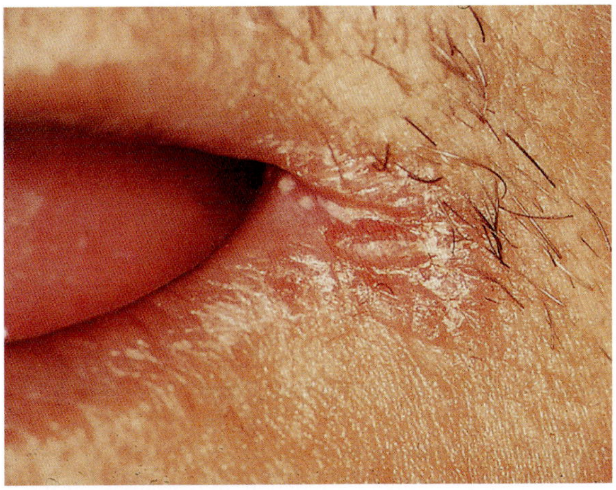

► **Abb. 3.33** Mundwinkelrhagaden: schmerzhafte Einrisse bei Eisen- und Vitamin-B_{12}-Mangelanämie.

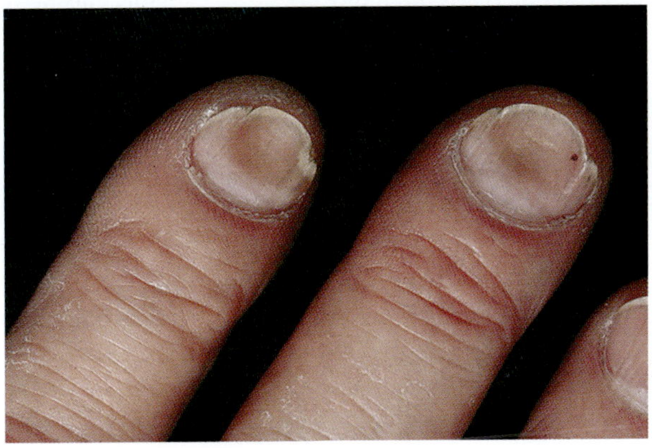

► **Abb. 3.31** Löffelnägel bei Eisenmangelanämie.

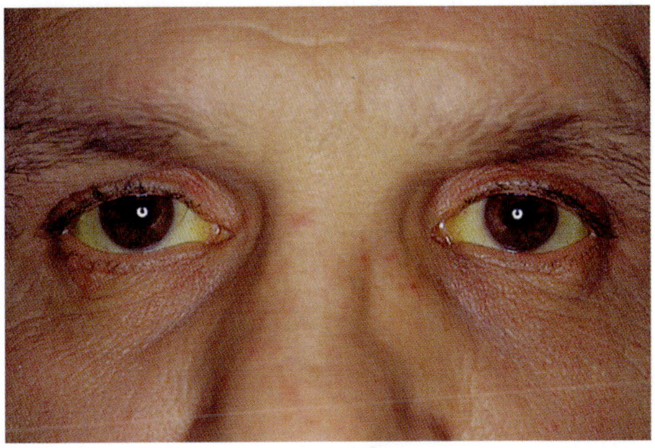

► **Abb. 3.34** Sklerenikterus bei hämolytischer Anämie.

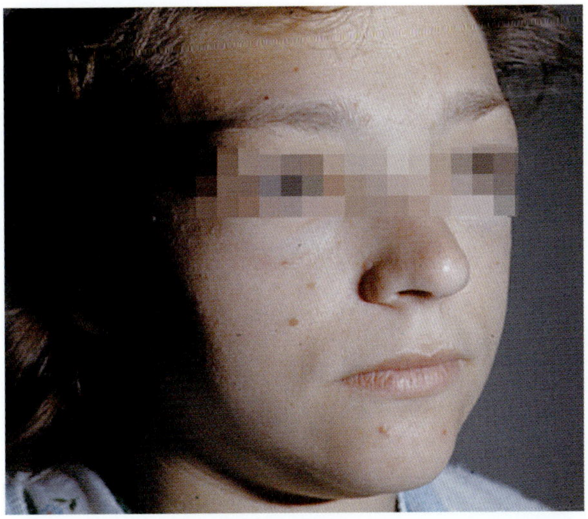

► **Abb. 3.32** Typische Hautfarbe bei renaler Anämie: „schmutzige Blässe".

3.6

Artefakt

Als Artefakte bezeichnet man Hauterscheinungen, die durch den Patienten selbst hervorgerufen oder provoziert worden sind. Dabei werden Erkrankungen oder Störungen (v. a. der Haut) vorgetäuscht oder mehr oder weniger bewusst in Kauf genommen. In jüngerer Zeit spricht man auch (soziologisch geprägt) von **selbstverletztendem Verhalten** (SVV). In aller Regel liegen leichte bis schwere psychische Störungen zugrunde. Art und Ausprägung der Artefakte sind dementsprechend äußert vielgestaltig.

Varianten, Besonderheiten

Betroffen sind häufiger Mädchen und Frauen (Frauen/Männer: 5/1).

Ergänzende Hinweise

Entgegen der landläufigen Meinung, wonach vor allem Jugendliche zu selbstverletzenden Verhaltensweisen neigen, handelt es sich um ein altersübergreifendes Problem. Eine Therapie muss in jedem Fall auch von psychotherapeutischer bzw. psychiatrischer Seite erfolgen.

Inspektionsbefunde und Effloreszenzen

Artefakte können sehr variabel sein:

- Verbrennungen (oft durch Zigaretten hervorgerufene punktförmige Läsionen, häufig am Unterschenkel ▸ Abb. 3.35)
- Alopezie (oft büschelweise ausgerissene Haare, ggf. Manipulationen der Kopfhaut mit scharfen Gegenständen), auch ausgerissene Augenbrauenhaare (▸ Abb. 3.37)
- Schnittverletzungen, sogenanntes „Ritzen" mit scharfen und spitzen Gegenständen, insbesondere am Unterarm (▸ Abb. 3.38)
- Verätzungen, Verbrühungen u. ä. durch Kontakt mit Laugen und Säuren und heißen Flüssigkeiten, gelegentlich in Kombination mit Ritzverletzungen
- Hautabrisse an den Fingernägeln und den Fingerkuppen
- stumpfe Verletzungen am Kopf durch Kopfaufschlagen, an den Händen und Füßen durch Schlag gegen harte Widerstände (▸ Abb. 3.36)

Differenzialdiagnosen

- Akne, Neurodermitis, Lichen
- juckende Hauterkrankungen
- Alopezie anderer Genese
- diabetische Hautläsionen
- Kandidosen
- Traumen anderer Genese
- Quincke-Ödem

Cave

Artefakte sind eine Ausschlussdiagnose: Erst, wenn alle nachweisbaren und behandelbaren Ursachen zuverlässig ausgeschlossen sind, darf von einem Artefakt ausgegangen werden

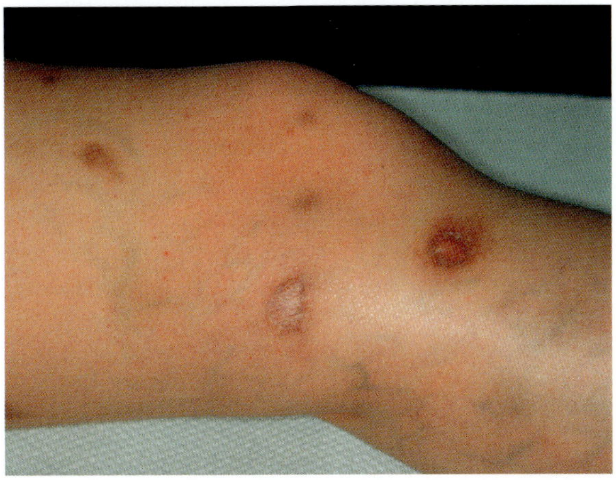

▸ **Abb. 3.35** Selbstverletzung durch Ausdrücken von Zigaretten am Unterschenkel (Münchhausen-Syndrom).

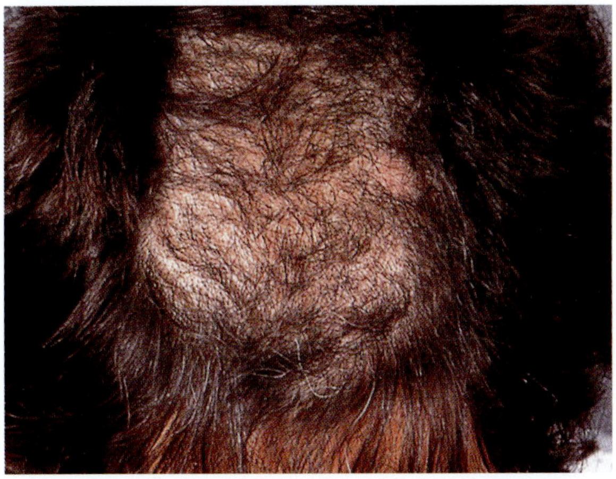

▸ **Abb. 3.37** Alopezie durch das Ausreißen von Haaren.

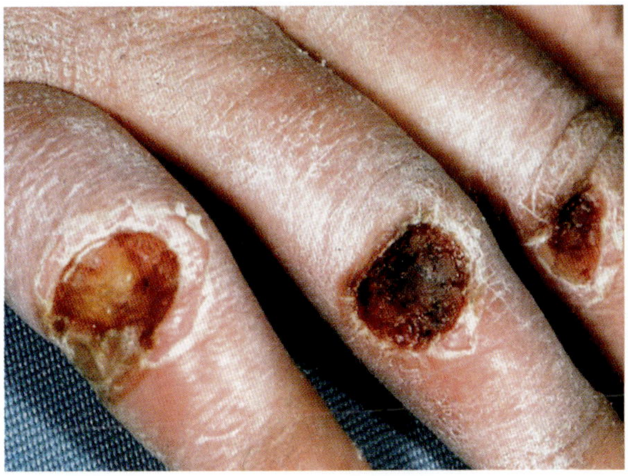

▸ **Abb. 3.36** Tiefe Artefakte an den Fingern durch Selbstverletzung.

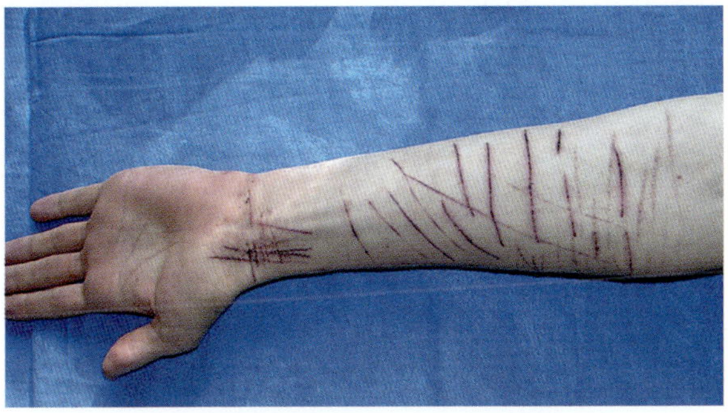

▸ **Abb. 3.38** Selbstverletzung durch Schnittwunden.

3.7

Arteriitis temporalis

Die Arteriitis temporalis (auch Arteriitis cranialis, Horton-Arteriitis) bezeichnet eine Entzündung der Schläfenarterie. Dabei sind einzelne bis alle Schichten der Gefäßwand von riesenzellreichen Granulationen betroffen. Auch die A. centralis retinae kann betroffen sein – hier droht Erblindungsgefahr. Überwiegend (75 %) sind Frauen im fünften bis sechsten Lebensjahrzehnt betroffen.

Hintergrund ist vermutlich eine Autoimmunreaktion. Symptome sind pochende Kopfschmerzen, Augenschmerzen, Schmerzen beim Kauen, Sehstörungen, Abgeschlagenheit, Fieber und Gewichtsverlust (▶ **Abb. 3.39, 3.40**).

Varianten, Besonderheiten

Die Erkrankung ist häufig vergesellschaftet mit der Polymyalgia rheumatica, die als Leitsymptom Muskelschmerzen v. a. im Schulter- und Beckengürtel zeigt.

Ergänzende Hinweise

Bei Verdacht muss sofort eine Kortisontherapie erfolgen, da sonst die irreversible Erblindung droht.

Inspektionsbefunde und Effloreszenzen

Die Erkrankung zeigt eine deutliche lokale Entzündung: Rötung, Schwellung und Überwärmung im Bereich des Gefäßes. Meist ist die A. temporalis gut zu erkennen und als derber, schmerzhafter, aber pulsloser Strang palpabel.

Differenzialdiagnosen

- Tumor
- Sepsis
- arterielle Verschlusskrankheit der Kopfarterien
- rheumatoide Arthritis

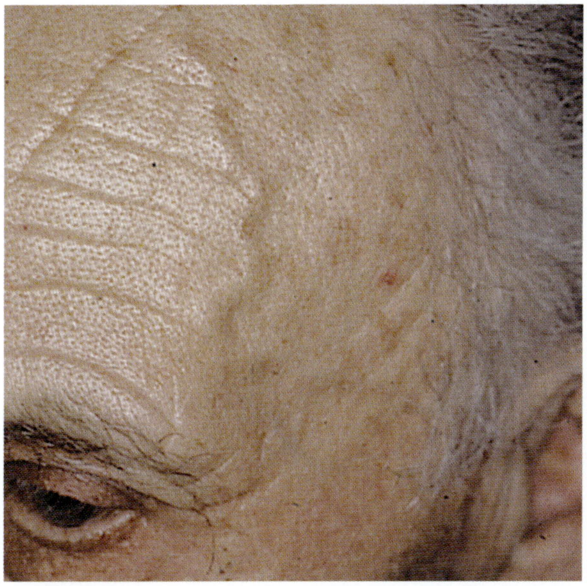

▶ **Abb. 3.39** Deutlich sichtbare, verdickte, stark geschlängelte Arteria temporalis.

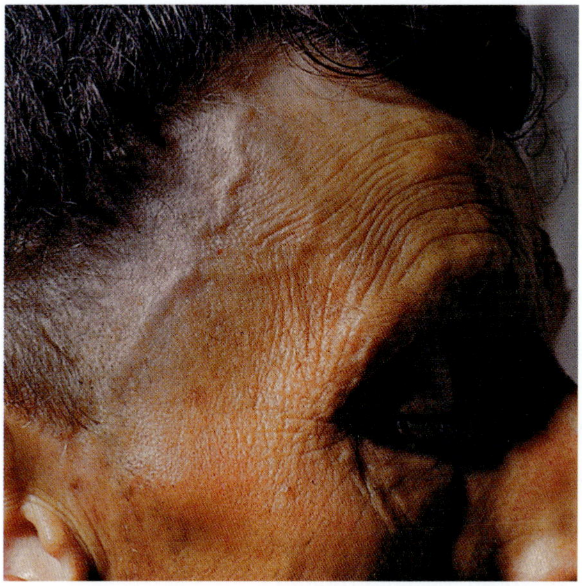

▶ **Abb. 3.40** Vorspringende A. temporalis bei Arteriitis temporalis.

3.8

Basaliom

Das Basaliom (▸ **Abb. 3.41–3.45**) ist der in Mitteleuropa häufigste Hauttumor. Es wird als „semimaligne" eingestuft, weil es äußerst selten metastasiert (<0,1 %). Sein Wachstum ist in erster Linie destruierend, d. h. es wächst zerstörerisch in die Tiefe des Gewebes. Dabei können sogar Knochenstrukturen zerstört werden. Umgangssprachlich wird dieser Tumor in Abgrenzung zum malignen Melanom auch als „weißer Hautkrebs" bezeichnet.

Das Basaliom entwickelt sich aus den Basal-Epithelzellen der Haut und zeigt sich vorwiegend auf sonnenbeschienenen Stellen. Meistens sind ältere Menschen betroffen, vor allem helle Hauttypen. Daneben werden auch Arsenkontakte und radioaktiver Strahlungen als Auslöser beschrieben.

Varianten, Besonderheiten

Das Basaliom kann sich als knotige, flächige oder ulzerierende Variante mit hämorrhagischer Kruste und derbem, perlschnurartigen Randwall mit Teleangiektasien zeigen (Ulcus rodens, ▸ **Abb. 3.41**).

Ergänzende Hinweise

Das Risiko der Basaliome liegt in deren ungehemmtem Wachstum in angrenzende Gewebe. Aufgrund der Häufung im Gesicht ist also z. B. das Auge besonders gefährdet. Eine möglichst frühzeitige und komplette operative Entfernung führt meist zu kompletter Heilung.

Cave

Im Verdachtsfall muss der Patient wegen der guten Heilungschancen und der möglichen Gewebezerstörung an einen Dermatologen überwiesen werden.

Inspektionsbefunde und Effloreszenzen

80 % der Basaliome befinden sich im Gesicht im Bereich von Augen, Nase, Wange, Schläfe, Stirn oder Ohren. Der Lidwinkel dürfte die häufigste Lokalisation sein.

Im Frühstadium zeigt sich das Basaliom oft nur als kleines, glasig-weißliches bis rötliches Knötchen. Eine Gefäßzeichnung ist typisch. Nachfolgend zeigt sich gelegentlich eine Geschwulst mit einem Rand aus feinen Knötchen. Diese können perlschnurartig aneinander gereiht sein. Ein wichtiges Alarmzeichen sind über Wochen nicht abheilende Krusten. Die wunden Stellen sind nahezu resistent gegen herkömmliche Therapien.

Seltene Formen sind das Basaliom als weiß-flächiges Areal oder mit anderer Farbgebung, die eine Unterscheidung zum Melanom erschweren können.

Differenzialdiagnosen

- schlecht heilende Wunden
- Keratosen
- andere Hauttumoren, wie Melanom, spinozelluläres Karzinom

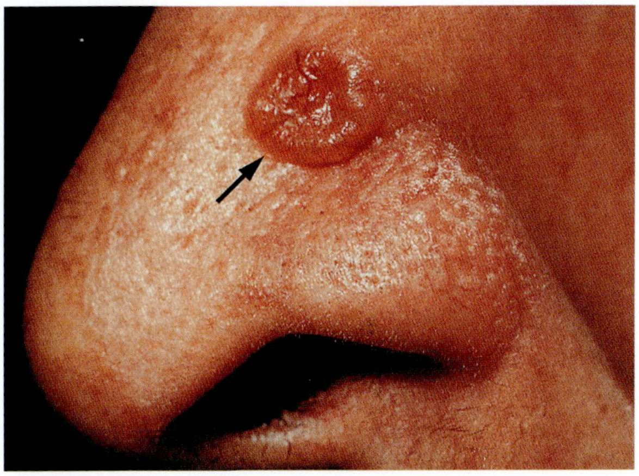

▶ **Abb. 3.41** Ulcus rodens, eine Basaliomvariante, die Teleangiektasien zeigt und schmerzlos zentral nekrotisiert.

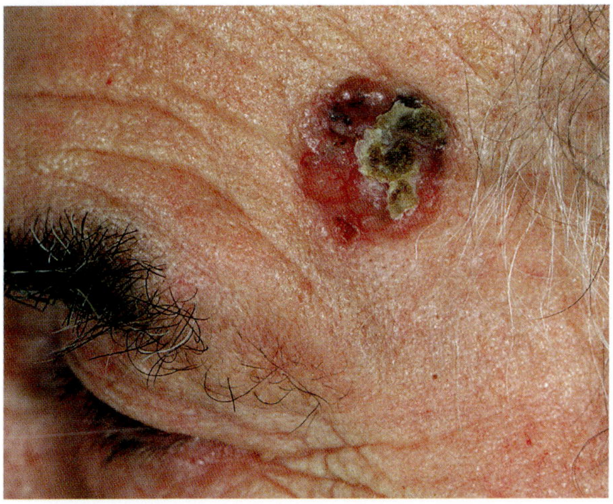

▶ **Abb. 3.42** Basaliom mit Ulzeration an linker Schläfe.

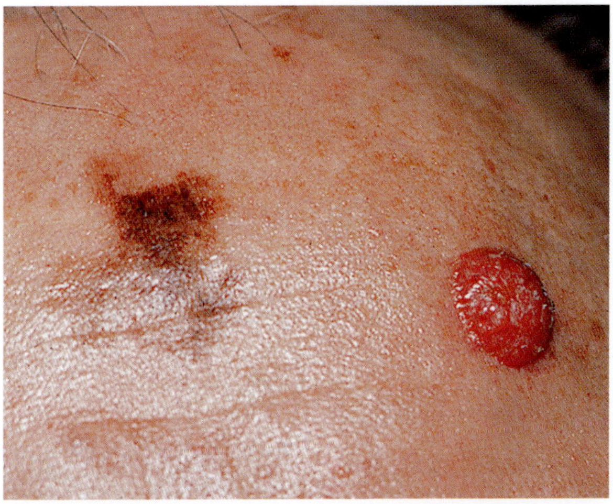

▶ **Abb. 3.43** Knotiges Basaliom; links daneben melanotische Präkanzerose.

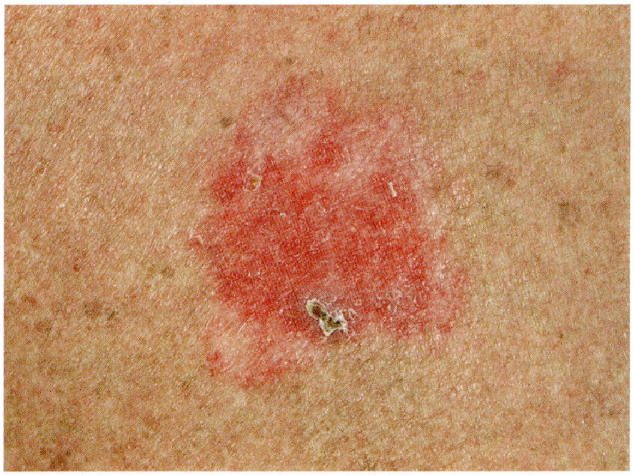

▶ **Abb. 3.44** Basaliom am Rumpf mit Erythem und Schuppung.

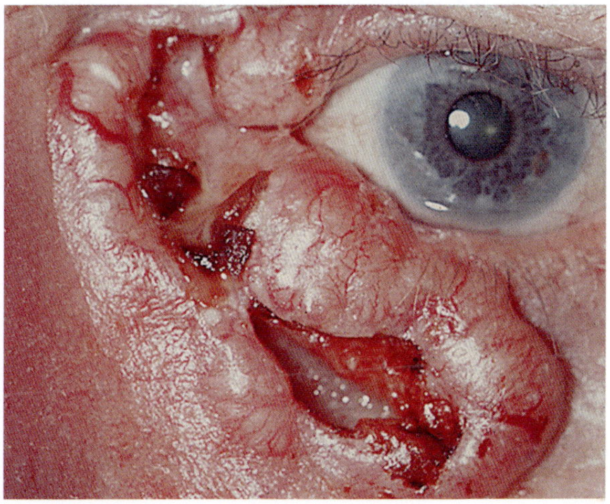

▶ **Abb. 3.45** Ulzeriertes Basaliom, rechtes Auge.

3.9

Borkenflechte

Die Borkenflechte oder Grindflechte (Impetigo contagiosa) ist eine äußerst infektiöse Hauterkrankung, die vor allem Kindern betrifft. Gelegentlich sind Neugeborene, nur seltener Erwachsene erkrankt. Kinder mit atopischem Ekzem sind besonders gefährdet, weil die vorgeschädigte Haut weniger Schutz gegen das Eindringen der Erreger anbieten kann.

Die Erreger sind Streptokokken oder Staphylokokken. Dabei wird die großblasige Variante (bullöse Impetigo, ▶ **Abb. 3.49**) vornehmlich durch den Staphylococcus aureus, die kleinblasige (und häufigere) Form vorwiegend durch Streptococcus pyogenes (der Gruppe A) hervorgerufen. Mischinfektionen sind häufig.

Varianten, Besonderheiten

Gelegentlich zeigt sich die Borke auch als grauer Schorf.

Ergänzende Hinweise

Die Therapie zielt neben einer Antibiose vor allem auf eine Verminderung der Verbreitung und eine Vermeidung von Sekundärinfektionen durch Verunreinigungen sowie Narbenbildung durch Abreißen der Krusten. Deshalb sollten diese unter großer Sorgfalt mit warmem Wasser abgelöst werden.

Cave

Aufgrund des §34 des IfSG ist dem HP die Behandlung untersagt.

Inspektionsbefunde und Effloreszenzen

Die Borkenflechte zeigt sich in Stadien: zunächst erscheinen makulöse Rötungen, die sich zu Bläschen entwickeln. Diese jucken und werden meist aufgekratzt. Die Wunden verheilen mit meist honiggelben bis bräunlichen Borken.

Da die Verbreitung meist über die kontaminierten Hände des Patienten erfolgt, sind besonders das Gesicht (mit Fokus oft um den Mund herum), der Kopf allgemein sowie die Extremitäten betroffen. Bei leichterer Kleidung (z. B. im Sommer) können rasch auch Beine und andere Körperbereiche einbezogen sein. Die bullöse Form findet man an Hals, Achseln, Knien und Genitale.

Differenzialdiagnosen

- andere blasenbildende Erkrankungen (Windpocken, Herpes)
- bullöse Form: Hand-Fuß-Mund-Krankheit

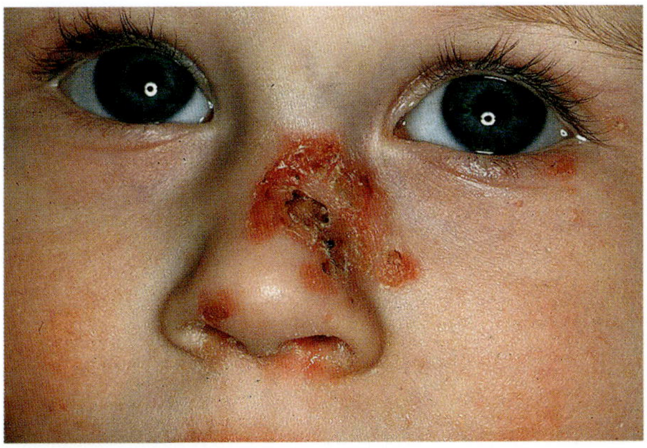

► **Abb. 3.46** Borkenflechte (Impetigo contagiosa) an der Nase und linken Gesichtshälfte.

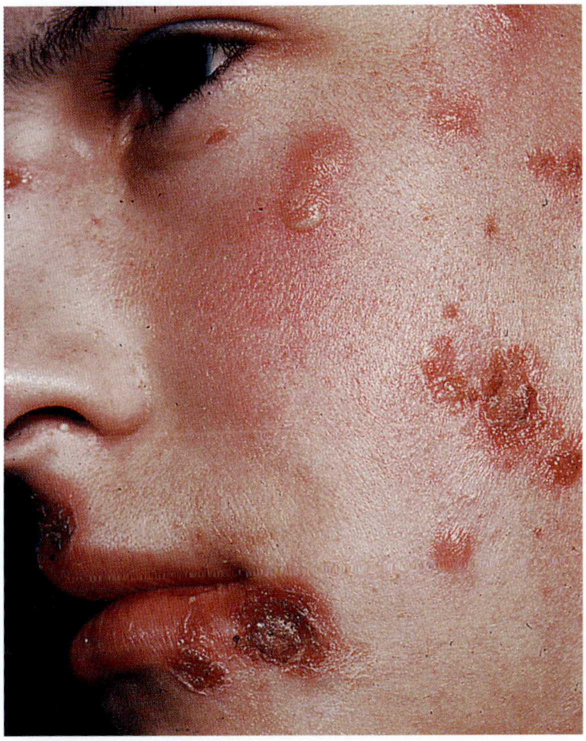

► **Abb. 3.47** Borkenflechte (Impetigo contagiosa) der linken Gesichtshälfte.

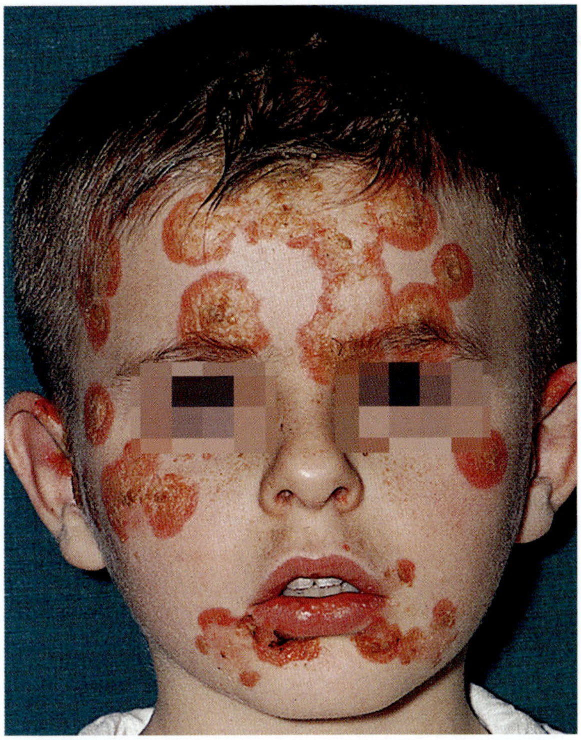

► **Abb. 3.48** Scharf begrenzte Herde der Borkenflechte (Impetigo contagiosa) im Gesicht eines Kindes.

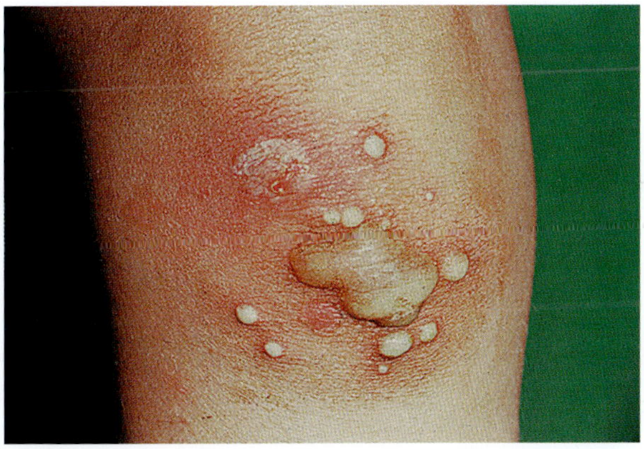

► **Abb. 3.49** Impetigo bullosa mit randständigen, eitrigen Pusteln.

3.10

Diabetes mellitus

Bei einem gestörten Stoffwechsel in Folge von Diabetes mellitus kann es zu zahlreichen Hautveränderungen kommen, die allerdings kein einheitliches Erscheinungsbild aufweisen. Folgende pathologische Abläufe führen zu den Hautläsionen.

- **Dehydratation** in Folge von Polyurie bei hohen Blutzuckerwerten, vermindert den Turgor an Haut und Schleimhäuten. Daraus folgt ein starker Pruritus der Haut, besonders auch der Genitalschleimhäute bei Frauen.
- **Durchblutungsstörungen** führen zu einer schlechten Ver- und Entsorgung der Haut, sodass es zu Wundheilungsstörungen und Infektionen kommt.
- Durch die **Polyneuropathie** entsteht eine reduzierte Schweißabsonderung mit Trockenheit und chronischen Infektionen. Außerdem werden kleinste Verletzungen nicht bemerkt, die als Eintrittspforten dienen.

Varianten, Besonderheiten

- Rubeosis faciei: dauerhafte Rötung des Gesichtes, oft der Wangen oder der Stirn.
- Diabetischer Fuß: durch mangelnde Durchblutung mit lokaler Perfusionsstörung. Zunächst Verfärbung, Schuppung und Infiltration der Haut, später oft Ulzera und Gangrän (▶ **Abb. 3.50–3.52**).
- Necrobiosis lipoidica (▶ **Abb. 3.56**): granulomatöse Hautentzündung, bei der Fette in der mittleren Hautschicht eingelagert werden. Sie ist zwar recht typisch für den Diabetes mellitus, kommt aber auch bei etwa einem Drittel der gesunden Normalbevölkerung vor.
- Haut- und Nagelmykosen (▶ **Abb. 3.53** und ▶ **Abb. 3.54**).
- Wundinfektionen und Furunkulose (▶ **Abb. 3.55** und ▶ **Abb. 3.57**).

Ergänzende Hinweise

Um die Hautstörungen zu vermeiden, ist eine strenge Blutzuckereinstellung und Schulung der Patienten erforderlich. Die Lokaltherapie richtet sich nach der jeweiligen Läsion. Der professionellen Haut- und Fußpflege kommt eine besondere Bedeutung zu.

Inspektionsbefunde und Effloreszenzen

Typisch ist Hauttrockenheit mit Schuppenbildung. Der Juckreiz führt oft zu gut sichtbaren Kratzeffloreszenzen. Hinzu kommen Faltenbildung und „welkes Aussehen“. Die schlechte Wundheilung führt zu vielen verschiedenen Effloreszenzen (siehe auch Hautmykosen, Ulcus cruris, Furunkel, Karbunkel).

Differenzialdiagnosen

- pAVK anderer Genese
- Keratosen, Furunkel, Karbunkel anderer Genese (z. B. Intoxikationen, idiopathisch, Lichtexposition)
- Pruritus anderer Genese (z. B. bei Nieren- oder Bluterkrankungen)
- Artefakte

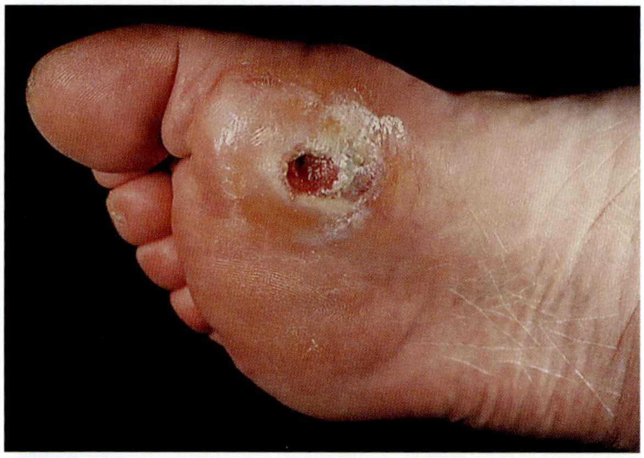

▶ **Abb. 3.51** Ulkus an der Fußsohle bei diabetischer Polyneuropathie.

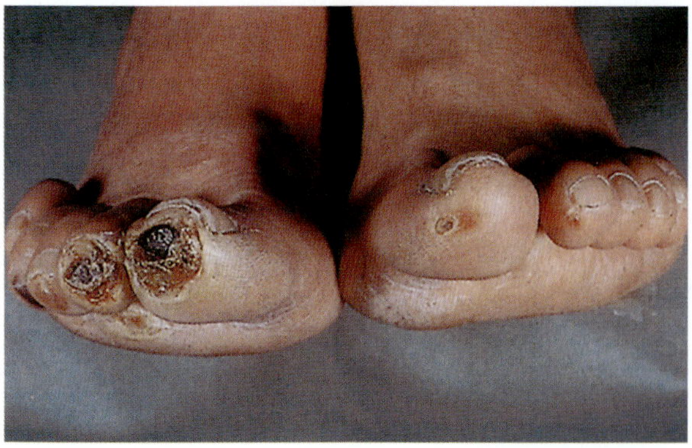

▶ **Abb. 3.50** Trockene Gangrän der Zehen mit Gewebeverlust bei arterieller Verschlusskrankheit.

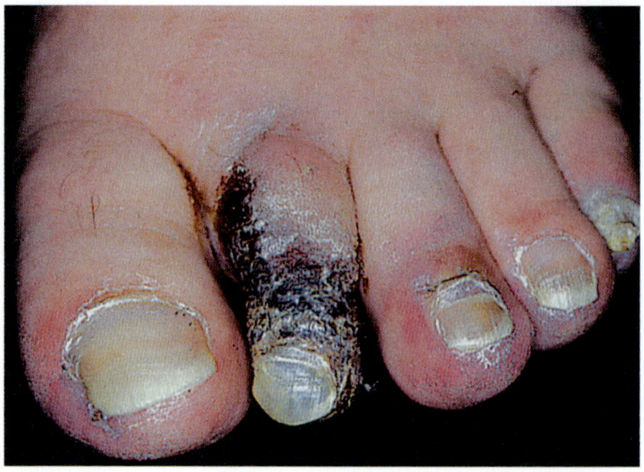

▶ **Abb. 3.52** Gangrän zweite Zehe links. Die Rötung der übrigen Zehen deutet auch auf Folgeschäden durch Diabetes hin.

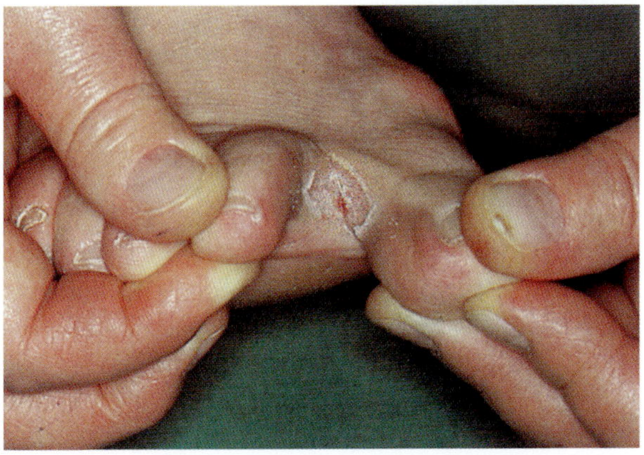

▸ **Abb. 3.53** Fußpilz zwischen den Zehen bei Diabetes mellitus.

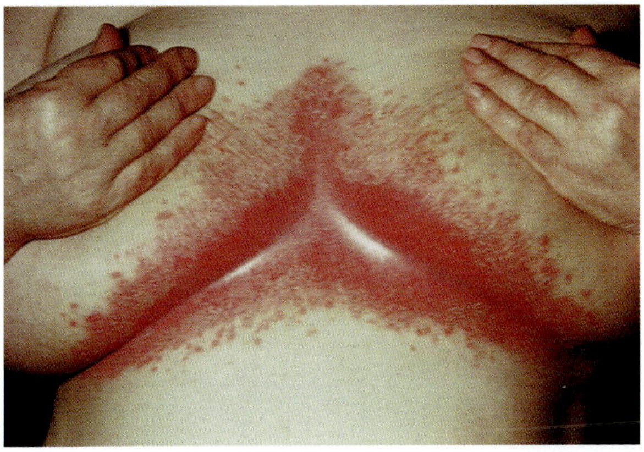

▸ **Abb. 3.54** Submammäre Kandidose bei Diabetes mellitus.

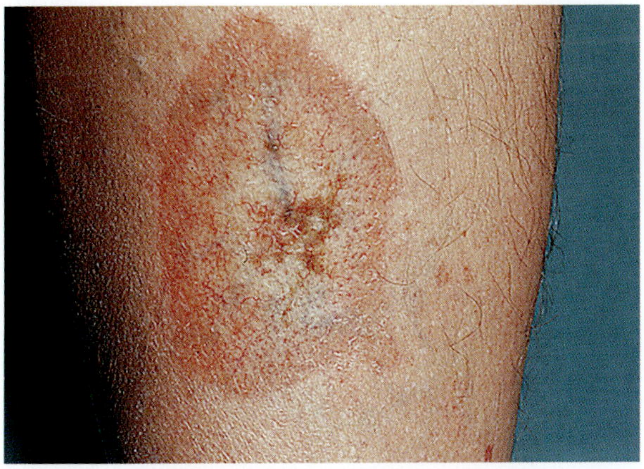

▸ **Abb. 3.55** Infiltration und zentrale Atrophie mit Teleangiektasien am Unterschenkel bei Diabetes mellitus.

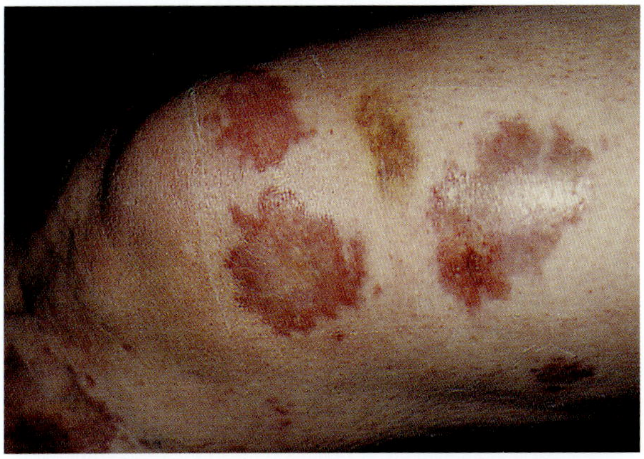

▸ **Abb. 3.56** Plaques (Necrobiosis lipoidica) an Unter- und Oberschenkel ohne Schmerzen und Juckreiz bei Diabetes mellitus.

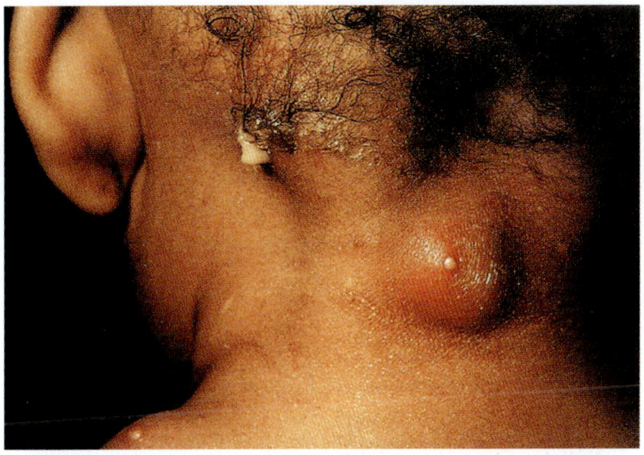

▸ **Abb. 3.57** Furunkel im Nacken durch Strepto- oder Staphylokokken bei Diabetes mellitus.

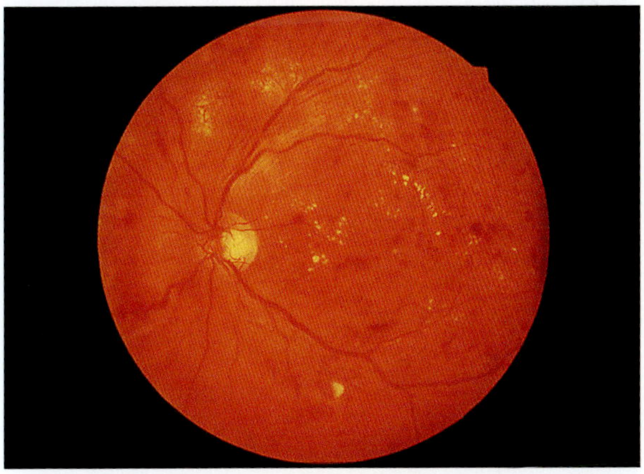

▸ **Abb. 3.58** Augenhintergrund: diabetische Retinopathie.

3.11

Erythema migrans

Das Erythema migrans ist ein Hautbefund im Rahmen einer **Lyme-Borreliose.** Der Erreger, Borrelia burgdorferi, wird durch Zecken auf den Menschen übertragen. Man geht davon aus, dass etwa ein Fünftel aller Zecken Borrelienträger ist. Allerdings gibt es in Deutschland ein deutliches Nord-Süd-Gefälle mit stärkerem Auftreten im Süden (Durchseuchungsgrad zwischen 10% und 50%).
Die Lyme-Borreliose verläuft in drei Stadien:

- Lokale Hautinfektion als **Erythema migrans** (▶ **Abb. 3.59–3.61**). Zusätzlich häufig grippale Symptome mit Lymphknotenschwellung, Myalgien, Fieber etc., die allerdings auch fehlen können. Andere Manifestationen besonders im Kindes- und Jugendalter und bei Frauen sind Infiltrate überwiegend aus Lymphozyten **(Lymphadenosis cutis benigna,** ▶ **Abb. 3.62)**. Es sind weiche, blaurote, halbkugelige Tumore besonders an Ohrläppchen, Mamillen und im Genitalbereich.
- Ausbreitung des Erregers im gesamten Organismus. Charakteristisch ist die Ausbildung eines **Bannwarth-Syndroms** (nicht eitrige, lymphozytäre Meningoradikulitis mit Beteiligung des peripheren Nervensystems und besonders schmerzhaftem und langwierigem Verlauf).
- Chronische Infektion mit Erregerpersistenz. Es kommt u.a. zur **Lyme-Arthritis** in Form von Entzündung an Fingern oder Zehen (Daktylitis, ▶ **Abb. 3.64**) oder Befall der großen Gelenke, zur **Neuroborreliose** mit Meningitis, Enzephalitis, Polyneuropathie sowie zur **Acrodermatitis chronica atrophicans** (▶ **Abb. 3.63**).

Ergänzende Hinweise

Die Diagnostik ist schwierig, da der Erregernachweis nicht immer gelingt. Normalerweiser werden mittels ELISA und Westernblot die vom Körper gegen die Borrelien gebildeten Antikörper nachgewiesen. Der Erregernachweis in der Zecke ist ebenfalls möglich.

Die Therapie ist aufgrund der gefürchteten Komplikationen der fortgeschrittenen Stadien die Antibiotikagabe für 20 Tage (v.a. Doxycyclin), die häufig schon bei Verdacht erfolgt. Oft ist eine interdisziplinäre Behandlung notwendig.

Cave

Gemäß §7 IfSG ist dem HP die Behandlung untersagt.

Inspektionsbefunde und Effloreszenzen

Tage bis Wochen nach dem Zeckenstich kann sich um die Einstichstelle eine Hautrötung bilden. Diese breitet sich langsam kreisförmig aus und kann auch an anderen Körperstellen auftreten, daher auch der Name Erythema migrans oder **Wanderröte.** Nach einiger Zeit verblasst das Erythem von der Mitte aus, sodass es anfangs als scheibenförmige, später als ringförmige Rötung zu sehen ist. Es verschwindet manchmal innerhalb eines Tages. Daher wird es vom Patienten eventuell überhaupt nicht wahrgenommen.

Differenzialdiagnosen

- Mykosen
- Reaktion auf Insektenstiche

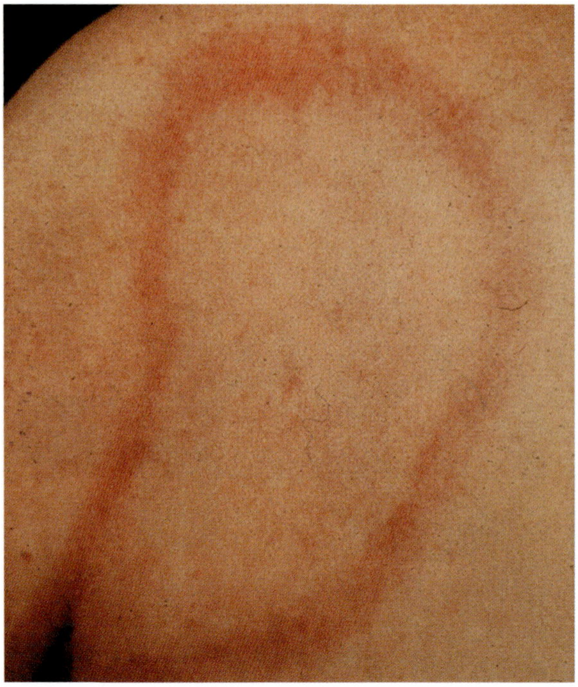

▶ **Abb. 3.59** Erythema migrans am linken Schulterblatt.

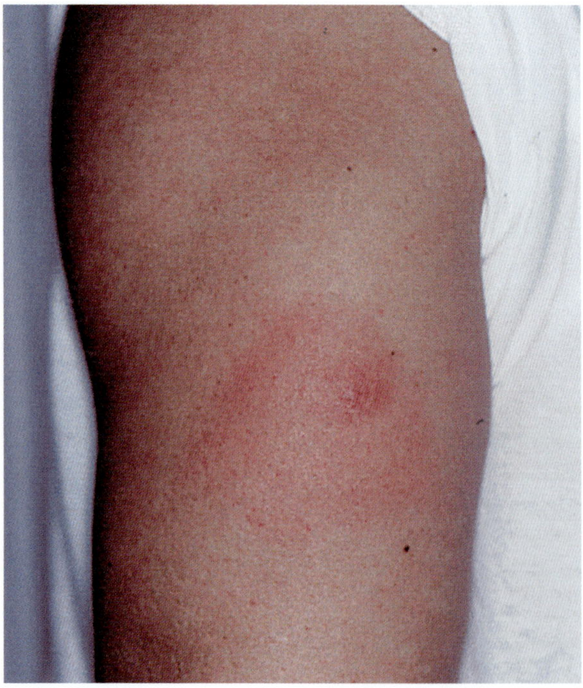

▶ **Abb. 3.60** Erythema migrans, linker Oberarm, nachdem die Zecke zwei Tage lang im Arm verblieben war.

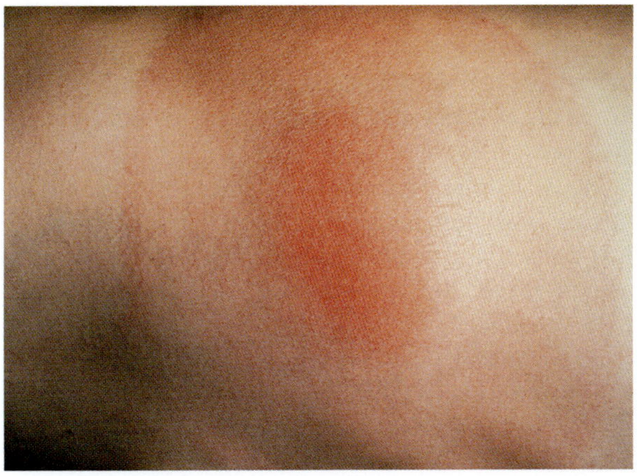

► **Abb. 3.61** Erythema migrans, 2–4 Wochen nach Zeckenbiss.

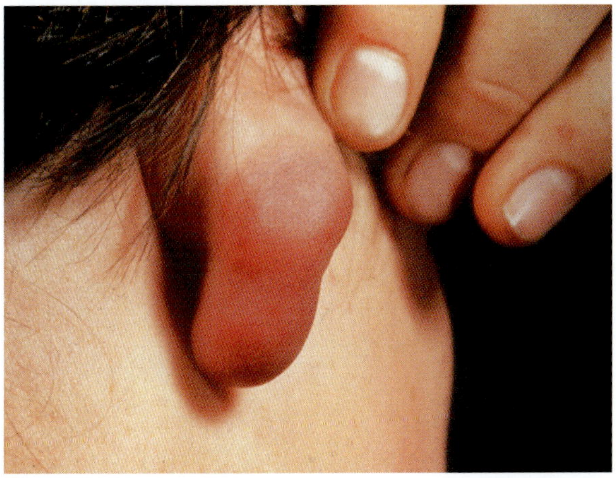

► **Abb. 3.62** Lymphadenosis cutis benigna, 2–4 Wochen nach Zeckenbiss am rechten Ohr.

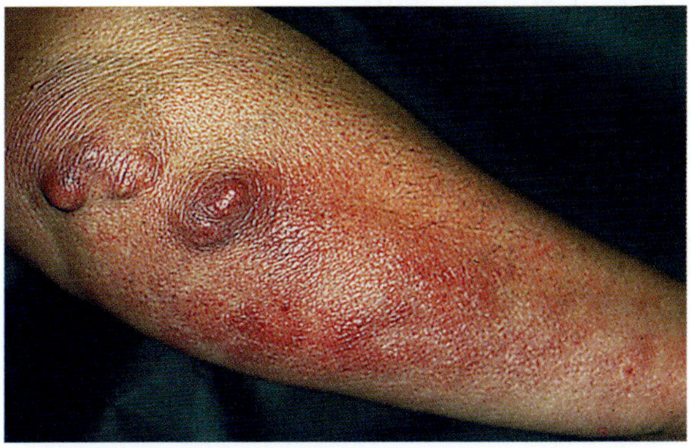

► **Abb. 3.63** Acrodermatitis chronica atrophicans Herxheimer mit Ulnarstreifen und Knoten am Ellenbogen.

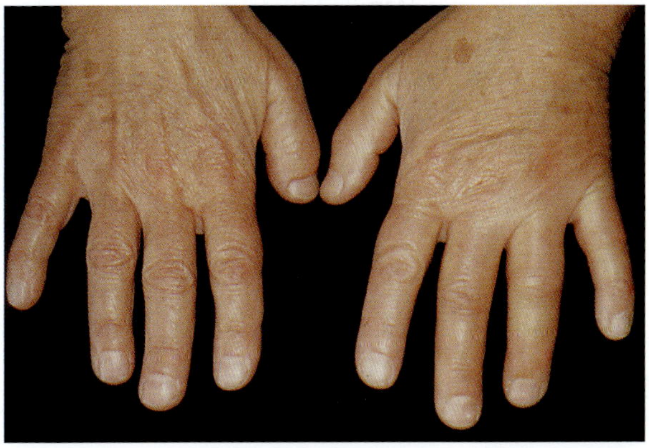

► **Abb. 3.64** Daktylitis als Spätsymptom nach Zeckenbiss.

3.12

Erythema nodosum

Das Erythema nodosum (Knotenrose, Dermatitis contusiforme oder Erythema contusiforme) ist i.d.R. kein eigenständiges Krankheitsbild, sondern tritt begleitend auf. Vorrangig sind hier systemische Autoimmunerkrankungen zu nennen, wie Sarkoidose und Morbus Crohn sowie seltener Colitis ulcerosa und rheumatisches Fieber. Das Erythema nodosum tritt regelmäßig bei Tuberkulose auf, aber auch bei Infektionen mit Chlamydien, Streptokokken, Yersinien, bei Toxoplasmose und bei Katzenkrankheit. Es handelt sich um eine Entzündung der Subkutis (Pannikulitis), meist mit allergischer Überreaktion vom Typ III. Der Allgemeinzustand des oft fiebernden Patienten ist meist eingeschränkt.

Inspektionsbefunde und Effloreszenzen

Der Name deutet bereits auf die Hauptaspekte der Effloreszenz hin: Rötung und knotige Veränderungen (► **Abb. 3.65–3.68**). Sie zeigen sich multiform, teilweise scharf, teils aber auch unscharf begrenzt, meist leicht erhaben und teilweise sehr druckschmerzhaft. Das Erythem entwickelt sich über mehrere Tage.

Die einzelnen Herde sind 1–5 cm groß. Neben der Rötung kann eine livide, selten auch gelblich-grünliche Verfärbung der betroffenen Hautareale auftreten. Letzterer ist durch lokalen Hämoglobinabbau bei Gefäßbeteiligung bedingt.

Das Erythema nodosum tritt immer beidseitig auf. Es beginnt fast immer an den Unterschenkelstreckseiten und breitet sich von dort aus auf Knie, Sprunggelenke oder Oberschenkel aus. Andere Lokalisationen (Arme, Gesäß) sind selten.

Es handelt sich um eine wichtige Differenzialdiagnose z.B. zu diabetischen Hautläsionen oder zum Erysipel.

Differenzialdiagnosen

- Lues III
- leukämisches Infiltrat
- Arzneimittelexanthem

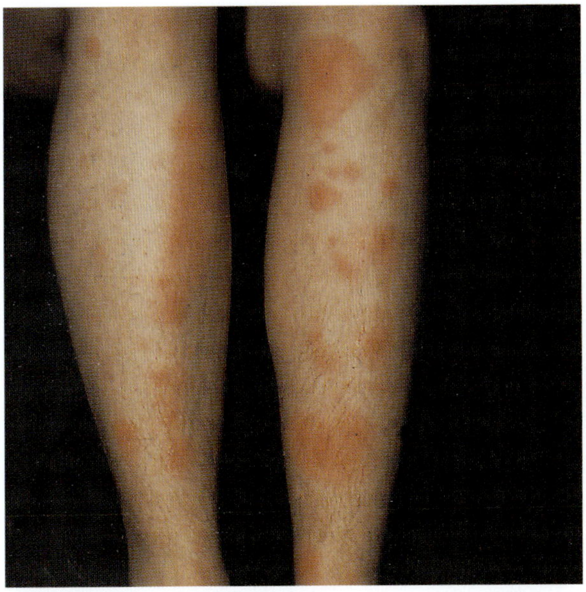

▸ **Abb. 3.65** Deutliches Erythema nodosum nach Yersinieninfektion.

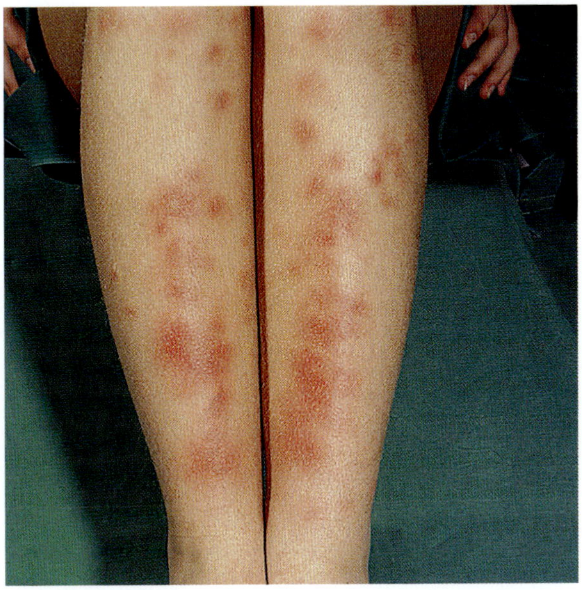

▸ **Abb. 3.66** Deutliches Erythema nodosum an den Unterschenkeln bei Morbus Crohn.

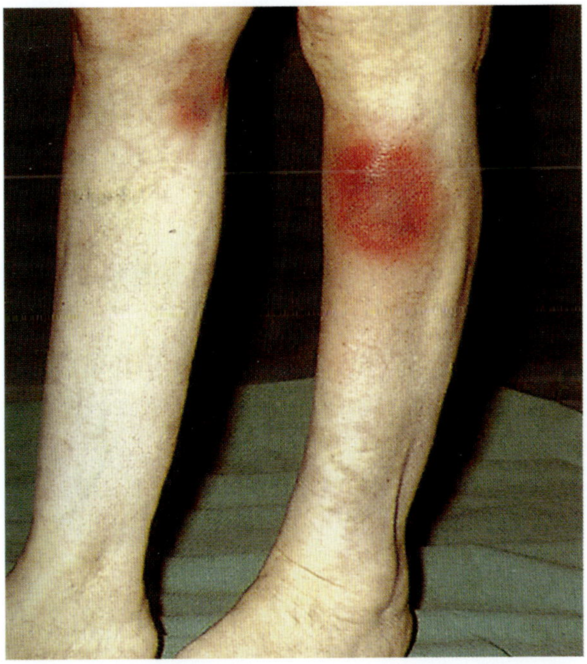

▸ **Abb. 3.67** Eher untypisches Erythema nodosum bei einer 72-jährigen Frau mit Tuberkulose.

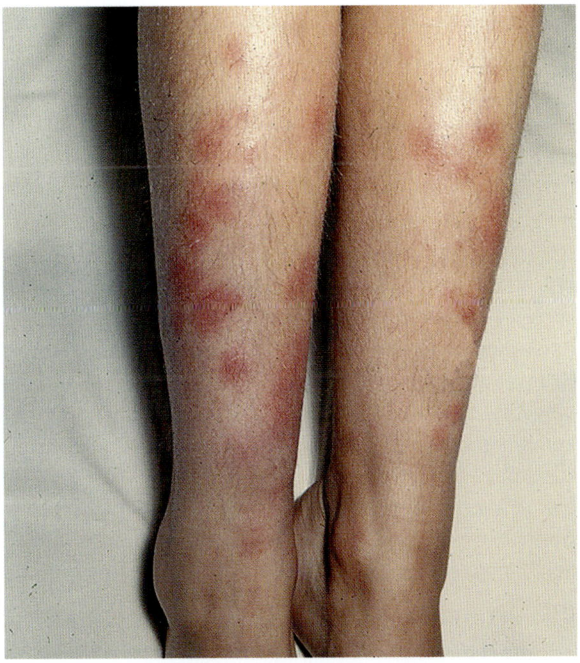

▸ **Abb. 3.68** Mäßiges, aber eindeutiges Erythema nodosum bei Sarkoidose.

3.13

Erysipel

Das Erysipel (Wundrose) bezeichnet eine bakterielle Entzündung der Haut, die insbesondere von Streptokokken der Gruppe A ausgelöst wird. Betroffen sind überwiegend Erwachsene, bei denen durch kleine Hautläsionen die Erreger in die Lymphgefäße der Haut gelangen und sich ausbreiten. Insekteneinstiche, Lymphödeme und vorgeschädigte Haut (z.B. durch Mykosen) können ebenfalls Eintrittspforten sein. Obwohl es sich um ein lokales Geschehen handelt, ist der Allgemeinzustand des Patienten häufig stark eingeschränkt – u.a. durch hohes Fieber. Unbehandelt kann sich eine lebensgefährliche Sepsis entwickeln.

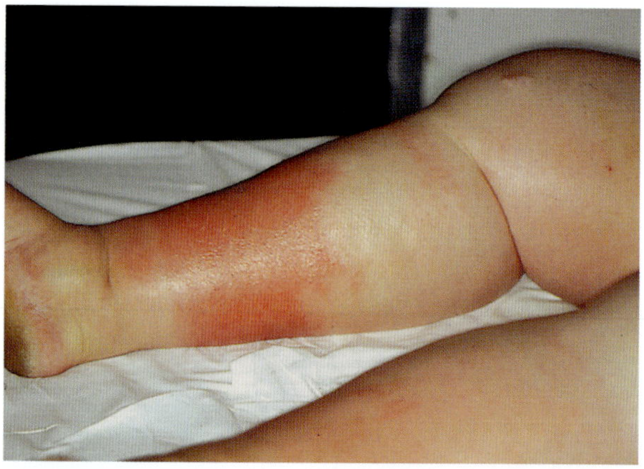

▸ **Abb. 3.69** Erysipel mit Lymphödem (Beinschwellung).

Ergänzende Hinweise

Das Erysipel ist häufig und betrifft vorzugsweise immungeschwächte Patienten, z.B. Diabetiker, HIV-Positive, Patienten unter immunsuppressiver Therapie oder mit Lymphödemen nach Krebsoperation. Besonders bei wiederholtem Auftreten müssen die Ursachen geklärt werden.

Cave

Aufgrund von §34 des IfSG ist dem HP die Behandlung untersagt.

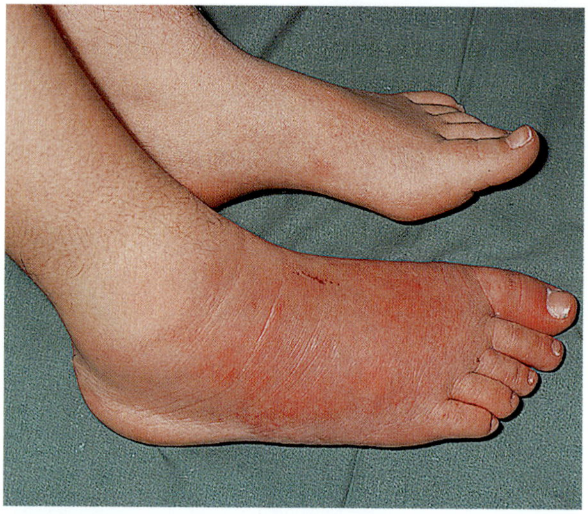

▸ **Abb. 3.70** Erysipel bei pustulösem Ausschlag.

Inspektionsbefunde und Effloreszenzen

Aufgrund der Auslösesituation sind vor allem ungeschützte Körperbereiche (Beine, Gesicht, seltene Arme) betroffen. Die Hauterscheinung entwickelt sich binnen weniger Stunden, seltener innerhalb weniger Tage nach Infektion. Sie ist mit den typischen Entzündungszeichen (Schwellung, Rötung, Schmerz, Überwärmung) verbunden. Die deutliche Rötung ist scharf begrenzt und zeigt zunehmend flammenförmige Ausläufer bei der Verbreitung über die Lymphwege (▸ **Abb. 3.101**). Das Erysipel tritt nahezu immer einseitig auf. Ausnahme ist das Gesichtserysipel, das schmetterlingsförmig beide Wangen betreffen kann (▸ **Abb. 3.69–3.75**).

Merke: Eine Sepsis äußert sich oft mit Petechien, Blasenbildung an der Haut und lokalen Nekrosen.

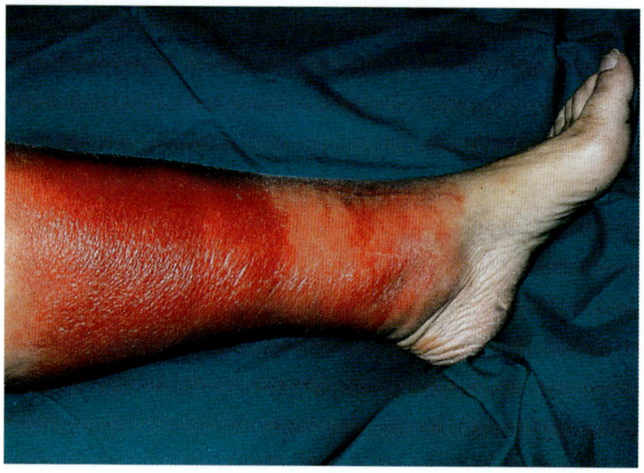

▸ **Abb. 3.71** Hochentzündliches Erysipel ohne merkliche Schwellung.

Differenzialdiagnosen

- verschiedene Varianten des Lupus erythematodes
- allergische Reaktionen

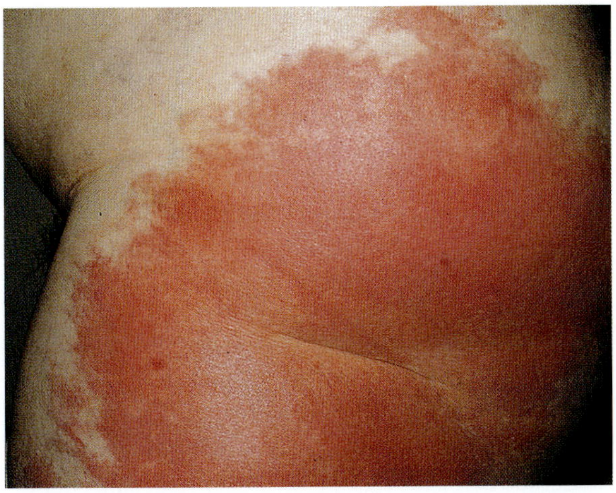

► **Abb. 3.72** Erysipel an der linken Hüfte bei chronischem Lymphstau nach Vulvektomie.

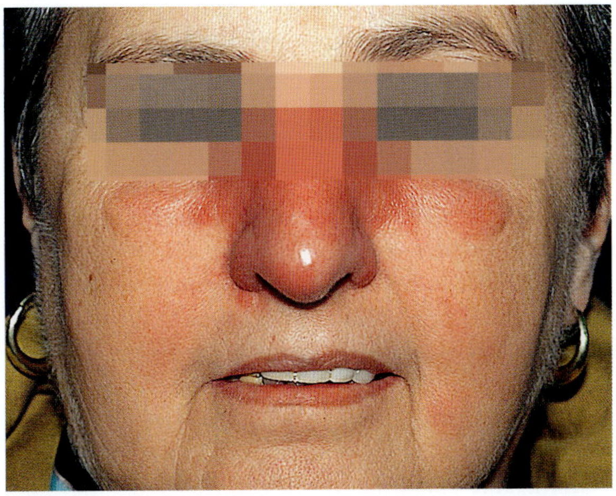

► **Abb. 3.74** Erysipel der Nase mit scharf begrenzter entzündlicher Hautrötung; untypisch, da nicht klar einseitig.

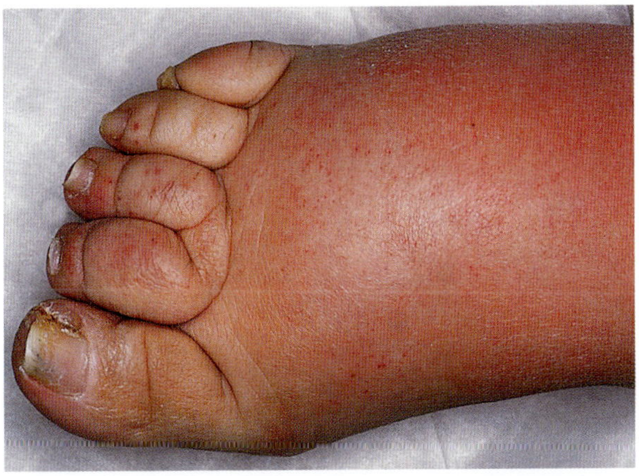

► **Abb. 3.73** Primäres Lymphödem bei Erysipel; typisch für das Lymphödem ist der Befall auch der Zehen.

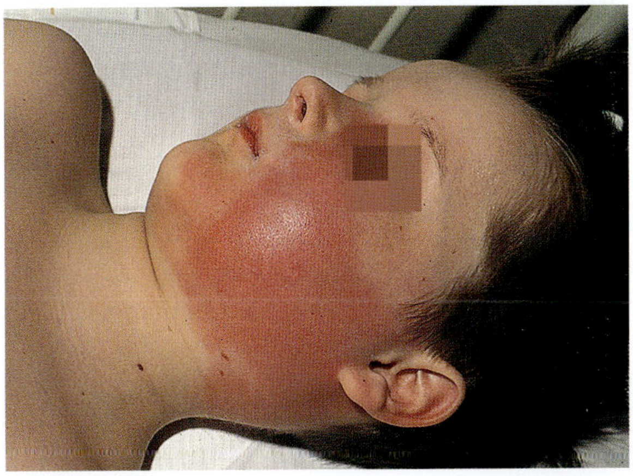

► **Abb. 3.75** Sehr typisches einseitiges Erysipel der linken Wange beim Kind.

3.14

Fibrom

Fibrome, wie das Dermatofibrom, sind gutartige Wucherung von Fibrozyten. Sie kommen einzeln oder gehäuft bei fast jedem Menschen vor und haben keinerlei Krankheitswert. Die Geschwulste sind faserreich und zellarm. Sie treten isoliert oder in Gruppen auf (► Abb. 3.76–3.82). Die Wahrscheinlichkeit ihres Auftretens steigt mit dem Lebensalter. Fibrome schmerzen nicht, stören jedoch häufiger mechanisch oder aus kosmetischer Sicht. Sie können dann i. d. R. problemlos entfernt werden.

Bei tuberöser Sklerose (erbliches Fehlbildungssyndrom) kommt es u. a. zur Ausbildung verschiedenartiger Fibrome mit Sklerosierung des umgebenden Gewebes (► Abb. 3.78).

Varianten, Besonderheiten

- Das **harte Fibrom** (Fibroma durum) kann sich als narbige Hautreaktion nach kleinen Verletzungen (z. B. Insekten- oder Dornenstiche) entwickeln. Die entstehenden derben Knötchen sind zellreicher und deshalb druckdolent. Sie werden auch als Histiozytom bezeichnet und meist entfernt.
- Das **Keloid** ist eine Sonderform. Es entsteht selten spontan, sondern als hyperplastische Narbe.
- **Reizfibrome** entstehen bevorzugt an der Mundschleimhaut. Sie weisen auf eine chronische Entzündung oder chronisch-mechanische Reizungen hin (► Abb. 3.79).
- Das **Fibroma pendulans** (auch Fibroma molle, ► Abb. 3.77, ► Abb. 3.80) ist ein weiches „gestieltes" oder „pendelndes" Fibrom, das sich zu einem weichen Knoten entwickelt hat. Es haftet durch eine stielartige Verengung des Knotens am Körper an.

Inspektionsbefunde und Effloreszenzen

Fibrome sind sehr vielgestaltig im Erscheinungsbild. Die meisten sind ungefähr pfefferkorngroß, hautfarben und ragen über das Hautniveau hinaus.

- Harte Fibrome findet man vornehmlich an den Extremitäten. Sie sind bis zu 1 cm groß.
- Weiche Fibrome findet man gehäuft v. a. am Hals, an den Augen, im Achsel-, Gesäß- und Leistenbereich. Gerade Bereiche mit Faltenwurf der Haut sind eher betroffen – deswegen können adipöse Menschen mehr Fibrome aufweisen.

Differenzialdiagnosen

- Lipom
- amelanotisches Melanom
- Basaliom
- Warzen

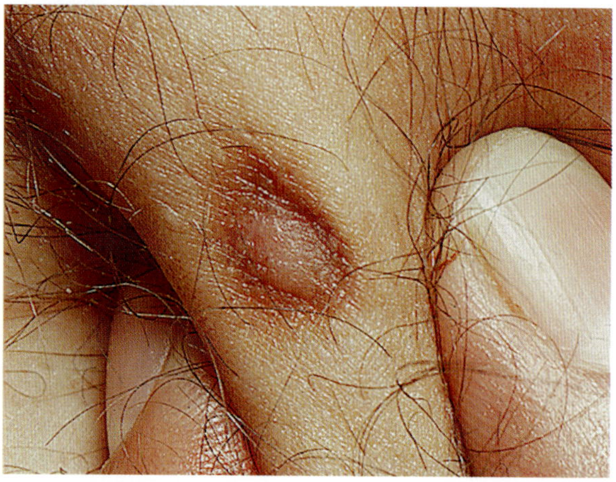

► **Abb. 3.76** Derbes Fibrom, das man durch seitlichen Druck spüren kann; der braune Rand zeigt eine einziehende Verwachsung; die Bräune weist auf eine Hämosiderinablagerung hin.

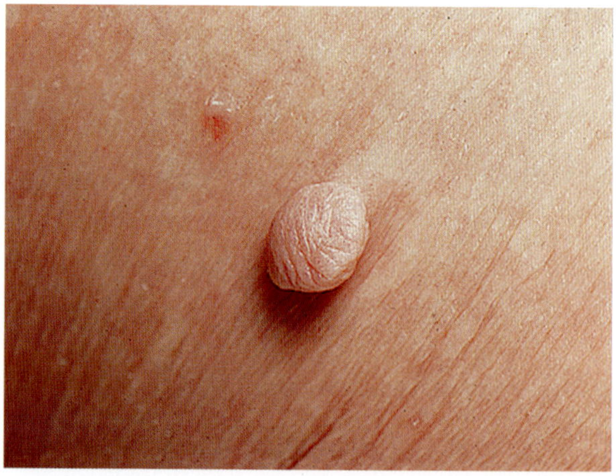

► **Abb. 3.77** Häufig vorkommendes gestieltes (oder auch pendelndes) weiches Fibrom.

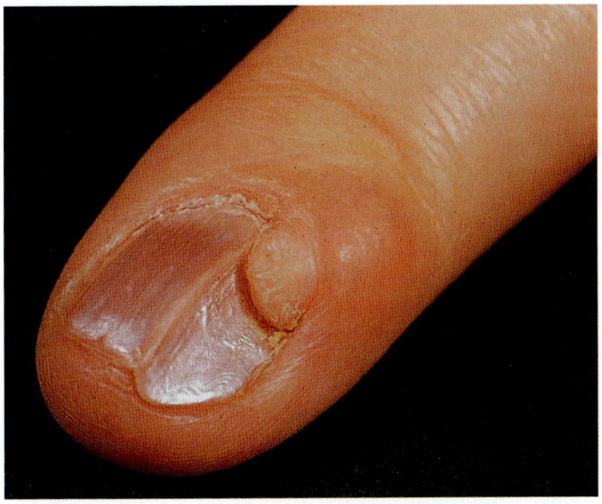

▶ **Abb. 3.78** Fibrom am Fingernagel bei tuberöser Sklerose mit Sklerosierung (Zerstörung) des Fingernagels.

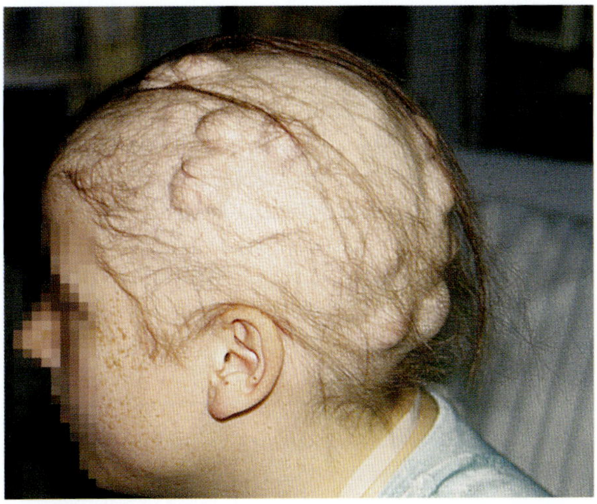

▶ **Abb. 3.81** Multiple kutane Fibrome am Kopf eines Kindes; zusätzlich fanden sich Adenome im Kolon.

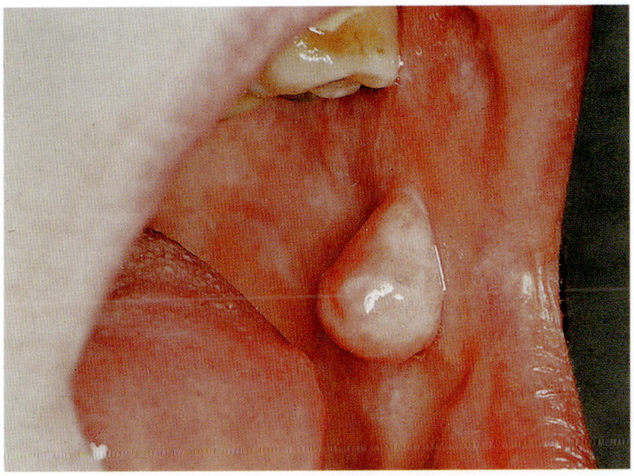

▶ **Abb. 3.79** Fibrom der Wange durch Wangensaugen; es kann leicht mit einem Lipom verwechselt werden.

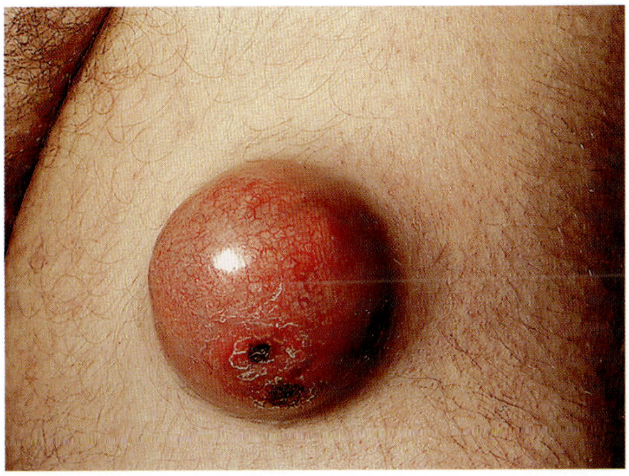

▶ **Abb. 3.82** Knotiges Fibrosarkom am Gesäß.

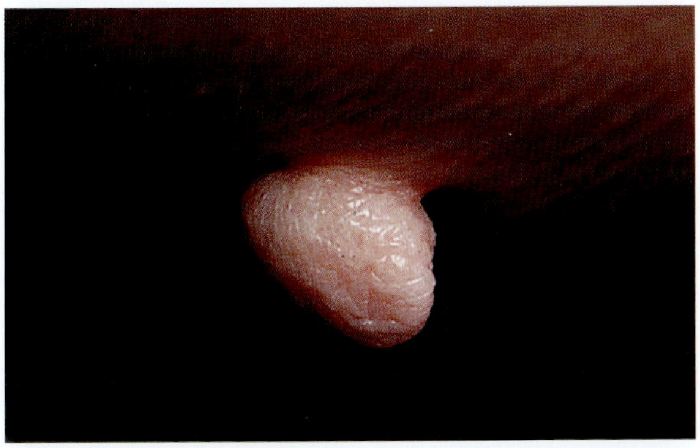

▶ **Abb. 3.80** Fibroma pendulans.

3.15

Fisteln, Rhagaden und Fissuren

Fisteln, Rhagade und Fissuren sind keine primären Hauterkrankungen, sondern destruktive Veränderungen, die auf anderen pathologischen Geschehen basieren. Ihnen ist gemein, dass sie sich meistens zunächst unbemerkt, dann deutlich (z.B. durch Schmerz) bemerkbar entwickeln, eine entzündliche Tendenz zeigen und nicht selten in der Nähe von Schleimhäuten zu finden sind. Wichtig ist hier vor allem die Ursachensuche.

Cave

Abhängig von der Ursache der Effloreszenz kann dem HP aufgrund des IfSG die Behandlung untersagt sein (z.B. bei Lymphogranuloma venereum, das nach §24 mit einem Behandlungsverbot für den HP belegt ist).

Inspektionsbefunde und Effloreszenzen

Fisteln Abnorme, röhrenförmige Gänge, die von einem Hohlorgan ausgehen und entweder an der Körperoberfläche münden oder innerhalb des Körpers Organe miteinander verbinden (z.B. Perianalfisteln, Galle-Magen-Fisteln, Darm-Blasen-Fisteln, Fisteln im Mund bei Zahnwurzelentzündungen). Häufig sind entzündliche Prozesse verantwortlich (z.B. Morbus Crohn, Lymphogranuloma venereum). Die Ausführungsgänge an der Hautoberfläche zeigen sich einzeln oder gruppiert als eitrig entzündliche Effloreszenz mit einem Durchmesser von bis zu 1 cm (► **Abb. 3.83** und ► **Abb. 3.84**).

Rhagaden Spaltförmige Einrisse in der Haut, die bis in die Lederhaut hineinreichen. Sie entstehen an trockener Haut durch starke Dehnung oder an vorgeschädigter, schlecht versorgter Haut. So finden sich Mundwinkelrhagaden bei Anämien (Eisenmangel, Vitamin-B_{12}-Mangel) und Zwischenzehenrhagaden bei Fußpilz (► **Abb. 3.85** und ► **Abb. 3.87**).

Fissuren Tief reichende, strichförmige Haut- und Schleimhauteinschnitte. Sie sind meist schmerzhaft und können innerlich wie äußerlich auftreten (innerlich z.B. als Knochenfissur bzw. Haarriss, äußerlich z.B. als Lippenspalte oder Analfissur). Die Analfissur ist Symptom von Darmentleerungsstörungen (Obstipation) und/oder Elastizitätsverlusten der Haut, z.B. bei chronischen lokalen Entzündungen (► **Abb. 3.86**).

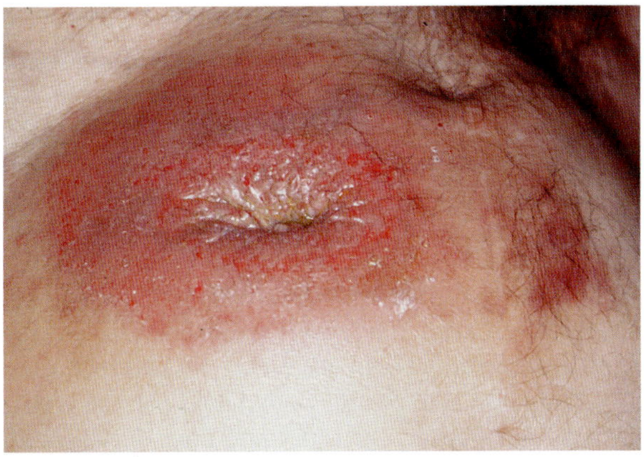

▶ **Abb. 3.83** Hautfistel am Bauch bei Morbus Crohn.

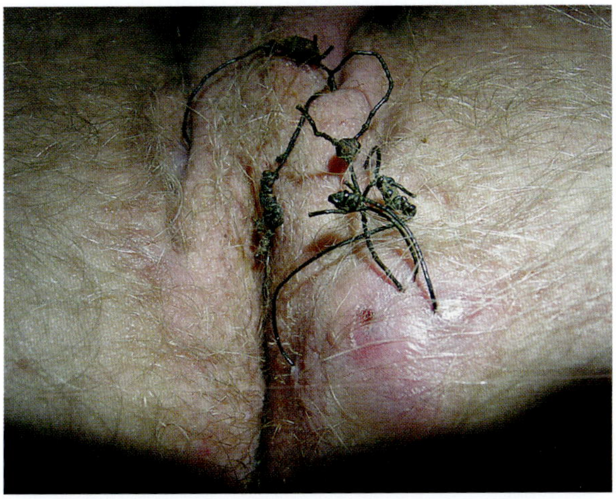

▶ **Abb. 3.84** Perianale Fistel mit Fadendrainage.

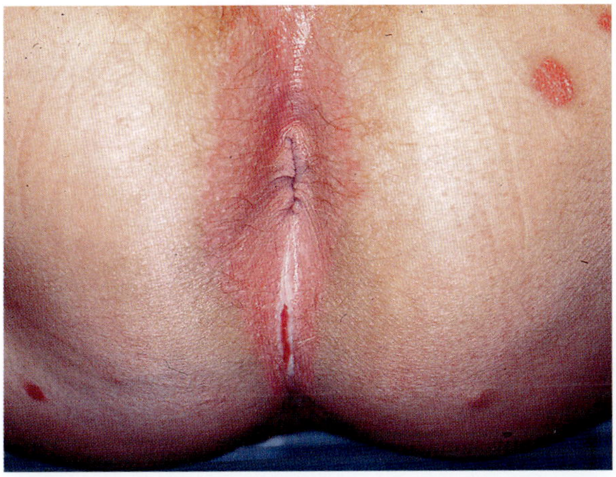

▶ **Abb. 3.85** Anale Psoriasis, hochrot, nicht schuppend mit charakteristischer Rhagade in der Rima ani.

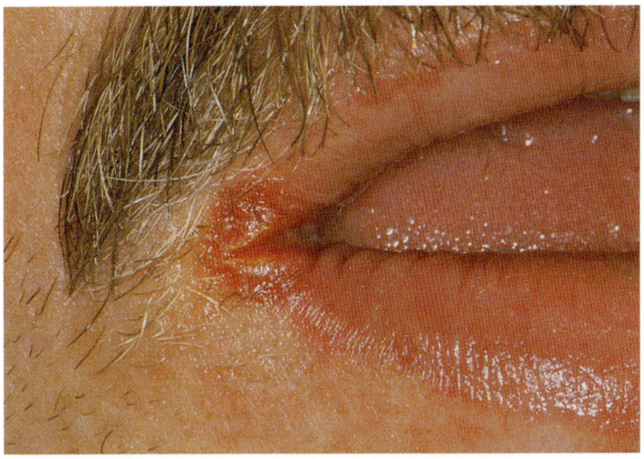

▶ **Abb. 3.86** Fissur am Mundwinkel eines HIV-Kranken, auch bei anderen immungeschwächten Menschen zu finden.

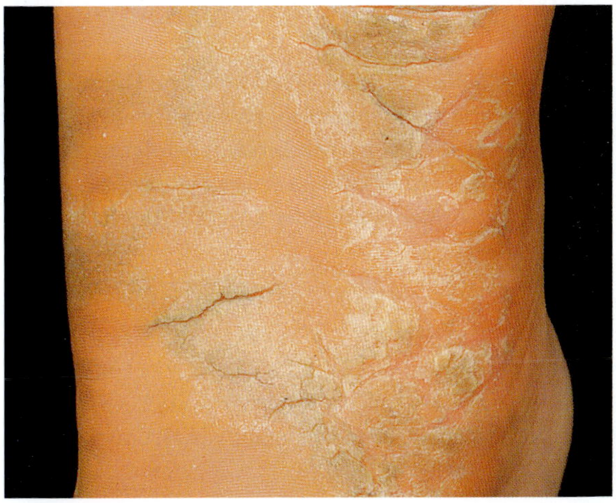

▶ **Abb. 3.87** Hyperkeratotische, stark schmerzhafte Rhagaden auf der Fußsohle.

3.16

Furunkel und Karbunkel

Furunkel Schmerzhafte, tiefgehende, knotige Entzündungen des Haarbalges. Sie können spontan auftreten, im Rahmen anderer Hauterkrankungen (wie Impetigo contagiosa oder Hautmilzbrand), durch Hautmetastasen oder bei Immunschwächen (z. B. bei Diabetes mellitus). Furunkel können einzeln oder gehäuft auftreten (▸ **Abb. 3.88** und ▸ **Abb. 3.89**).

Karbunkel Eitrige Entzündung mehrerer Haarfollikel und der Umgebung. Brettharte entzündliche Infiltration von Haut und Unterhaut mit zahlreichen Gewebseinschmelzungen. Begleitend können eine Lymphangitis (▸ **S. 92**) und Fieber auftreten.

Erreger ist in beiden Fällen meist Staphylococcus aureus.

Merke: Gefürchtete Lokalisationen sind Lippen-, Nasen- und Wangenbereich, da der venöse Abfluss über den Sinus cavernosus erfolgt und eine Keimverschleppung zu einer Sinusvenenthrombose, Meningitis oder Enzephalitis führen kann.

Ergänzende Hinweise

Die Therapie erfolgt mit Antibiotika und (bei Lokalisation im Gesicht) Kau- und Sprechverbot. Auf keinen Fall Selbstbehandlung wegen der Gefahr von Neuinfektionen.

Cave

Ein mögliches Behandlungsverbot für Heilpraktiker nach IfSG sollte vor diesem Hintergrund von Fall zu Fall mit dem zuständigen Gesundheitsamt abgeklärt werden.

Inspektionsbefunde und Effloreszenzen

Ein **Furunkel** zeigt klassische Entzündungszeichen. Die knotige Schwellung bricht durch die Haut und zeigt dann typischerweise eine zentrale Einschmelzung mit kraterförmiger Ausprägung. Die Umgebung eines Furunkels ist ebenfalls gerötet und überwärmt. Bevorzugte Lokalisationen sind Nacken und Rücken bis hin zum Gesäß sowie Gesicht, hier besonders die Oberlippe.

Das **Karbunkel** zeigt sich als brettharte Schwellung mit starker Rötung und Druckschmerzhaftigkeit.

Differenzialdiagnosen

- Phlegmone
- Hauttumoren
- umschriebene Hyperkeratosen

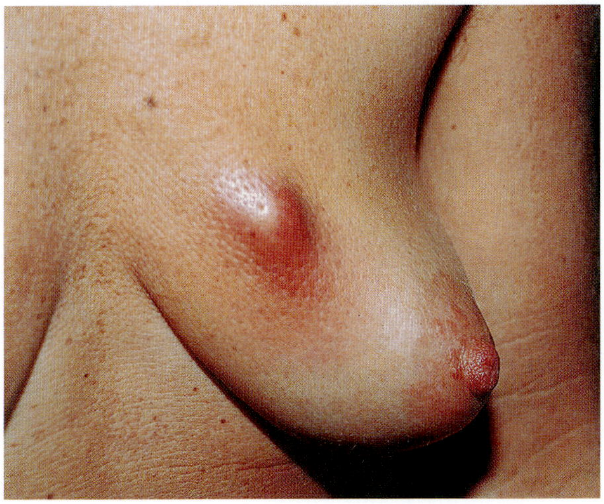

► **Abb. 3.88** Abszess in der der linken Mamma, der aus einem Furunkel entstanden ist.

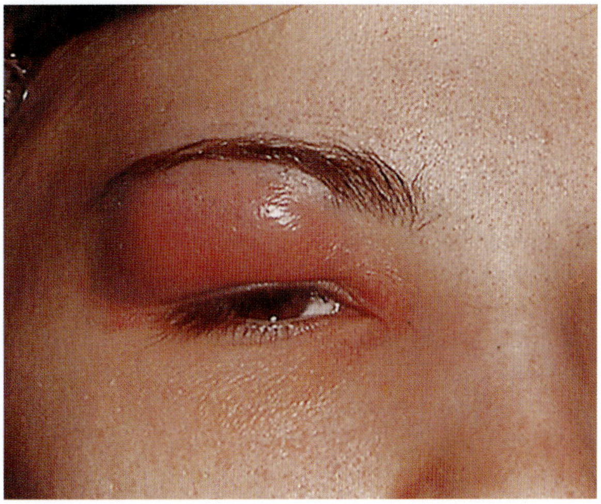

► **Abb. 3.89** Furunkel im rechten Oberlid.

3.17

Gefäßzeichnungen

Gefäßzeichnungen sind über das natürliche Maß hinaus sichtbare Arterien oder Venen. Sie können mit oder ohne Krankheitswert sein. Im zweiten Fall sind sie hauptsächlich aus kosmetischer Sicht interessant.

Sichtbare Gefäße müssen keineswegs Folge einer arteriellen oder venösen Erkrankung sein, sondern können auch Ausdruck anderer Geschehen sein. Insbesondere sind hier lokale und zentrale Stauungsphänomene in Betracht zu ziehen.

Diagnostisch wichtige Aspekte sind:

- Lokalisation (z. B. Fuß, Schläfe)
- gehäuftes, systematisches Vorkommen
- Formgebung
- Überwärmung u. a. andere Entzündungszeichen
- Veränderungen des umgebenden Gewebes (z. B. Atrophie, Ulzerationen, Schwellungen)
- Schmerz

Wichtige Krankheitsbilder

- Varikosis (Krampfadern ► **Abb. 3.90**), chronisch venöse Insuffizienz (► **Abb. 3.91**)
- Phlebothrombose (► **Abb. 3.93**, ► **Abb. 3.92**)
- Thrombophlebitis (► **Abb. 3.95**)
- Hypernephrom mit Varikozele (► **Abb. 3.94**, ► **Abb. 3.96**)
- Hämorrhoidenprolaps (► **Abb. 3.97**)
- Umgehungskreisläufe, wie Spider naevi (► **Abb. 3.98**, ► **Abb. 3.99**) und Caput medusae (► **Abb. 3.100**) bei Leberzirrhose, Pfortader- oder Lebervenenthrombose
- Hals- und Unterzungenvenenstau bei Rechtsherzinsuffizienz und Cor pulmonale
- Gefäßzeichen am Thorax bei Rechtsherzstau
- Arteriitis temporalis (► **Abb. 3.39**)
- Lymphangitis (► **Abb. 3.101**)
- Sinus-cavernosus-Thrombose (► **Abb. 3.102**)

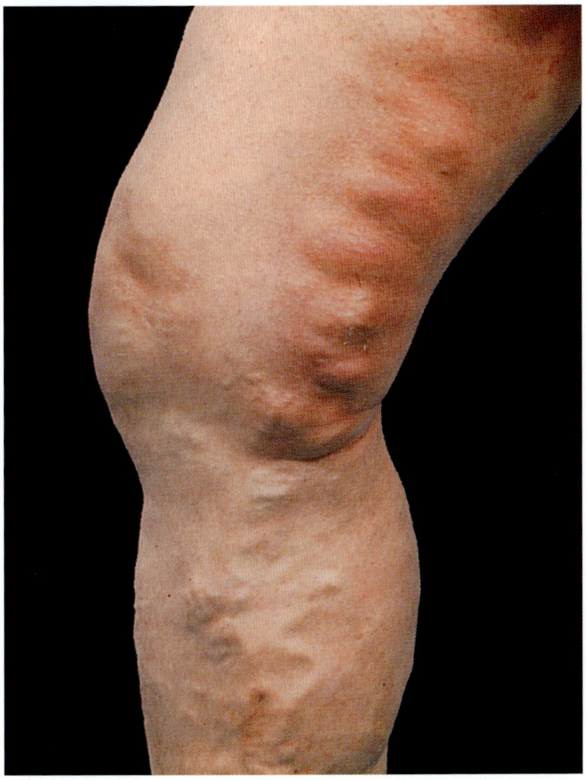

▶ **Abb. 3.90** Ausgeprägte Varikosis.

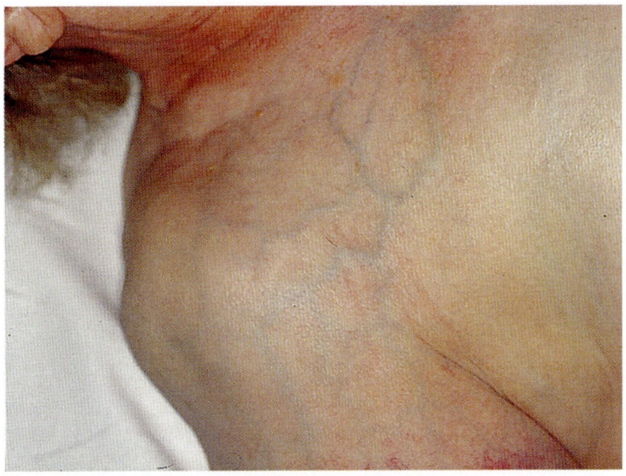

▶ **Abb. 3.92** Thrombose der V. subclavia und V. axillaris rechts nach Anlage eines Zentralvenenkatheters.

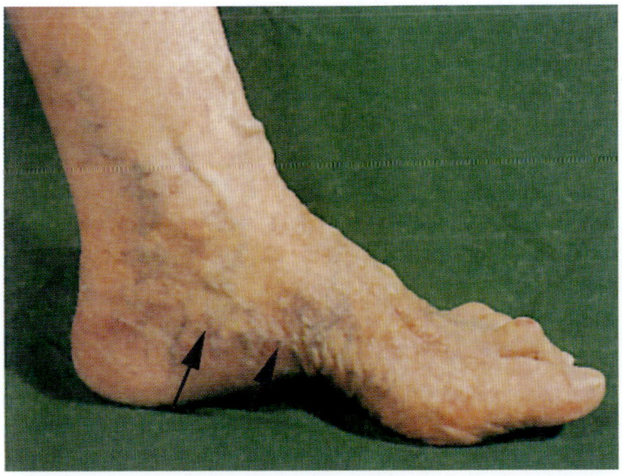

▶ **Abb. 3.91** Variköser Venenkranz am Fußrand medial links durch Abflussstörungen im Bereich der tiefen Unterschenkelvenen bei chronisch venöser Insuffizienz.

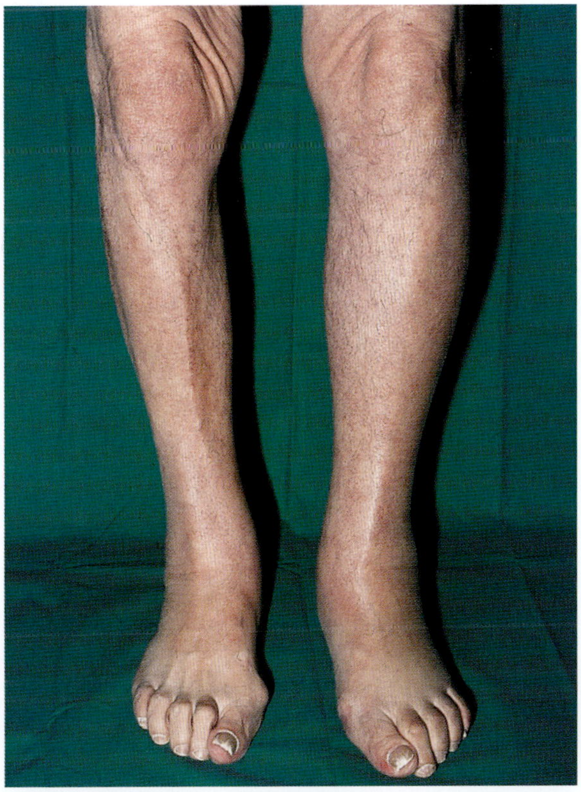

▶ **Abb. 3.93** Phlebothrombose im linken Bein.

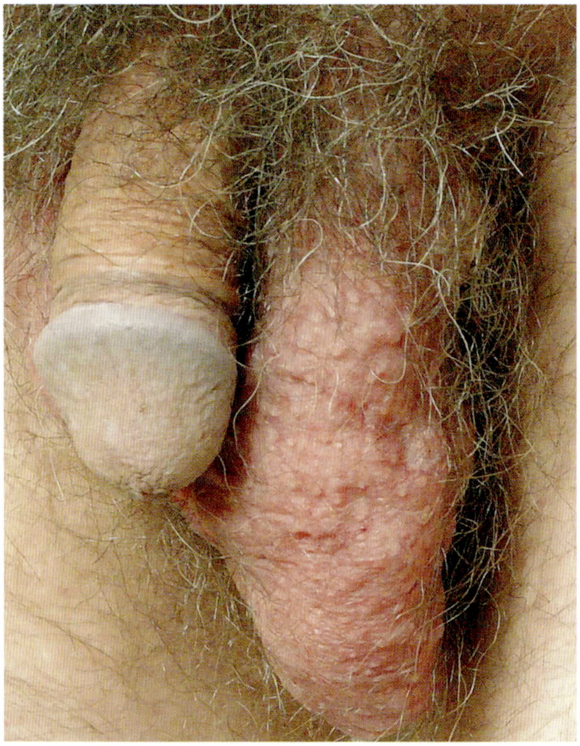

► **Abb. 3.94** Varikozele.

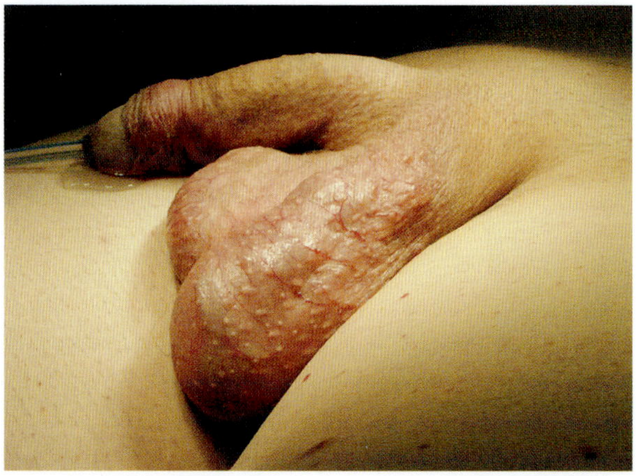

► **Abb. 3.96** Varikozele durch Thrombus in der V. renalis durch Nierentumor.

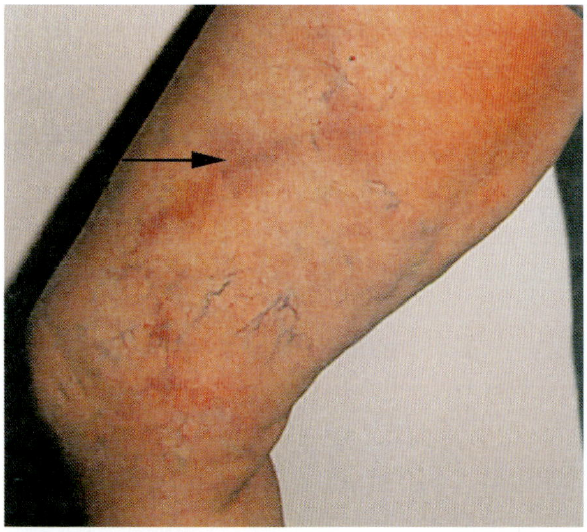

► **Abb. 3.95** Thrombophlebitis der proximalen V. saphena magna (rot, heiß, druckempfindlich).

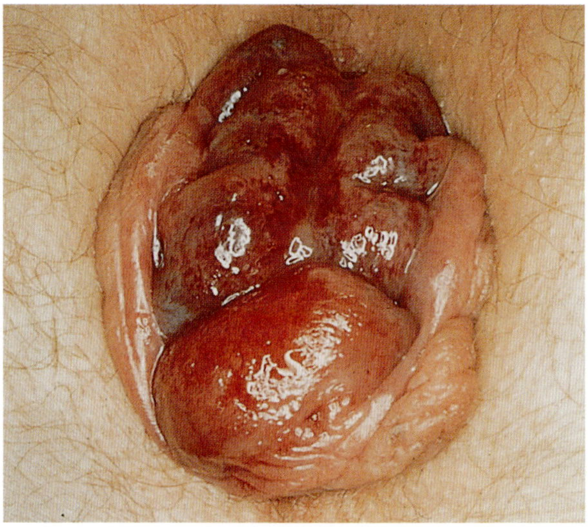

► **Abb. 3.97** Prolabierte Hämorrhoiden am Rektum.

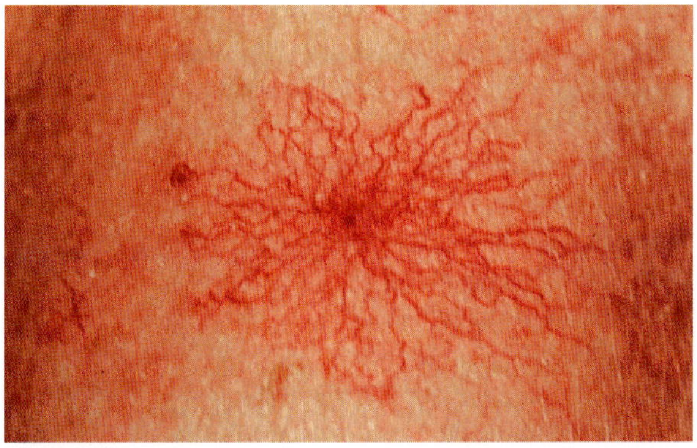

► **Abb. 3.98** Spider naevus mit mittiger Arteriole, von der die Gefäße sternförmig abgehen.

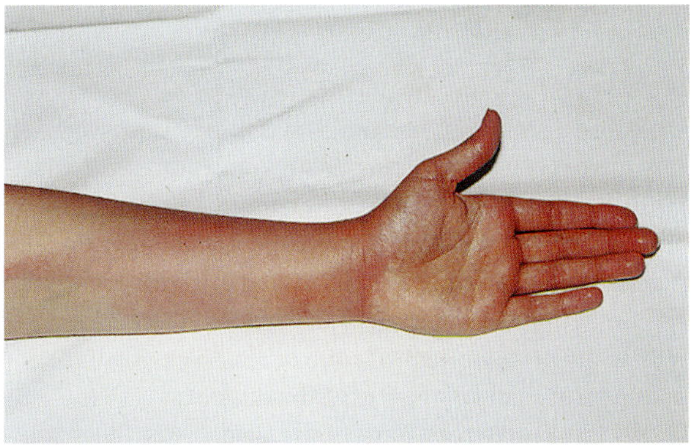

► **Abb. 3.101** Flächige Rötung mit einem Streifen zur Ellenbeuge nach Insektenstich.

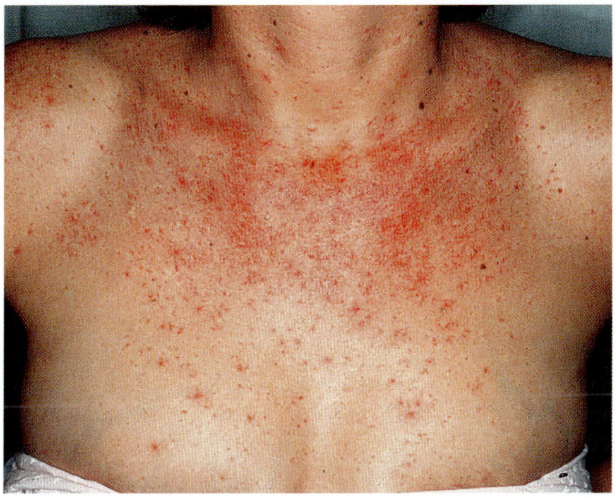

► **Abb. 3.99** Zahlreiche Spider naevi bei Leberzirrhose.

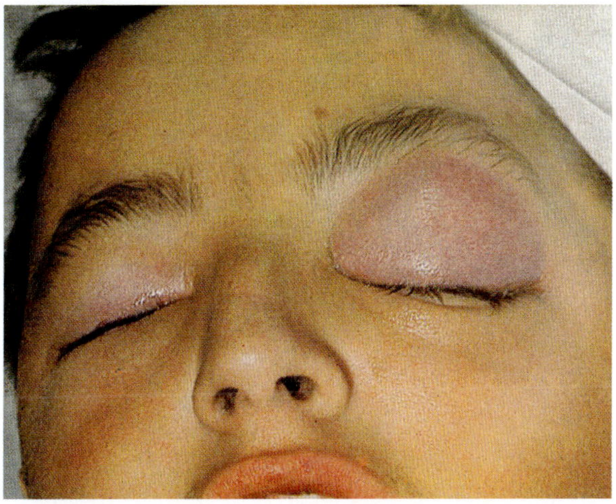

► **Abb. 3.102** Beidseitiges Lidödem bei Sinus-cavernosus-Thrombose.

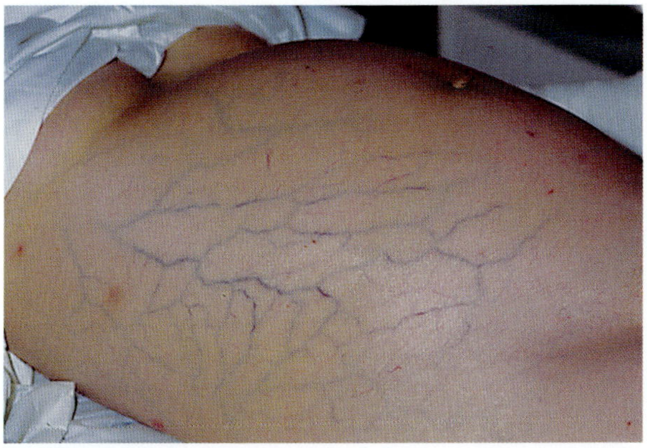

► **Abb. 3.100** Caput medusae bei alkoholischer Leberzirrhose mit Aszites.

3.18

Gicht

Die Gicht bezeichnet eine Störung des Purinstoffwechsels mit Anstieg des Harnsäuregehaltes im Blut. Die Erkrankung beginnt mit einer schmerzhaften Entzündung in einem Gelenk, bevorzugt dem Großzehengrundgelenk (Podagra). Sie entsteht durch Ablagerung von Harnsäure im Gelenkspalt. Die Beschwerden treten vornehmlich nachts auf und werden oft durch massiven Alkoholkonsum oder/und ein opulentes Mahl ausgelöst.

Bei Chronifizierung besteht die Gefahr von Gelenkentzündungen (Arthritis urica) mit Deformationen und der Bildung von Hautknoten, so genannten Gichttophi.

Varianten, Besonderheiten

Der Befall von inneren Organen ist möglich (viszerale Gicht). Begleitend entstehen häufig Nierensteine.

Ergänzende Hinweise

Im akuten Fall wird Colchizin verabreicht, die chronische Behandlung erfolgt mit Medikamenten, die entweder die Ausschwemmung von Harnsäure fördern (Urikosurika) oder die Bildung von Harnsäure vermindern (Urikostatika). Diätetische Maßnahmen sind unumgänglich.

Inspektionsbefunde und Effloreszenzen

Die äußeren Zeichen des Gichtanfalls sind durch die Entzündungszeichen (schmerzhafte Schwellung, Überwärmung und Rötung, ggf. auch als blau-rötliche Verfärbung) am Gelenk gekennzeichnet. Die bevorzugten Lokalisationen (Großzehengrundgelenk, Daumengrundgelenk, mittleres Fingergelenk) müssen bei Befall an die Gicht denken lassen. Die Symptomatik liegt oft einseitig vor (▶ **Abb. 3.104** und ▶ **Abb. 3.106**).

Gichttophi („Gichtperlen") finden sich als schmerzlose, weißlich-gelbe noduläre Schwellungen außer an den betroffenen Gelenken gehäuft auch am Ohr (▶ **Abb. 3.103**, ▶ **Abb. 3.105** und ▶ **Abb. 3.107**). Bei längerem Bestehen atrophiert die Haut, selten brechen die Tophi auf.

Differenzialdiagnosen

- Erysipel
- andere rheumatische Erkrankungen (chronische Polyarthritis)
- chronische allergische Dermatitis
- Differenzialdiagnose zu Tophi: Basaliom, Atherom (Epidermiszysten im Haarbereich), andere Zysten (z. B. Milien), Kalkknötchen

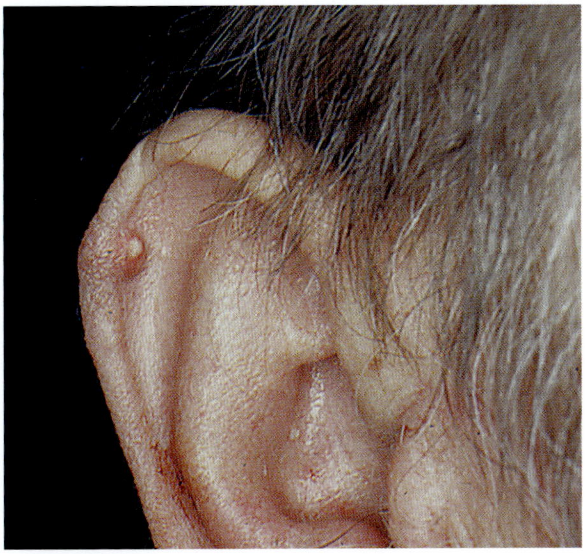

▶ **Abb. 3.103** Gichttophus an der Ohrmuschel rechts.

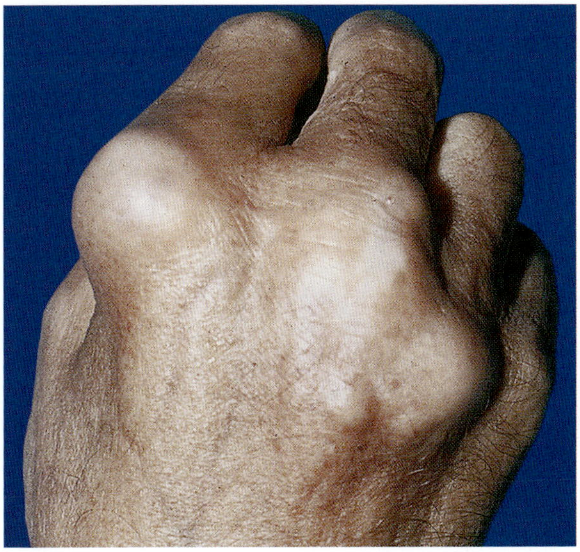

▶ **Abb. 3.105** Gichtarthritis mit Gichttophi im Bereich der Fingergrundgelenke.

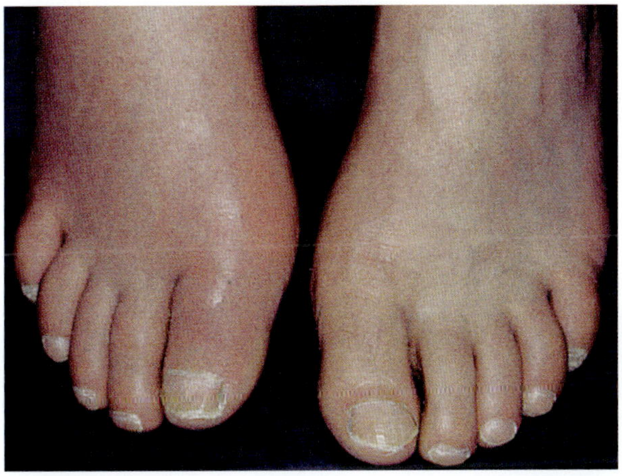

▶ **Abb. 3.104** Akute Gichtarthritis im Großzehengrundgelenk am rechten Fuß (Podagra).

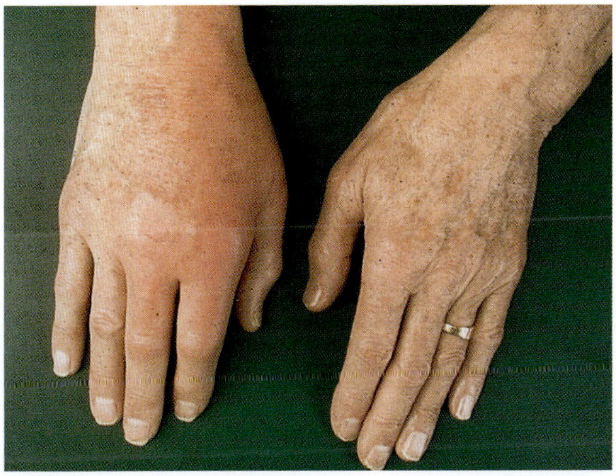

▶ **Abb. 3.106** Akuter Gichtanfall im Bereich des rechten Zeigefingergrundgelenks.

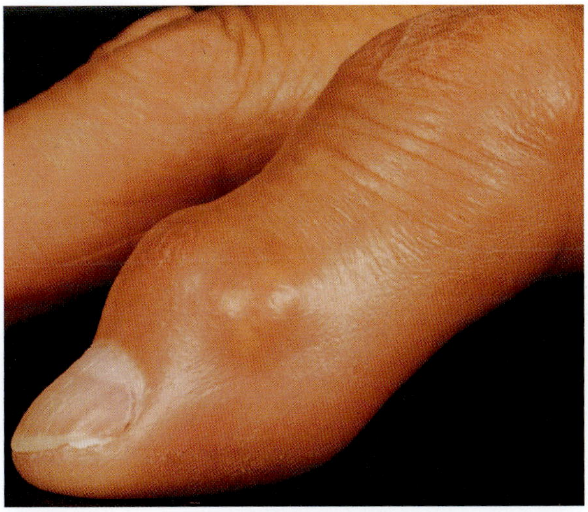

▶ **Abb. 3.107** Chronisch tophöse Gicht am Zeigefinger.

3.19

Hautfärbung

Die Hautfarbe ist ungeachtet der genetischen Abstammung ein variables Merkmal. Sie ist abhängig vom Pigmentanteil, insbesondere dem genetisch bedingtem Melaninanteil, von der Durchblutung bzw. Gefäßverteilung unter der Haut sowie in geringem Maße auch vom Geschlecht. Zudem gibt es physiologische Unterschiede der jeweiligen Körperregionen.

Da die Hautfarbe – insbesondere des Gesichts – zu den Merkmalen gehört, die am schnellsten erfasst werden können, sollte hierauf ein besonderes Augenmerk liegen. Die Hyper- und Hypopigmentierungen werden auf ▸ **S. 116** besprochen.

Befunde

Achten Sie bei Veränderungen der Hautfarbe v. a. auf folgende Aspekte:

- Ist die Veränderung generalisiert oder umschrieben?
- Handelt es sich wirklich um eine Farbveränderung oder um Infiltrationen bzw. ein Exanthem?
- Welche Nuancen liegen vor (Bsp.: graue, zyanotische, schmutzige Blässe)?
- Finden sich die Veränderungen auch an den Schleimhäuten wieder? Sind evtl. Hautveränderungen kaschiert (z. B. durch Schminke oder Solarium)?

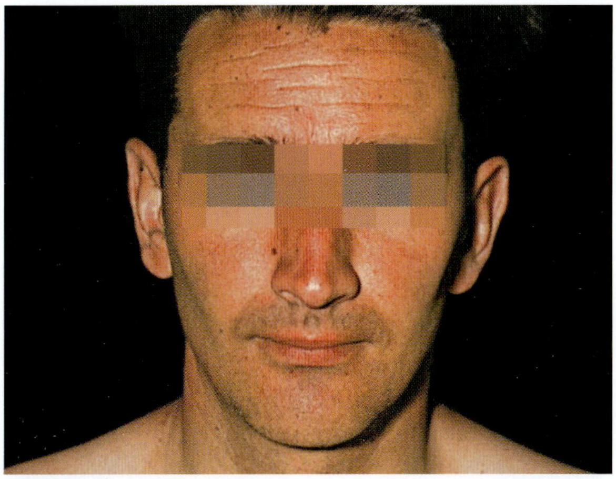

► **Abb. 3.108** Hyperpigmentierung des Gesichts bei Addison-Krankheit („Bronzehaut").

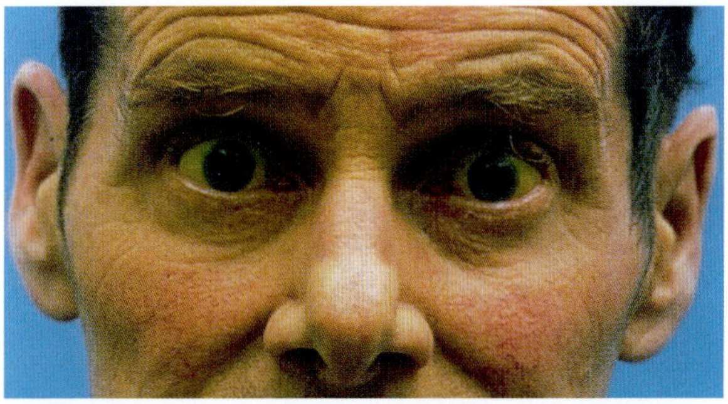

► **Abb. 3.110** Ikterus mit typischer Gelbfärbung von Haut und Skleren.

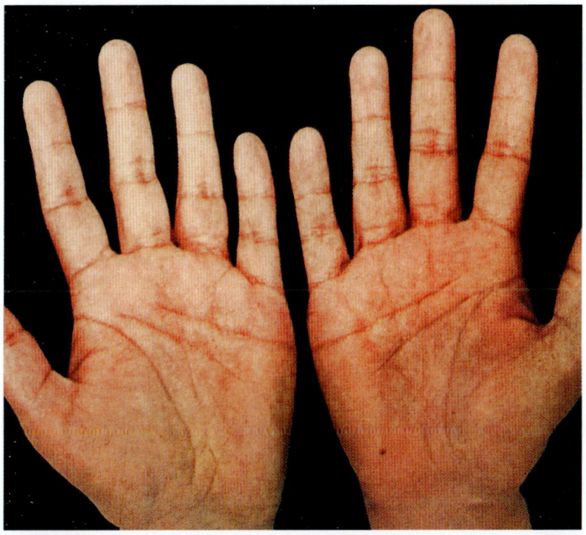

► **Abb. 3.109** Pigmentierung der Handlinien bei Addison-Krankheit.

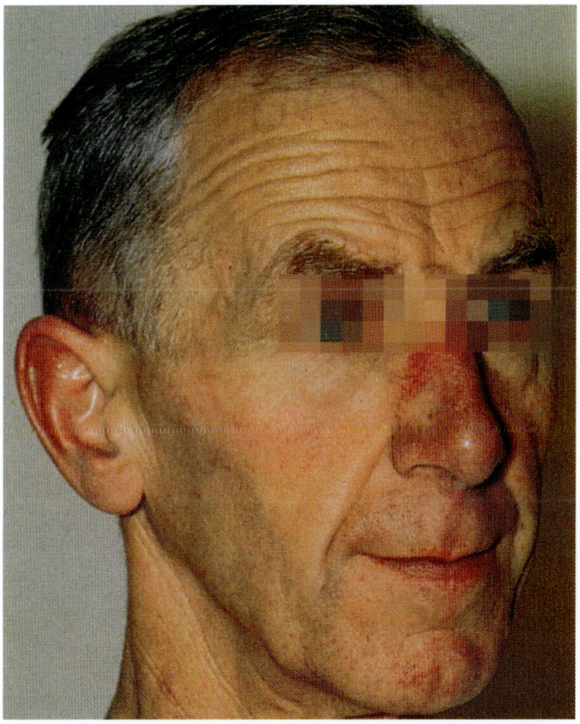

► **Abb. 3.111** Typische, oft fleckige Hautröte bei Polyglobulie.

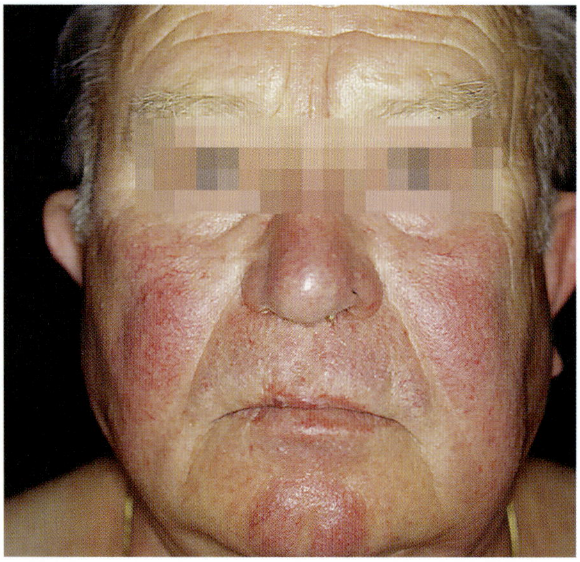

▸ **Abb. 3.112** Zyanose von Nase, Wangen und Kinn.

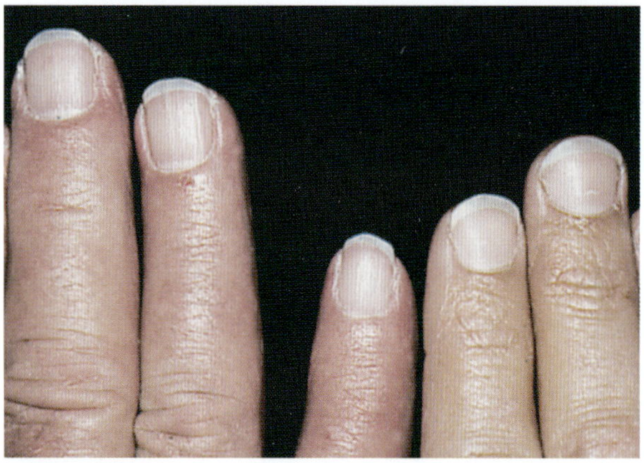

▸ **Abb. 3.113** Ausgeprägte Akrozyanose der Finger bei Lungenemphysem.

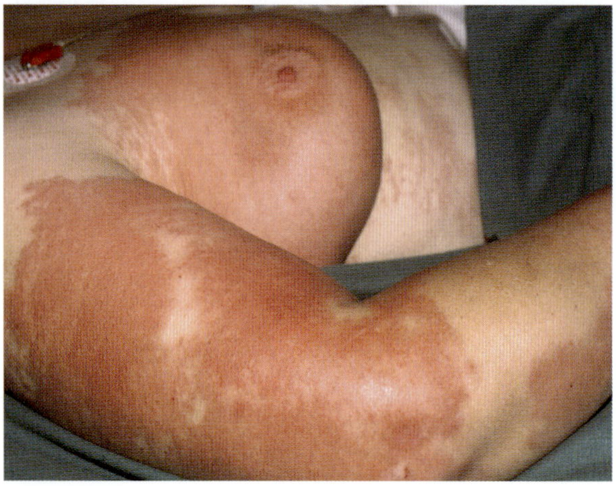

▸ **Abb. 3.114** Flächige Hautrötung bei einem durch Streptokokken verursachten Erysipel.

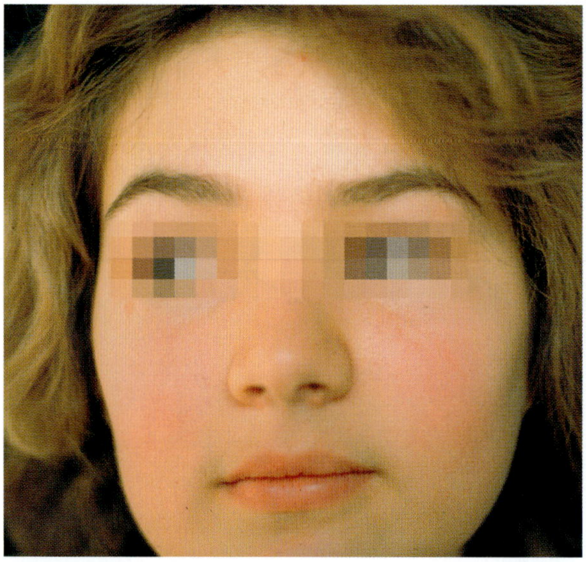

▸ **Abb. 3.115** Aurantiasis cutis (Karotinodermie) durch den Verzehr von etwa 4 kg Apfelsinen täglich.

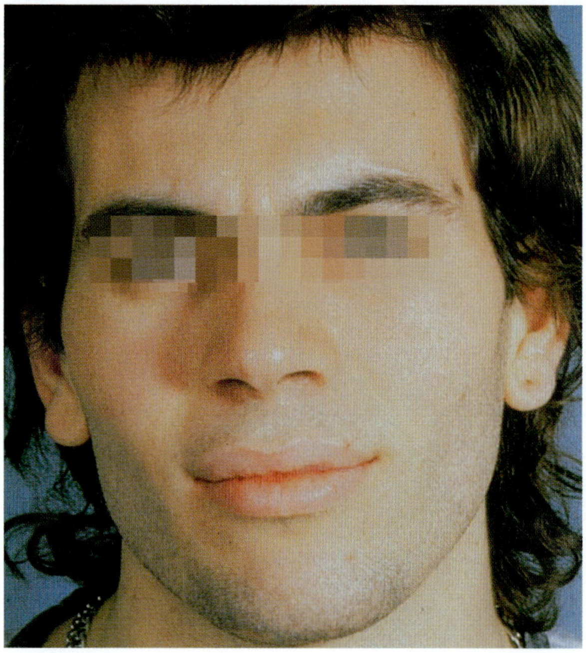

▸ **Abb. 3.116** Blasse Haut mit leichter Gelbfärbung bei ausgeprägter Anämie.

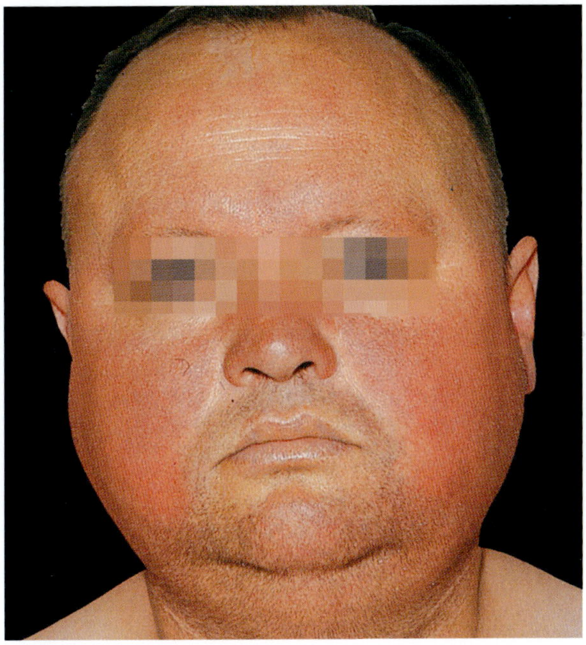

▶ **Abb. 3.117** Cushing-Syndrom mit typisch gerötetem Gesicht.

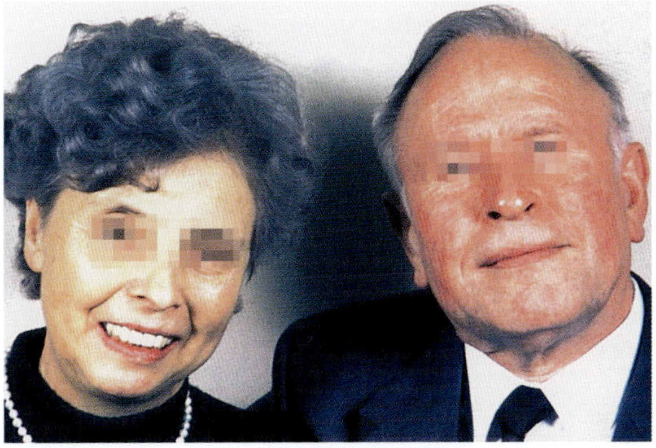

▶ **Abb. 3.119** Frau: charakteristisches durch Blässe und leichten Ikterus bedingtes, strohgelbes Hautkolorit bei angeborener hämolytischer Anämie. Mann: blühendes Aussehen durch Erythrozytose.

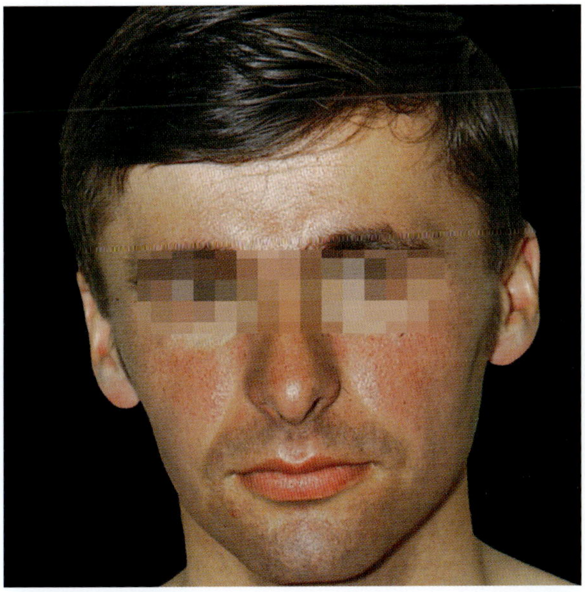

▶ **Abb. 3.118** Flush: anfallsartige Rötung bei Karzinoid mit Hyperserotonismus.

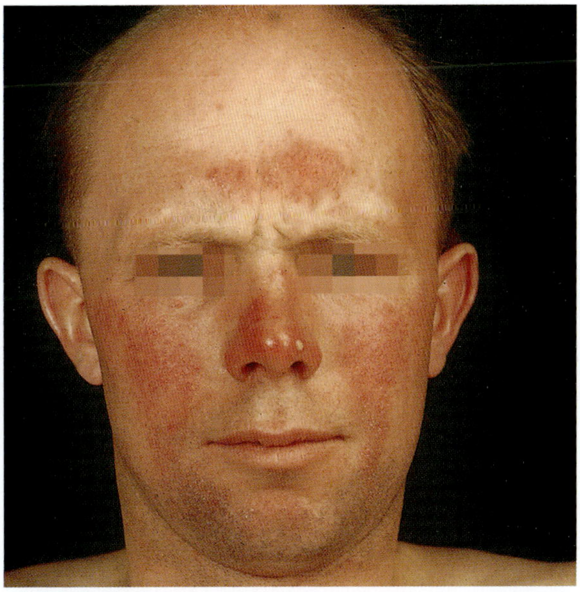

▶ **Abb. 3.120** Entzündliche Röte bei Acne rosacea.

3.20

Hautmetastasen

Hautmetastasen stammen von Malignomen innerer Organe und von Hauttumoren. Sie können per continuitatem, aber auch durch hämatogene oder lymphogene Streuung an die Haut gelangen. Vergleichsweise häufige Primärtumoren sind Mamma-, Bronchial-, Magen-, Kolon- oder Nierenzellkarzinom.

Effloreszenzen

Hautmetastasen haben kein einheitliches Aussehen, was ihre Einordnung teilweise enorm erschwert. Oft findet man hautfarbene bis rote, derb-knotige Veränderungen. Bevorzugte Lokalisationen sind an der Thorax- oder Bauchwand, im Mundraum und am Kopf, aber auch in anderen Bereichen des Körpers, kaum aber an den unteren Extremitäten.

Metastasen sind primär meist schmerzlos, können aber auch entzündliche Tendenzen zeigen und jucken oder mechanisch provozierte Beschwerden (z.B. beim Kämmen oder bei Bewegungen der Arme) zeigen.

Befunde

Achten Sie bei unklaren Veränderungen der Haut v.a. auf folgende Aspekte:

- Liegt ein bekanntes Tumorleiden vor?
- Ist eine B-Symptomatik zu befunden?
- Zeigen (benachbarte) Lymphknoten einen Befund, der auf eine Metastasierung hindeutet?
- Sind ähnliche Erscheinungen ebenfalls an anderen Körperstellen zu finden?

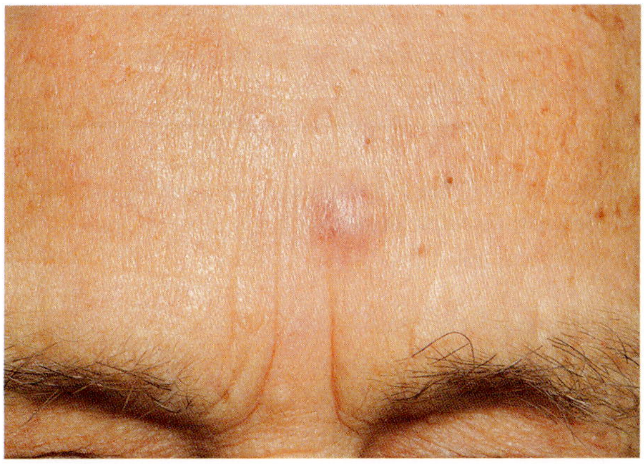

► **Abb. 3.121** Kutane Metastase auf der Stirn bei Nierenkarzinom.

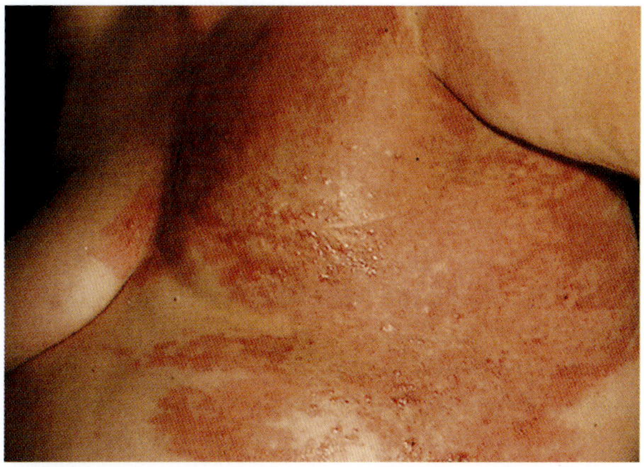

► **Abb. 3.123** Großflächige entzündliche Hautmetastase mit starkem Juckreiz nach einer Mammaablatio vor drei Jahren.

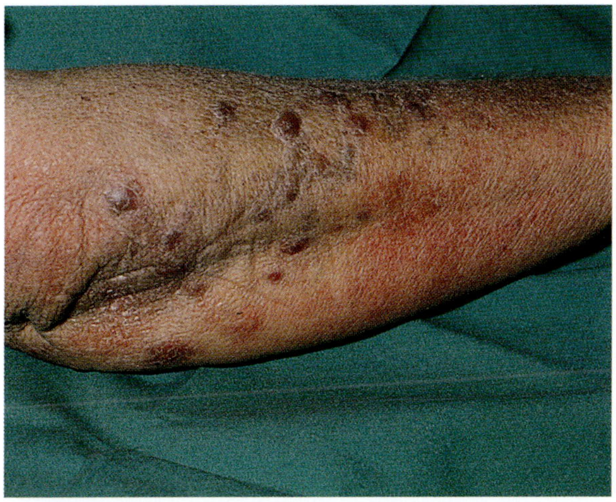

► **Abb. 3.122** Papulöse Hautmetastasen am Unterarm.

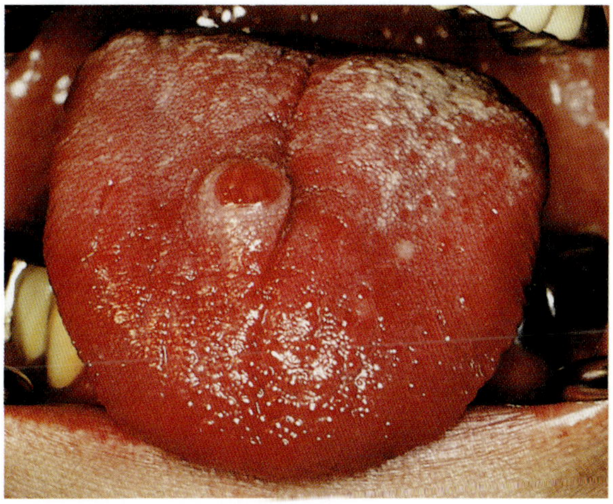

► **Abb. 3.124** Zungenmetastase eines Hypernephroms.

3.21

Hand-Fuß-Mund-Krankheit

Die Hand-Fuß-Mund-Krankheit oder falsche Maul-und Klauenseuche ist eine harmlose, meist endemisch-epidemische Erkrankung, die bevorzugt bei Kindern und in den Sommermonaten auftritt. Sie wird fast ausschließlich durch das Coxsackie-A-Virus ausgelöst und meist über Tröpfchen- oder Schmierinfektion übertragen.

Auffallend sind Palmar- und Plantarexantheme und ein Hautausschlag im Mund. Das Allgemeinbefinden kann bei leichtem Fieber eingeschränkt sein. Die meisten Infektionen verlaufen jedoch asymptomatisch.

Inspektionsbefunde und Effloreszenzen

Der Hautauschlag tritt symmetrisch an Händen und Füßen sowie an der Mundschleimhaut auf. Die Haut juckt und ist zunächst gerötet, später entstehen grobe weißgraue Bläschen und Blasen (▶ **Abb. 3.125**). An der Mundschleimhaut bilden sich Aphthen (▶ **Abb. 3.126**).

> **Cave**
> **Behandlungsverbot für HP gemäß Gesetz zur Zahnheilkunde.**

Erstmanifestationen zeigen sich oft im Gesicht, besonders im Nasolabialdreick. Selten sind die Augen, Lippen und Tonsillen mit betroffen.

Differenzialdiagnosen

- bullöse Impetigo contagiosa
- Varizellen
- Maul- und Klauenseuche (bei Melkern)
- Herpes
- Leukoplakie
- Stomatitis anderer Genese

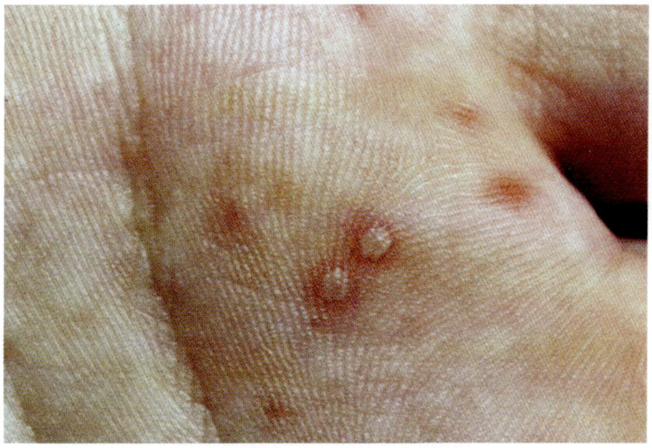

► **Abb. 3.125** Hautausschlag bei Hand-Fuß-Mund-Krankheit.

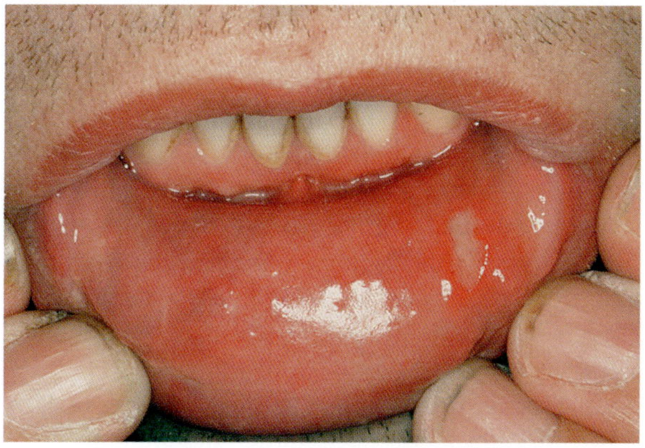

► **Abb. 3.126** Aphthe.

3.22

Herpes simplex

Die Erkrankung wird durch Herpes-simplex-Viren (HSV) hervorgerufen. Man unterscheidet verschiedene Virus-Typen (HSV-1, HSV-2) und spricht je nach Lokalisation von **Herpes labialis** (meist durch HSV-1) oder **Herpes genitalis** (meist durch HSV-2). Die meisten Menschen infizieren sich symptomlos (99%) bereits in der Kindheit. Danach persistiert der Erreger lebenslang im Organismus.

Zu Symptomen kommt es entweder durch eine erneute Infektion oder bei Belastungen des Immunsystems beispielsweise durch Infekte, konsumierende Erkrankungen, Stress, Menstruation, Geburt, UV-Strahlung oder Immunsuppressiva.

Varianten, Besonderheiten

Die symptomatische Erstinfektion im Säuglingsalter geht oft mit einer Stomatitis aphthosa (▶ **Abb. 3.134**) einher. In schweren Fällen kann es zum Befall des Auges (Blepharokonjunktivitis, ▶ **Abb. 3.133**), zur Herpesenzephalitis sowie bei Neugeborenen zur Herpessepsis kommen. Besonders schwerwiegend sind die Infektion im Säuglingsalter (Herpes neonatorum) und die genitale Infektion in der Schwangerschaft. Hier kann es sogar zu tödlichen neurologischen Komplikationen kommen. Deshalb liegt hier eine strenge Indikation zur Sektio vor.

Vorgeschädigte Haut (z.B. bei Neurodermitis) kann eine Herpes-Superinfektion begünstigen.

Ergänzende Hinweise

Die Therapie erfolgt entweder lokal mit virustatischen Cremes oder bei schweren Verläufen mit oraler oder intravenöser Gabe von Virustatika.

Cave

Behandlungsverbot für HP nach § 24 IfSG bei sexueller Übertragungen und nach dem Gesetz zur Zahnheilkunde bei Auftreten im Mundraum.

Inspektionsbefunde und Effloreszenzen

Als Leitsymptom treten juckende und/oder schmerzende gruppierte Bläschen auf gerötetem Grund auf:

- bei Herpes labialis (Lippenherpes) an Unter- oder Oberlippe bis hin zur Nase. Meistens bilden sich anschließend Krusten. Die Bläschen können zu größeren Ulzerationen zusammenfließen und bluten (▶ **Abb. 3.127–3.131**).
- bei Herpes genitalis (Genitalherpes) an den äußeren Genitalien (Penis oder Vulva, ▶ **Abb. 3.135–3.137**).

Differenzialdiagnosen

- Herpes zoster
- Histiozytosis (siehe Fibrom)
- Impetigo contagiosa
- Arzneimittelexanthem
- Stomatitis anderer Genese

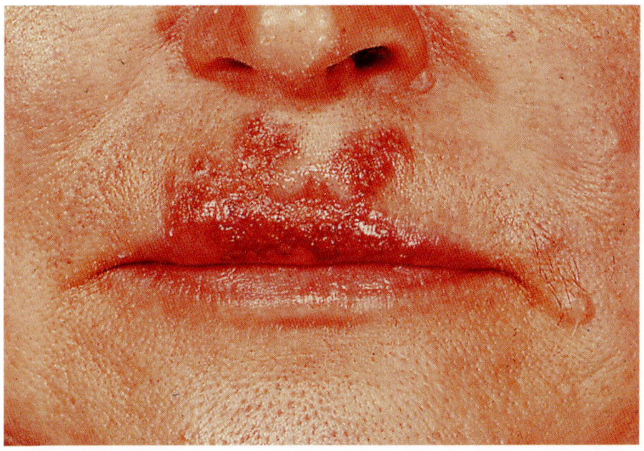

▶ **Abb. 3.127** Herpes labialis mit aufgeplatzten Bläschen, die sich von der Lippe distanzieren und vor der Verkrustung stehen.

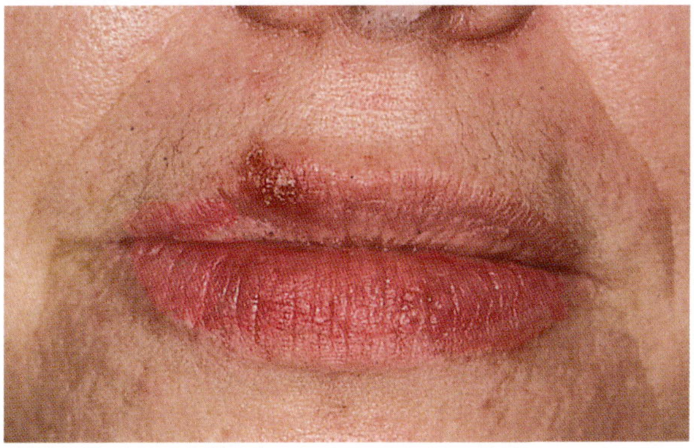

▶ **Abb. 3.128** Verkrusteter Herpes labialis nach Skiurlaub im Hochgebirge.

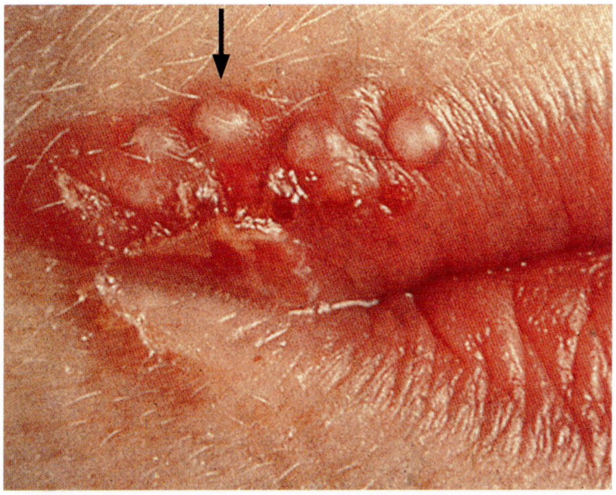

▶ **Abb. 3.129** Herpes labialis mit deutlicher Blasenbildung an der Oberlippe.

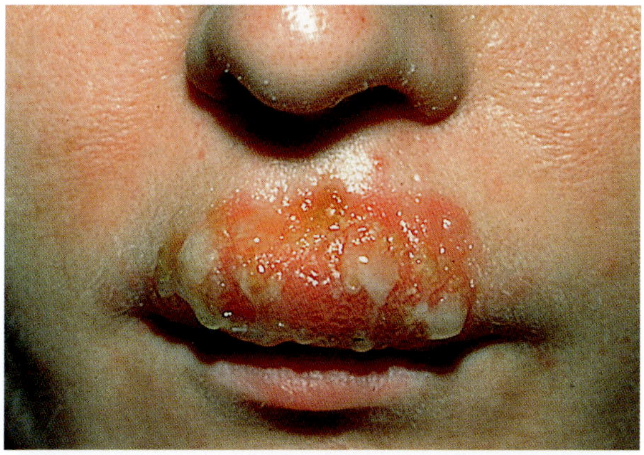

▶ **Abb. 3.130** Herpes labialis der Oberlippe mit Superinfektion.

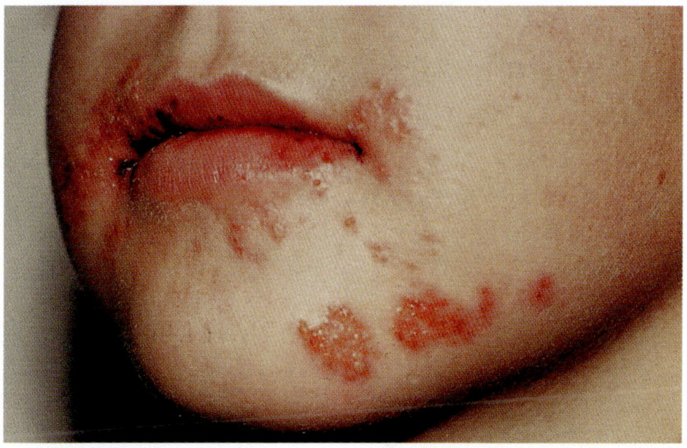

▶ **Abb. 3.131** Herpes labialis beim Kind am Mund, der sich weiter zum Kinn ausdehnt. Blickdiagnostisch besteht Verwechslungsgefahr mit der Impetigo contagiosa, die aber i. d. R. nicht schmerzhaft ist und sich meist mit vereinzelten Streuherden über das gesamte Gesicht ausbreitet.

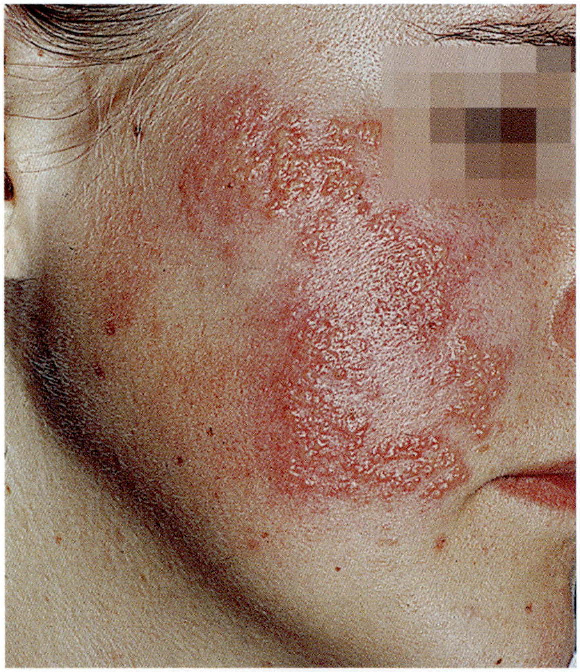

► **Abb. 3.132** Herpes-simplex-Primärinfektion der rechten Wange mit Lymphknotenschwellung und Fieber.

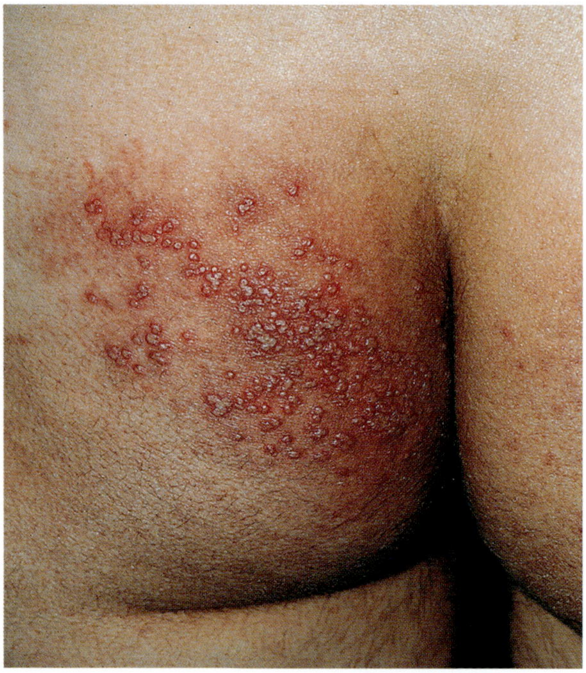

► **Abb. 3.135** Ausgedehnter Herpes glutealis.

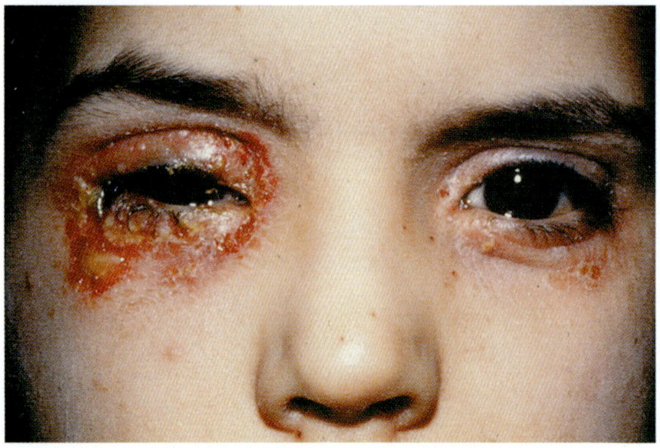

► **Abb. 3.133** Herpes simplex am Auge mit Blepharokonjunktivitis.

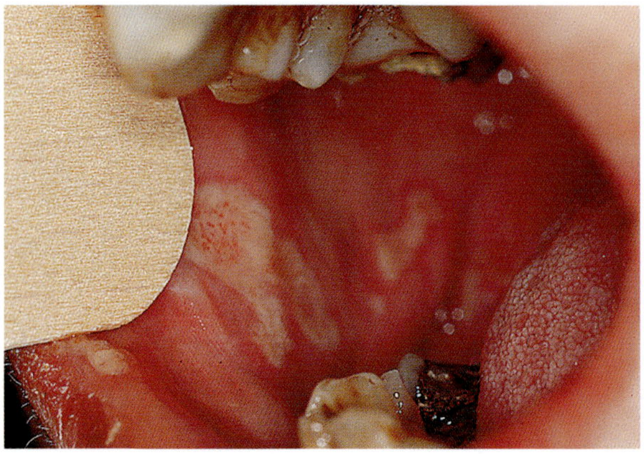

► **Abb. 3.134** Stomatitis aphthosa.

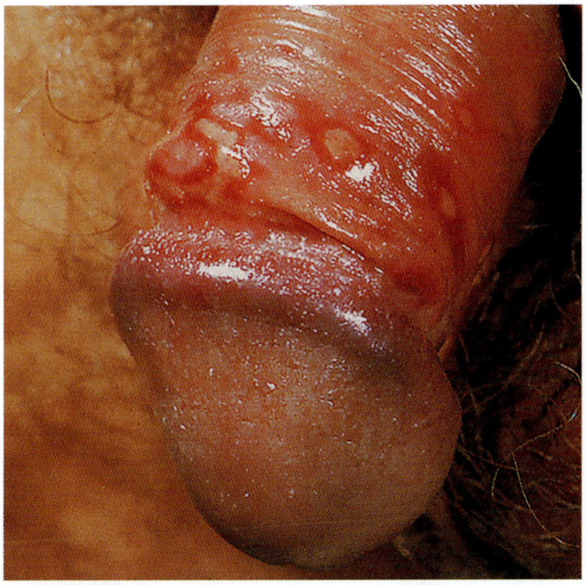

► **Abb. 3.136** Herpes genitalis.

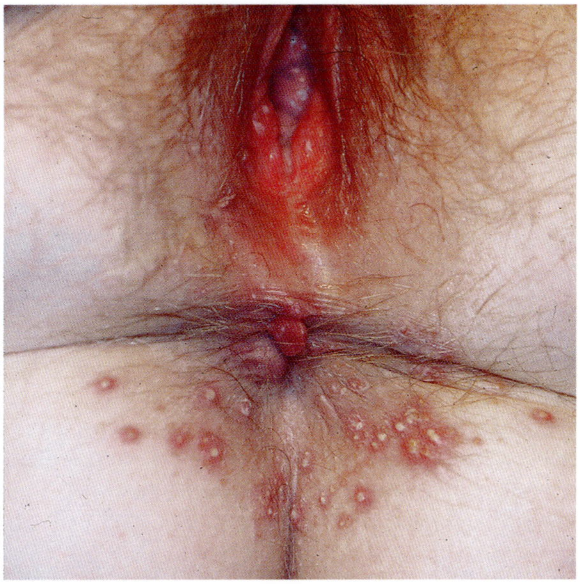

► **Abb. 3.137** Anorektaler Herpes durch HSV-1 und HSV-2.

3.23

Herpes zoster

Beim Herpes zoster (Gürtelrose) handelt es sich um eine Reinfektion nach einer primären Infektion mit dem Varizella-zoster-Virus bei Windpocken, das im Anschluss oft jahrzehntelang symptomlos in den paravertebralen Ganglien oder den Nervenwurzeln persistiert, obwohl der Körper Antikörper gebildet hat.

Zum Herpes zoster kommt es bei Reaktivierung der inaktiven Viren. Ursache hierfür ist meistens eine Immunschwäche, beispielsweise bei chronischen oder zehrenden Erkrankungen wie Diabetes mellitus, Krebs, Tuberkulose, Aids oder in belastenden psychischen Situationen. Die Erkrankung kann mit einer starken Einschränkung des Allgemeinbefindens einhergehen. Der Erkrankungsgipfel liegt zwischen dem 60. und 70. Lebensjahr.

Direkt zu Beginn treten starke neuralgiforme Schmerzen im entsprechenden Dermatom auf, die häufig noch nach Abheilen der Hauterscheinungen persistieren (Postzosterneuralgie).

Varianten, Besonderheiten

Kinder ohne vorherige Windpockenerkrankung können sich bei älteren Menschen, die gerade eine Gürtelrose durchmachen, infizieren und bekommen dann Windpocken. Es kann aber auch bei (meist älteren) Erwachsenen durch Ansteckung bei einem Kind mit Windpocken zum Zoster kommen.

Komplikationen sind die Postzosterneuralgie mit massivsten Schmerzen (Cave: Suizidgefahr), Zoster ophthalmicus, Zoster opticus, eine Zostermeningitis, eine Zosterenzephalitis und eine Zostermyelitis (▶ **Abb. 3.139–3.142**).

Ergänzende Hinweise

Die kausale Therapie erfolgt mit Virustatika, wie Aciclovir. Symptomatisch werden die Schmerzen mit Schmerzmitteln wie NSAID behandelt, evtl. werden Antidepressiva oder Neuroleptika gegeben.

> **Cave**
>
> **Nach § 34 IfSG besteht eine Meldepflicht für alle Infektionen mit dem Varizella-zoster-Virus und somit ein Behandlungsverbot für HP.**

Inspektionsbefunde und Effloreszenzen

Anfangs kommt es zu einer umschriebenen Rötung mit kleinen Knötchen, die jucken und auch schmerzen können. Die Effloreszenz breitet sich vom Ausgangspunkt an den Nervenwurzeln entlang des zugehörigen Dermatoms aus (▶ **Abb. 3.138**). Anschließend bilden sich stecknadelkopf- bis reiskorngroße, manchmal auch größere, wasserklare Bläschen, die vereinzelt oder sehr zahlreich und gruppiert verteilt sind. Die Bläschen können zusammenfließen und platzen nur selten. Nach etwa einer Woche beginnen sie auszutrocknen und es bildet sich eine gelblich-bräunliche Borke. In schweren Fällen können die Blasen einbluten und eine körnige Konsistenz aufweisen.

Das Synonym „Gürtelrose“ lenkt den Blick auf die bevorzugte Lokalisation am Rumpf; Zoster-Infektionen im oberen, vorderen Thorax-Bereich sind jedoch ebenso häufig. Rücken, Gesäß, Arme und Beine, auch Augen und Gesicht können betroffen sein (▶ **Abb. 3.139–3.142**).

Differenzialdiagnosen

- Herpes simplex
- Impetigo contagiosa
- Hautmetastasen

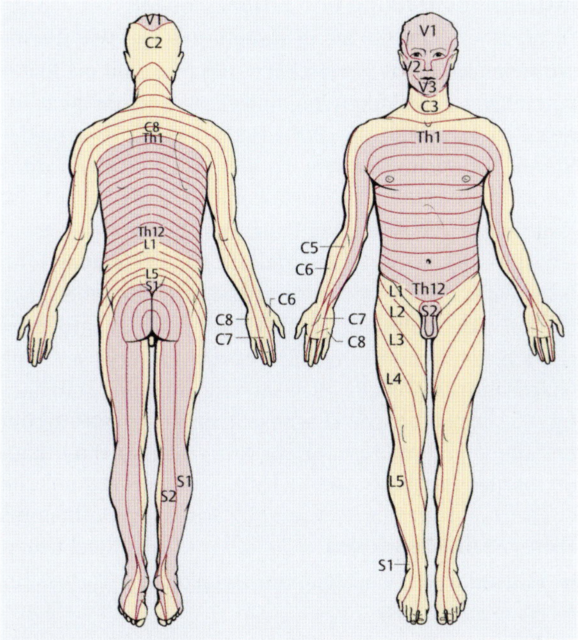

► **Abb. 3.138** Dermatome, in denen sich Herpes zoster ausbreitet.

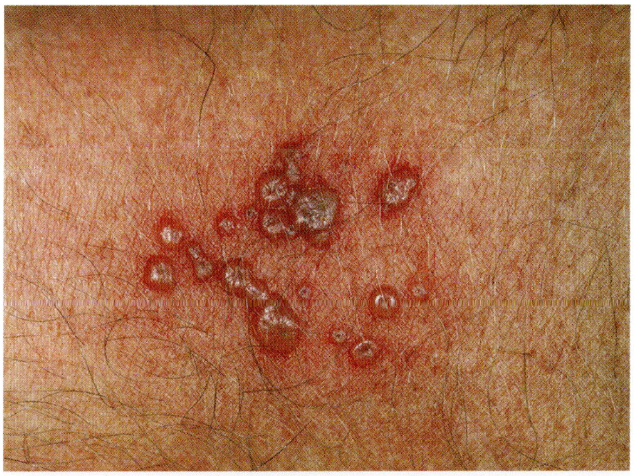

► **Abb. 3.139** Herpes-zoster-Bläschen.

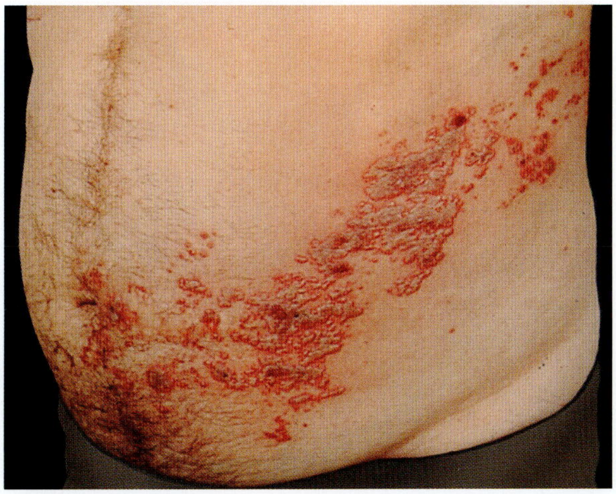

► **Abb. 3.140** Herpes zoster (Dermatom Th12).

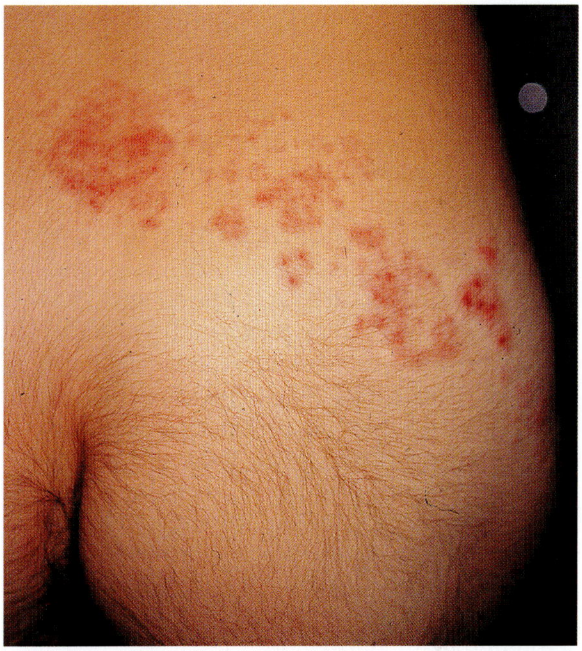

► **Abb. 3.141** Herpes zoster (Dermatom L4).

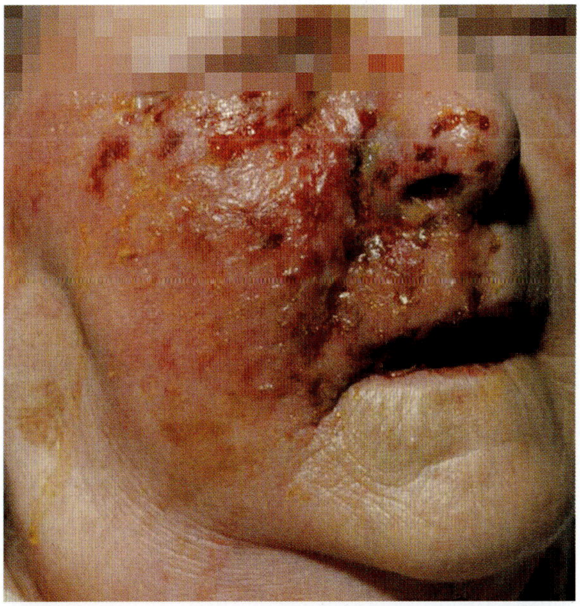

► **Abb. 3.142** Herpes zoster mit Befall des N. trigeminus und Krustenbildung mit mehreren erythematös-entzündlichen Herden.

3.24

Kaposi-Sarkom

Das Kaposi-Sarkom ist ein teilweise sehr aggressiver Gefäßkrebs, der sich an der Hautoberfläche abzeichnet. Es werden zwei unterschiedliche Formen des Kaposi-Sarkoms unterschieden:

- **Disseminiertes Kaposi-Sarkom (DKS) bei AIDS** (häufigere und aggressivere Variante); auch nach Transplantationen mit darauf folgender immunsuppressiver Therapie. Entgegen der häufigen Annahme, dass das Kaposi-Sarkom nur im Endstadium von Aids vorzufinden sei, muss festgehalten werden, dass es prinzipiell in jeder Phase des Krankheitsverlaufs von einer HIV-Infektion bis zum Vollbild entstehen kann.
- **Klassisches idiopathisches Kaposi-Sarkom,** das vor allem bei Männern aus Südosteuropa vorkommt. Es beginnt meist nach dem 50. Lebensjahr und verläuft über viele Jahrzehnte.

Varianten, Besonderheiten

Das Kaposi-Sarkom befällt in bis zu einem Drittel der Fälle auch **innere Organe. Die Folge sind lebensgefährliche innere Blutungen.**

Ergänzende Hinweise

Das disseminierte Kaposi-Sarkom gehört zu den Aids-definierenden Erkrankungen. Es unterliegt deshalb u. a. dem §6 IfSG (Meldepflicht).

Inspektionsbefunde und Effloreszenzen

Das Erscheinungsbild des disseminierten Kaposi-Sarkoms wird vielfach falsch eingeschätzt. Bekannt sind die Bilder von teilweise ulzerierenden dunkelrot-violetten bis braunen Gefäßtumoren, die große Hautareale an Beinen oder Rumpf bedecken. Der Weg zu diesem Endstadium führt jedoch über anfangs lediglich kleine, hellrote Flecken auf Hautniveau, die eher unauffällig sein können oder roseolenartig wirken. Das disseminierte Kaposi-Sarkom kann fast unauffällig in Stecknadelgröße auftreten, aber auch bis auf Handtellergröße anwachsen oder zu größeren Herden konfluieren. Die Effloreszenz ist nicht auf eine Lokalisation begrenzt – auch Sarkome im Mund sind häufig. Die inspektorische Diagnose kann durch eine Probeentnahme und mikroskopische Untersuchung untermauert werden (▶ **Abb. 3.143–3.150).**

Differenzialdiagnosen

- Hauttumoren (v. a. Melanom, Basaliom)
- Hauttuberkulose
- Anfangsstadium: Roseolen

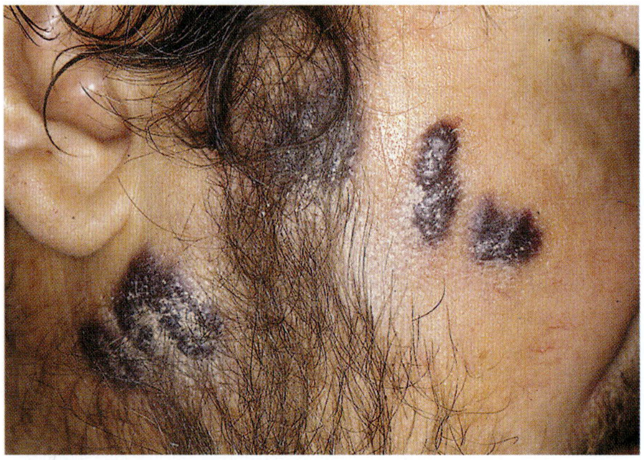

▶ **Abb. 3.143** Typisches Kaposi-Sarkom an Stirn und Wange.

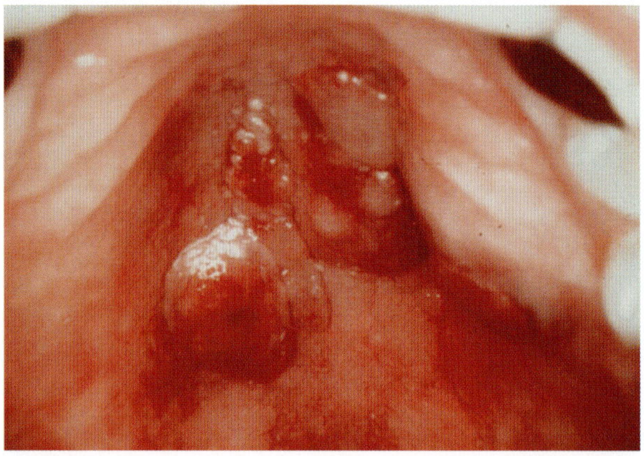

▶ **Abb. 3.144** Schwerer zu entdecken: Kaposi-Sarkom am harten Gaumen.

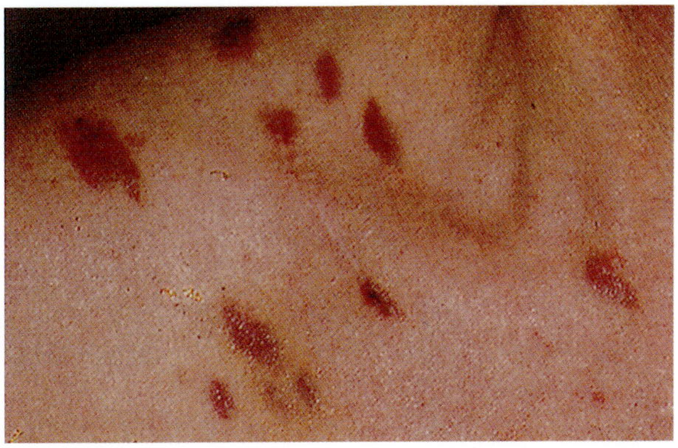

▸ **Abb. 3.145** Kaposi-Sarkom.

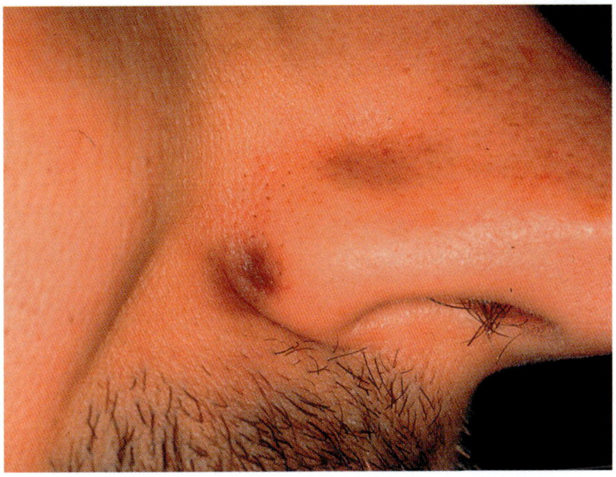

▸ **Abb. 3.146** Geringe Ausprägung, aber typisch in der Farbgebung: kleine Kaposi-Effloreszenz am rechten Nasenflügel.

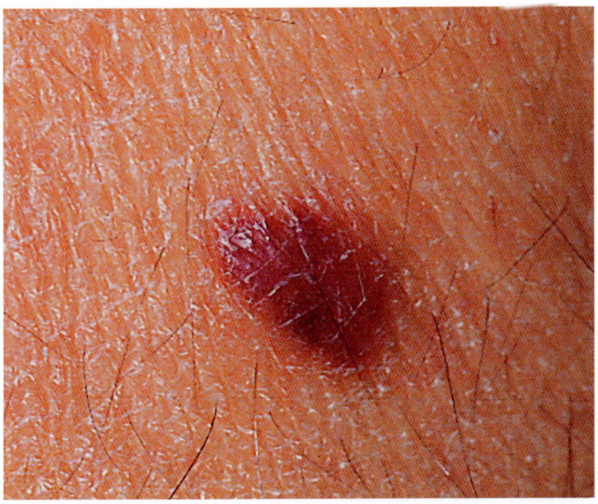

▸ **Abb. 3.147** Kaposi-Sarkom bei einem Aids-Patienten.

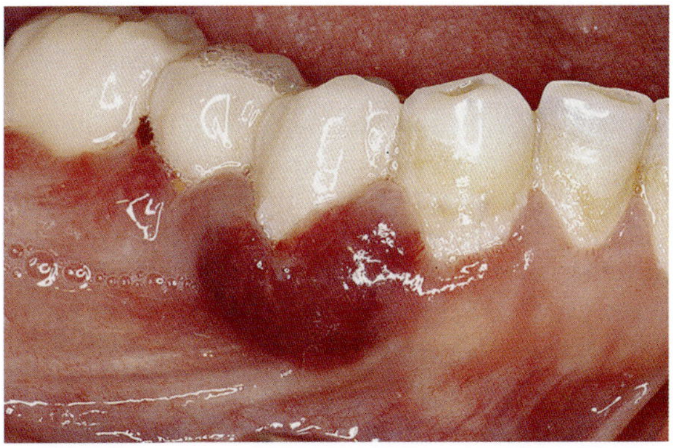

▸ **Abb. 3.148** Kaposi-Sarkom an der Gingiva im Unterkiefer bei Aids.

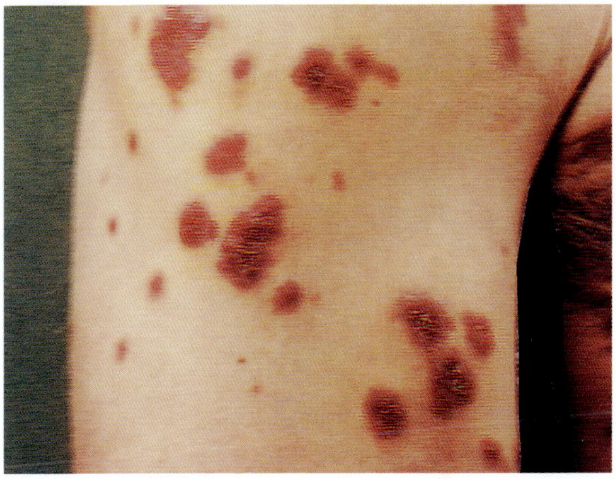

▸ **Abb. 3.149** Ausgedehntes Kaposi-Sarkom am Arm.

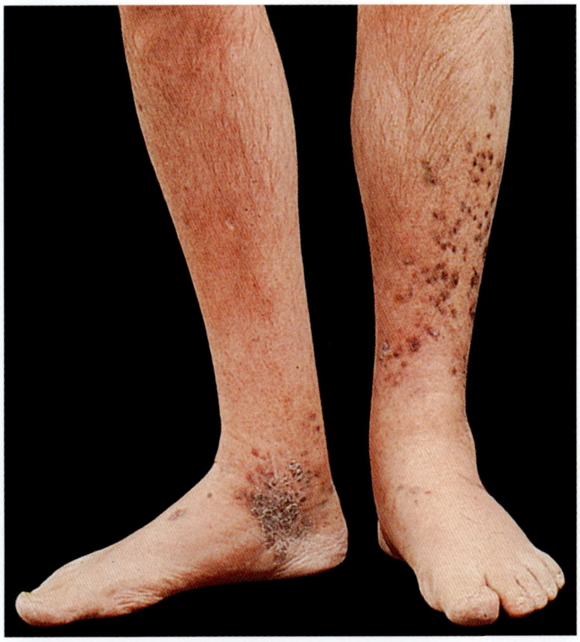

▸ **Abb. 3.150** Typische konfluierende Herde eines Kaposi-Sarkoms am Unterschenkel.

3.25

Keratose und Hyperkeratose

Bei Keratose und Hyperkeratose handelt es sich um Störungen des Verhornungsprozesses der Haut mit verstärkter Horn- und Schuppenauflagerung. Dabei werden vererbte Erkrankungen, wie die Ichthyosis, von den erworbenen Verhornungsstörungen unterschieden, wie Hyperkeratosen nach Vergiftungen (z. B. mit Arsen), bei Vitamin-A-Mangel, Tuberkulose, Leukoplakien oder altersbedingt.

Leichte Verhornungen durch mechanische Belastung (z. B. Schwielen durch schweres Arbeiten mit der Hand) sind ohne Krankheitswert.

Varianten, Besonderheiten

- Bei der **aktinischen Keratose** kommt es durch chronische Lichtschädigung zur übermäßigen Verhornung. Sie gilt wie die **Keratoma senile** als Präkanzerose und kann zu einem Spinalzellkarzinom entarten. Betroffen sind vor allem Menschen in der zweiten Lebenshälfte, die oft starker Sonnenstrahlung ausgesetzt waren und/oder sind.
- Die **seborrhoische Keratose** ist eine warzenartige verhornende, meist umschriebene Hauterscheinung, die schwer von Hauttumoren abzugrenzen ist.
- Das **hyperkeratotisch-rhagadiforme Hand- oder Fußekzem** bezeichnet eine starke Verhornung an Händen und Füßen ohne bekannte Krankheitsursache. Diabetiker sind häufiger betroffen.

Inspektionsbefunde und Effloreszenzen

Keratosen weisen eine schuppige oder warzenartige Hautverdickung auf. Oft zeigen sich braune Wucherungen mit grau-weißen punkt- oder flächenförmigen Auflagerungen. Sie können jucken und (wenn sich Rhagaden bilden) schmerzen und können alle Körperstellen betreffen, kommen aber insbesondere in mechanisch und thermisch besonders belasteten Bereichen vor (▶ Abb. 3.151–3.155).

Differenzialdiagnosen

- Hauttumoren
- Hauttuberkulose
- Neurodermitis

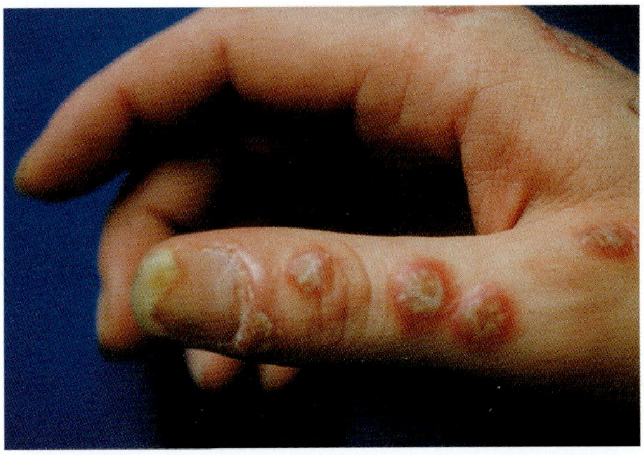

▸ **Abb. 3.151** Hyperkeratose am Daumen bei Keratoderma blenorrhagicum im Rahmen eines Morbus Reiter.

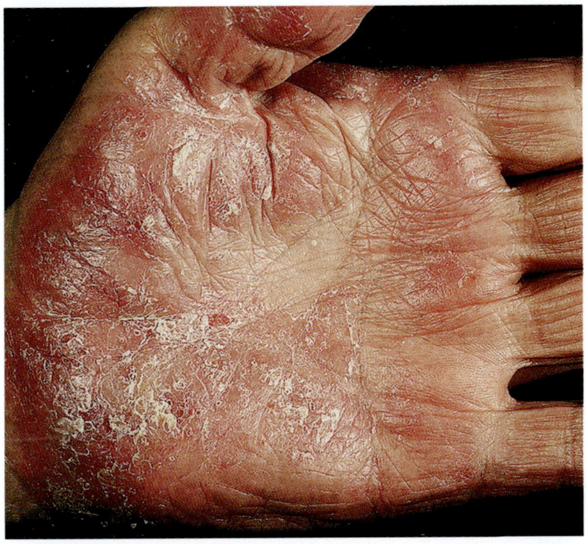

▸ **Abb. 3.152** Hyperkeratose der Handinnfläche links mit mäßiger Rötung und einzelnen Rhagaden.

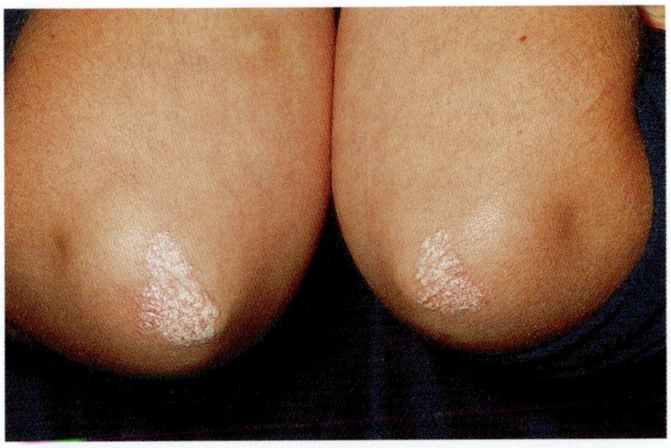

▸ **Abb. 3.153** Hyperkeratose an den Ellenbogen.

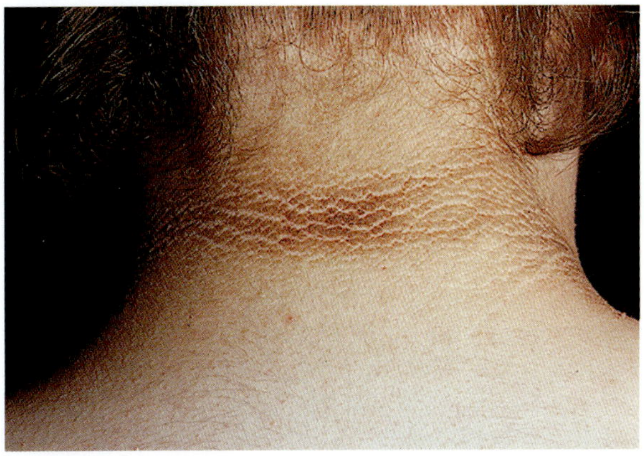

▸ **Abb. 3.154** Acanthosis nigricans migrans im Nacken mit schmutzig-brauner Hyperkeratose.

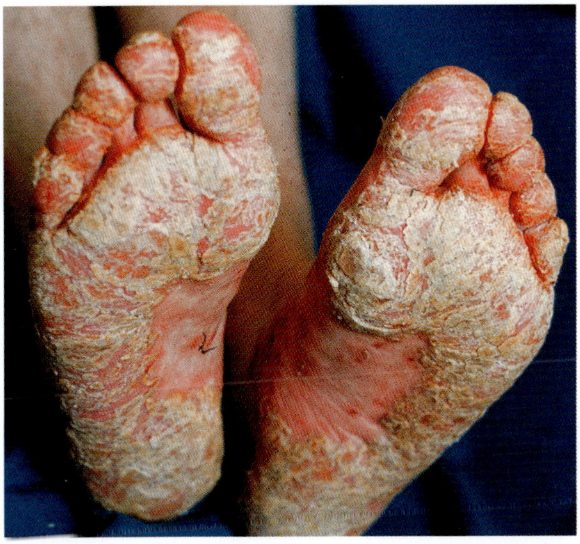

▸ **Abb. 3.155** Starke Hyperkeratose unter den Füßen bei Reiter-Syndrom.

3.26

Keloid

Keloide sind wulstige, gutartige Verdickungen von Narben. Sie entstehen nach Verletzungen wie Verbrennung, Verätzung, bakteriellen Wundinfektionen, Akne oder an Operationswunden. Sie können ungeachtet des Entstehungsortes ganze Hautareale überziehen, was zu Bewegungseinschränkungen führen kann, wenn Gelenkbereiche betroffen sind. Selten sind sie an Handflächen oder Fußsohlen. Das Keloid kommt familiär gehäuft vor.

Ergänzende Hinweise

Die Behandlung kann erfolgen mit Kortison, Röntgenbestrahlung, Kältetherapie oder Operation, wobei die Operation wegen der hohen Rezidivneigung problematisch ist.

Inspektionsbefunde und Effloreszenzen

Keloide zeigen sich als knotige (► **Abb. 3.156–3.159**) bis bandartige Bindegewebswucherungen der Haut (► **Abb. 3.157**). Im Bereich von Narben sind sie eher wulstartig, nach Verbrennungen eher plattenartig (► **Abb. 3.158**). Gelegentlich zeigen sie eine dunklere bräunlich-rötliche Färbung gegenüber dem normalen Hautkolorit. Keloide können jucken oder schmerzen, insbesondere an Körperstellen mit hoher mechanischer Belastung.

Differenzialdiagnosen

- Hauttumoren
- Hauttuberkulose
- Fibrome

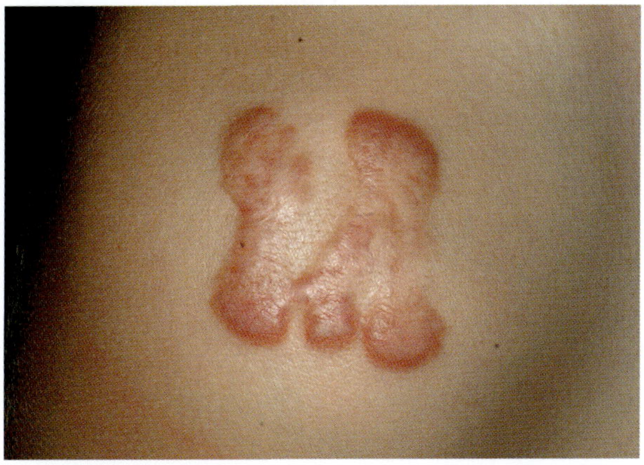

► **Abb. 3.156** Keloid nach Verletzung.

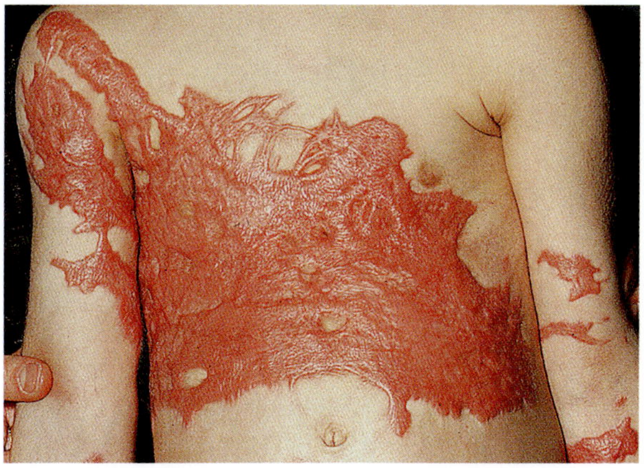

► **Abb. 3.158** Flächenhaftes Keloid bei einem fünfjährigen Kind nach Verbrennung.

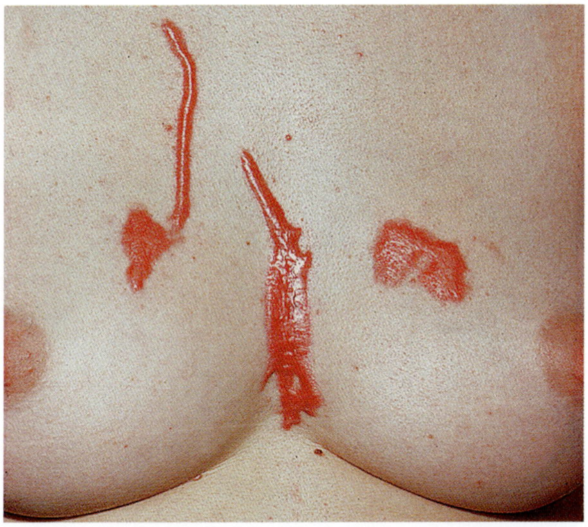

► **Abb. 3.157** Spritzerartige Keloide der Mammae bei einer jungen Frau, deutliche Rötung mit Pruritus.

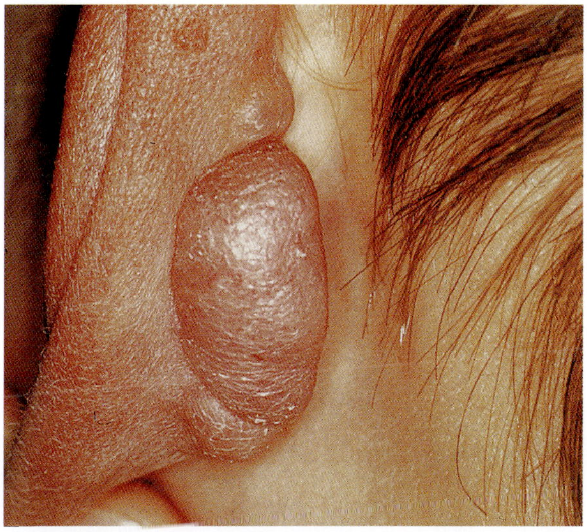

► **Abb. 3.159** Narbenkeloid nach chirurgischem Eingriff wegen Ohranlegeplastik.

3.27

Leukämisches Infiltrat

Das leukämische Infiltrat kann als spezifische Hautveränderungen bei einer Leukämie auftreten. Es manifestiert sich als primäre Infiltration der Haut und des Subkutangewebes mit unterschiedlich reifen weißen Blutzellen (leukämischen Zellen). Die Infiltrate können auch in der Mundschleimhaut sowie in anderen Geweben vorkommen (z. B. Aorta, Leber, Milz). Das Auftreten eines leukämischen Infiltrats weist nicht auf eine spezifische Leukämieform hin. Bei der Befundung sind weitere Symptome der Grunderkrankung zu erfragen.

Inspektionsbefunde und Effloreszenzen

Leukämische Infiltrate präsentieren sich als rote, rotbräunliche oder violette Papeln, Plaques oder Knoten mit derber Konsistenz. Sie können anfangs auch lediglich als dezente makulöse Effloreszenz auftreten. Seltener entstehen Blasen, Ulzerationen und Erythrodermien. Größe und Lokalisation können stark variieren (▶ **Abb. 3.160–3.165**).

Differenzialdiagnosen

- verschiedene Varianten des Lupus erythematodes
- Primäre Hauttumoren, v. a. Kaposi-Sarkom
- Hauttuberkulose, Erysipel, Rosazea, Herpes zoster, periorale Dermatitis

Merke: Im Gegensatz zu Einblutungen oder Gefäßanomalien sind leukämische Infiltrate derb, verändern ihre Farbe nur langsam und sind nicht wegdrückbar.

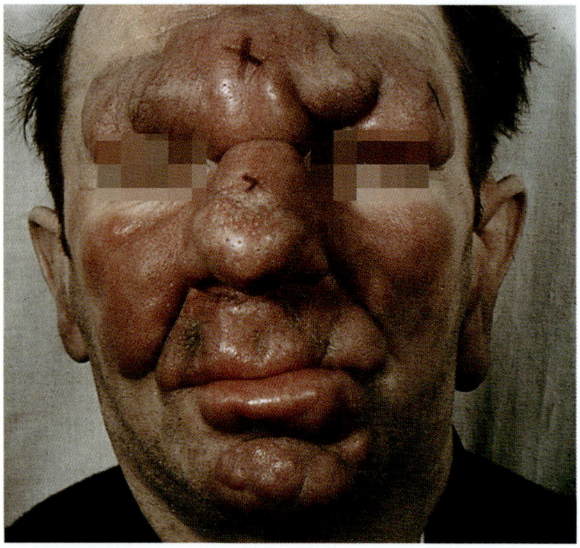

▶ **Abb. 3.160** Diffuse leukämische Infiltration des Gesichts bei malignem Lymphom mit multiplen rotbraunen Tumorknoten.

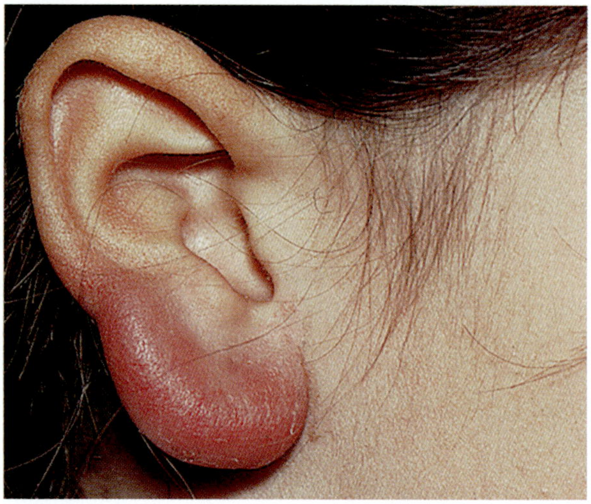

▶ **Abb. 3.161** Tumuröses Infiltrat am Ohrläppchen eines 14-jährigen Mädchens mit malignem Lymphom.

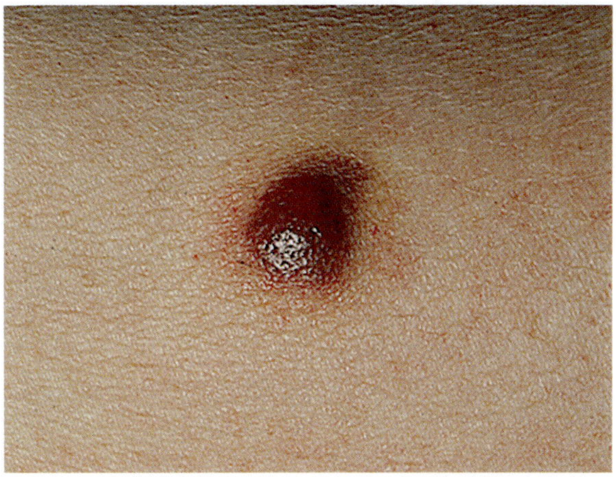

► **Abb. 3.162** Leukämisches Infiltrat bei malignem Lymphom.

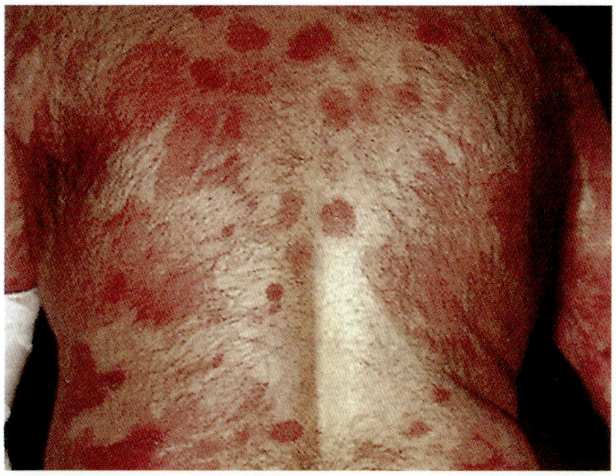

► **Abb. 3.164** Kutanes B-Zell-Lymphom bei älterem Patienten mit Hodgkin-Lymphom im Stadium III.

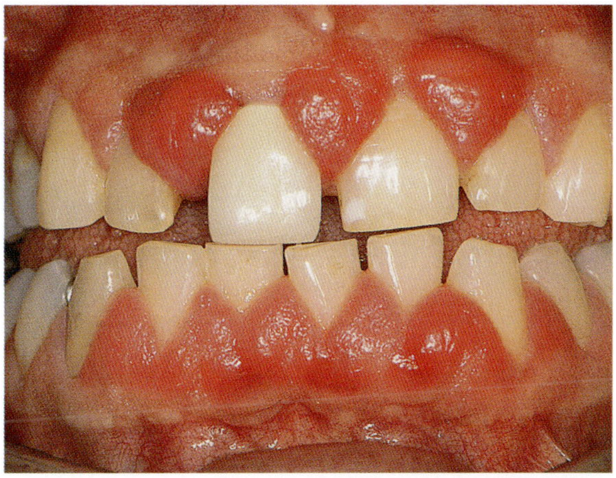

► **Abb. 3.163** Hyperplasie der Mundschleimhaut bei akuter Leukämie.

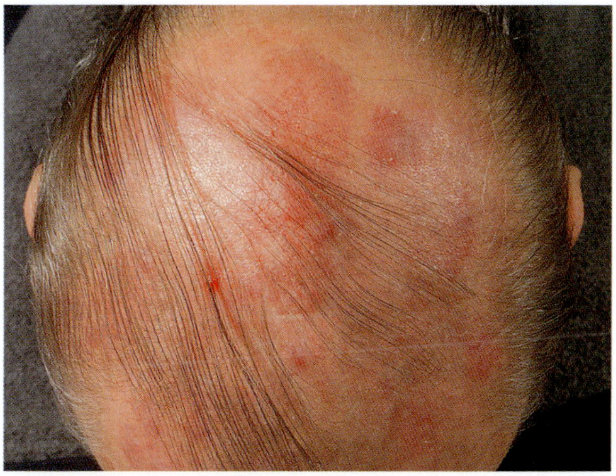

► **Abb. 3.165** Kutanes B-Zell-Lymphom.

3.28

Lichen

Der Lichen (Knötchenflechte) bezeichnet akute oder chronische Hautkrankheiten mit flächiger Vergröberung der Haut. Zu einer Lichenifikation kommt es meist durch chronische mechanische, chemische oder entzündliche Reizung der Haut (z. B. Kratzen, chronische Hauterkrankungen, Berufsnoxen).

Varianten, Besonderheiten

- **Lichen ruber planus (mucosae):** chronisch-entzündliche juckende Erkrankung der Haut und Schleimhaut (► **Abb. 3.168**)
- **Lichen chronicus simplex (Vidal):** v. a. an Nacken, Unterarmstreck-, Oberschenkelbeugeseiten Kreuzgegend und Genitale stark juckende Papeln mit zentraler Lichenifikation

Inspektionsbefunde und Effloreszenzen

Der Lichen zeigt sich mit kleinen, abgeflachten oder seltener leicht zugespitzten, meist nur mäßig stark schuppenden Knötchen (► **Abb. 3.166–3.167**). Sie können einzeln oder in Gruppen stehen. Ihre Struktur bedingt eine Vergröberung der Hautfelder. Sie sind häufig von gelblich-rötlicher Farbe und weisen oft in Lokalisationen und Formgebung auf die Ursache (z. B. Kratzrichtung und primär betroffene Stellen bei Neurodermitikern).

Differenzialdiagnosen

Je nach Art des Lichens existieren zahlreiche Differenzialdiagnosen. Die wichtigsten sind:

- Kandidose
- Leukoplakie
- Mukositis
- sekundäre Lues
- Artefakt

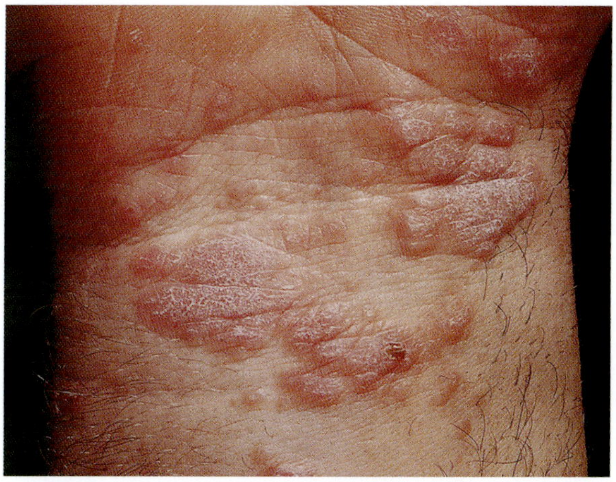

► **Abb. 3.166** Flache, rötliche Papeln mit feiner netzförmiger Streifung auf der Oberfläche bei Lichen ruber planus.

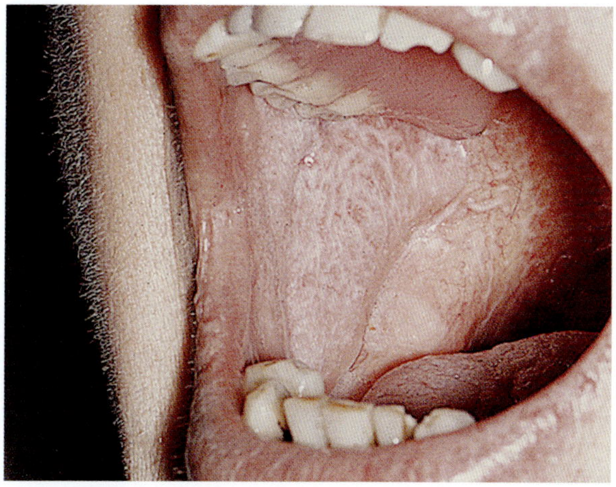

► **Abb. 3.168** Lichen ruber mucosae mit typischer netzförmiger Zeichnung der Wangenschleimhaut.

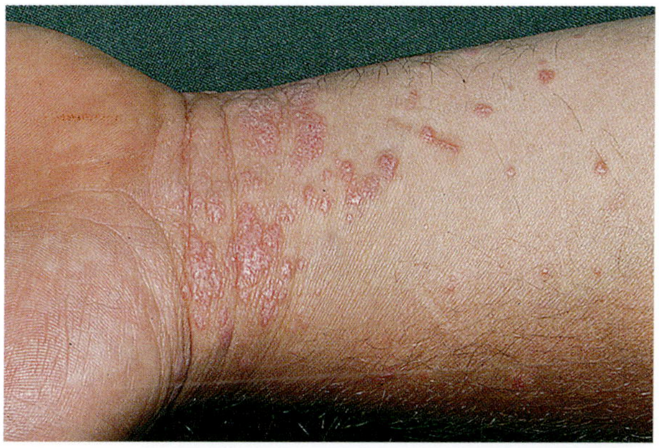

► **Abb. 3.167** Lichen ruber planus mit scharfbegrenzten, flachen Papeln.

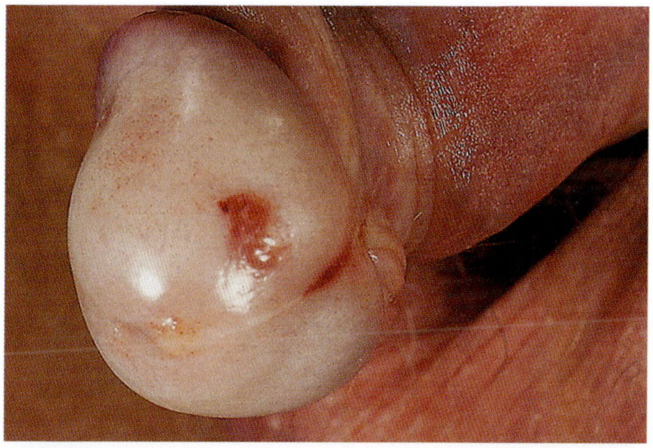

► **Abb. 3.169** Lichen am Penis.

3.29

Lues

Lues oder Syphilis ist eine chronische Infektionskrankheit, die durch das Bakterium Treponema pallidum hervorgerufen wird. Die Übertragung erfolgt sexuell, durch Blut (Transfusionen, Verletzungen) oder über die Plazenta (Lues connata).

Die Lues verläuft in mehreren Stadien:

- Primärstadium (Lues I oder Frühsyphilis)
- Sekundärstadium zwei bis drei Monate nach Infektion (Lues II)
- Tertiärstadium 5–50 Jahre nach Infektion (Neurosyphilis bzw. Spätsyphilis)

Cave

Aufgrund von §24 IfSG ist dem HP die Behandlung untersagt.

Inspektionsbefunde und Effloreszenzen

Die äußeren Erscheinungen der Lues variieren nach Stadien:

- **Primärstadium (▸ Abb. 3.170–3.172):** Primäraffekt in 3.–4. Woche (Ulcus durum = harter Schanker) mit runden, deutlich abgegrenzten Ulzeration an der Eintrittspforte (z. B. Genitale, Mund), hart, eitrig und schmerzlos, anschließend schmerzlose Lymphknotenschwellung mit harten, verschieblichen Lymphknoten (Primärkomplex).
- **Sekundärstadium (▸ Abb. 3.173–3.176, ▸ Abb. 3.178):** Syphilide, wie Roseolen, Condylomata lata, Plaques muqueuses an der Schleimhaut.
- **Tertiärstadium (▸ Abb. 3.177):** Syphilome bzw. Gummen (eitrig ulzerierender, nekrotischer Zerfall des befallenen Gewebes).

Differenzialdiagnosen

- Lichen
- HIV-Infektion, Masern, Röteln, Kondylome, weitere Virusexantheme
- Arzneimittelexanthem

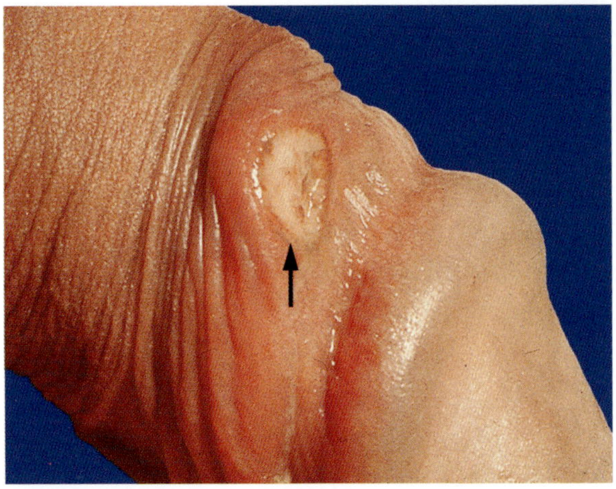

▸ **Abb. 3.170** Primäraffekt mit Ulcus durum bei Lues.

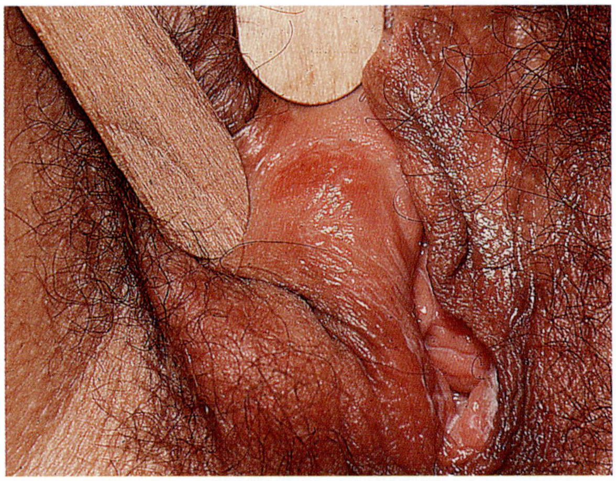

▸ **Abb. 3.172** Lues-Primäraffekt bei einer Frau mit Ulcus durum an der Innenseite der Schamlippen.

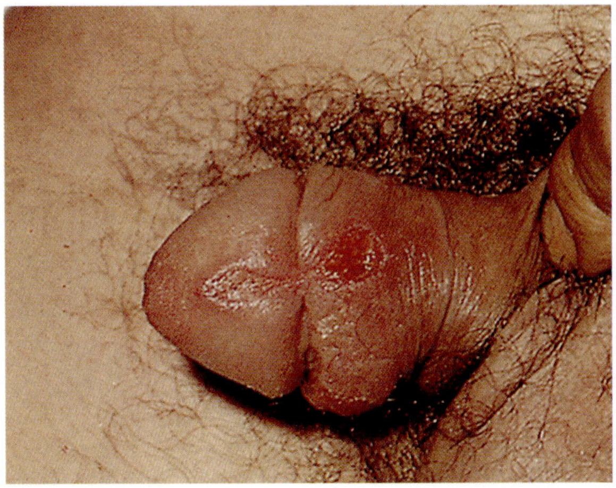

▸ **Abb. 3.171** Primäraffekt mit Ulcus durum bei Lues.

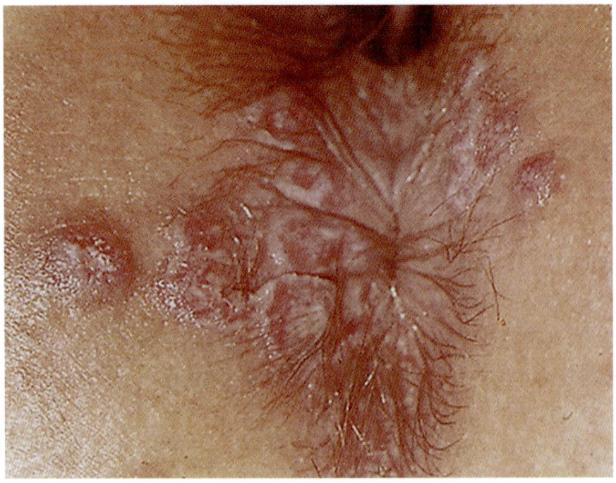

▸ **Abb. 3.173** Lues II: Condylomata lata perianal.

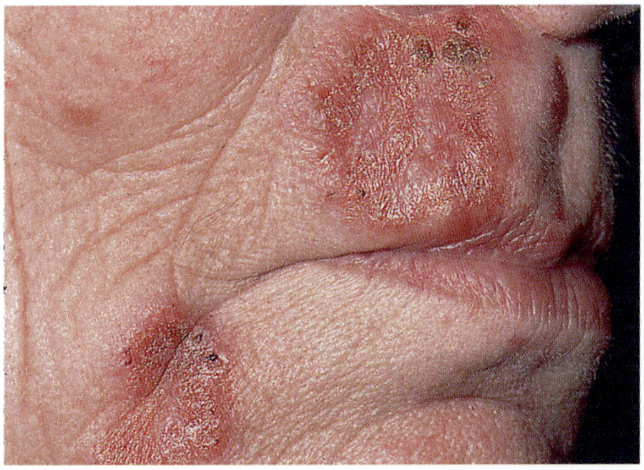

▶ **Abb. 3.174** Lues II-Frühsyphilid; hier als rotfleckiger Hautausschlag im Gesicht.

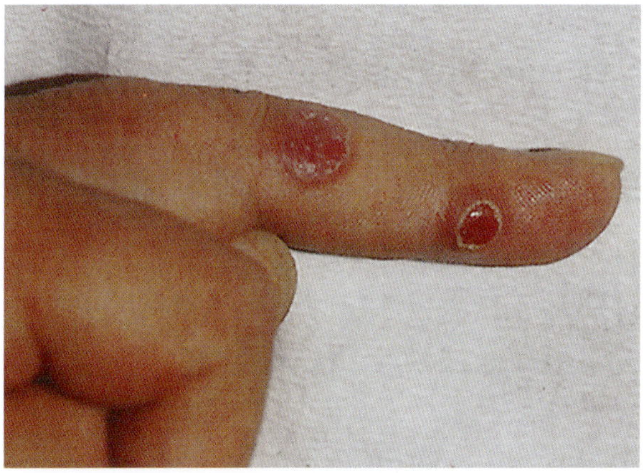

▶ **Abb. 3.177** Ulzerierende Papeln bei Lues maligna.

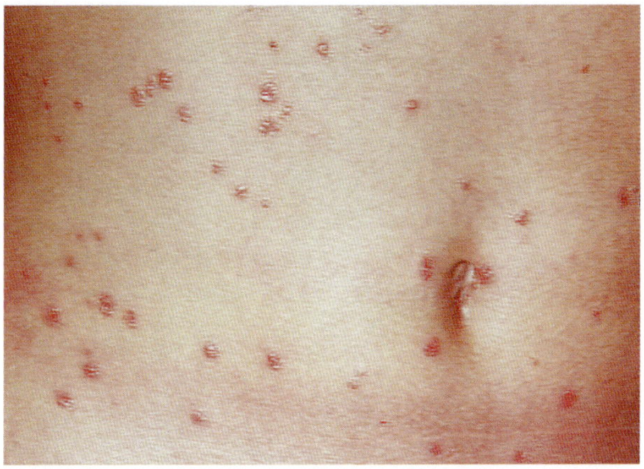

▶ **Abb. 3.175** Papulöses Exanthem am Stamm als Hauptsymptom bei Lues II.

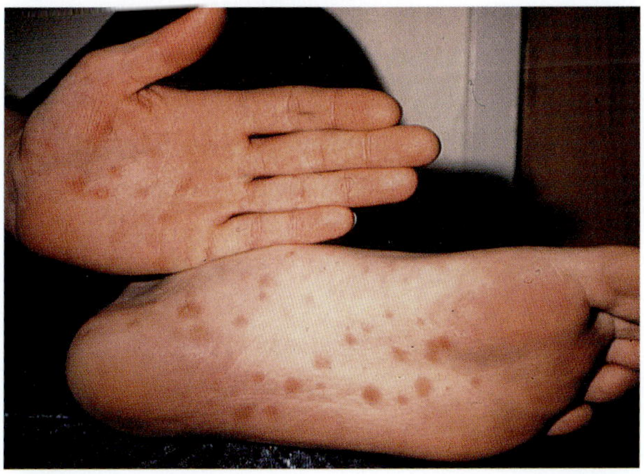

▶ **Abb. 3.176** Typischer palmoplantarer Befall bei Lues II als syphilitisches Exanthem.

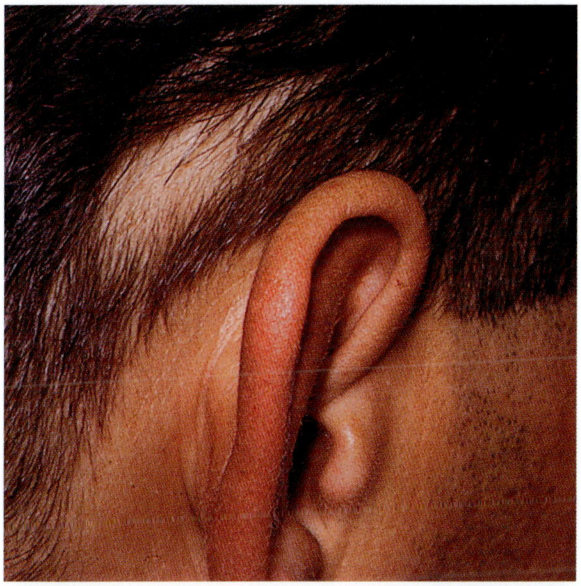

▶ **Abb. 3.178** Alopecia areolaris, typischerweise nicht kreisrund, bei Lues II.

3.30

Lupus erythematodes

Der Lupus erythematodes ist eine systemische Autoimmunerkrankung aus der Gruppe der Kollagenosen. Die Hauterscheinungen werden häufig als Leitsymptom gewertet, daneben sind aber Gelenkbeschwerden und ein reduzierter Allgemeinzustand häufigste Probleme der Patienten. Die Beteiligung von Nieren, Nervensystem, Schleimhäuten und Gastrointestinaltrakt ist typisch. Zu etwa 90% sind erwachsene Frauen in der ersten Lebenshälfte betroffen.

Varianten, Besonderheiten

Der Lupus erythematodes erscheint in verschiedenen Varianten, v. a. als **systemischer Lupus** (SLE) mit multiplen Organbeteiligungen, medikamenteninduziert oder als **diskoider Lupus** (▶ Abb. 3.182 und ▶ Abb. 3.183). Diese Form (auch als CDLE bezeichnet) ist fast stets auf die Haut beschränkt und vergleichsweise harmlos. Selten wird das Erythem auch bei Morbus Basedow beobachtet.

Ergänzende Hinweise

Der Lupus erythematodes wird heute in erster Linie und am effektivsten mit NSAID und Glukokortikoiden behandelt. Daher sind die Handlungsmöglichkeiten für Heilpraktiker sehr eingeschränkt.

Inspektionsbefunde und Effloreszenzen

Das **Schmetterlingserythem** (▶ Abb. 3.179–3.181) wird als zielführendes Symptom zur Krankheit benannt. Es erscheint symmetrisch und seiner Bezeichnung entsprechend als Rötung im Gesicht. Eine klare Form ist jedoch eher selten zu beobachten. Oft zeigt sich die Effloreszenz als bizarres, zerrissenes Erythem in Gesichtsmitte sowie auf anderen sonnenbeschienenen Körperstellen (z. B. Hände ▶ Abb. 3.185, im Sommer: Dekolleté, oberer Rückenbereich). Das Erythem persistiert, schuppt und kann schmerzhaft sein. Die betroffenen Gewebe können atrophieren, im behaarten Bereich kann eine Alopezie auftreten.

Differenzialdiagnosen

- verschiedene Varianten des Lupus erythematodes
- Erysipel, Rosazea, periorale Dermatitis

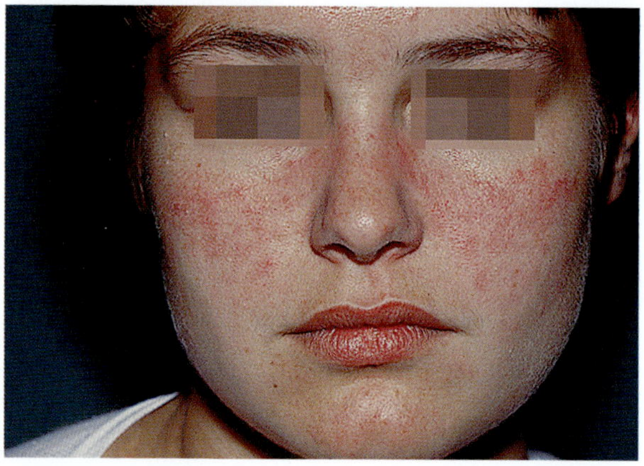

▶ **Abb. 3.179** Schmetterlingserythem über Nase und Wagen.

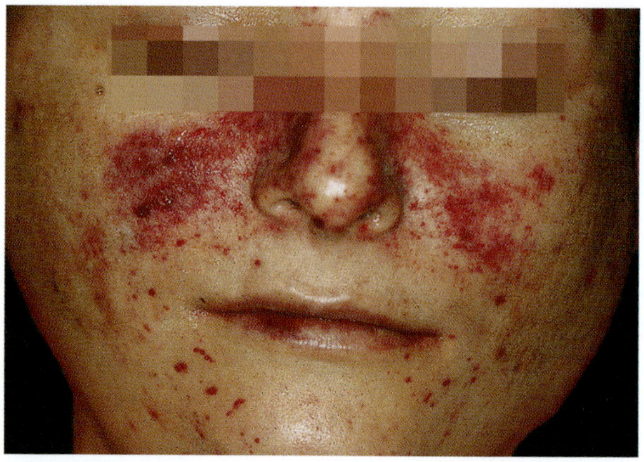

▶ **Abb. 3.181** Schmetterlingserythem bei akutem Schub.

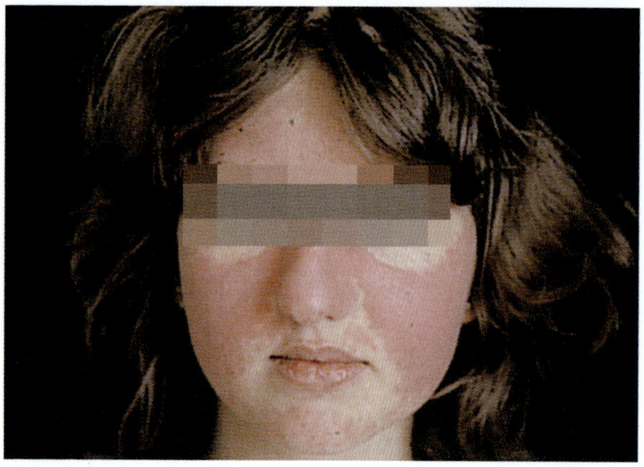

▶ **Abb. 3.180** Schmetterlingserythem in klassischer „Schmetterlingsform“.

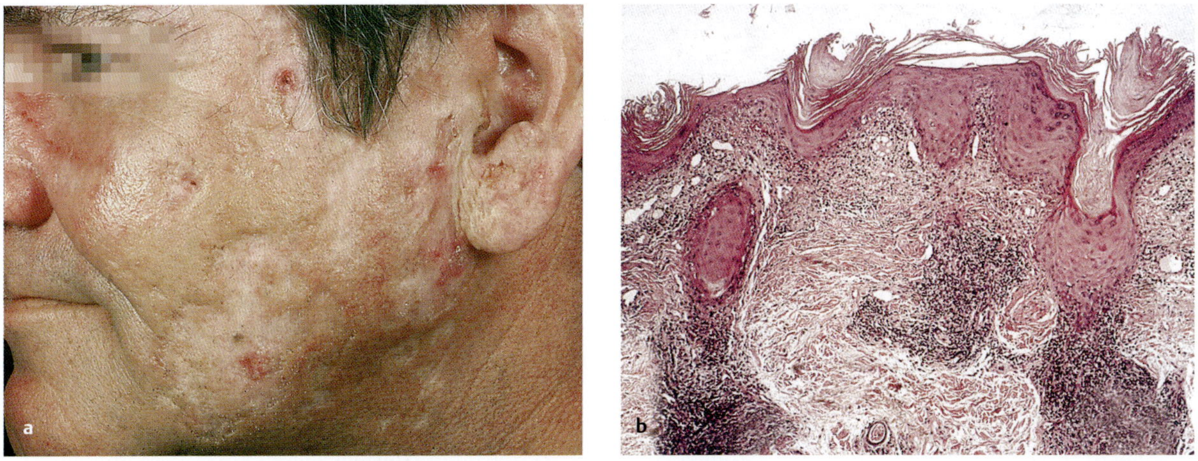

▶ **Abb. 3.182a+b** Diskoider Lupus erythematodes.

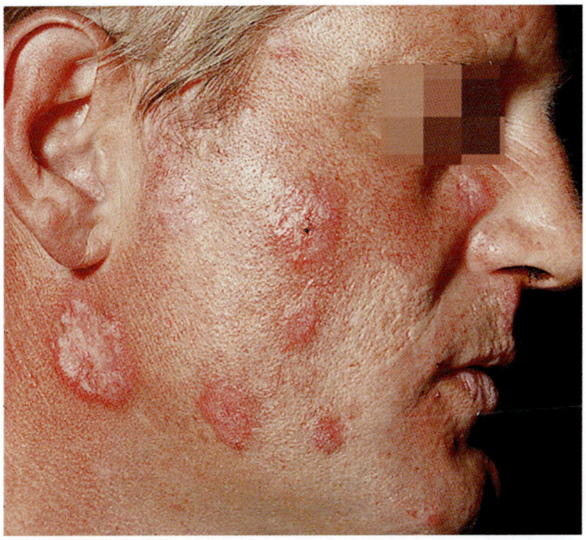

▶ **Abb. 3.183** Hyperkeratotische disziforme Plaques mit follikulären Keratosen und entzündlichem Randsaum (diskoider Lupus erythematodes).

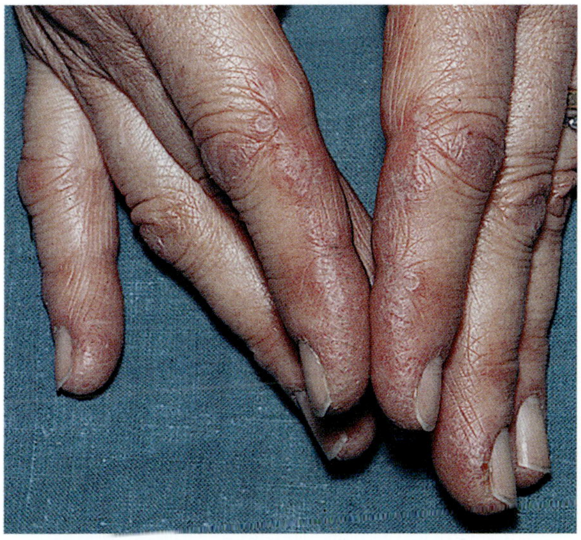

▶ **Abb. 3.185** Plaques und Rötungen mit geringgradiger Hyperkeratose seitlich an den Fingern bei systemischem Lupus erythematodes.

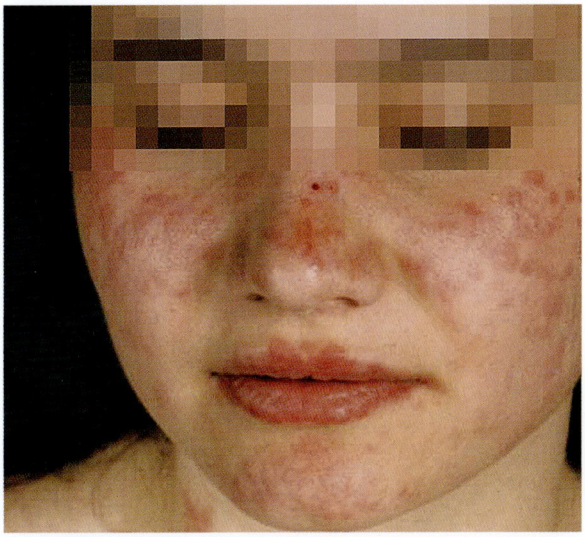

▶ **Abb. 3.184** Erythema exsudativum multiforme im Gesicht und an den Lippen bei subkutanem Lupus erythematodes.

3.31

Lymphangitis und Lymphadenitis

Die **Lymphangitis** ist die Entzündung der Lymphgefäße (► Abb. 3.186, ► Abb. 3.187). Sie entsteht durch eine lokale bakterielle Entzündung, z. B. beim Erysipel oder beim Panaritium. Umgangssprachlich wird fälschlicherweise meist von einer „Blutvergiftung“ gesprochen, die tödlich enden solle, „sobald der Streifen das Herz erreicht“. Richtig ist, dass sich eine Sepsis mit schwerem Krankheitsbild entfalten kann, wenn die Entzündung auf die Blutgefäße übergreift.

Die **Lymphadenitis** ist eine Entzündung der Lymphknoten (► Abb. 3.188 und ► Abb. 3.189). Hintergrund ist eine meist lokale Entzündung (oft mit Lymphangitis) oder Erkrankungen, die typischerweise einen Lymphknotenbefall zeigen (Lymphogranuloma venereum, Gonorrhö, Lymphome u. a.). Beim Lymphogranuloma venereum kann der Knoten auch geschwürig aufbrechen.

Nach Tumoroperationen mit Entfernung der regionären Lymphknoten kommt es zu Abflussbehinderung der Lymphe und dadurch bedingt zu **Lymphödemen**. An erster Stelle der Ursachen ist hier die Operation bei Mammakarzinom mit Ausräumung der Achsellymphknoten zu nennen. Die Haut ist extrem gespannt, es kommt schnell zu leichten Hauteinrissen und dadurch zu rezidivierenden Erysipelen.

Inspektionsbefunde und Effloreszenzen

Die Lymphangitis wird sichtbar durch einen schmerzhaften roten Streifen, der vom Ausgangspunkt die Lymphbahn entlang zieht. Betroffenen sind meist die Extremitäten. Da sich die Rötung gelegentlich nach proximal zuspitzt, entsteht eine Flammenform. Anschließend entzünden sich die Lymphknoten im Abflussgebiet (die axillären bei den Armen, die inguinalen bei den Beinen) mit den klassischen Entzündungszeichen: schmerzhafte Schwellung, Rötung und Druckschmerzhaftigkeit. Meist ist die Entzündung auf eine Lymphknotengruppe beschränkt.

Differenzialdiagnosen

- Zysten unter der Haut
- Reaktionen auf Stiche/Bisse
- Artefakte

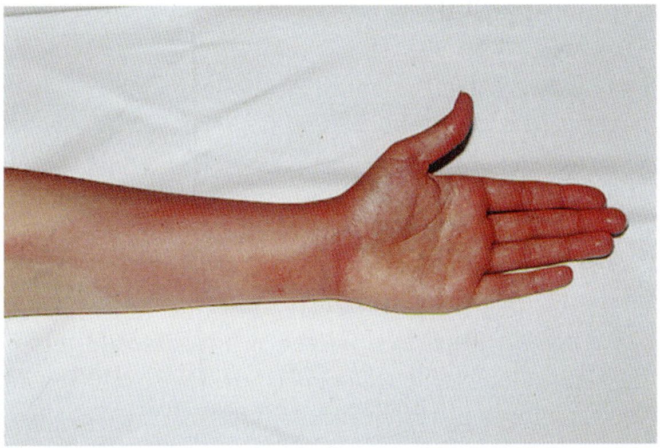

▸ **Abb. 3.186** Lymphangitis nach Insektenstich.

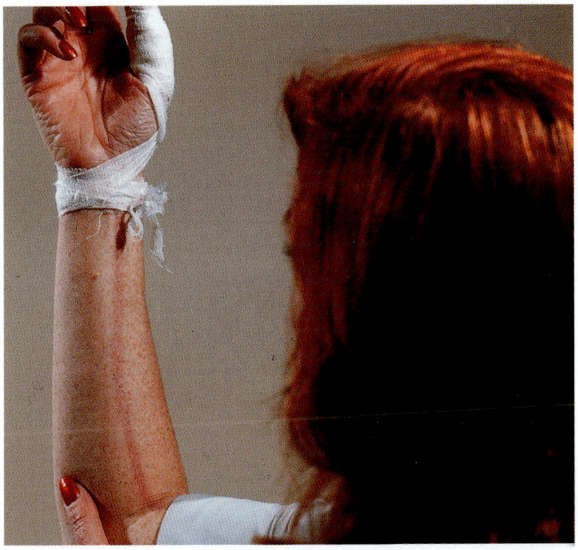

▸ **Abb. 3.187** Typische Lymphangitis am Unterarm mit deutlicher roter Linie.

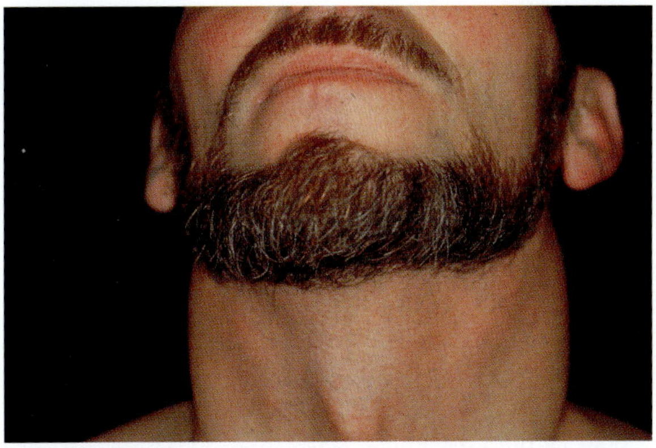

▸ **Abb. 3.188** Tuberkulöse Lymphadenitis am Hals bei Aids.

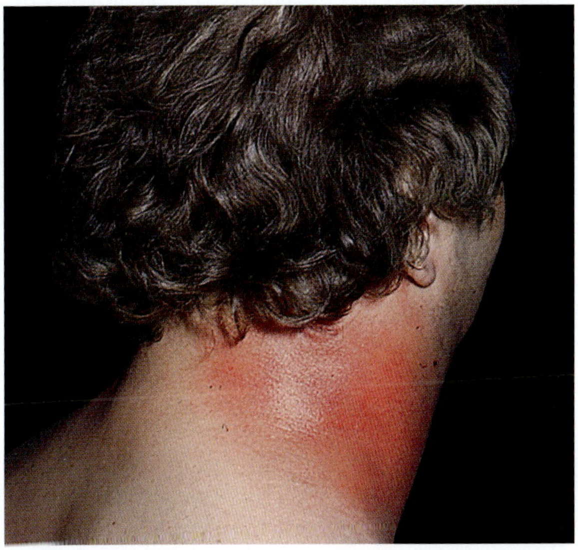

▸ **Abb. 3.189** Akute Lymphadenitis mit Abszessbildung nach Streptokokkeninfekt mit phlegmonöser Ausbreitung.

3.32

Malignes Melanom

Das Maligne Melanom ist der bösartigste Hauttumor und einer der gefährlichsten Krebsarten überhaupt. Die Dramatik besteht vor allem in der frühzeitigen Metastasierung und der Tatsache, dass er häufig als „Muttermal" fehlinterpretiert und somit zu spät als Krebs erkannt wird.

In Ländern mit hoher Sonnenexposition und vergleichsweise hellhäutiger Bevölkerung wie Australien und Neuseeland ist die Erkrankungsrate wesentlich höher, obwohl das Maligne Melanom nicht nur auf sonnenbeschienenen Körperstellen entsteht (▶ **Abb. 3.194**). Frauen sind etwas häufiger betroffen als Männer.

Der Krebs geht von den pigmentbildenden Zellen (Melanozyten oder Naevuszellen) der Haut, seltener der Schleimhaut, der Aderhaut des Auges oder den Hirnhäuten aus. Ursprungsort ist dabei meistens das Stratum basale der Epidermis.

Varianten, Besonderheiten

Es werden unterschiedliche Formen beschrieben je nach Ausbreitungsbestreben und histologischer Klassifikation:

- lentigo-maligna-Melanom (LMM): horizontal-intraepidermales Wachstum, eher bei älteren Menschen (▶ **Abb. 3.191**)
- superfiziell spreitendes Melanom (SSM): horizontal-intraepidermales und superfizielles dermales Wachstum (▶ **Abb. 3.193**)
- noduläres Melanom: vertikal-exoendophytisch (▶ **Abb. 3.192**)
- akrolentiginöses Melanom (ALM): an den Akren (Fingernagel u. a.) (▶ **Abb. 3.190**)
- primär okkultes Melanom (POM) in einem Leberfleck verborgen
- sonstige an nicht auffindbaren Stellen (z. B. Aderhaut)

Inspektionsbefunde und Effloreszenzen

Das Maligne Melanom entwickelt sich spontan auf gesunder Haut oder auf dem Boden eines (meist erhabenen) Naevuszellnaevus (Leberfleck, Muttermal). Lokalisationen sind Rücken, Bauch, Gliedmaßen (▶ **Abb. 3.195**), selten Auge, Hirn, Nagelbett, Zwischenzehenräume oder Schleimhäute.

Typischerweise erscheint das maligne Melanom schwarz-blau mit bizarrem Rand, bräunlichem und unregelmäßigem Hof. Die Effloreszenz ist erhaben, zeigt Blutungsneigung und lokale Parästhesien. In der Umgebung sind häufig und rasch Zeichen der Metastasierung zu finden: Satelliten (kleine neue Hauttumoren, ▶ **Abb. 3.192**) oder maligne Lymphknotenbefunde.

Differenzialdiagnosen

- verschiedene Varianten des malignen Melanoms
- andere Hauttumoren (Basaliom, Spinaliom)
- Pigmentflecken
- gutartige Naevi („Muttermale")
- Keratosen

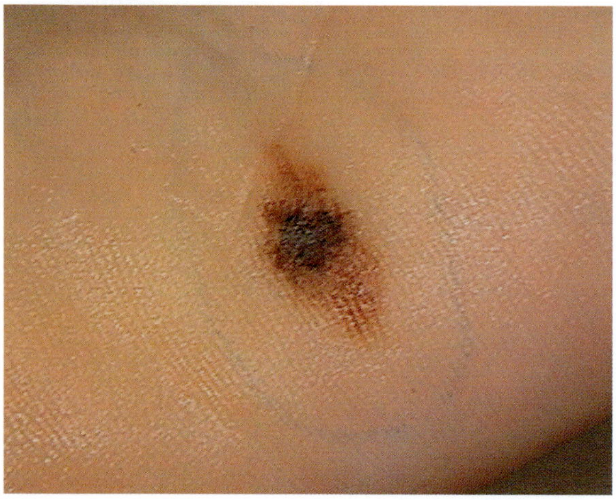

▶ **Abb. 3.190** Akrolentiginöses Malignes Melanom mit typischem unsymmetrischem Hof.

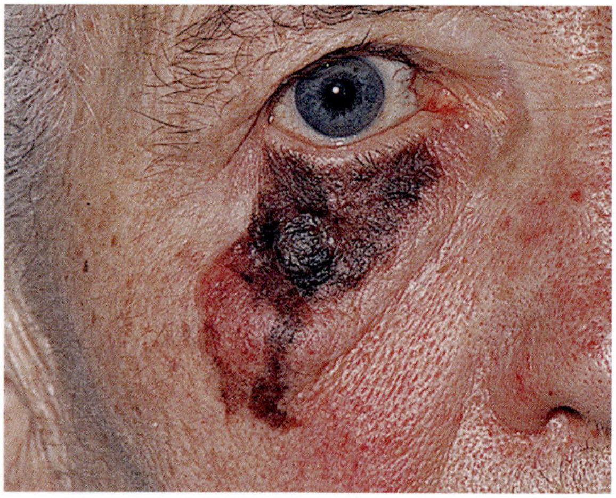

▶ **Abb. 3.191** Lentigo-maligna-Melanom bei 70-jähriger Patientin mit zentralem Melanomknoten.

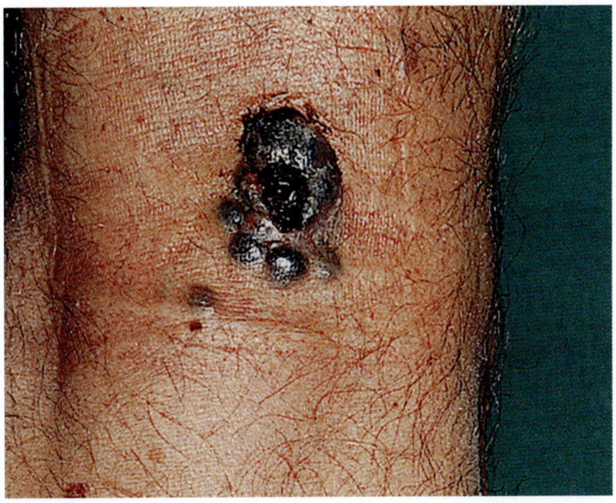

▶ **Abb. 3.192** Primär noduläres Melanom mit zentraler Erosion und kutanen Satellitenmetastasen bei 43-jährigem Mann.

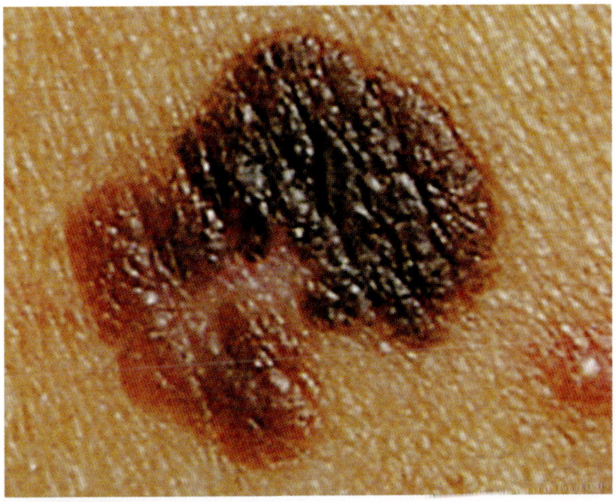

▶ **Abb. 3.193** Superfiziell spreitendes Malignes Melanom mit vielen Farben und wechselnder Struktur.

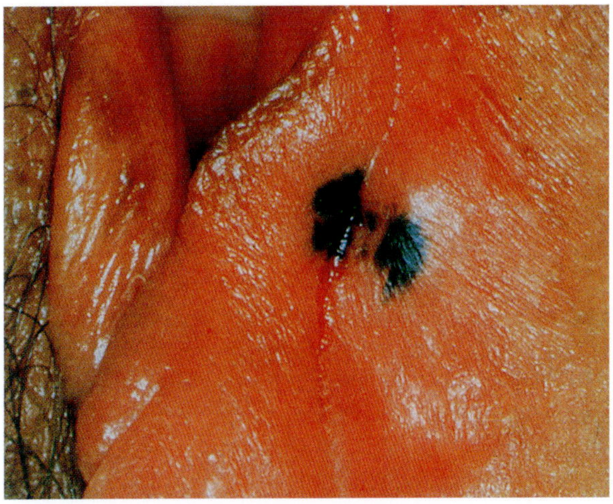

▶ **Abb. 3.194** Melanom im Sulcus interlabialis links.

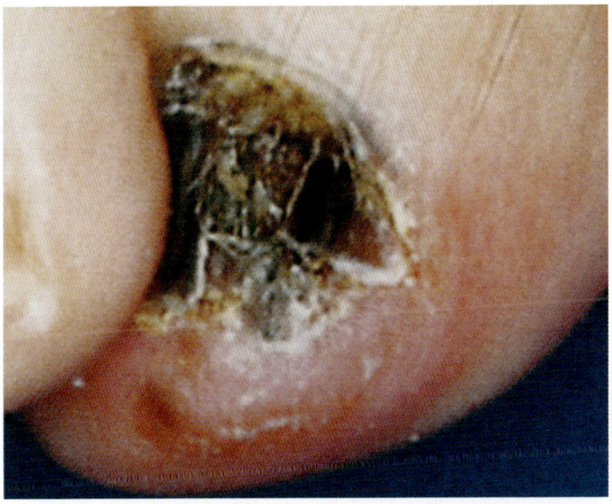

▶ **Abb. 3.195** Melanom am Zeh. Bereits aufgrund der kleinen braunen Makula an der Zehenspitze muss ein Tumor vermutet werden.

3.33

Masern

Die Masern (Morbilli) sind eine durch das Masernvirus hervorgerufene exanthemische Krankheit. Das Virus wird durch Tröpfcheninfektion übertragen. Nach einer Inkubationszeit von bis zu 14 Tagen kommt es zum Prodromalstadium (Dauer: 2–4 Tage) mit Fieber, Bronchitis, Konjunktivitis, Schnupfen und Kopfschmerzen. Im Mund sind ggf. sogenannte Koplik-Flecken (▶ **Abb. 3.200**) vorhanden. Nach kurzer Entfieberung breitet sich bei erneutem Fieberanstieg ein Exanthem aus. Milz und Lymphknoten können geschwollen sein.

Varianten, Besonderheiten

- abortive Masern: leichter Verlauf, diskretes oder fehlendes Exanthem
- hämorrhagische Masern („Schwarze Masern): einhergehend mit Einblutungen
- toxische Masern (Maligne Masern): bösartige, schnell zum Tode führende Form

Cave

Aufgrund der §§ 6,7 und 34 IfSG ist dem HP die Behandlung untersagt. Es besteht Meldepflicht.

Inspektionsbefunde und Effloreszenzen

Die Maserneffloreszenz zeigt sich als makulopapulöser Ausschlag. Er ist fleckig mit kleinen knötchenförmigen Erhebungen um die Haarfollikel, von orange-gelb-bräunlicher bis violettroter Farbe und evtl. hämorrhagisch. Das Exanthem beginnt oft hinter den Ohren, breitet sich über den Stamm auf die Gliedmaßen aus und konfluiert. Die Rückbildung erfolgt (oft schuppend) in gleicher Reihenfolge und hinterlässt evtl. Pigmentflecken (▶ **Abb. 3.196–3.199**).

Differenzialdiagnosen

- Röteln, Ringelröteln, Scharlach
- Arzneimittelexanthem (vor allem bei Mononukleose)
- Lupus erythematodes

Merke: Der HPA muss die oben genannten Kinderkrankheiten inkl. Windpocken, Röteln, Ringelröteln, Scharlach und Hand-Fuß-Mundkrankheit in der HP-Prüfung anhand der Effloreszenzen differenzieren können. Das Masernexanthem unterscheidet sich von den Effloreszenzen der anderen klassischen Kinderkrankheiten dadurch, dass die zunächst punktförmigen Hautflecken konfluieren.

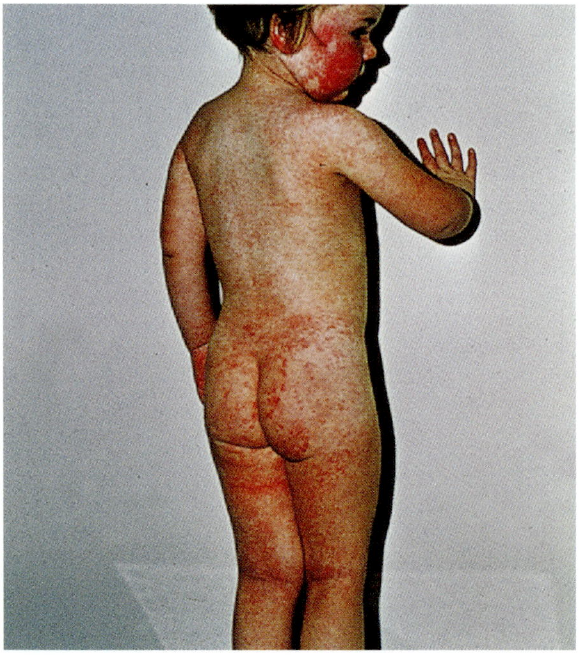

▶ **Abb. 3.196** Typisches Masernexanthem mit konfluierender Rötung.

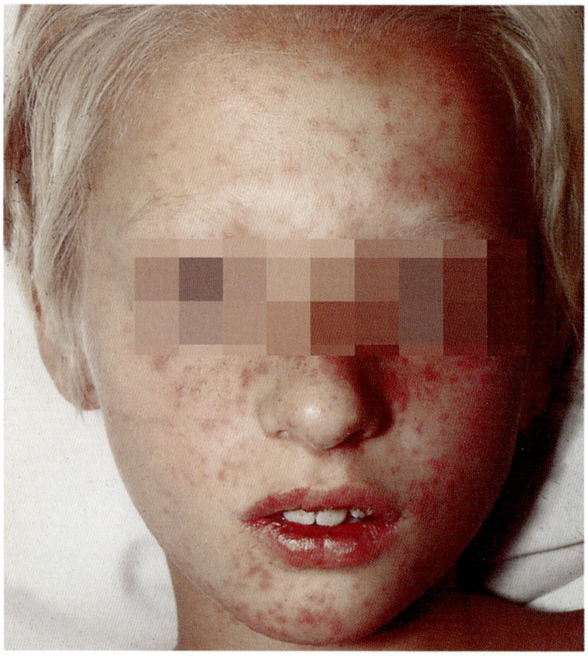

▶ **Abb. 3.197** Masernexanthem im Gesicht.

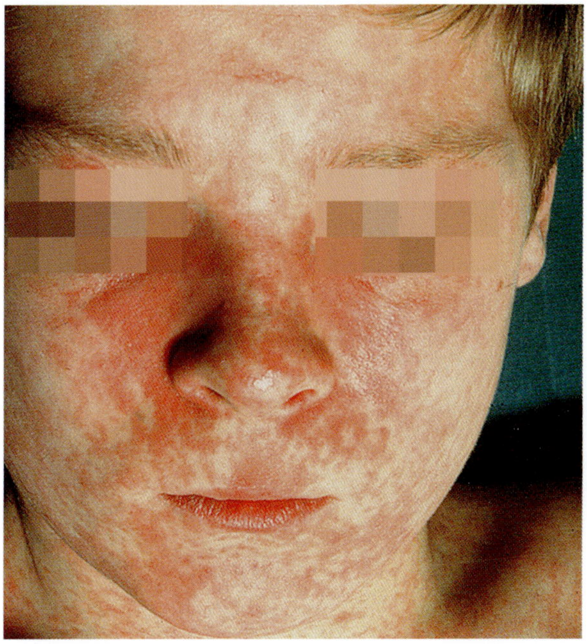

▶ **Abb. 3.198** Masernexanthem im Gesicht, konfluierend, makulös nicht juckend.

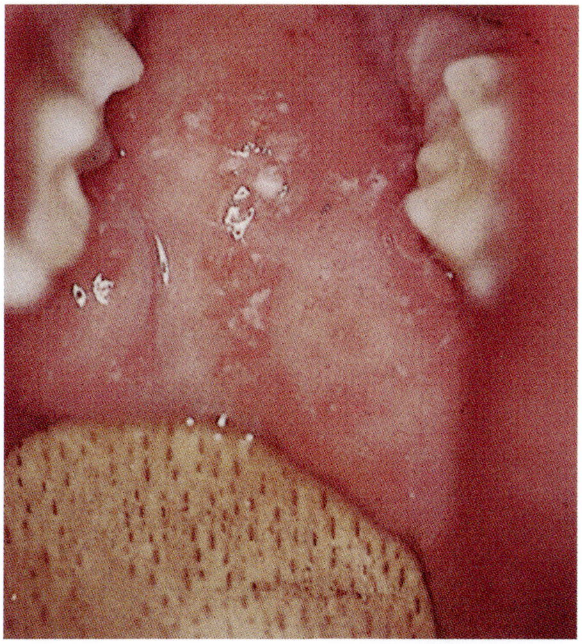

▶ **Abb. 3.200** Koplik-Flecken an der Wangenschleimhaut bei Masern.

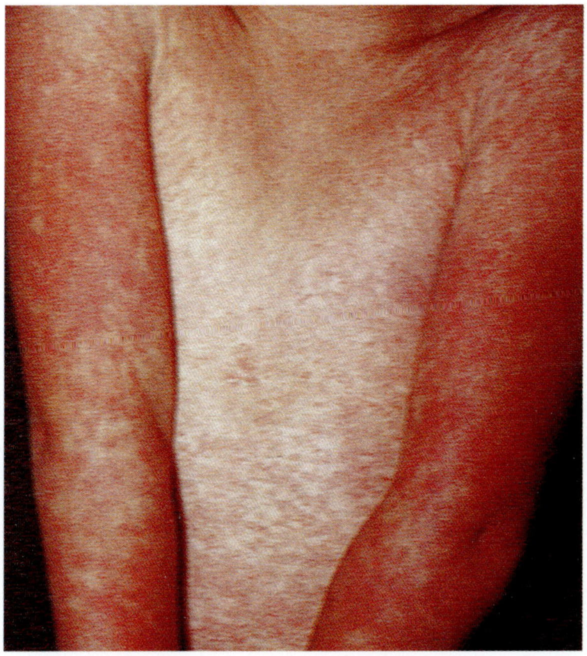

▶ **Abb. 3.199** Masernexanthem an Extremitäten und Stamm.

3.34

Morbus Raynaud und Raynaud-Syndrom

Der Morbus Raynaud gehört zu den funktionellen Vaskulitiden. Als vasospastisches Syndrom ist er gekennzeichnet durch akrale Durchblutungsstörungen an Händen oder Füßen, die sich mit z. T. massiver Blässe zeigen. Man unterscheidet die primäre von der sekundären Form.

- Der **primäre Morbus Raynaud** betrifft zu 80 % Frauen und ist funktionell bedingt. Blässe, Kälte und Parästhesien präsentieren sich anfallsartig. Als Auslöser sind Kälte, Nikotin und emotionaler Stress bekannt. Die Gefäßspasmen lösen sich von selbst.
- Das **sekundäre Raynaud-Syndrom** tritt im Rahmen einer anderen Grunderkrankung auf, z. B. Sklerodermie, systemischer Lupus erythematodes, arterielle Verschlusskrankheit oder als Medikamentenwirkung auf.

Inspektionsbefunde und Effloreszenzen

Die Akren werden weiß (▶ **Abb. 3.201**), bläulich livide oder (selten) rötlich (▶ **Abb. 3.202**). Oft sind nur einzelne Glieder betroffen. Beim chronischen sekundären Raynaud-Syndrom kommt es nicht selten zu Nekrosen, die an den Finger- oder Zehenspitzen beginnen (Rattenbissnekrosen).

Differenzialdiagnosen

- chronische Polyarthritis
- Akrozyanose
- Panarteriitis

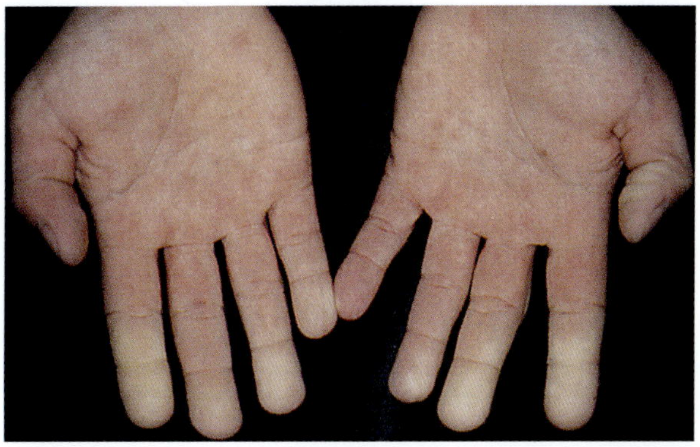

► **Abb. 3.201** Weißfärbung der Finger bei Morbus Raynaud.

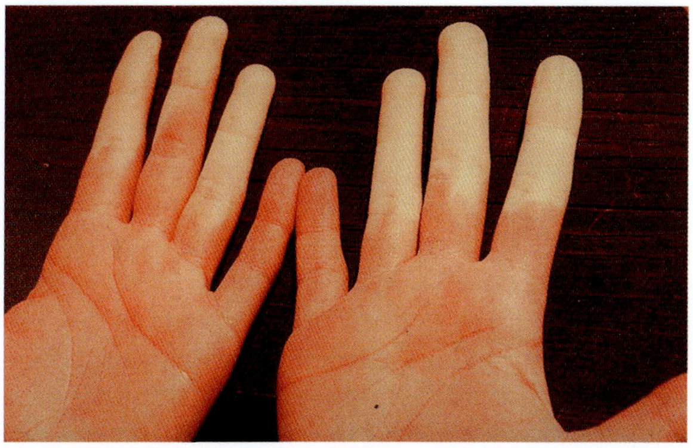

► **Abb. 3.202** Morbus Raynaud, Weißfärbung der Finger.

3.35

Mumps

Mumps (Ziegenpeter oder Parotitis epidemica) ist eine Infektionskrankheit der großen Ohrspeicheldrüse (Glandula parotis). Sie wird durch direkten Kontakt mit infektiösem Speichel übertragen und ist etwa vom zweiten Tag vor bis maximal sieben Tage nach Krankheitsbeginn infektiös. Die Inkubationszeit beträgt bis zu drei Wochen. Nach einem uncharakteristischen Prodromalstadium kommt es zur einseitigen, gelegentlich auch beidseitigen entzündlichen Schwellung der Parotis. Die Drüsenausführungsgänge sind gerötet und die Patienten (meist Kinder) klagen über Schmerzen beim Kauen sowie bei Seitneigung des Kopfes. In 75% der Fälle sind auch andere Speicheldrüsen betroffen.

Varianten, Besonderheiten

Mumps kann zahlreiche Komplikationen zur Folge haben: Meningitis, Meningoenzephalitis, Orchitis, Epididymitis (mit drohender Sterilität) Pankreatitis (mit Diabetes mellitus als Komplikation), Mastitis, Ovariitis, Bartholinitis.

Cave

Aufgrund des §34 IfSG ist dem HP die Behandlung untersagt.

Inspektionsbefunde und Effloreszenzen

Bei Mumps ist die Parotis teigig und schmerzhaft geschwollen und das Ohr der betroffenen Seite steht ab (▸ **Abb. 3.203**). Bei der Inspektion finden sich im Mund entzündlich gerötete Ausführungsgänge der Speicheldrüse(n) (▸ **Abb. 3.204**).

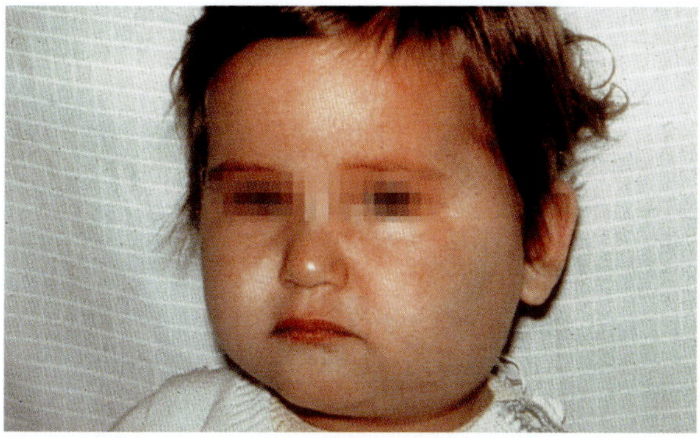

► **Abb. 3.203** Linksseitige Parotisschwellung bei einem einjährigen Kind.

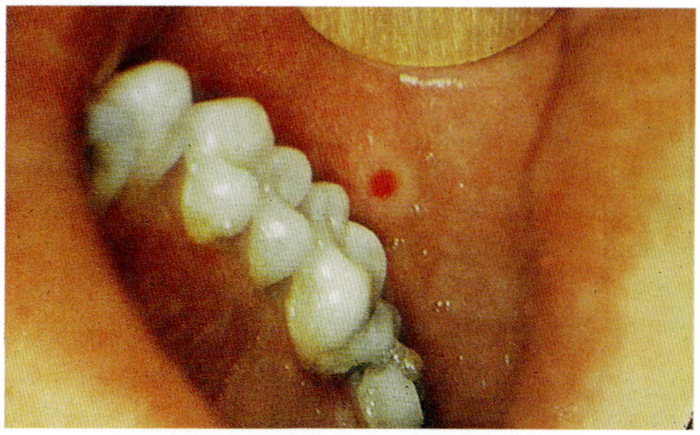

► **Abb. 3.204** Papillitis bei Mumps.

3.36

Mykosen

Mykosen sind Infektionen durch Pilze. Sie können sich lokal an der Haut bzw. den Hautanhangsgebilden, an den Schleimhäuten oder als systemische Mykose äußern. Da ein intaktes Immunsystem in der Regel keine Erkrankung durch Pilze zulässt, kann man bei Mykosen auf eine Immunschwäche des befallenen Organismus schließen.

Varianten, Besonderheiten

Man unterscheidet grob drei Typen von Pilzen, die zu bestimmten Erkrankungsformen führen:

- **Fadenpilze** (Dermatophyten): Tinea pedis (Fuß ▶ **Abb. 3.214**), Tinea barbae (Bart ▶ **Abb. 3.213**), Tinea capitis (Kopf ▶ **Abb. 3.215**), Onychomykose (Nagel ▶ **Abb. 3.216**), Tinea superficialis (generalisiert, ▶ **Abb. 3.212**).
- **Sprosspilze** (Hefepilze): Durch Hefepilze der Gattung Candida ausgelöste Pilzerkrankungen werden als **Kandidosen** bezeichnet. Der häufigste Vertreter ist die Unterart Candida albicans. Die Kandidose der Schleimhäute bezeichnet man als **Soor**. Je nach Lokalisation unterscheidet man die kutane (▶ **Abb. 3.208**), die interdigitale (▶ **Abb. 3.205**), die orale (▶ **Abb. 3.206**, ▶ **Abb 3.207**) und die genitale (▶ **Abb. 3.210**) Kandidose sowie die Windelkandidose (▶ **Abb. 3.209**) und die Paronychie. Malassezia furfur, ein weiterer Hefepilz, ist für die Pityriasis versicolor (▶ **Abb. 3.211**, ▶ **Abb. 3.252**) verantwortlich und eine harmlose Hauterkrankung.
- **Schimmelpilze** befallen meistens die Schleimhäute (Darm, Respirationstrakt).

Ergänzende Hinweise

Dermatophyten werden in der Regel lokal mit Breitspektrumantimykotika sowie bei schwerem Befall auch oral behandelt. Hier ist die Prophylaxe von besonderer Bedeutung: Haut trocken halten, Fußpflege beachten (z. B. in öffentlichen Bädern). Hefen und Schimmelpilze reagieren sehr gut auf Nystatin.

Inspektionsbefunde und Effloreszenzen

- **Tinea:** häufig begrenzter, geröteter, schuppender Herd; im Gesicht erhabener Rand bis zur Pustelbildung; intertriginös häufig mit schmerzhaften Rhagaden; als Onychomykose gelbliche verdickte, z. T. bröckelige Nägel
- **Kandidose:** gerötet, mazerierte, weißlich-schmierig belegte Areale; typisch sind satellitenartig in die Peripherie versprengte Papeln und Pusteln.

Differenzialdiagnosen

- Erythema migrans
- Arzneimittelexanthem
- leukämische Infiltrate
- Skabies
- Hauttumoren (Malignes Melanom, Basaliom, Spinaliom)
- Hautmetastasen

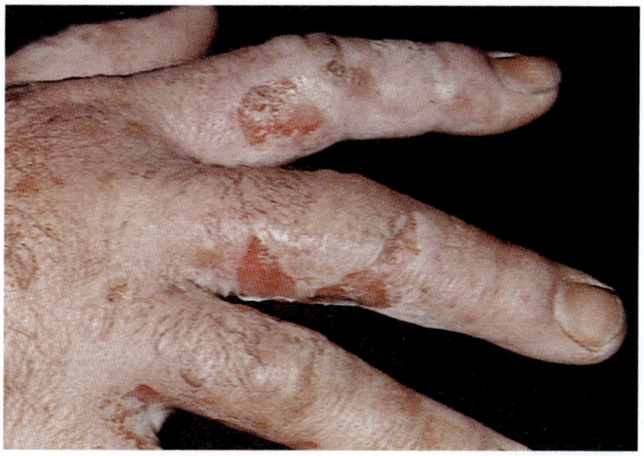

▸ **Abb. 3.205** Interdigitale Kandidose, hier mit multiplen erodierten Herden.

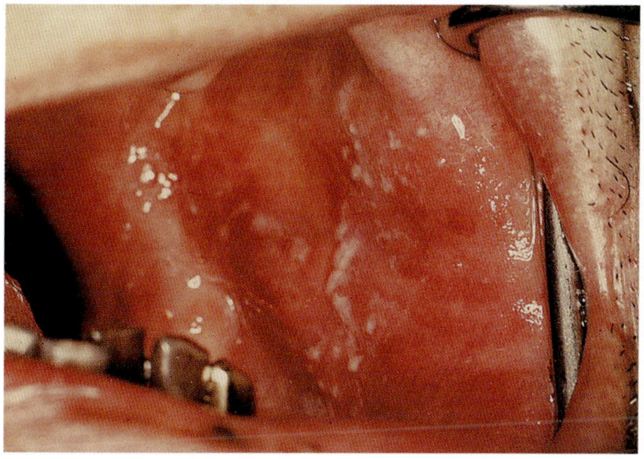

▸ **Abb. 3.206** Kandidose der Wangenschleimhaut; typisches Aussehen „wie gezuckert“.

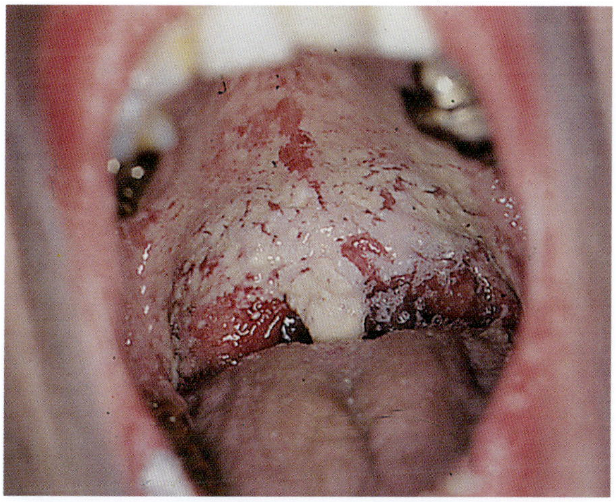

▸ **Abb. 3.207** Kandidose der Mundschleimhaut; hier ausgedehnter Befall des Gaumens bei Aids.

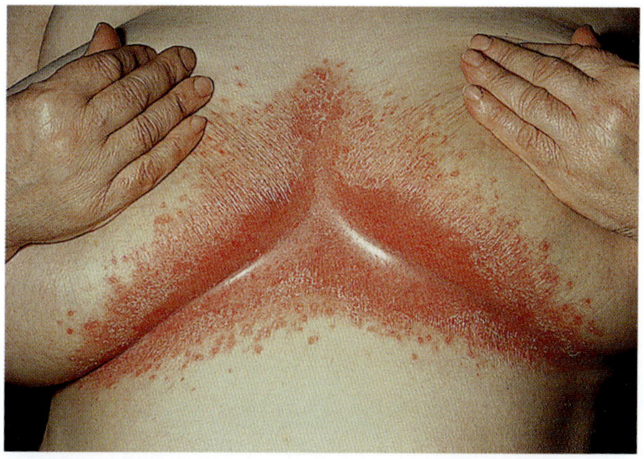

▸ **Abb. 3.208** Submammäre Kandidose mit Candida albicans.

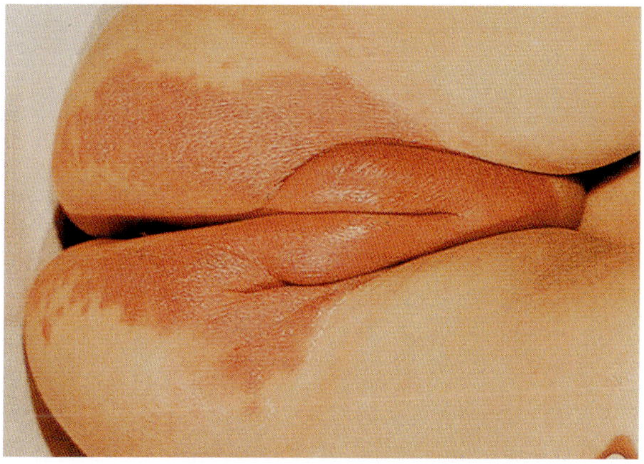

▸ **Abb. 3.209** Windeldermatitis mit Soor.

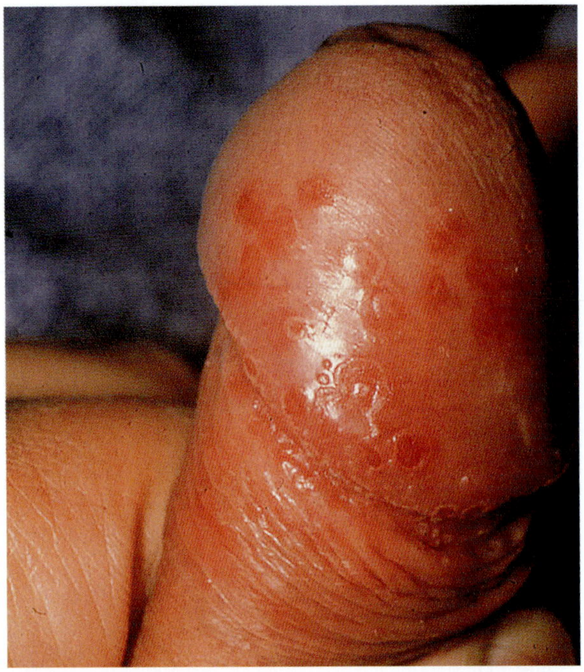

▸ **Abb. 3.210** Candidabalanitis.

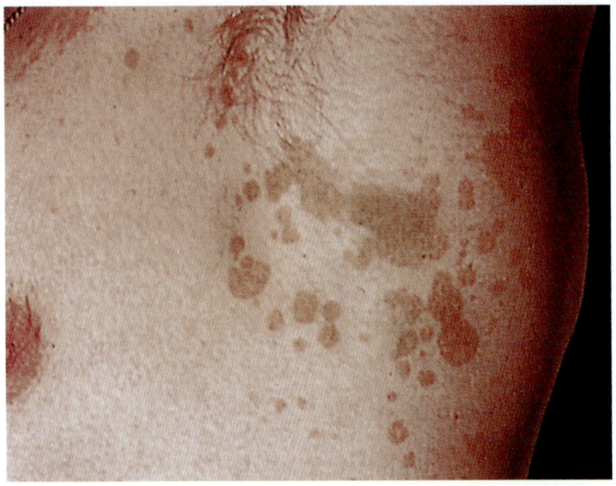

▸ **Abb. 3.211** Pityriasis versicolor rubra. Häufige, nicht entzündliche, harmlose Mykose mit zahlreichen bräunlichen Flecken am Rumpf.

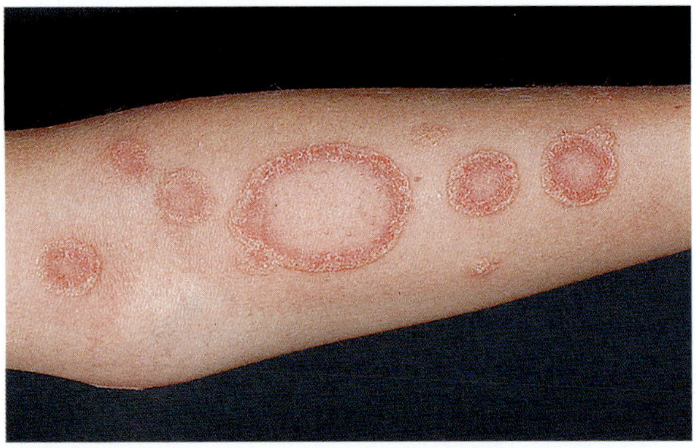

▸ **Abb. 3.212** Tinea superficialis. Stark juckende, runde Herde, kleine, gerötete, juckende Stellen, die sich ringförmig ausbreiten. Sie werden durch einen dunkleren Randwall scharf begrenzt.

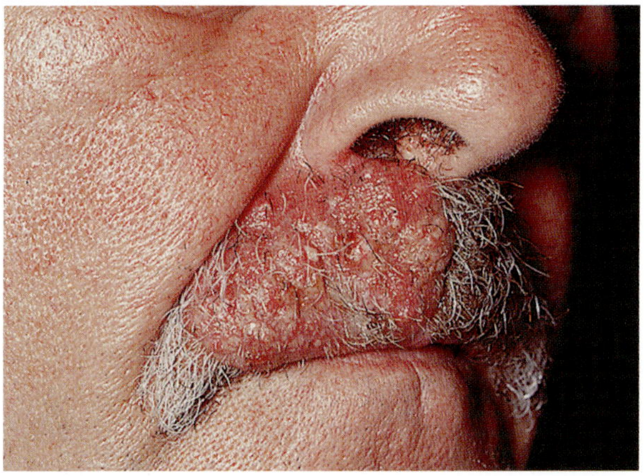

► **Abb. 3.213** Tinea barbae.

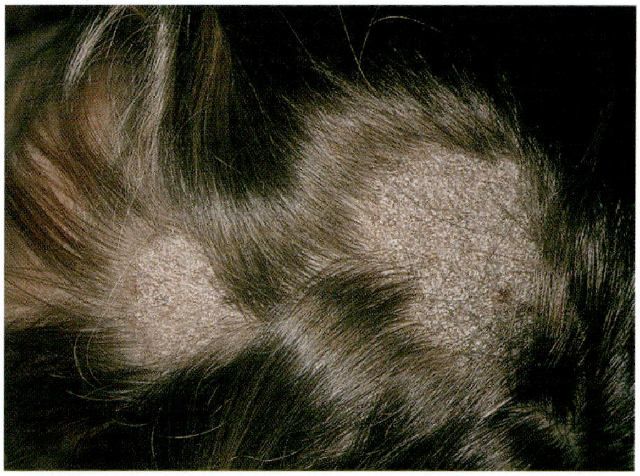

► **Abb. 3.215** Tinea capitis superficialis. Kreisrunde, scharf begrenzte, haarlose Stellen, die teilweise von dichten, gräulichen Schuppen bedeckt sind. Infektionsquellen sind Kaninchen oder Meerschweinchen.

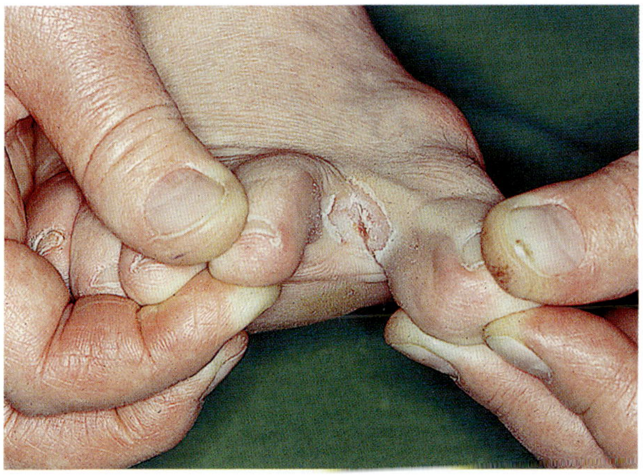

► **Abb. 3.214** Fußpilz (Tinea pedis) mit weißer, ausgequollener Haut und Rhagaden.

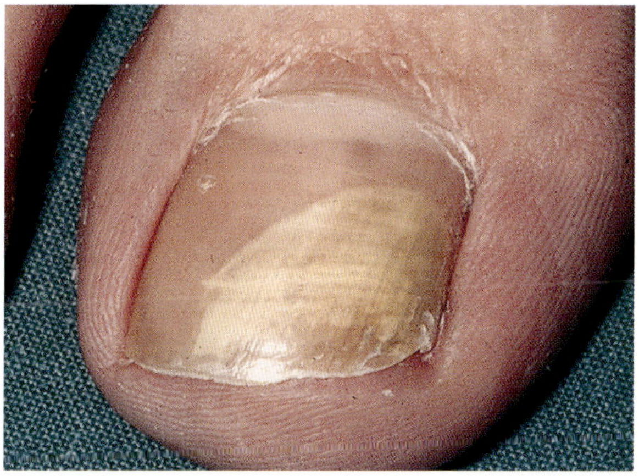

► **Abb. 3.216** Onychomykose.

3.37

Neurodermitis

Die Neurodermitis (atopisches Ekzem, endogenes Ekzem) ist eine häufige chronisch rezidivierende Hauterkrankung. Sie betrifft v.a. Atopiker, häufig mit einer Typ I-Allergie (erhöhtes IgE). Die Erkrankung beginnt meist in den ersten beiden Lebensjahren und zeigt sich oft schon nach dem dritten Lebensmonat mit einem ausgeprägten **Milchschorf.** Die Erkrankung kann bei Kindern spontan nach dem zweiten Lebensjahr abheilen.

Die Ätiologie ist nicht abschließend geklärt. Auslösend und verstärkend wirken Allergien z.B. gegen Hausstaubmilben, Pollen oder Nahrungsmittel, aber auch psychische Faktoren.

Komplikationen sind Superinfektion mit Streptokokken, Staphylokokken oder Herpes-Viren sowie Wasser- und Elektrolytverluste bei Säuglingen durch starkes Nässen.

Varianten, Besonderheiten

Bei Erwachsenen finden sich oft durch Kratzen bei starkem Juckreiz hervorgerufene Knötchen. Blickdiagnostisch relevant sind neben dem Ekzem das **Hertoghe-Zeichen** (Ausfall der seitlichen Augenbrauen, ▸ **Abb. 3.219**), die **Denny-Morgan Falte** (Doppelfalte des Unterlids; auch „Atopikerfalte") und der sog. **weiße Dermographismus**.

Ergänzende Hinweise

Die Therapie ist schwierig und erfolgt meist mit kortisonhaltigen Dermatologika, Antihistaminika, Ölbädern, rückfettenden Hautpflegesubstanzen, spezieller Diät und einer Therapie der zugrunde liegenden Allergien, z.B. Desensibilisierung.

Inspektionsbefunde und Effloreszenzen

Die Effloreszenz zeigt typische altersabhängige Lokalisationen, wobei fast stets Beugestellen besonders betroffen sind

- bis zum 2. Lebensjahr: Gesicht, Bauch, Windelbereich (▸ **Abb. 3.217**).
- bei Kindern und Jugendlichen Ellenbeuge und Kniekehle (▸ **Abb. 3.220**).
- bei Erwachsenen zusätzlich Gesicht, Hals, Stamm und Handrücken (▸ **Abb. 3.218**, ▸ **Abb. 3.222**).

Das Ekzem ist ebenfalls altersspezifisch unterschiedlich:

- Bei Kindern zeigt es sich teilweise akut nässend und verkrustend mit Rötung, Bläschen und Erosionen.
- Bei älteren Patienten verläuft es eher subakut oder chronisch mit Rötung, Lichenifikation und Rhagadenbildung (▸ **Abb. 3.220**, ▸ **Abb. 3.221**).

Grundsätzlich steht ein starker Pruritus mit Trockenheit im Vordergrund; massive Kratzeffekte bedingen Sekundäreffloreszenzen und Komplikationen. Durch langes Kratzen mit den flachen Nagelplatten der Finger werden die Fingernägel poliert; häufig bevorzugt an der Haupthand, also vorwiegend rechts und nicht an allen Fingern.

Differenzialdiagnosen

- Mykosen, Herpes, Skabies
- seborrhoisches Ekzem
- Keratosen
- Artefakt

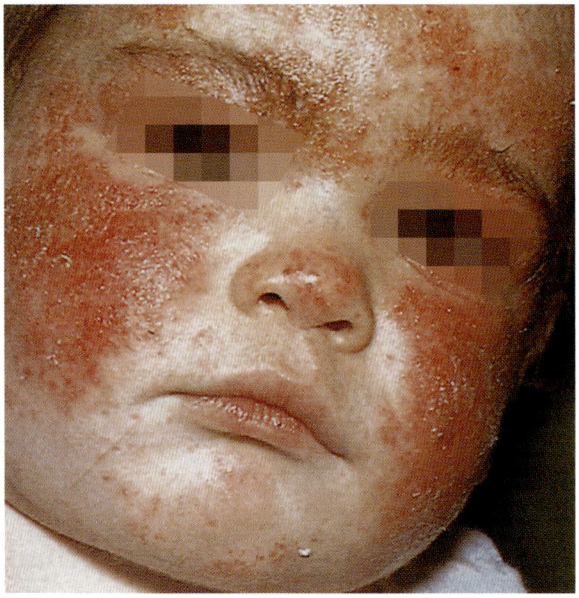

▸ **Abb. 3.217** Schuppenkrusten auf gerötetem Grund bei Milchschorf.

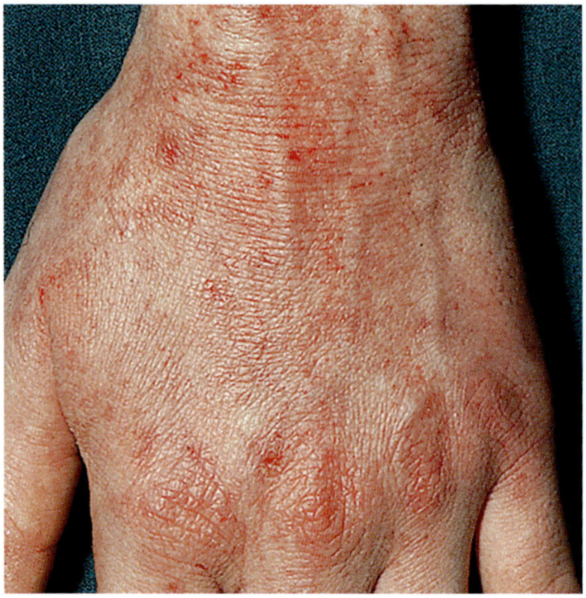

▸ **Abb. 3.218** Neurodermitis mit komplettem Hautbefall bei einem Kind.

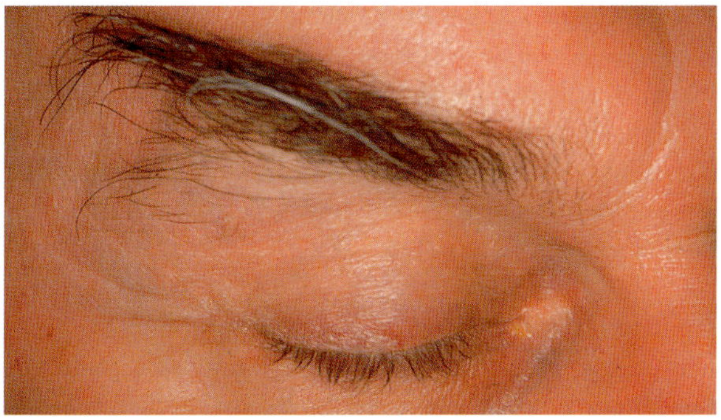

► **Abb. 3.219** Seitlicher Ausfall der Augenbrauenhaare (Hertoghe-Zeichen).

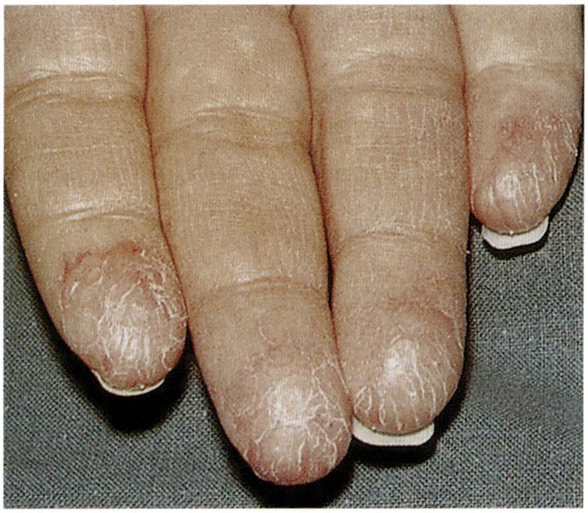

► **Abb. 3.221** Neurodermitis als Fingerkuppenekzem.

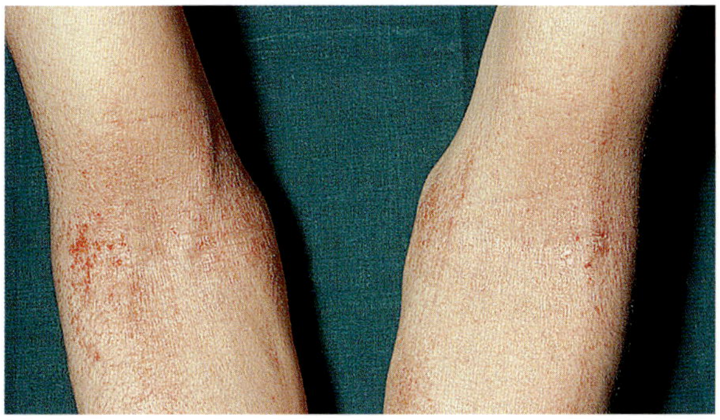

► **Abb. 3.220** Neurodermitis mit typischem Befall der Ellenbeugen: Lichenifikation mit multiplen Papeln.

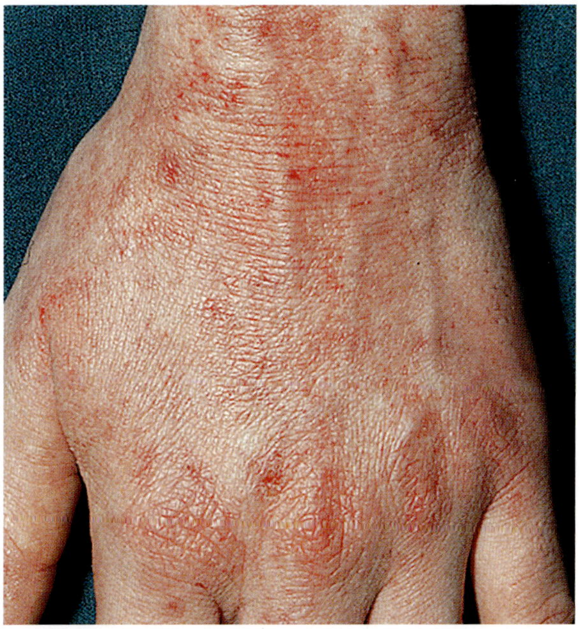

► **Abb. 3.222** Neurodermitis mit Lichenifikation und Exkoriation von Handrücken und Handgelenk.

3.38

Ödeme

3.38.1 Beinödem

Beinödeme sind ein häufiger Befund und haben vielfältige Ursachen, weswegen sie genau differenziert werden müssen. Die Patienten klagen meist über „dicke" oder „schwere Beine", Schuhe drücken und enge Strümpfe hinterlassen Druckstellen, v.a. dort, wo Gummis eingearbeitet sind.

Kardiales Ödem oder Ödem bei Niereninsuffizienz Das Ödem (▶ Abb. 3.226 und ▶ Abb. 3.227) ist stets beidseitig, eindrückbar und schließt die Zehen normalerweise nicht mit ein. Es ist in Bezug auf Farbe und Temperatur meist unauffällig, primär schmerzlos und wird bei einer Herzproblematik (v.a. Rechtsherzinsuffizienz) im Tagesverlauf deutlicher, während es im Rahmen einer Niereninsuffizienz morgens ausgeprägter ist. Bei begleitender venöser Insuffizienz kommen Befunde wie Gefäßzeichnungen, Hyperpigmentierung und Hautatrophien bis hin zu Ulzerationen hinzu.

Venös bedingtes Ödem Die Schwellung bei Thrombose der tiefen Beinvenen (▶ Abb. 3.229 und ▶ Abb. 3.233) tritt so gut wie nie beidseitig auf. Oft besteht gleichzeitig eine Thrombophlebitis, sodass sich meist die klassischen Entzündungszeichen Rötung, dumpfer Schmerz, Schwellung (mit Bildung sogenannter Glanzhaut aufgrund der Hautspannung) und Überwärmung sowie meist nur leichte Funktionseinschränkungen zeigen. Bei dezenten Schwellungen sollte der Beinumfang im Seitenvergleich gemessen werden. Wichtig sind anamnestische Fragen nach möglichen Ursachen (Immobilität, abgebrochene Heparinisierung, Risikofaktoren u. a.).

> **Cave**
> **Aufgrund der Gefahr von Lungenembolien sind tiefe Beinvenenthrombosen lebensgefährlich.**

Lymphödem Das Ödem entsteht durch einen Abflusstau der Lymphflüssigkeit. Diese tritt meist einseitig auf, seltener beidseitig z. B. bei Lymphogranuloma venereum, Hodgkin-Lymphom im fortgeschrittenen Stadium oder nach beidseitiger inguinaler Lymphknotenentfernung (z. B. bei Metastasierungen). Hautfarbe und Temperatur sind meist unauffällig, das Ödem an sich ist nicht schmerzhaft. Häufig sind auch die Zehen betroffen (positives **Stemmer-Zeichen** (▶ Abb. 3.224). Ein älteres oder/und schlecht drainiertes Lymphödem ist „nicht eindrückbar", d. h., es zeigt keine bleibenden Hautdellen (▶ Abb. 3.223 und ▶ Abb. 3.225).

Myxödem Das Myxödem tritt bei Schilddrüsenfunktionsstörungen auf. Bei der **Hypothyreose** (▶ Abb. 3.236 und ▶ Abb. 3.237) tritt es generalisiert auf, bei der **Hyperthyreose** – insbesondere der Basedow-Form – lediglich prätibial (▶ Abb. 3.234 und ▶ Abb. 3.235). Es handelt sich um eine teigige, faltige, schmerzlose und nicht eindrückbare Schwellung (im oben beschriebenen Sinne). Hautverfärbungen können auftreten, sind aber nicht charakteristisch.

Lipödem Das Lipödem (▶ Abb. 3.230–Abb. 3.232) betrifft meist Frauen und ist vor allem am Oberschenkel mit Ausdehnung auf den Beckengürtel lokalisiert. Es handelt sich um eine druckschmerzhafte Fetteinlagerung, deren Hintergrund nicht geklärt ist. Nicht selten tritt es in Kombination mit einem Lymphstau als **Lipolymphödem** auf.

Inspektionsbefunde und Effloreszenzen

Ermitteln Sie zur Differenzierung von Beinödemen v. a. zu folgenden Aspekten:

- Hat sich das Ödem rasch entwickelt?
- Verändert es sich im Tagesverlauf?
- Besteht es ein- oder beidseitig?
- Sind die Zehen betroffen?
- Schmerzt das Ödem oder lässt sich Schmerz provozieren?
- Zeigen sich bleibende Abdrücke oder Vertiefungen nach kräftigem Druck mit dem Finger?
- Finden Sie Entzündungszeichen?
- Gibt es weitere Ödeme an anderen Körperstellen?

3.38.2 Gesichtsödem

Neben der Gesichtsfarbe und/oder auffälligen Effloreszenzen ist eine Schwellung des Gesichts bzw. einer isolierten Kopfpartie häufig ein früher Sichtbefund. Sie sind also gut beraten, auch hier eine rasche Differenzierung vorzunehmen. Die wichtigsten Ödeme sind:

Ödem bei Niereninsuffizienz Bei einer Niereninsuffizienz und/oder dem nephrotischen Syndrom kommt es aufgrund der Diuresestörung bzw. des Eiweißmangels zu Ödemen. Sie treten zunächst vor allem morgens an den Augenlidern auf, zunehmend aber auch an anderen Körperstellen mit geringem Gewebswiderstand bis hin zur Generalisierung. Die Haut ist oft schmutzig-blass und wird als café-au-lait-farbig beschrieben. Zur Färbung tragen verschiedene Pathomechanismen bei: eine renale Anämie, die Urämie und einen Ikterus. Es zeigen sich weitere Symptome der zugrunde liegenden Nierenerkrankung (▶ Abb. 3.228 und ▶ Abb. 3.238).

Allergisches Ödem Das allergische Ödem kann bei Kontakt mit Allergenen (z. B. Kosmetika, Haarwaschmittel), durch mechanische oder physikalische Reize (z. B. Vibrationen oder Hitze) oder im Rahmen einer allergischen Urtikaria auftreten. Es entwickelt sich meistens akut innerhalb von Minuten, seltener verzögert und kann spontan abschwellen, aber auch mehrere Tage anhalten. Es zeigt sich fast stets als juckende Schwellung mit Rötung der Haut. Eine Sonderform ist das Quincke-Ödem (▶ **Abb. 3.241** und ▶ **Abb. 3.242**).

Differenzialdiagnostisch kommt hier zunächst das **Erysipel** (▶ **Abb. 3.240**) in Betracht. Diese umschriebene Rötung durch eine Streptokokkeninfektion ist einseitig und klar abgegrenzt. Der Patient klagt über Fieber und ein meist deutlich eingeschränktes Allgemeinbefinden. Das Erysipel kann sich sehr rasch entwickeln und auch chronifizieren.

Myxödem Das Myxödem des Gesichts entsteht im Zusammenhang mit einer Hypothyreose durch Ablagerung von Mukopolysacchariden im Interzellularraum. Es ist von teigiger, faltiger Konsistenz mit prall elastischem Gewebe und blasser Haut. Nach Fingerdruck bleiben keine nachhaltigen Dellen zurück.

Mondgesicht Vor allem bei **Cushing-Syndrom** und Morbus Cushing kann es zu einem sogenannten **Mondgesicht** (Vollmondgesicht, Facies lunata, ▶ **Abb. 3.243**) kommen. Es handelt sich nicht um ein Ödem im eigentlichen Sinne. Die rundliche Gesichtsform ist Folge einer übermäßigen Fetteinlagerung v. a. im Wangenbereich. Das Gesicht ist meistens gerötet, eventuell mit bläulichroten Wangen, „Karpfenmund", Schrägstellung der Augen und Doppelkinn. Differenzialdiagnostisch muss zunächst auch an eine **Adipositas** (evtl. mit begleitender Hypertonie, die eine Röte provozieren kann) gedacht werden. Das wichtigste rasche Unterscheidungsmerkmal ist die dysproportionierte Fettverteilung beim Cushing (▶ **Abb. 5.32**).

Zu Schwellungen im Gesicht kann es auch unter Einwirkung von Östrogenen und Anabolika kommen, bei Lupus erythematodes (▶ **Abb. 3.239**), Autoimmunerkrankungen, Hypophysen- und Hypothalamustumoren (Fröhlich-Syndrom).

Inspektionsbefunde und Effloreszenzen

Beachten Sie bei Ödemen im Gesicht v. a. folgende Aspekte:

- Ist die Schwellung langsam aufgetreten oder hat sie sich rasch entwickelt?
- Ist das Ödem nur partiell oder betrifft es das ganze Gesicht/den gesamten Kopf?
- Welche Farbgebung liegt vor?
- Verändert sich das Ödem im Tagesverlauf?
- Zeigen sich Entzündungszeichen?
- Wie äußert sich die Erscheinung subjektiv für den Patienten (Schmerz, Juckreiz o. ä.)?

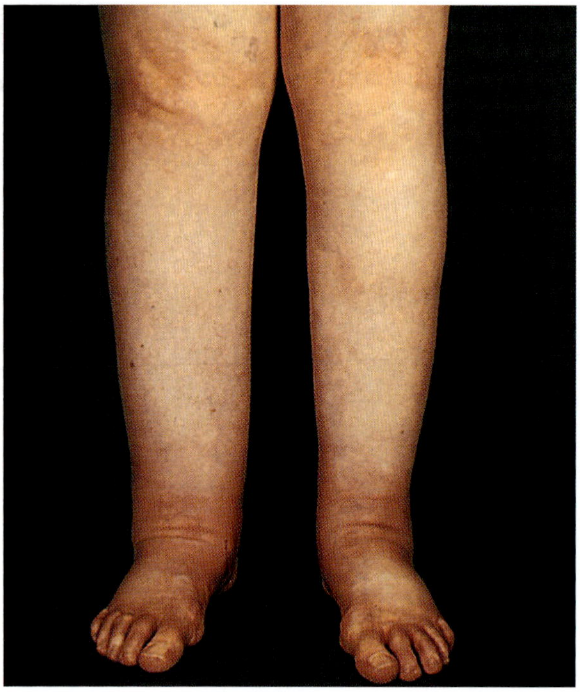

► **Abb. 3.223** Doppelseitiges Lymphödem der Beine nach operiertem und bestrahltem Vaginalkarzinom. Typisch ist die kissenartige Fußrückenschwellung, v. a. links.

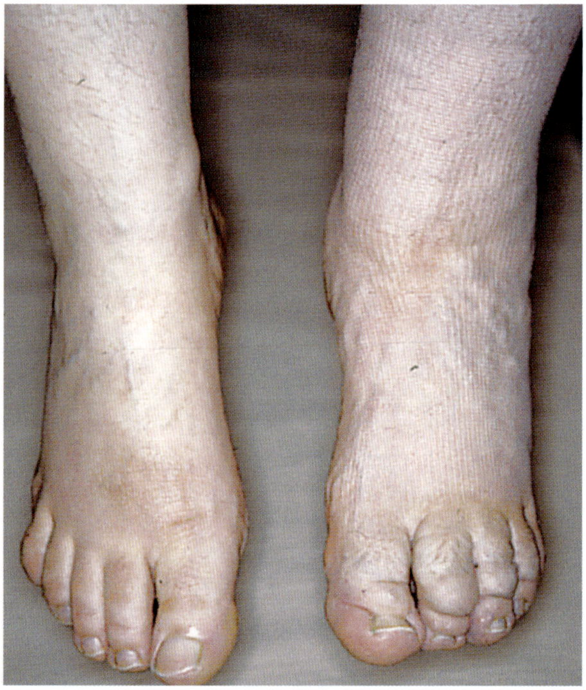

► **Abb. 3.225** Lymphödem am linken Fuß.

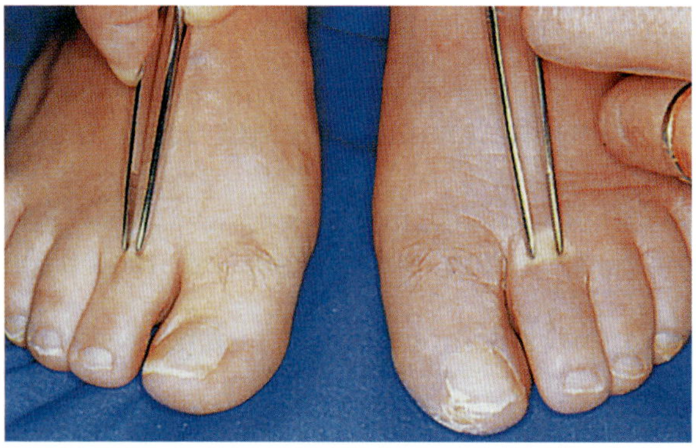

► **Abb. 3.224** Lymphödem mit positivem Stemmer-Zeichen am linken Fuß. Hier ist im Gegensatz zur linken Seite eine Hautfalte am Zehenrücken nicht abhebbar.

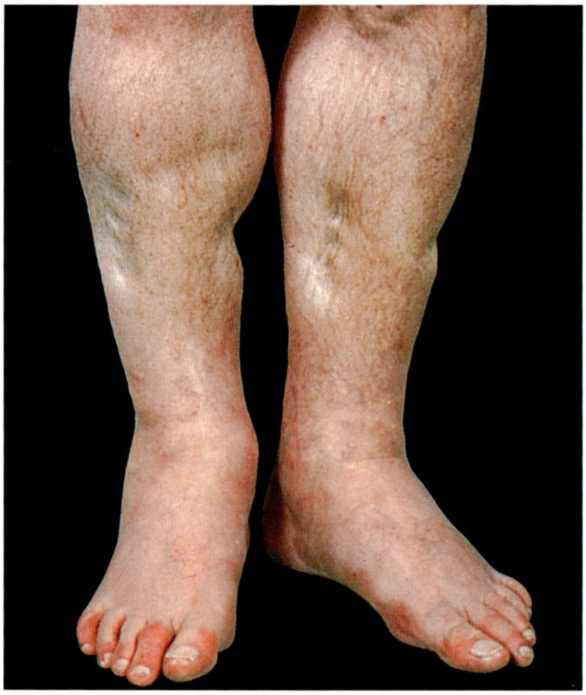

► **Abb. 3.226** Ausgeprägte Unterschenkel- und Knöchelödeme bei Herzinsuffizienz. Nach Fingerdruck sind selbst im Stand noch tiefe Dellen zu erkennen.

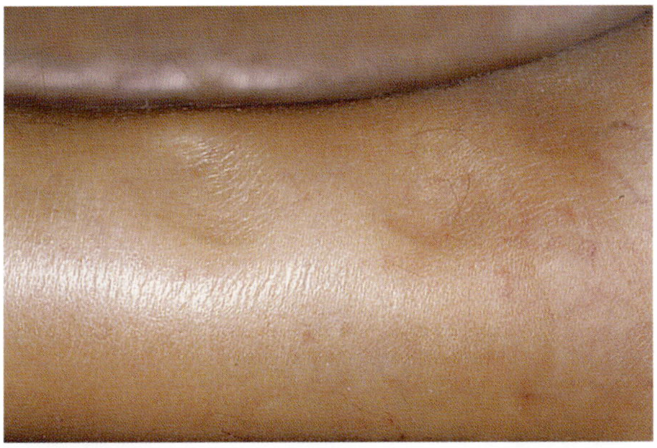

▶ **Abb. 3.227** Ödem bei dekompensierter Herzinsuffizienz, typisch hier die gut eindrückbaren Dellen.

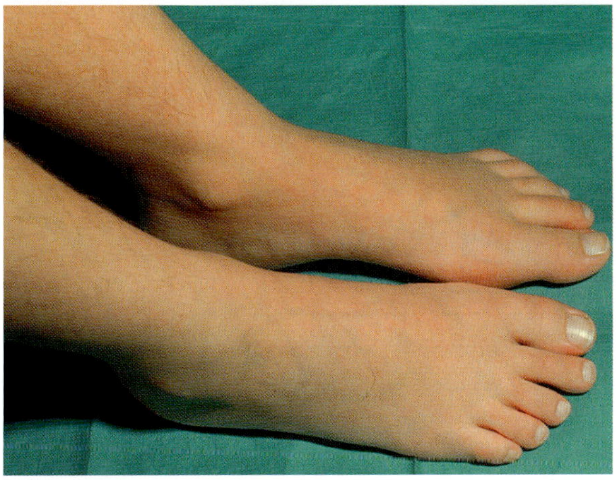

▶ **Abb. 3.228** Leichtes beidseitiges Fußrückenödem bei Niereninsuffizienz.

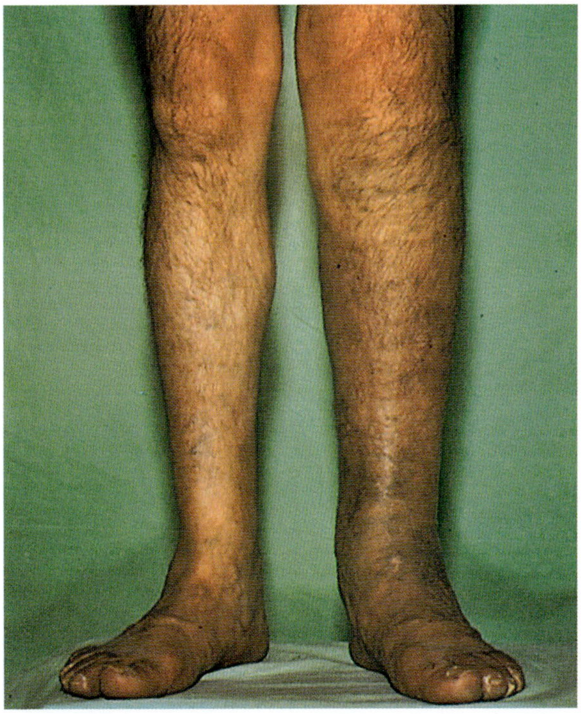

▶ **Abb. 3.229** Phlebödem des linken Beines bei angeborener Venenklappeninsuffizienz. Typisch ist die livide Verfärbung mit verstärkter Venenzeichnung.

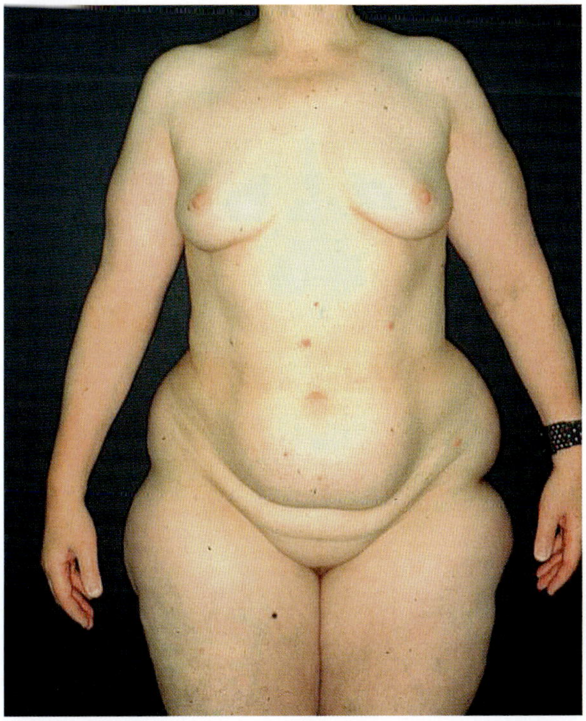

▶ **Abb. 3.230** Lipödem in der Ansicht von vorne.

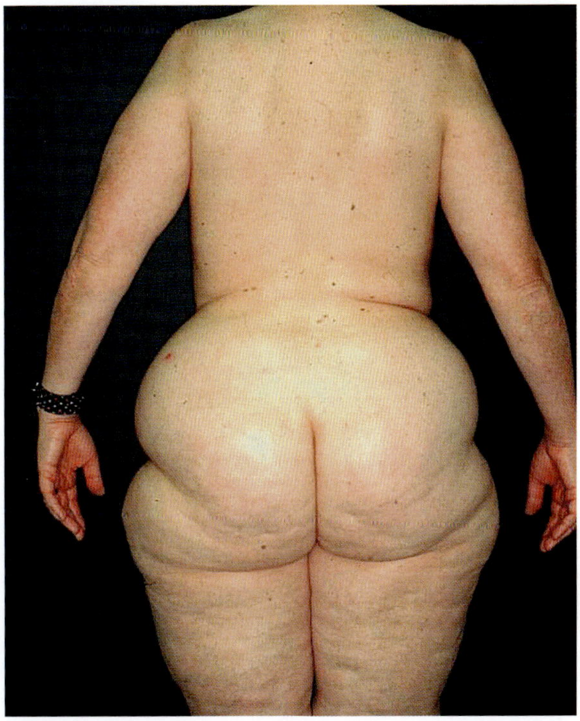

▶ **Abb. 3.231** Lipödem in der Ansicht von hinten.

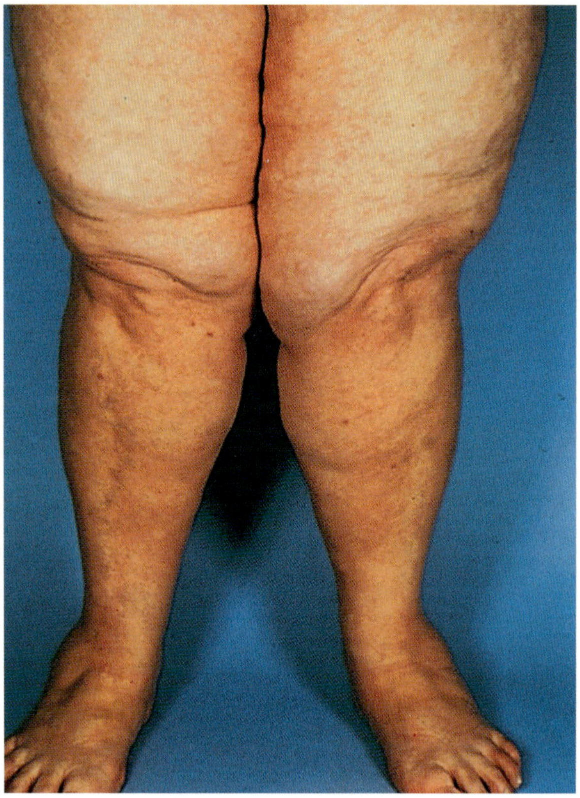

▸ **Abb. 3.232** Auf die Oberschenkel beschränktes Lipödem. Typisch ist der „kragenförmige“ Abschluss im Kniebereich.

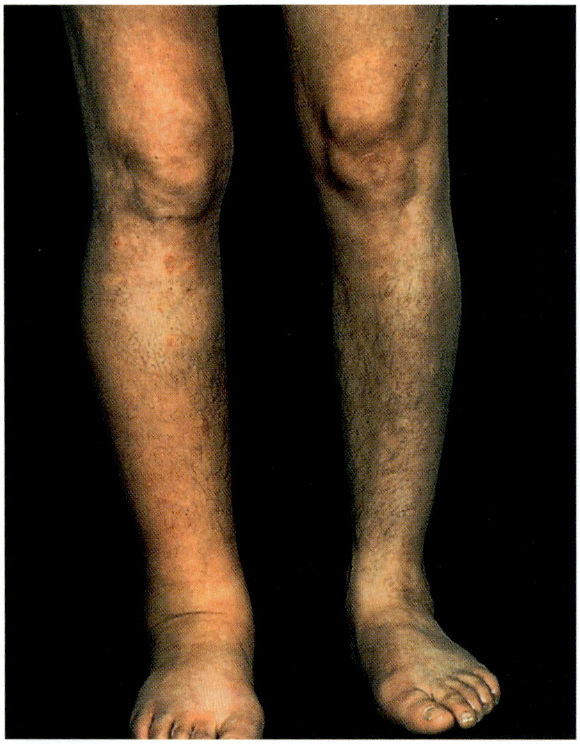

▸ **Abb. 3.233** Ödem am rechten Unterschenkel durch Abschnürung, erkennbar am abrupten Beginn in Knöchelhöhe.

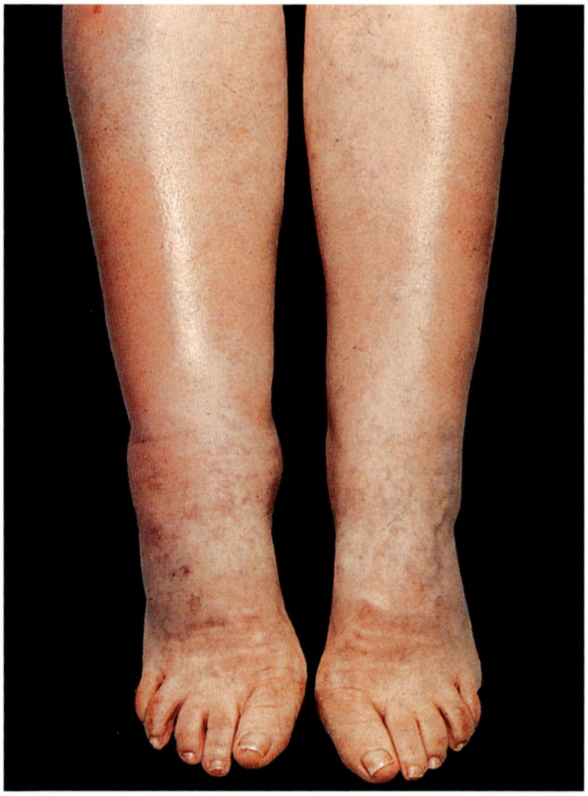

▸ **Abb. 3.234** Prätibiales Myxödem.

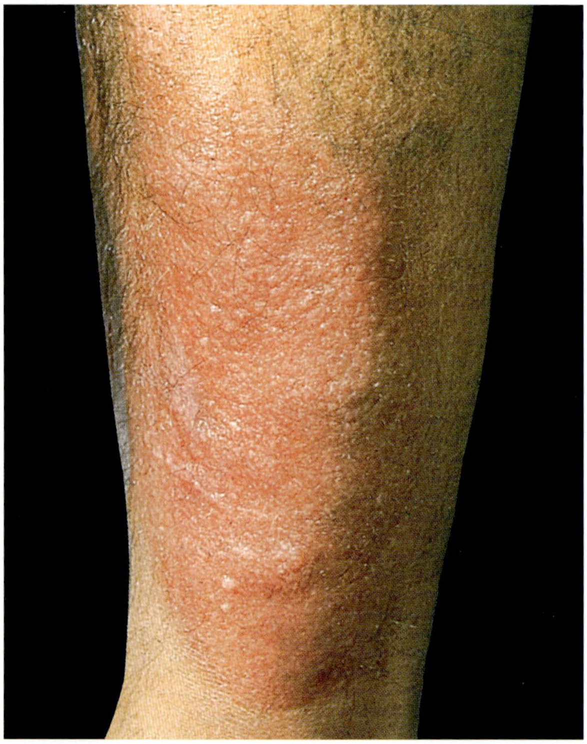

▸ **Abb. 3.235** Umschriebenes prätibiales Myxödem bei Basedow-Krankheit.

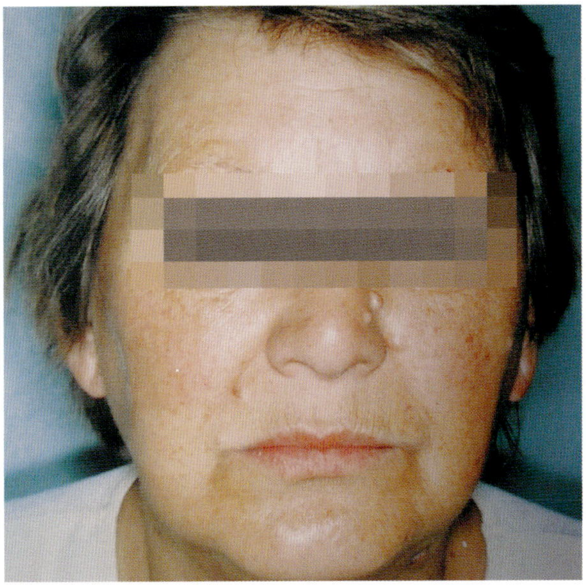

▸ **Abb. 3.236** Myxödem im Gesicht bei Hypothyreose.

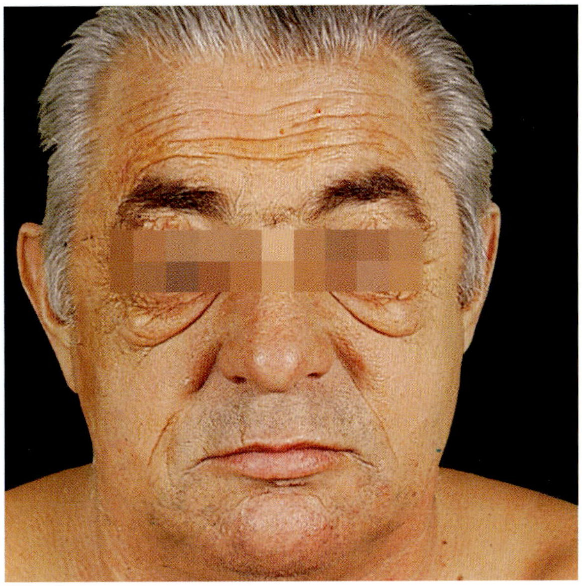

▸ **Abb. 3.237** Myxödem bei Hypothyreose. Typisches Gesicht bei einem 61-jährigen Patienten.

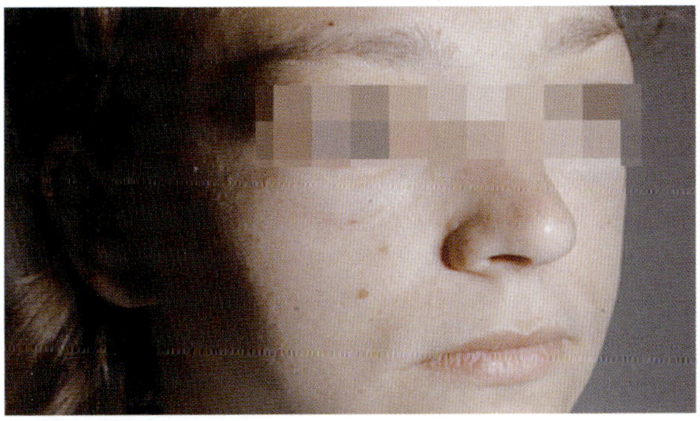

▸ **Abb. 3.238** Gesichtsödem bei Niereninsuffizienz, typisch sind die Lidödeme.

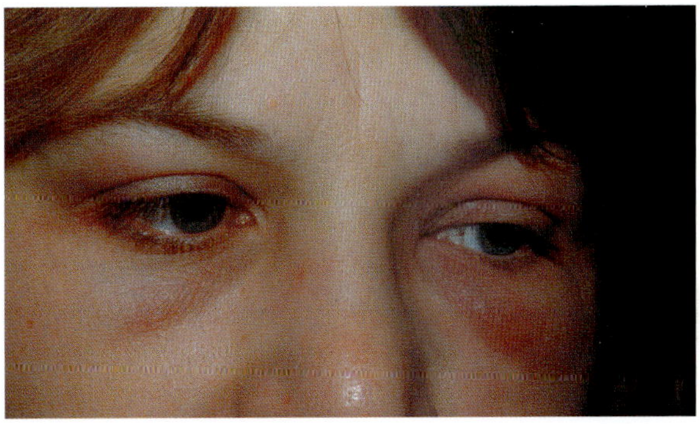

▸ **Abb. 3.239** Periorbitales Ödem bei Lupus erythematodes disseminatus. Gerötete Hautareale im Zuge der Kollagenose.

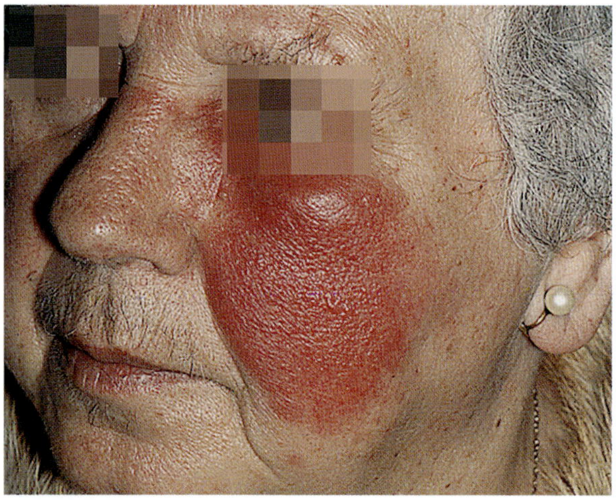

► **Abb. 3.240** Erysipel. Hochrote Schwellung der linken Wange mit flammenartigen Ausläufern zum Nasenrücken.

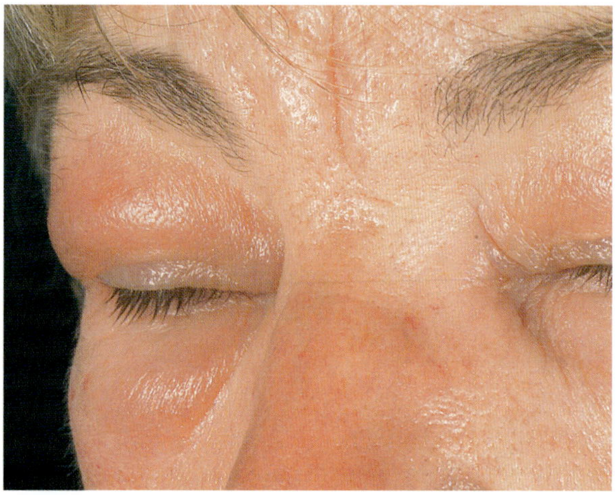

► **Abb. 3.241** Angioneurotisches Ödem (Quincke-Ödem) an den Augen durch Einnahme von Acetylsalicylsäure (ASS).

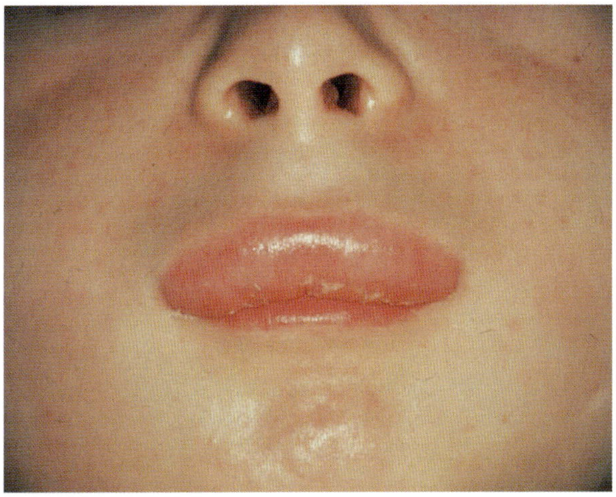

► **Abb. 3.242** Quincke-Ödem an den Lippen.

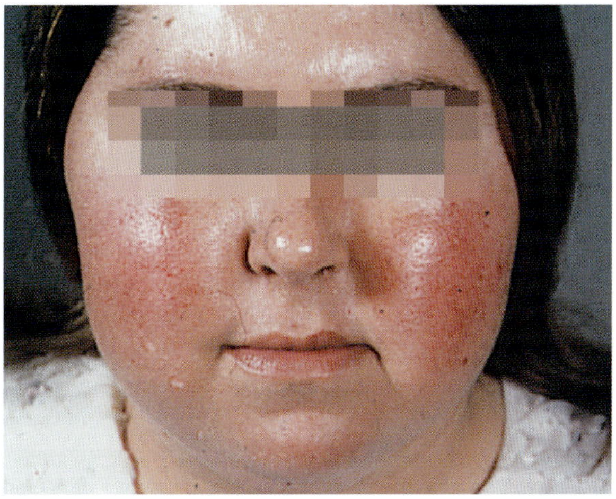

► **Abb. 3.243** Mondgesicht bei Morbus Cushing.

3.39

Pigmentstörungen

Haut- und Haarfarbe eines Menschen sind abhängig vom Pigmentgehalt (Melanin). Dieser ist durch ethnische Zugehörigkeit, genetische Faktoren (▶ Abb. 3.248) sowie in geringem Maße auch vom Geschlecht vorgegeben. Unterschiede finden wir physiologisch an verschiedenen Körperregionen. Im Alter sinkt die Melaninproduktion, weshalb u. a. die Haare grau bis transparent werden.

Von Pigmentstörungen spricht man, wenn eine Verminderung oder Erhöhung bzw. Verschiebung des Melaningehalts vorliegt. Dabei wird zwischen verschiedenen Formen der Hyper- bzw. Hypopigmentierung unterschieden sowie zwischen umschriebenen und generalisierten Erscheinungen.

Als Hintergrund einer Störung müssen zwei Mechanismen in Betracht gezogen werden:

- Eine **Störung der Melanozytenaktivität** durch eine veränderte Konzentration von MSH (Melanozyten-stimulierendes-Hormon, Melanotropin). MSH steuert die Melaninsynthese, die Melanozytenexpansion sowie die Pigmentdispersion. Die Störung geht meist vom Hypophysenvorderlappen aus und steht häufig in enger Verbindung zum Auf- und Abbau des Nebennierenrinden-stimulierenden Hormons ACTH. Bei Pigmentierungsstörungen sollten also die endokrinen Funktionen (besonders der Hypophyse und der Nebennierenrinde) sehr umfassend mit in Betracht gezogen werden.
- **Lokale Störungen** durch Traumen, Entzündungen oder Gewebsveränderungen (▶ Abb. 3.247), die an einer umschriebenen Lokalisation die Melanozyten zerstören oder in ihrer Aktivität beeinflussen. Enzyme wie Prostaglandine oder Interleukin-1 können im Rahmen von lokalen Entzündungen eine sogenannte **postinflammatorische Hyperpigmentierung** bedingen. Des Weiteren muss man an Tumoren, Histaminüberreaktionen und chronische Belastungen einzelner Hautareale denken, die in diesem Zusammenhang zum Tragen kommen können.

Hyperpigmentierung

Hyperpigmentierungen zeigen sich beim weißen Menschen zumeist als gelb-bräunliche Verfärbung einzelner Körperbereiche oder der gesamten Haut (▶ Abb. 3.244).

- Großflächige bis generalisierte Bronzehaut findet man bei der klassischen **Addison-Krankheit** aufgrund des MSH-Überschusses. Bevorzugt betroffen sind Handlinien, Narben und Lippen sowie sonnenexponierte Stellen (▶ Abb. 3.108 und ▶ Abb. 3.109).
- Eine fleckige Überpigmentierung tritt oft bei Schwangeren oder unter Einnahme oraler hormoneller Kontrazeptiva auf; das **Melasma** (oder auch Chloasma, Schwangerschaftsmaske) zeigt sich meist mit symmetrischen, scharf begrenzten, unregelmäßige Flecken, vorrangig im Gesicht (▶ Abb. 3.245) oder im oberen Thoraxbereich.
- **Postinflammatorische Hyperpigmentierungen** sind beim postthrombotischen Syndrom (▶ Abb. 3.246), beim Ulcus cruris, fixen Arzneimittelexanthem, bei Patienten mit chronischen Hautdefekten (z. B. Furunkel beim Diabetiker) oder anhaltendem Pruritus ausgeprägt, z. B. bei stark juckenden Dermatosen (▶ Abb. 3.252). Hier finden sich vor allem bräunliche, oft diffuse bis kleinfleckige Verfärbungen im direkten Zusammenhang mit dem primären Hautdefekt bzw. an den Stellen, die besonders stark durch Kratzen manipuliert werden (▶ Abb. 3.251).
- **Hauttumoren führen** meistens zu einer Hyperpigmentierung. Die Metastasen des malignen Melanoms können u. U. eine generalisierte Hyperpigmentierung nach sich ziehen. Neoplasmatische Prozesse können die Melaninproduktion erhöhen.
- Bei der **Urticaria pigmentosa,** der kutanen Form der Mastozytose, gehen die Hyperpigmentierungen aufgrund der erhöhten Histaminfreisetzung oft mit Quaddeln und Teleangiektasien einher. Hauptlokalisationen sind die Extremitäten.
- Selten liegt eine **perniziöse Anämie** als Auslöser vor.

Hypopigmentierung

Hypopigmentierungen liegen nur selten generalisiert vor. Eine komplette Störung der Melanin-Biosynthese bezeichnet man als **Albinismus.** Es handelt sich um eine Erbkrankheit, die an dieser Stelle nicht weiter erörtert wird.

Fleckige Hypopigmentierungen haben zahlreiche Ursachen, wobei die meisten Auslöser bis heute nicht abschließend geklärt sind:

- **Fehlfunktionen im endokrinen System**, z. B. bei Diabetes mellitus, Hyper- und Hypothyreose, Hyperparathyreoidismus und Störungen des Hypophysenvorderlappens, sind die häufigste Ursache. Hier muss nach weiteren Symptomen der jeweiligen Erkrankung gesucht werden.
- Gelegentlich treten bei einer **Schwangerschaft** Depigmentierungen ohne Krankheitswert auf, die sich nicht wieder zurückentwickeln.
- **Störungen des Immunsystems,** die sich gegen die Melanozyten richten, führen ebenfalls zu Depigmentierungen.
- Diskutiert werden **neurologisch-degenerative** Prozesse.
- **Vitiligo (Weißfleckenkrankheit):** Die häufigsten Lokalisationen der Vitiligo sind die Extremitäten (Unterarme, Handgelenke, Hände, Finger, Ellbogen, Füße), der obere Thoraxbereich, das Gesicht (▶ Abb. 3.249) und die Genitalien. Gedehnte Hautareale wie Fingerzwischenräume und Ellenbögen (▶ Abb. 3.258) sind bevorzugt betroffen. Die Flecke sind meist bizarr und unregelmäßig geformt, unterschiedlich groß, vereinzelt oder gruppiert. Nach einer Besserung der Problematik können kleinflächige Hyperpigmentierungen zurückbleiben. Die Vitiligo ist eine Erbkrankheit, kann

aber auch **nach Läsionen der Haut** auftreten, bei der die Melanozyten zerstört oder beeinträchtigt werden (► **Abb. 3.250**).

Ergänzende Hinweise

Depigmentierungen können auch nach Jahren reversibel sein. Die betroffenen Stellen sind weniger gegen Lichteinwirkungen geschützt und damit anfälliger für eine Entartung der Hautzellen (Hauttumoren).

Differenzialdiagnosen

- Hautverfärbungen ohne Einfluss der Pigmente (► **S. 64**), z. B. durch Einlagerungen von Farbstoffen oder Giften (z. B. Silber, Gold) oder Veränderungen der Durchblutungssituation (z. B. Anämie oder Zyanose)
- Manipulation der Pigmentierung z. B. durch Sonnenbank, Bräunungscremes
- Neurofibromatose (Recklinghausen-Krankheit)
- physikalische, mechanische und thermische Veränderungen (z. B. berufsbedingt)

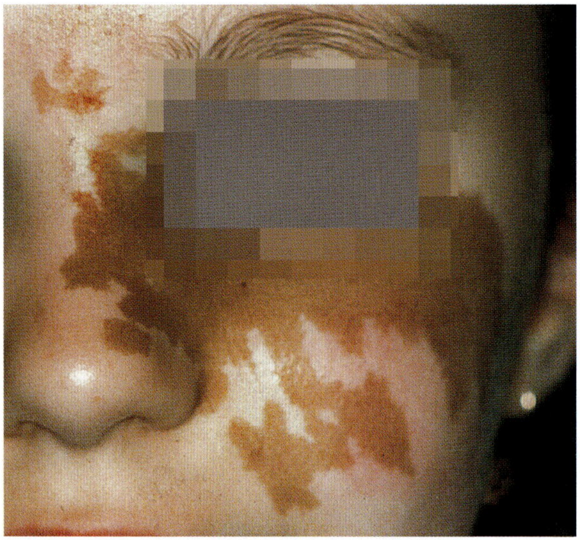

▶ **Abb. 3.244** Naevus pigmentosus oberflächlich ausgeprägt, harmlose Hyperpigmentierung.

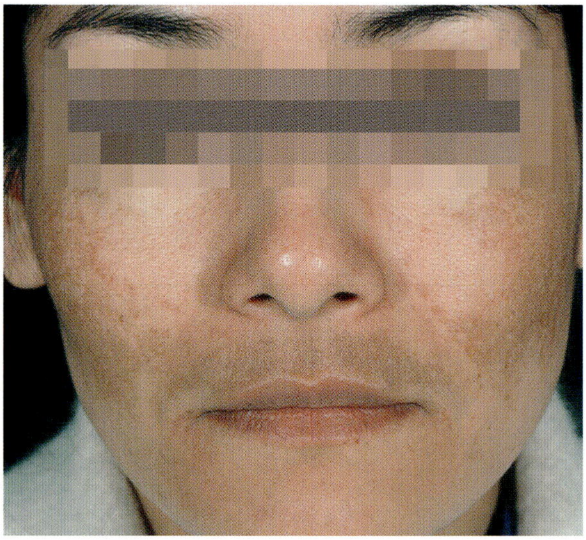

▶ **Abb. 3.245** Chloasma nach Einnahme von oralen Kontrazeptiva.

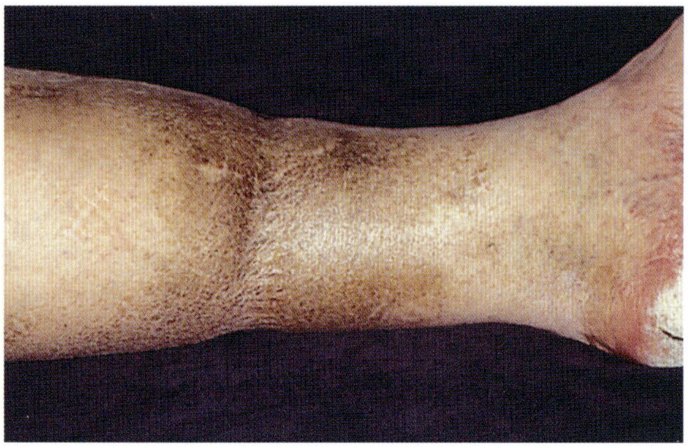

▶ **Abb. 3.246** Hyperpigmentierte Haut bei venöser Insuffizienz. Die Hyperpigmentierung ist auf die venöse Stauungsproblematik zurückzuführen (postthrombotisches Syndrom).

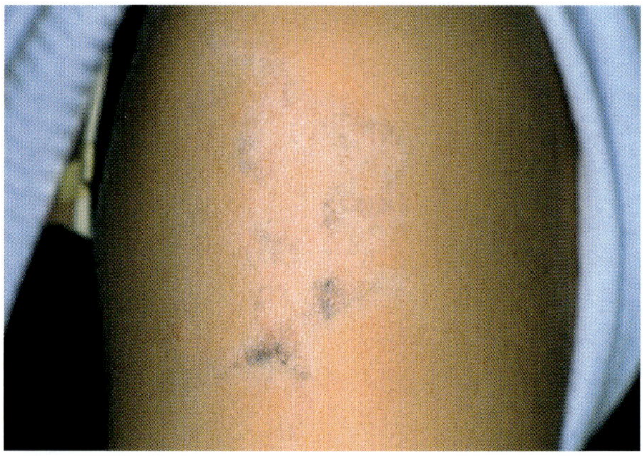

▶ **Abb. 3.247** Zustand nach Laserentfernung einer Tätowierung.

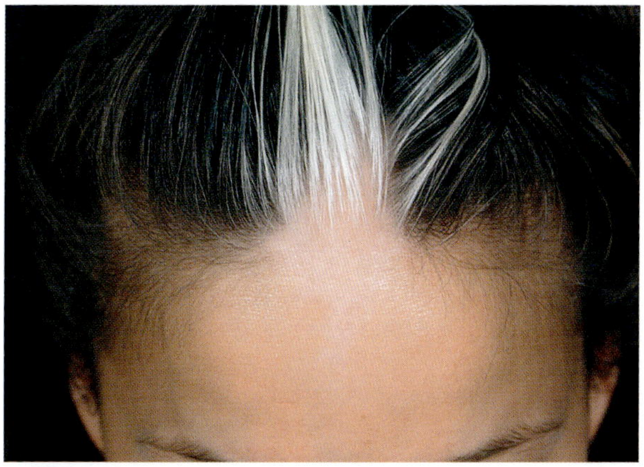

▶ **Abb. 3.248** Partieller Albinismus, vererbte Pigmentierungsstörung der Haut und Haare.

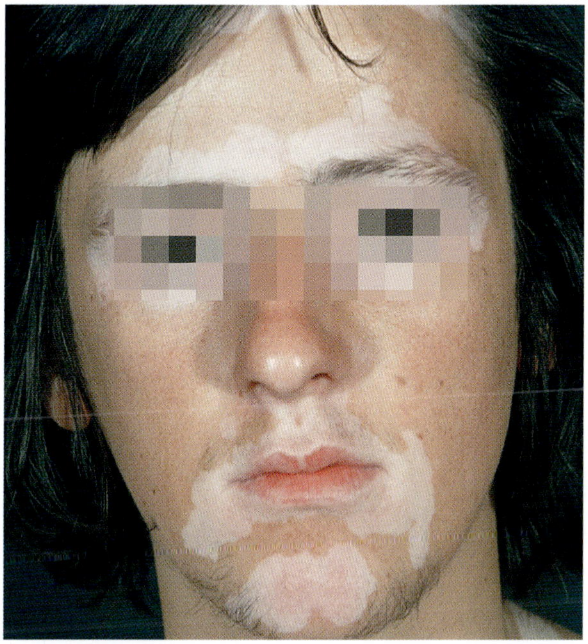

▶ **Abb. 3.249** Vitiligo mit pigmentfreien Hautflecken im Gesicht.

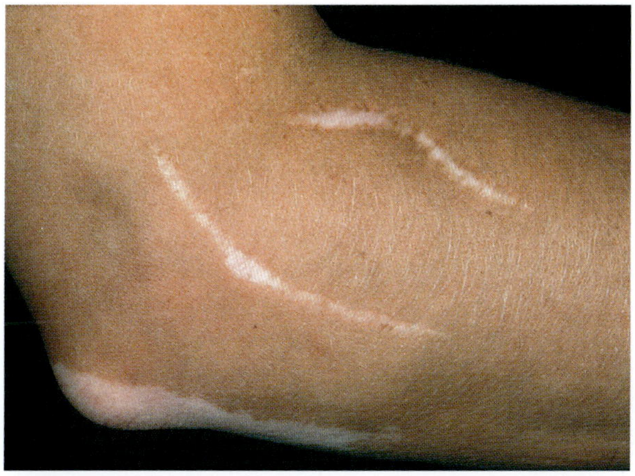

▶ **Abb. 3.250** Vitiligo nach mechanischer Hautreizung (Köbner-Phänomen).

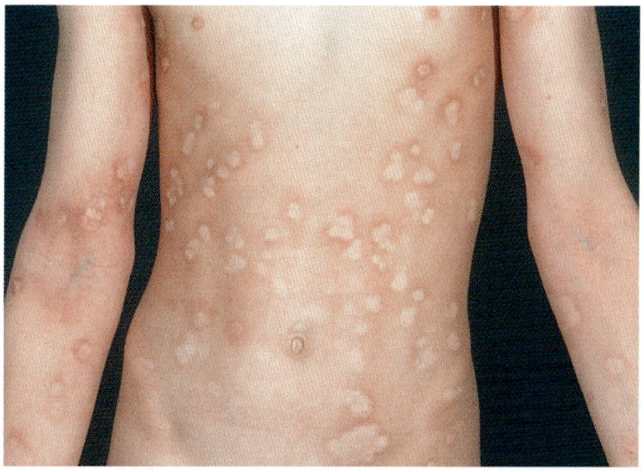

▶ **Abb. 3.251** Leukoderm nach durchgemachter fleckiger Hautentzündung.

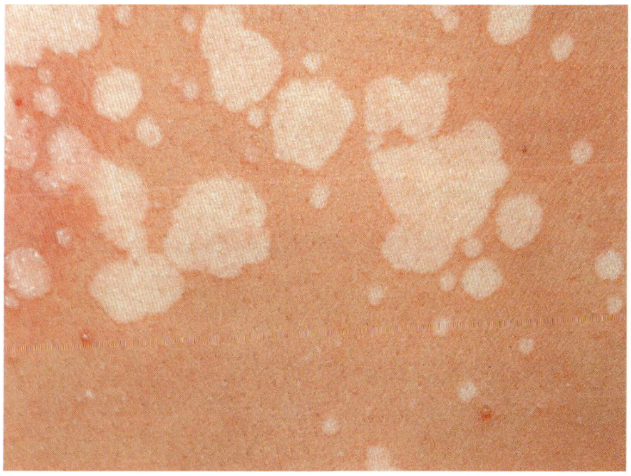

▶ **Abb. 3.252** Pityriasis versicolor alba durch den Hefepilz Malassezia furfur.

3.40

Psoriasis

Die Schuppenflechte (Psoriasis) ist eine chronisch-schubweise verlaufende entzündliche Hauterkrankung. Sie basiert auf einer Hyperproliferation der Epidermis durch ein überschießendes Wachstum der Keratinozyten. Die Erstmanifestation der häufigsten Psoriasis-Form findet im ersten bis dritten Lebensjahrzehnt statt.

Die Ursachen sind nicht geklärt. Als beeinflussende Faktoren sind aber bekannt: familiäre Disposition, endo- und exogene Auslöser wie Stress, physikalische und chemische Reize, Infekte, Alkohol und Medikamente (z. B. Betablocker, NSAID).

Varianten, Besonderheiten

Die Psoriasis zeigt zahlreiche Sonderformen, v. a.:

- **Psoriasis pustolosa** (generalisata): sterile Pusteln an den Läsionen über der Körper verteilt, häufig Befall der Handinnenflächen und Fußsohlen (Psoriasis palmaris/plantaris)
- **Psoriasis geographica:** bei massivem Hautbefall aufgrund des landkartenähnlichen Aussehens (► Abb. 3.258 und ► Abb. 3.259)
- **Psoriasis arthropathica** (Psoriasis-Arthritis, ► Abb. 3.263): rheumatische Gelenkbeschwerden, wobei häufig nur wenig Gelenke befallen (vor allem Interphalangeal- und Iliosakralgelenke); hier findet man oft eine HLA-B27-Assoziation.

Inspektionsbefunde und Effloreszenzen

Typisch sind scharfbegrenzte, rundliche, gerötete und leicht erhabene **Psoriasis-Plaques,** die nachfolgend eine silbrig-glänzende Schuppung ausbilden (► Abb. 3.254, ► Abb. 3.255 und ► Abb. 3.257). Die Größe variiert zwischen einigen Millimetern und mehreren Zentimetern, die auch zu großflächigen Läsionen konfluieren können. Häufige Lokalisation sind die Streckseiten der Extremitäten (► Abb. 3.253), der Lendenbereich (Analfalte) und der Haaransatz (► Abb. 3.256). Eine Ausweitung auf den gesamten Körper ist möglich. Die Erstmanifestation findet sich oft an der Streckseite des Ellenbogens (► Abb. 3.253).

Die talgartigen Schuppen lassen sich oft leicht entfernen **(Kerzenwachsphänomen)**. Dabei aber löst man auch tiefere Zelllagen und provoziert kleine punktförmige Blutungen (**Auspitz-Phänomen** oder Phänomen „des letzten Häutchens" bzw. „des blutigen Taus").

Häufig findet man an den Fingern **Nagelveränderungen** in Form von sogenannten Krümelnägeln (auch Tüpfel- oder Grübchennägel, ► Abb. 3.260) und Ölflecknägeln (► Abb. 3.261 und ► Abb. 3.262).

Gelegentlich kommt es zu Juckreiz und dann durch Manipulation nicht selten zu **sekundären Infektionen** (z. B. durch Pilze) mit entsprechend verändertem Erscheinungsbild.

Differenzialdiagnosen

- Pityriasis versicolor (rosea, alba) und andere Mykosen
- Keratosen, seborrhoisches Ekzem, Kontaktdermatitis
- Masern
- Reiter-Syndrom, systemischer Lupus erythematodes

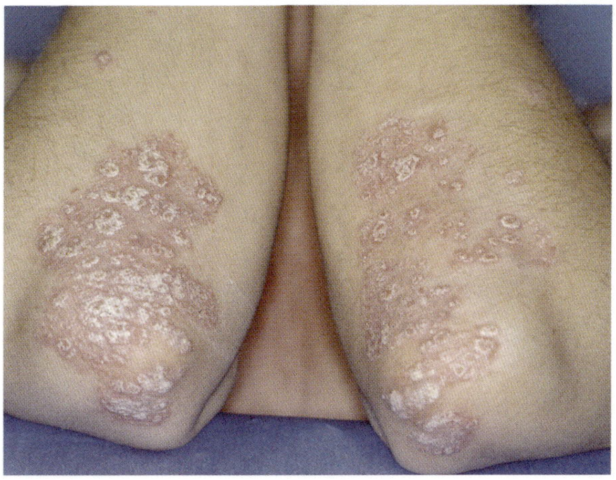

► **Abb. 3.253** Typische Lokalisation bei Psoriasis mit Herden an den Ellenbogen.

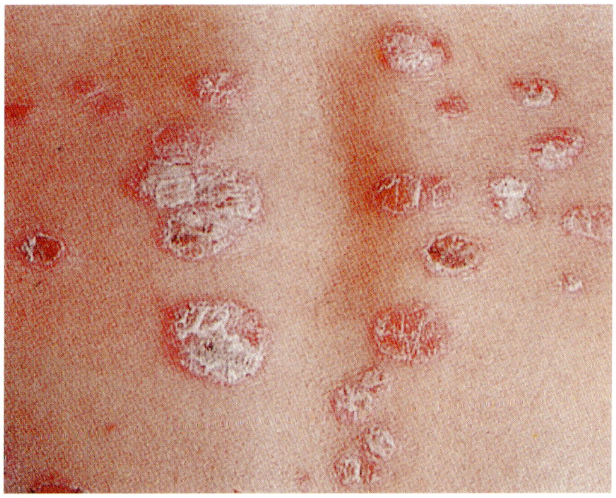

► **Abb. 3.254** Multiple, kleine Psoriasisherde am Rücken.

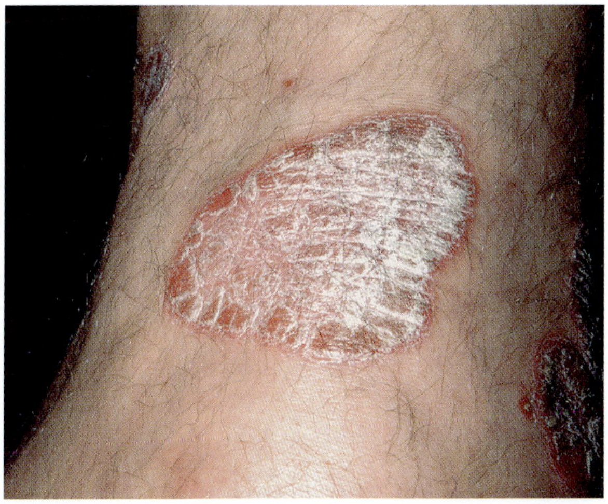

► **Abb. 3.255** Psoriasis-Plaque.

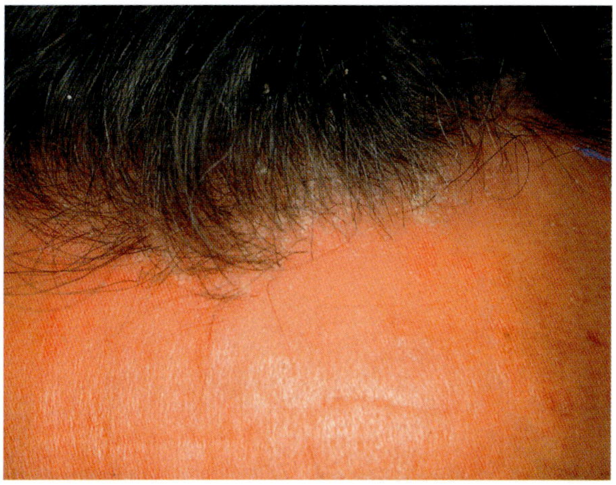

► **Abb. 3.256** Typische mögliche Lokalisation der Psoriasis am Haaransatz.

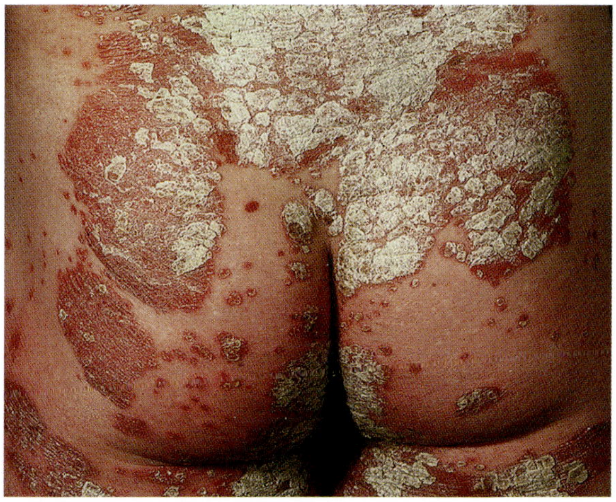

► **Abb. 3.257** Psoriasis vulgaris. Große, rötliche Plaques mit silbrig weißer Schuppung im Gesäßbereich.

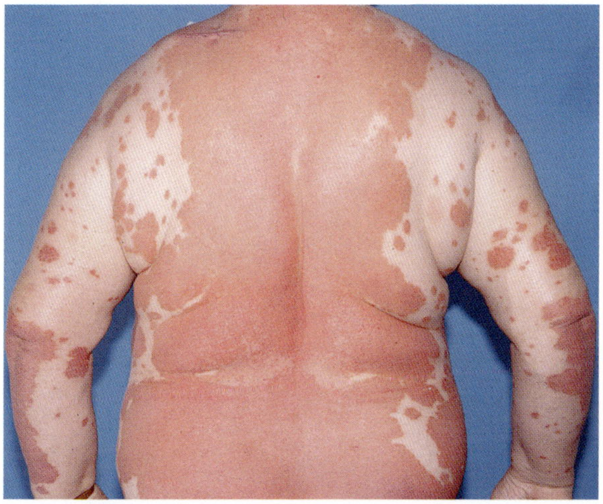

► **Abb. 3.258** Multiple, konfluierende Psoriasis-Plaques (Psoriasis geographica).

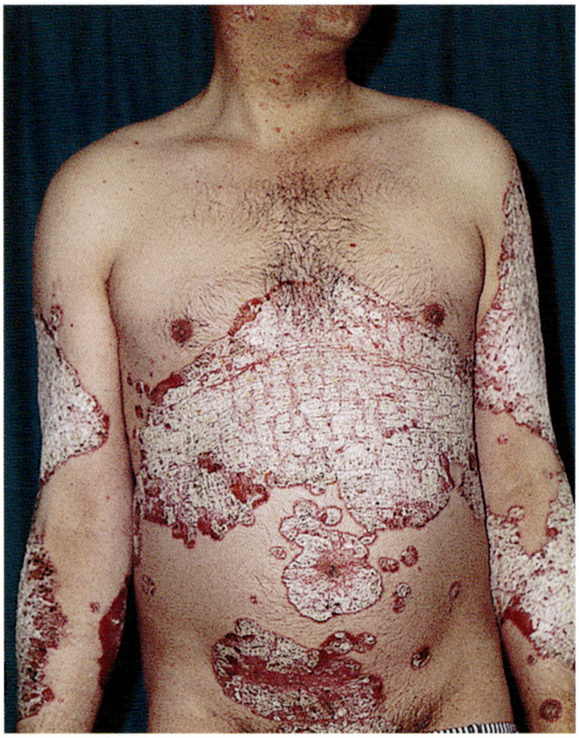

▸ **Abb. 3.259** Psoriasis vulgaris mit großflächigem Befall von Stamm und Armen (Psoriasis geographica).

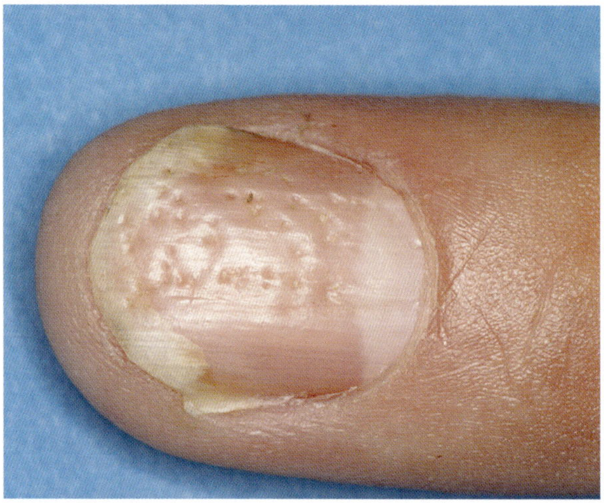

▸ **Abb. 3.260** Nagelpsoriasis. Die Tüpfelnägel (oder Krümelnägel) können persistieren und sind häufig der einzige Hinweis auf eine Psoriasis.

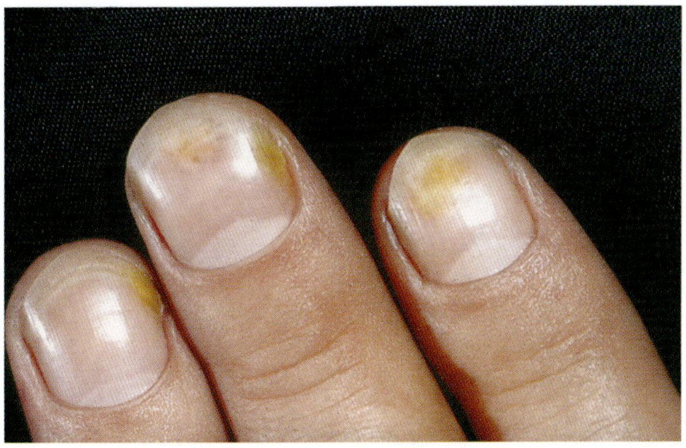

▸ **Abb. 3.261** Gelblich-braune Flecken der Nägel (Ölflecken). Sie können auch der einzige Ausdruck einer Psoriasis sein.

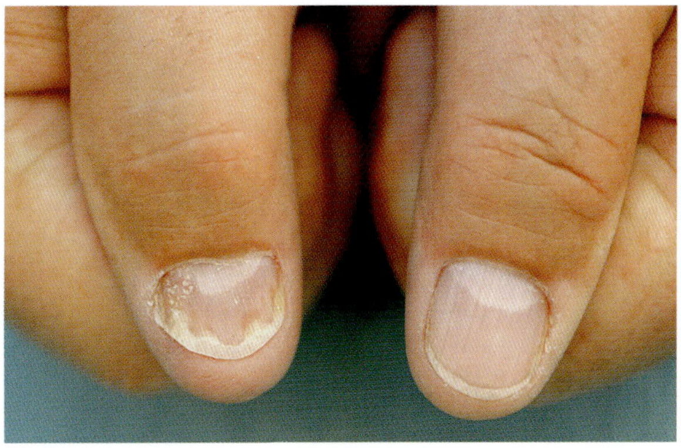

▸ **Abb. 3.262** Typische Kombination von Tüpfelnägeln und Ölflecknägeln bei Nagelpsoriasis.

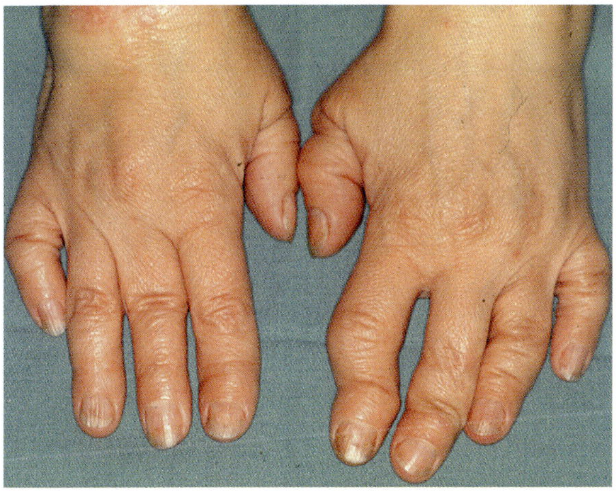

▸ **Abb. 3.263** Starke Verformung der Finger bei Psoriasisarthritis.

3.41

Pruritus

Pruritus (Juckreiz) ist kein eigenständiges Krankheitsbild, sondern ein Symptom, das sich an der Haut manifestiert. Der Juckreiz wird durch Botenstoffe (z. B. Histamin) ausgelöst, die aus verschiedenen Gründen aus den Mastzellen des Gewebes freigesetzt werden.

Pruritus tritt symptomatisch auf bei:

- Nieren- und Lebererkrankungen
- Leukämie
- Diabetes mellitus
- Hauterkrankungen mit Ekzemen
- Arteriosklerose
- Allergien
- Medikamentennebenwirkungen

Varianten, Besonderheiten

Pruritus kann auch im Alter als **Pruritus senilis** ohne zugrunde liegende Erkrankungen auftreten. Außerdem kann er Ausdruck psychischer Geschehen sein. Ein nächtlicher **Pruritus ani** (besonders bei Kindern) deutet auf einen Madenwurmbefall hin.

Ergänzende Hinweise

Medikamente, die langfristig und sicher helfen, sind nicht bekannt. In der Regel erfolgt die Therapie der Grunderkrankung.

Inspektionsbefunde und Effloreszenzen

Der Pruritus selber ist natürlich nicht zu erkennen, es kommt aber durch das Kratzen zu sichtbaren Veränderungen, die je nach Lokalisation, Dauer des Geschehens, Grunderkrankung, Ausprägung sowie Habitus des Patienten unterschiedlich aussehen können. So können Stellen, an denen lange mit Fingernägeln oder Gegenständen gekratzt wurde, lichenifiziert sein, eine Hyperpigmentierung (bis zu blau-schwarz verfärbten Flecken, besonders an den Beinen, ► **Abb. 3.265**) aufweisen sowie Erosionen und Enthaarung. Durch starkes Kratzen können Blutungen mit anschließender Verschorfung und Vernarbung auftreten (► **Abb. 3.264**).

Patienten, die mit der Nagelfläche kratzen, haben wie poliert wirkende Glanznägel.

Differenzialdiagnosen

- Mykosen
- Artefakt
- Lichen

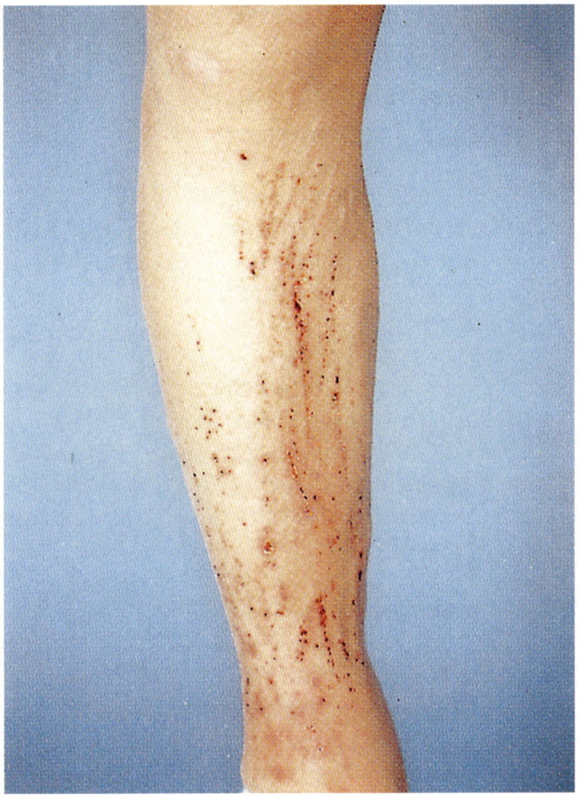

▸ **Abb. 3.264** Deutliche Kratzspuren am Unterschenkel bei einem Hämodialysepatienten.

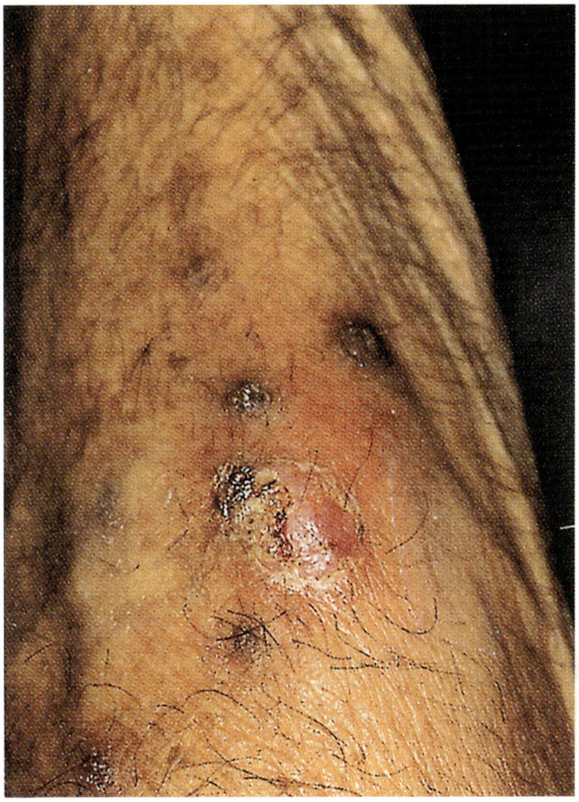

▸ **Abb. 3.265** Prurigo nodularis auf hyperpigmentierter Haut.

3.42

Purpura

Als Purpura bezeichnet man eine spontane Blutungsneigung mit Einblutungen in Haut, Schleimhaut oder Subkutis bei einer vorliegenden hämorrhagischen Diathese (= „Blutdurchtritt") oder durch Stauungen vor allem an unteren Extremitäten. Sie kann in verschiedenen Varianten auftreten und sehr unterschiedliche Ursachen haben:

- toxisch-allergische Gerinnungsstörungen (z. B. durch Arzneimittel oder Virus- oder Bakterien-Antigene bei Infektionen)
- Vaskulitiden, ggf. altersbedingte Gefäßschäden (▶ **Abb. 3.272**)
- Thrombozytopathien und angeborene Gerinnungsstörungen
- intravasale Stase (▶ **Abb. 3.270**)
- Gewebsschäden (z. B. durch Hypercortisolismus) (▶ **Abb. 3.271**)

Varianten, Besonderheiten

Erscheinungsformen der Blutungen:

- punktförmig, stecknadelkopfgroß (Petechien)
- kleinflächig (Ekchymosen)
- flächenhaft (Sugillation)
- streifenförmig (Vibex, selten)

Es gibt zahlreiche Krankheiten, die mit einer Purpura einhergehen, z. B.

- **Purpura Schönlein-Henoch** (▶ **Abb. 3.266** und ▶ **Abb. 3.267**): Immunkomplex-Vaskulitis, häufig als Post-Streptokokken-Erkrankung, z. B. bei Glomerulonephritis, rheumatischem Fieber.
- **Idiopathische thrombozytopenische Purpura** (idiopathische Thrombozytopenie, Werlhof, (▶ **Abb. 3.268**): bei der chronischen Form Autoantikörper gegen Thrombozyten, akute Form oft nach Virusinfektion (Kinder) oder durch Arzneimittel (Erwachsene).

Ergänzende Hinweise

90% aller erhöhten Blutungsneigungen entstehen unter Medikamenteneinfluss.

Gelegentlich kann die Differenzierung zwischen Petechien und Gefäßzeichnungen (z. B. Spider naevi) schwer fallen, insbesondere, wenn sich die Einblutungen noch nicht dunkel verfärbt haben. Hier kann ein Drücktest mit einem Glasspatel wertvolle Hinweise anbieten: Im Gegensatz zu Erythemen und Teleangiektasien verschwinden die Flecken bei Purpura nicht bei Glasspateldruck (▶ **Abb. 3.269**).

> **Cave**
> **Eine erhöhte Blutungsneigung kann durch Krankheiten entstehen, die im Infektionsschutzgesetz genannt sind und für die ein Behandlungsverbot für HP besteht.**

Inspektionsbefunde und Effloreszenzen

Die Purpura findet man meist an den unteren Extremitäten, sie kann aber überall am Körper auftreten. Die Einblutungen sind zunächst (hell)rot, später dunkeln sie ab und verfärben sich (wie alle Hämatome) durch den Abbau des Hämoglobins über blau-schwarz bis braun und grün zu gelb.

Differenzialdiagnosen

- Erytheme aller Art
- Kontaktekzeme
- Traumen

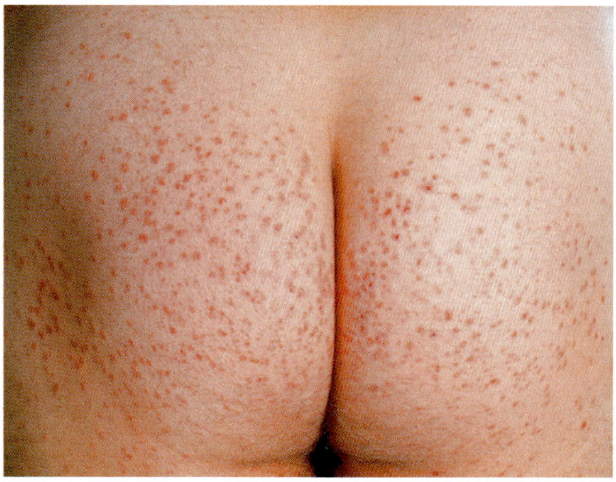

▶ **Abb. 3.266** Purpura Schönlein-Henoch am Gesäß.

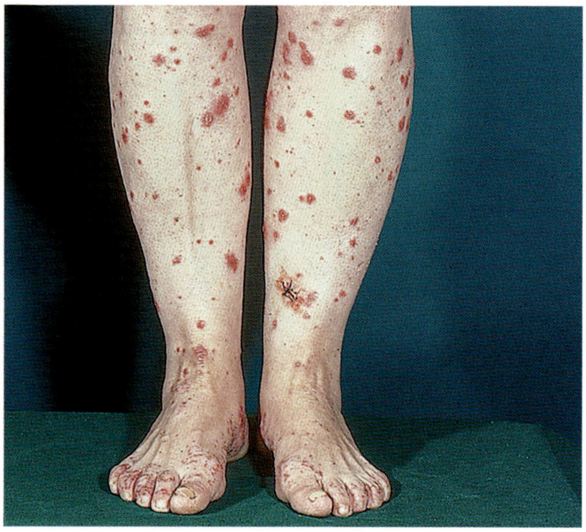

▶ **Abb. 3.267** Purpura Schönlein-Henoch als Folge einer Streptokokkeninfektion (z. B. Scharlach).

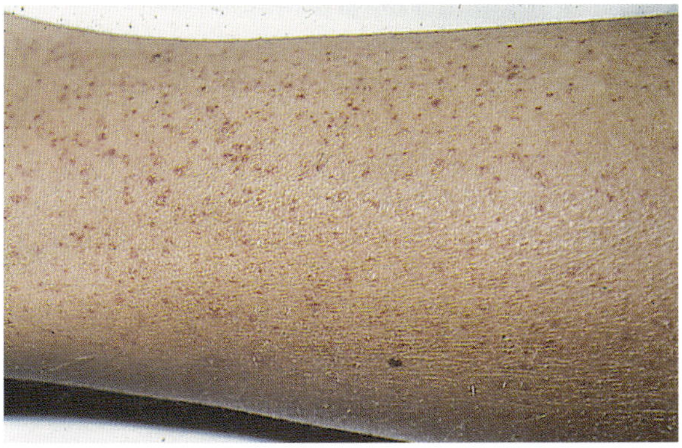

▶ **Abb. 3.268** Petechien bei Werlhof-Krankheit (idiopathische thrombozytopenische Purpura). Diese Erscheinungen können plötzlich innerhalb von Stunden oder Tagen auftreten.

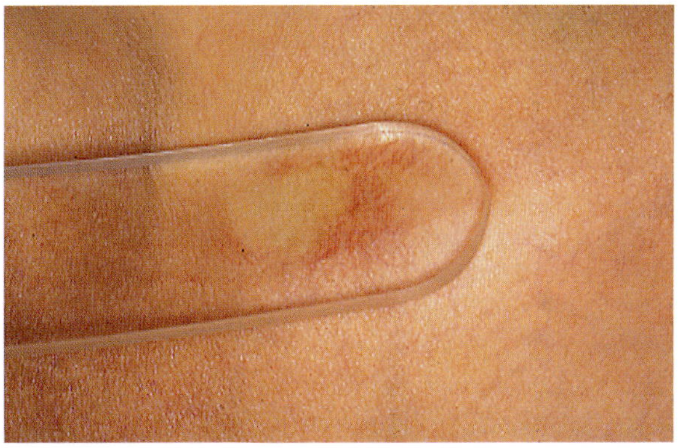

▶ **Abb. 3.269** Glasspateltest.

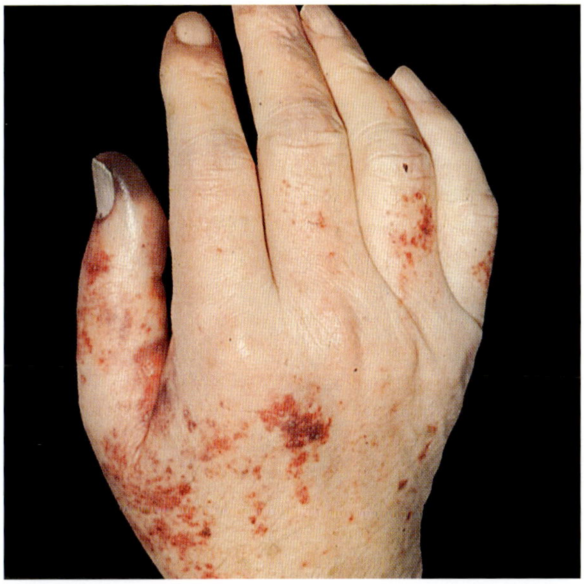

▶ **Abb. 3.270** Petechien und Nekrose am Daumen nach disseminierter intravaskulärer Gerinnung bei septischem Schock.

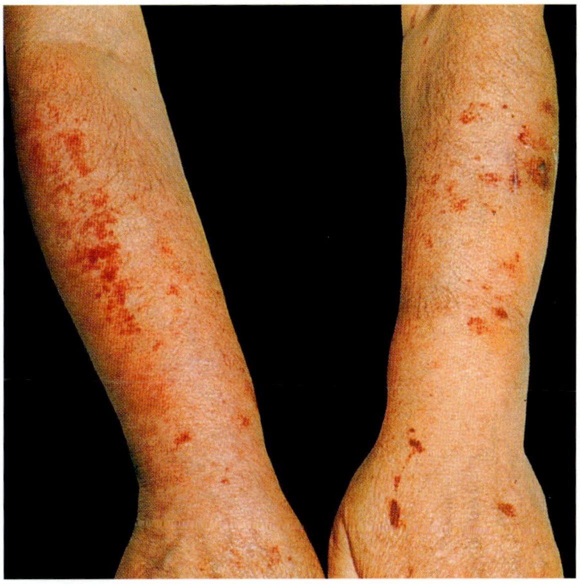

▶ **Abb. 3.271** Purpura steroidica bei Hypercortisolismus.

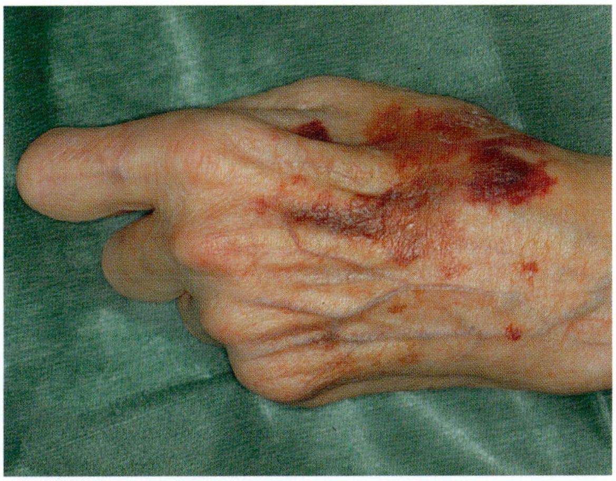

▶ **Abb. 3.272** Purpura senilis mit Ekchymosen.

3.43

Ringelröteln

Die Ringelröteln (Erythema infectiosum) sind eine seltenere und meist harmlos verlaufende Parvovirus-b19-Erkrankung. Die Erkrankung betrifft vorwiegend Mädchen und tritt besonders im Frühjahr und im Herbst auf. Neben einer Einschränkung des Allgemeinzustandes treten leichtes Fieber und ein typisches Exanthem auf sowie gelegentlich Gelenkschmerzen. Unbehandelt klingt das Exanthem nach etwa zehn Tagen wieder ab, kann aber auch über Wochen persistieren. Dabei kann das äußere Erscheinungsbild immer wieder variieren. Auch inapparente Verläufe kommen vor.

Ergänzende Hinweise

Differenzialdiagnostisch ist wichtig, dass Schleimhäute und Lymphknoten nicht beteiligt sind. Die Diagnose erfolgt über das klinische Bild, kann aber auch ab dem zehnten Krankheitstag über einen Antikörpernachweis abgesichert werden.

Ringelröteln können eine Gefährdung für Ungeborene bedeuten. Deshalb sollten Schwangere ihren Antikörperschutz prüfen lassen und den Kontakt mit erkrankten Kindern meiden.

Inspektionsbefunde und Effloreszenzen

Das Exanthem bei Ringelröteln beginnt im Gesicht. Es zeigt dann häufig eine Schmetterlingsform mit blassem Mund-Nasen-Dreieck (► **Abb. 3.273**). Aufgrund der raschen Entwicklung und des Patiententypus ist es klar vom Lupuserythem zu unterscheiden. Anschließend greift die Effloreszenz auf die Streckseiten der Extremitäten über und schließlich auch auf Stamm und Gesäß. Zunächst ist es dabei fleckig mit bläulich-rötlicher Farbe (► **Abb. 3.276**). Anschließend blassen die Herde zentral ab und bilden dabei typische ring-, girlanden- bis landkartenförmige Figuren (► **Abb. 3.274** und ► **Abb. 3.275**).

Differenzialdiagnosen

- allergische Reaktionen
- Röteln, Masern, andere Virusexantheme bei Kindern

Merke: Der HPA muss in der HP-Prüfung die oben genannte Kinderkrankheit einschließlich Windpocken, Masern, Ringelröteln, Scharlach und Hand-Fuß-Mundkrankheit anhand der Effloreszenzen differenzieren können. Dieses gelingt hier insbesondere über das typische Bild des Exanthems.

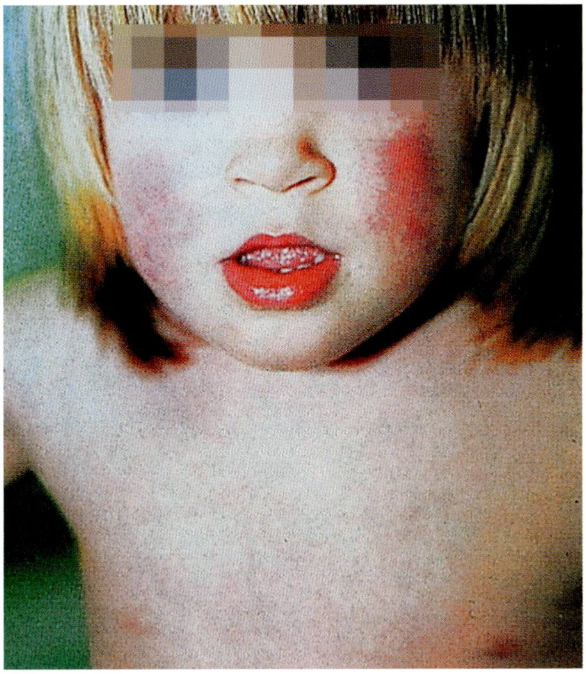

► **Abb. 3.273** Wangenexanthem bei Ringelröteln. In Anspielung darauf spricht man auch von der „Ohrfeigenkrankheit".

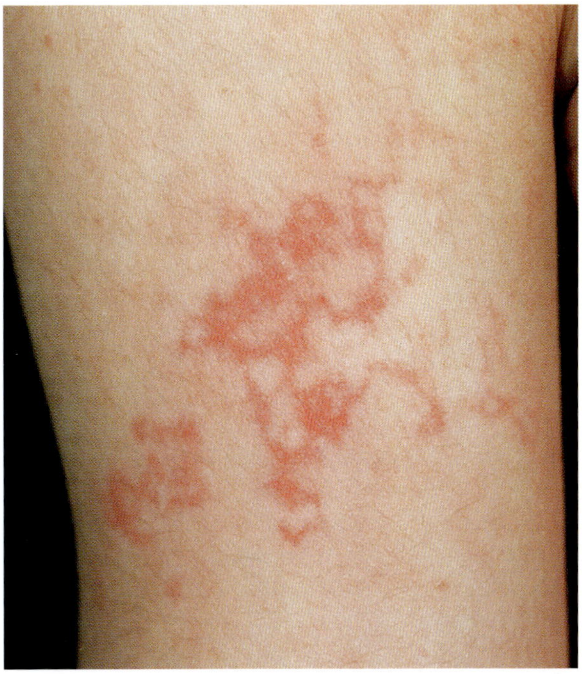

► **Abb. 3.275** Typisches girlandenartiges Exanthem bei Ringelröteln an der Außenseite des Oberarms als typischer Lokalisation.

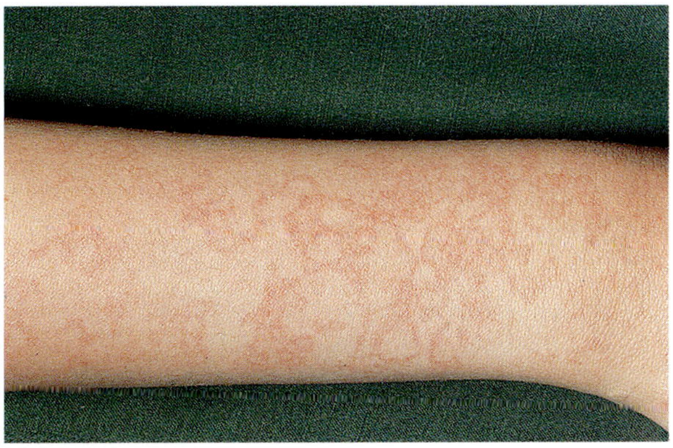

► **Abb. 3.274** Typisches girlandenartiges Exanthem bei Ringelröteln (Unterarm).

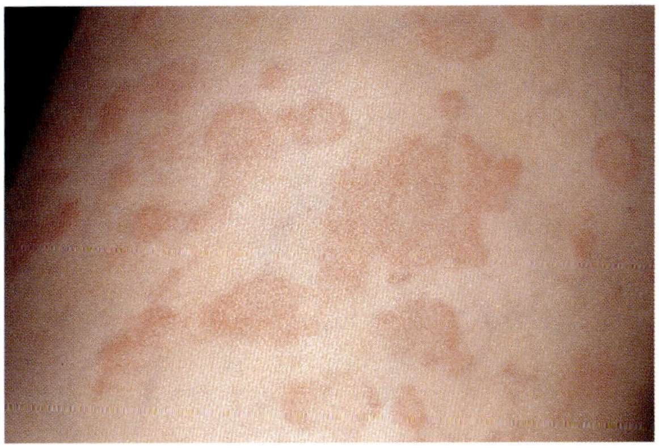

► **Abb. 3.276** Detail des Exanthems bei Ringelröteln.

3.44

Rosazea und Rhinophym

Rosazea und Rhinophym werden an dieser Stelle gemeinsam vorgestellt, weil sie oft zusammen auftreten bzw. das Rhinophym als Sonderform der Rosazea gewertet wird.

Die **Rosazea** (auch Kupfer- oder Rotfinnen, unkorrekt auch als Acne rosacea bezeichnet) ist eine relativ verbreitete Hauterkrankung des Gesichts. Die Ätiologie ist unklar. Ein Zusammenhang mit einem Genussmittelmissbrauch (insb. Alkohol), mit Haarbalgmilbenbefall sowie genetische Faktoren kann beobachtet werden. Betroffen sind meist Männer im letzten Lebensdrittel.

Das **Rhinophym** (auch Knollen- oder Pfundnase) ist eine knollenartige Vergrößerung der Nase durch Hyperplasie von Bindegewebe und Talgdrüsen. Die Hintergründe der Entstehung sind unklar, eine Häufung bei Alkoholabusus und bei Männern ab der zweiten Lebenshälfte sind bekannt.

Inspektionsbefunde und Effloreszenzen

Rosazea (▶ **Abb. 3.277** und ▶ **Abb. 3.278**) Makulöse Rötung des Gesichts, Spider naevi, feine kleinlamellöse Schuppung, papulo-pustulöse Schwellung bis hin zu Hautinfiltrationen und bindegewebigen Wucherungen mit entzündlicher Tendenz.

Rhinophym (▶ **Abb. 3.279–3.281**) Vergröberung der Hautfelderung, knollige Auftreibung der Haut bis zur massiven Deformation, deutlich sichtbare Poren. Eine Verfärbung der Haut ist möglich, aber nicht obligatorisch. Die Hautfelderung wird gröber, in der Regel sind die betroffenen Areale klar abgegrenzt. Gelegentlich kann sogar eine ständig getragene Brille das Rhinophym begrenzen.

Differenzialdiagnosen

- Akne
- periorale Dermatitis
- Lupus erythematodes
- Sarkoidose

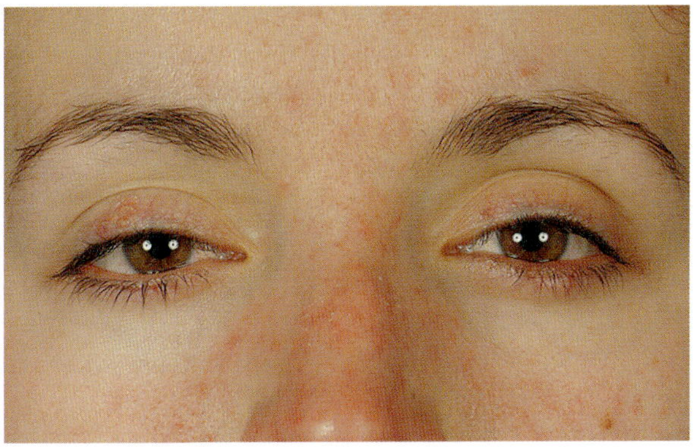

► **Abb. 3.277** Rosazea mit Rötung und Papeln.

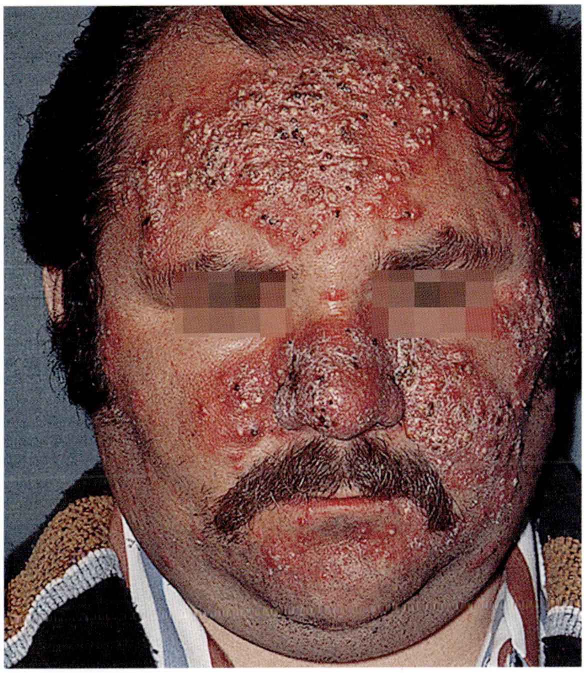

► **Abb. 3.278** Seit Jahren bestehende massive Rosacea papulopustulosa.

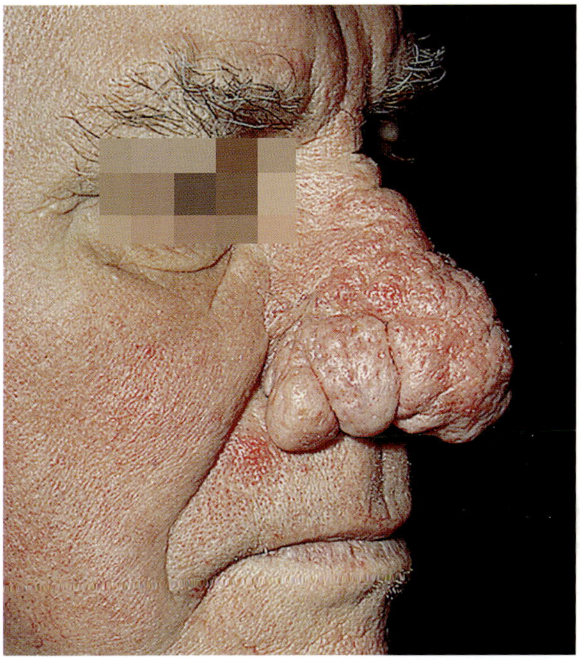

► **Abb. 3.280** Rhinophym nach ausgebrannter Rosazea.

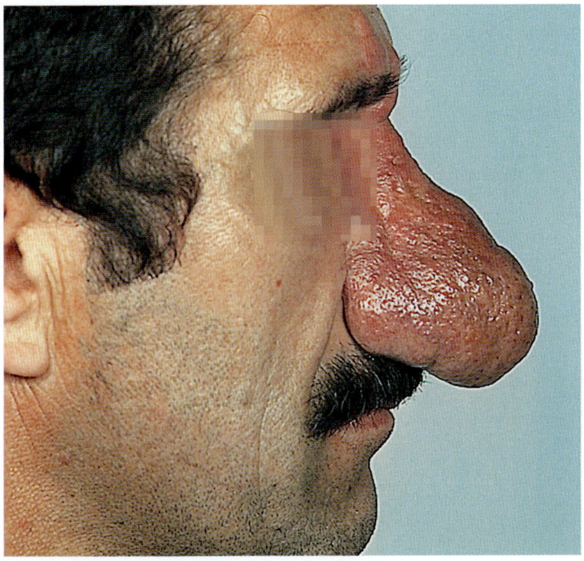

► **Abb. 3.279** Rhinophym.

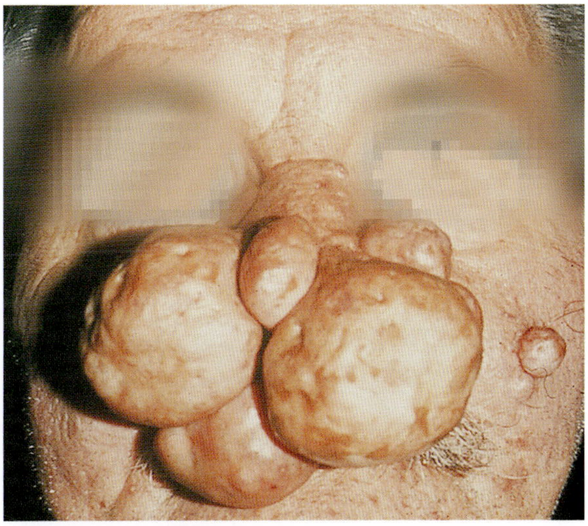

► **Abb. 3.281** Rhinophym.

3.45

Röteln

Röteln (Rubeola, Rubella) sind eine exanthemische Infektionskrankheit, die über Tröpfchen- oder Kontaktinfektion durch das Rötelnvirus hervorgerufen wird. Meistens verläuft die Infektion unbemerkt, in einem kleinen Teil der Fälle kommt es jedoch nach einer Inkubationszeit von bis zu drei Wochen und uncharakteristischen Prodromi zu einem Exanthem, das im Gesicht beginnt. Gleichzeitig sind die Lymphknoten im Nacken und hinter den Ohren schmerzhaft geschwollen. Selten bestehen begleitend Gelenkschmerzen, eine leichte Hepatitis, subfebrile Temperaturen. Insgesamt ist der Allgemeinzustand nur wenig eingeschränkt.

Varianten, Besonderheiten

Exanthem evtl. masern- oder scharlachähnlich entspricht Rubeola morbillosa oder R. scarlatinosa.

Ergänzende Hinweise

Ab dem vierten Tag Leukopenie mit relativer Lymphozytose und Thrombozytopenie.

Da ein Großteil der Erkrankungen klinisch stumm verläuft, besteht bei Kontakt mit Schwangeren ohne Immunschutz die Gefahr einer Rötelnembryopathie.

Cave

Für die konnatalen Röteln besteht für den HP Behandlungsverbot (IfSG §7).

Inspektionsbefunde und Effloreszenzen

Typischerweise finden wir zunächst eine flammende Gesichtsröte, dann feine, einzeln stehende rosarote Flecken auf unveränderter Haut. Das Exanthem beginnt im Gesicht (► **Abb. 3.282–3.285**).

Differenzialdiagnose

- andere Virusexantheme bei Kindern (z. B. Masern, Scharlach, Windpocken)
- Arzneimittelexanthem
- Petechien

Merke: Der HPA muss in der HP-Prüfung die oben genannte Kinderkrankheit einschließlich Windpocken, Masern, Ringelröteln, Scharlach und Hand-Fuß-Mundkrankheit anhand der Effloreszenzen differenzieren können.

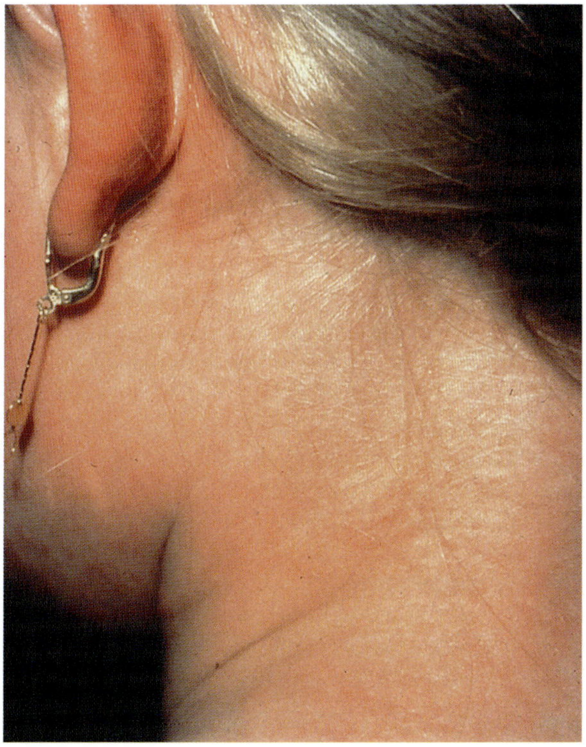

► **Abb. 3.282** Hellrotes, stecknadelkopfgroßes und nicht konfluierendes Exanthem bei Röteln.

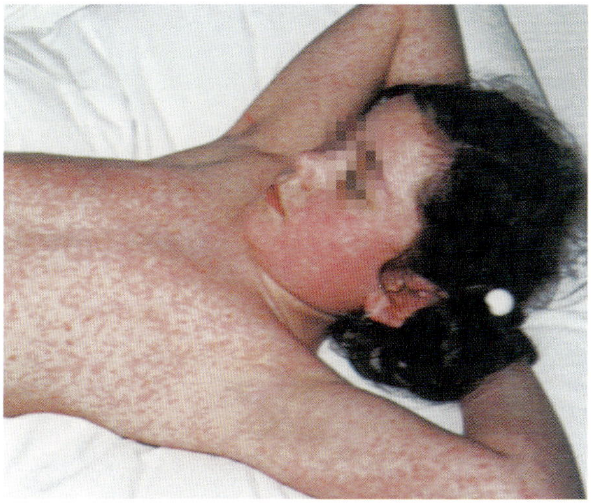

► **Abb. 3.284** Typisches blassrosa Rötelnexanthem am Rumpf eines Kindes.

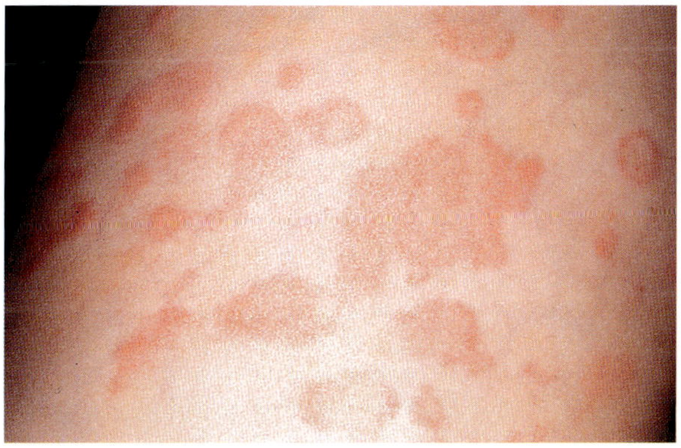

► **Abb. 3.283** Hellrotes, nicht konfluierendes Exanthem bei Röteln unter dem Kinn.

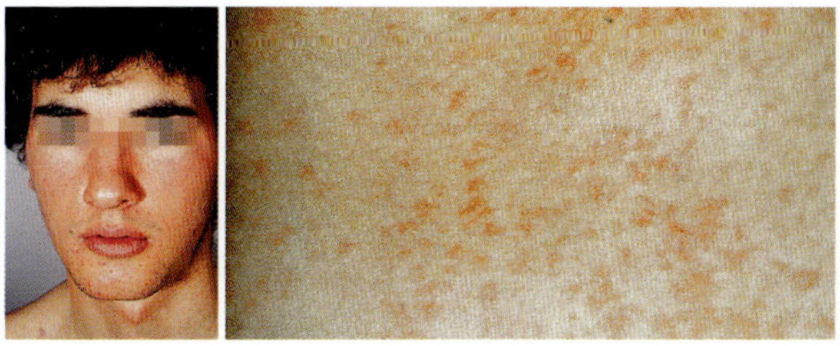

► **Abb. 3.285** Typische Verteilung des Rötelnexanthems im Gesicht und Detailaufnahme.

3.46

Scharlach

Scharlach (Scarlatina) ist eine Erkrankung durch betahämolysierende Streptokokken der Gruppe A. Die Ansteckung erfolgt über Tröpfchen- oder Kontaktinfektion. Die Erkrankung kann mit Erbrechen, Schüttelfrost, tiefrot verfärbter Rachenschleimhaut und oft sehr schmerzhafter Schwellung der Gaumenmandeln beginnen, die u. U. belegt sind. Die Zunge ist zunächst weiß, später rot (himbeerartig) (▸ **Abb. 3.287** und ▸ **Abb. 3.288**).

Varianten, Besonderheiten

Scharlach zeigt sich häufig auch weniger ausgeprägt und ist dann schwerer abzugrenzen. Die Erkrankung an Scharlach hinterlässt lediglich eine typen- und toxinspezifische Immunität, sodass eine andere Form der Streptokokkeninfektion im Laufe des Lebens immer wieder auftreten kann.

Ergänzende Hinweise

Scharlach ist wegen möglicher Komplikationen (Otitis media) und Zweiterkrankungen (rheumatisches Fieber mit Arthritis und Karditis, Chorea minor, Arteriitis, Erythema nodosum oder Glomerulonephritis) von besonderer Bedeutung.

Cave

Aufgrund des §34 des IfSG ist dem HP die Behandlung untersagt.

Inspektionsbefunde und Effloreszenzen

Das Exanthem zeigt sich erst ab dem dritten bis vierten Tag zunächst in den Achseln und Leisten. Anschließend breitet es sich flankenbetont über den Rumpf aus (▸ **Abb. 3.286**). Das Gesicht ist exanthemfrei, wegen des Fiebers aber oft gerötet, wobei das Mund-Kinn-Dreieck klassischerweise blass bleibt (**periorale Blässe, Milchbart,** ▸ **Abb. 3.290**).

Das Exanthem besteht aus nicht juckenden, dicht stehenden, hirsekorn- bis stecknadelkopfgroßen himbeerfarbenen oder purpurnen Flecken, die nicht konfluieren. Die Haut ist rau. Selten zeigen sich in der Mundschleimhaut petechiale Blutungen. Ein bis zwei Wochen nach seinem Beginn verschwindet das Exanthem unter Schuppenbildung. Die **Schuppung** zeigen sich allgemein fein (kleieartig), besonders an Hand- und Fußtellern auch großlammelär (▸ **Abb. 3.289**).

Differenzialdiagnosen

- Angina anderer Genese
- Masern, Windpocken, Röteln, Ringelröteln (wobei die Differenzierung leicht gelingt)

Merke: Der HPA muss in der HP-Prüfung die oben genannte Kinderkrankheit einschließlich Windpocken, Masern, Ringelröteln, Röteln und Hand-Fuß-Mundkrankheit an Hand der Effloreszenzen differenzieren können. Dieses gelingt hier am besten über die Berücksichtigung der Begleitsymptome, das Scharlachgesicht sowie die typischen Lokalisationen, an denen sich das Exanthem verdichtet.

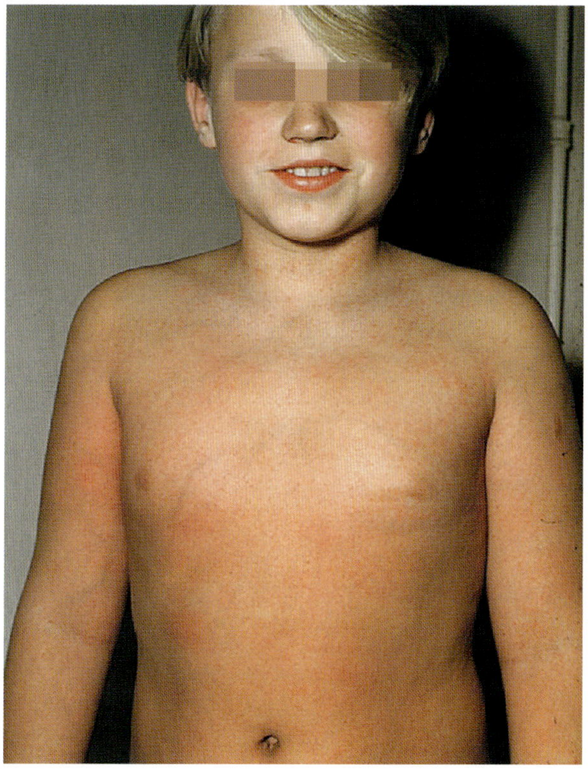

► **Abb. 3.286** Typisches Scharlachexanthem am Rumpf, der Kopf bleibt ausgespart, das Exanthem konfluiert nicht.

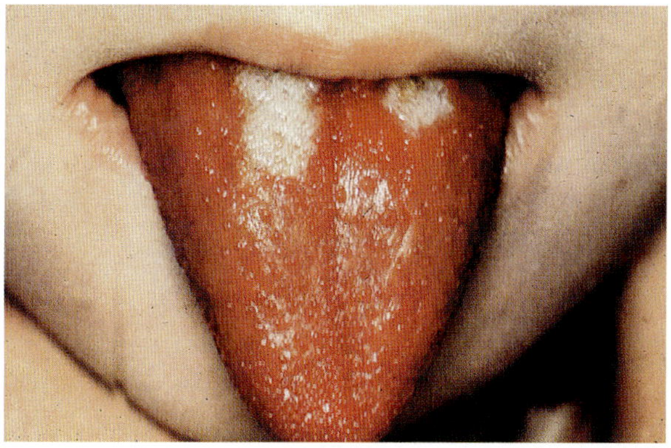

► **Abb. 3.288** Himbeerzunge bei Scharlach.

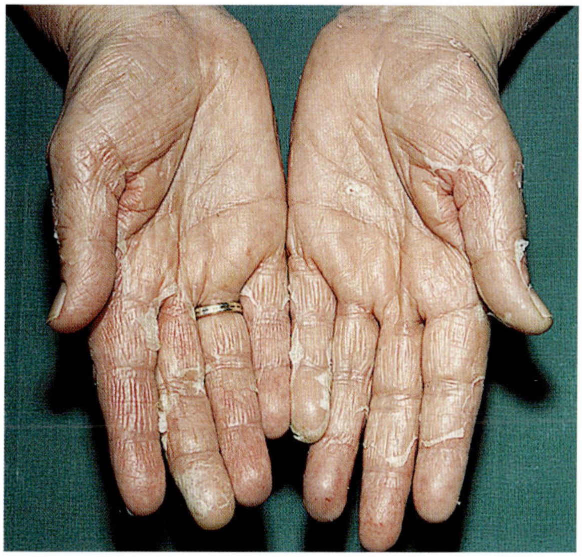

► **Abb. 3.289** Typische großflächige Schuppung der Hände am Ende der Scharlacherkrankung.

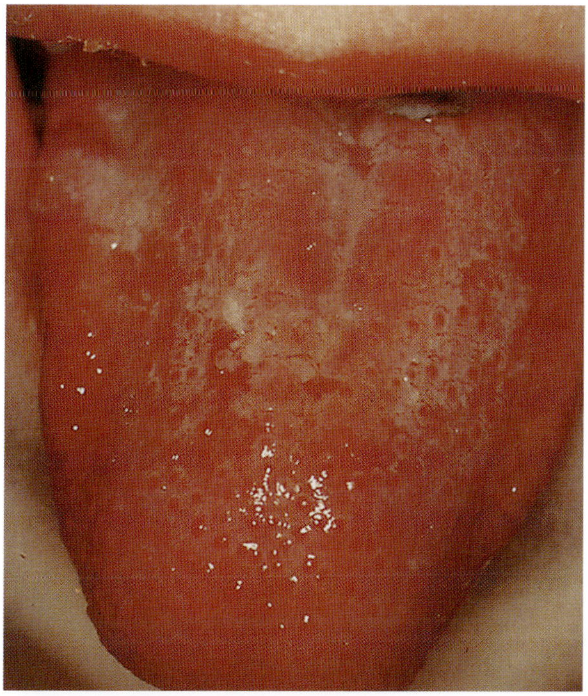

► **Abb. 3.287** Himbeerzunge bei Scharlach.

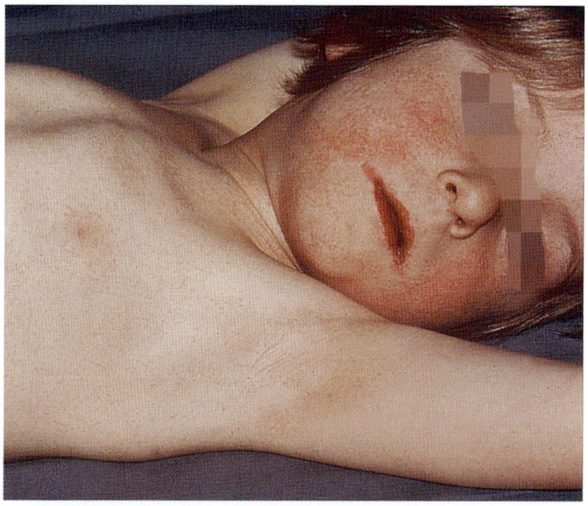

► **Abb. 3.290** Typische periorale Blässe bei Scharlach.

3.47

Skabies

Skabies (Krätze) nennt man den Befall der menschlichen Haut durch die Krätzmilbe. Das Krankheitsbild ist relativ häufig, wird aber von den Betroffenen vor dem Hintergrund sozialer Stigmatisierung häufig nicht bekanntgemacht. Besonders betroffen sind ältere Menschen mit mangelnder Pflegekompetenz sowie Menschen in Massenunterkünften bei mangelnder Hygiene oder zerstörtem Säureschutzmantel der Haut. Die Übertragung erfolgt über gemeinsam genutzte Bettwäsche sowie durch direkten Kontakt, z. B. beim Geschlechtsverkehr.

Prädilektionsstellen sind Finger, Hände und Arme sowie der Genital- und Analbereich, aber auch alle Beugestellen des Körpers sowie die Region hinter den Ohren (▶ **Abb. 3.291–3.295**). Im Vordergrund steht ein für die Betroffenen äußerst quälender Juckreiz besonders in der Wärme (z. B. Bett), weil die Parasiten dadurch aktiviert werden.

Varianten, Besonderheiten

Die landläufig als Räude bezeichnete Krätze bei Tieren kann auch den Menschen als Fehlwirt befallen **(Pseudokrätze)**.

Ergänzende Hinweise

Neben dem Einsatz von Salben oder/und Tinkturen sind intensive hygienische Maßnahmen unumgänglich zur Bekämpfung des Befalls.

Cave

Aufgrund des §34 des IfSG ist dem HP die Behandlung untersagt.

Inspektionsbefunde und Effloreszenzen

Das Erscheinungsbild des Milbenbefalls ist oft typisch: Die (nur mit der Lupe sichtbaren) Weibchen bohren sich in die Oberhaut und legen dort unter der Epidermis kleine Gänge (Milbengänge = caniculi) an. Diese wenige Millimeter langen Kanäle zeigen häufig eine charakteristische hakenförmige Führung. Bevorzugt am Ende eines Milbengangs werden Kot und Eier abgelegt. Diese sind eventuell als dunkler Punkt mit bloßem Auge sichtbar. Die Absonderungen der Tiere führen zu entzündlichen Reaktionen mit variantenreichen Bläschen, Papeln und Pusteln.

Der enorm starke Juckreiz fördert Sekundärläsionen und Entzündungen durch Kratzen – bis hin zur Hauterosion bei chronischem Befall.

Differenzialdiagnosen

- Pruritus anderer Genese
- andere bläschenbildende Erkrankungen
- Verletzungen
- Bisse und Stiche anderer Insekten
- Mykosen

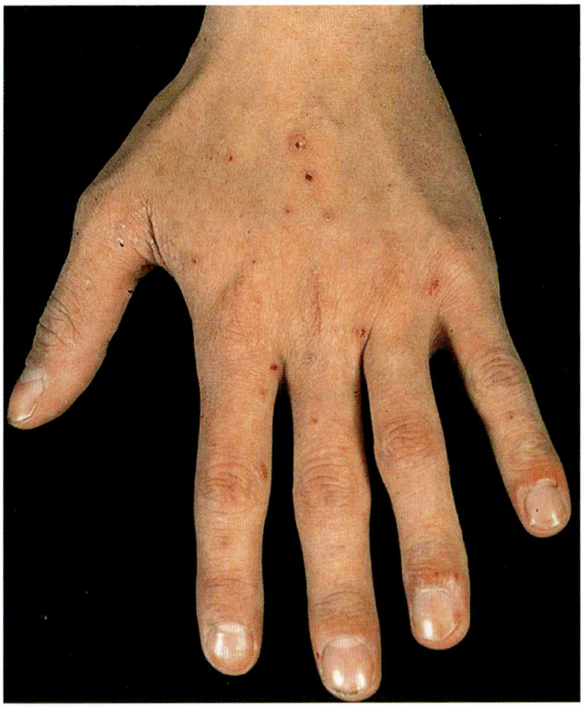

▸ **Abb. 3.291** Skabies auf dem Handrücken.

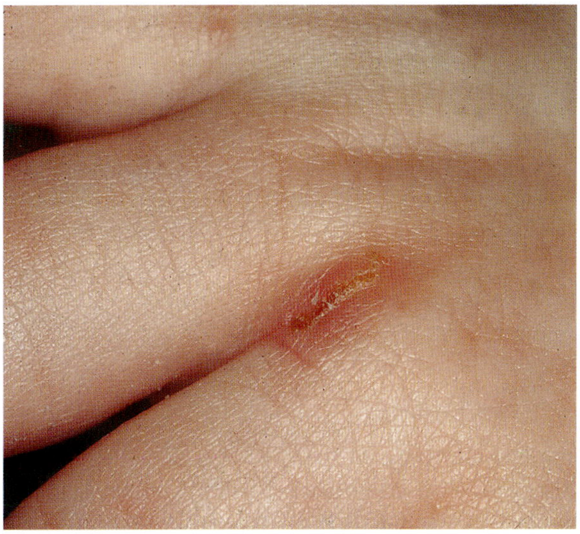

▸ **Abb. 3.293** Skabies, Vergrößerung der gangartigen interdigitalen Papeln.

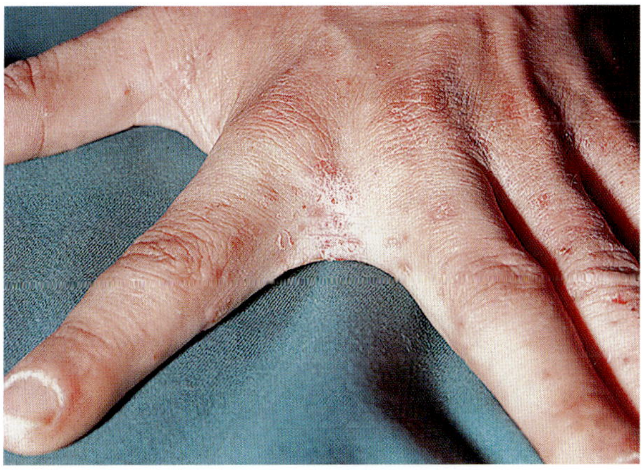

▸ **Abb. 3.292** Skabies, gangartige Papeln in den Interdigitalfalten.

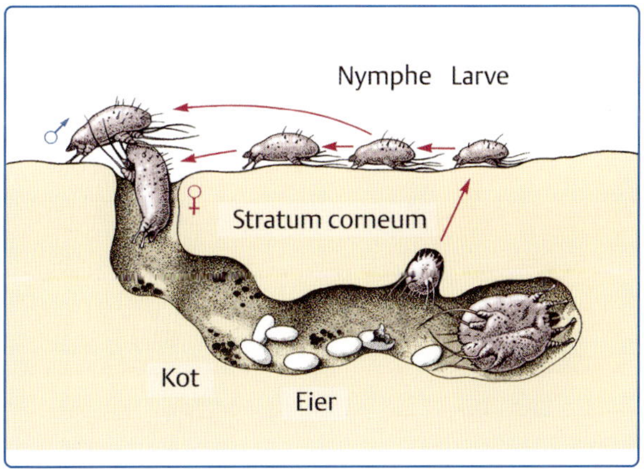

▸ **Abb. 3.294** Entwicklungszyklus der Krätzmilbe.

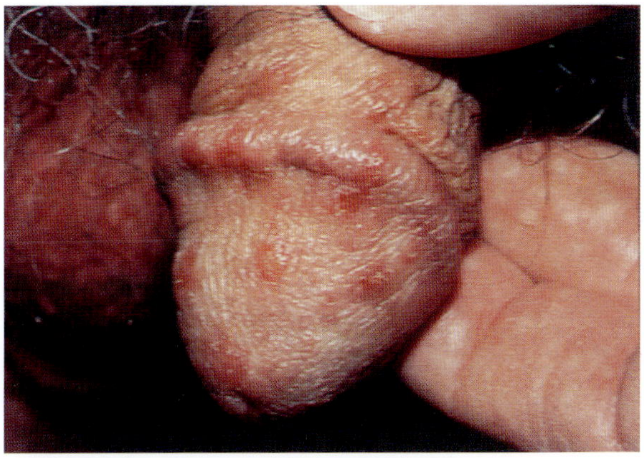

▸ **Abb. 3.295** Typische Effloreszenzen am Penis bei Skabies.

3.48

Sklerodermie

Die (systemische) Sklerodermie ist eine vor allem bei Frauen vorkommende chronische Erkrankung des Gefäß- und Bindegewebes. Sie wird als Kollagenose dem rheumatischen Formenkreis zugeordnet. Häufig beginnt sie mit einem Raynaud-Syndrom, Gelenkschmerzen und Hautschwellungen. Später folgen Hautatrophien, Verhärtungen und Hautanspannung über Knochenvorsprüngen, Amimie, Mikrostomie, Teleangiektasien und letztlich (als systemische Sklerodermie) eine Verhärtung innerer Organe.

Varianten, Besonderheiten

Man unterscheidet die **lokale Sklerodermie,** die nur die Haut betrifft von der **systemischen Sklerodermie**, die auch die inneren Organe befällt. Die häufigste Todesursache ist eine Beteiligung des Lungengewebes.

Ergänzende Hinweise

Die Therapie erfolgt mit NSAID, Colchizin und Zytostatika sowie Glukokortikoiden.

Inspektionsbefunde und Effloreszenzen

Die Sklerodermie zeigt sich zunächst mit Ödemen an Händen und Füßen. Die Haut wird glänzend, wachsartig und dünn (▶ Abb. 3.301–3.302). Durch die Hautatrophie entwickeln sich zunächst spitz wirkende Finger (**Madonnenfinger**), dann **Krallenfinger** und Nekrosen an den Fingerspitzen (**Rattenbissnekrosen**, ▶ Abb. 3.300). Das Gesicht wird maskenartig starr, die Nase spitz (**Vogelgesicht**). Die Mundöffnung verkleinert sich (Mikrostomie) mit strahlenförmiger Hautfältelung um den Mund (**Tabaksbeutelmund** ▶ Abb. 3.296, ▶ Abb. 3.298 und ▶ Abb. 3.299).

Differenzialdiagnosen

- Ödeme anderer Genese
- Nekrosen anderer Genese (z. B. pAVK)
- physiologische Hautalterung der Haut

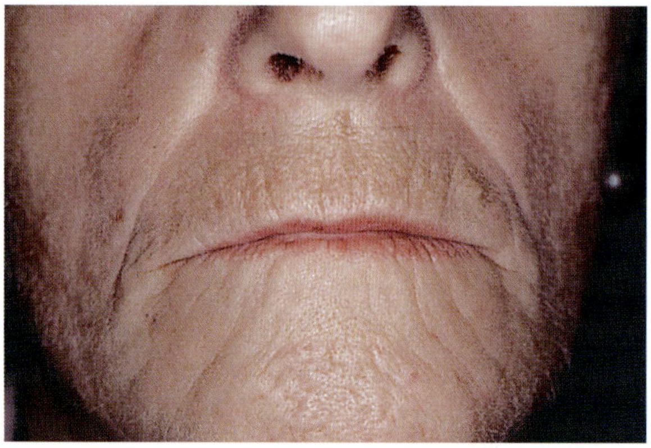

▶ **Abb. 3.296** Sklerodermie mit Mikrostomie (Tabaksbeutelmund).

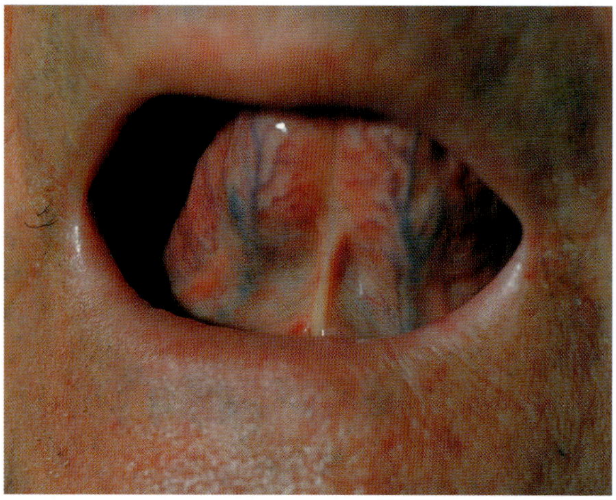

▶ **Abb. 3.297** Verdicktes, verkürztes Frenulum bei Sklerodermie.

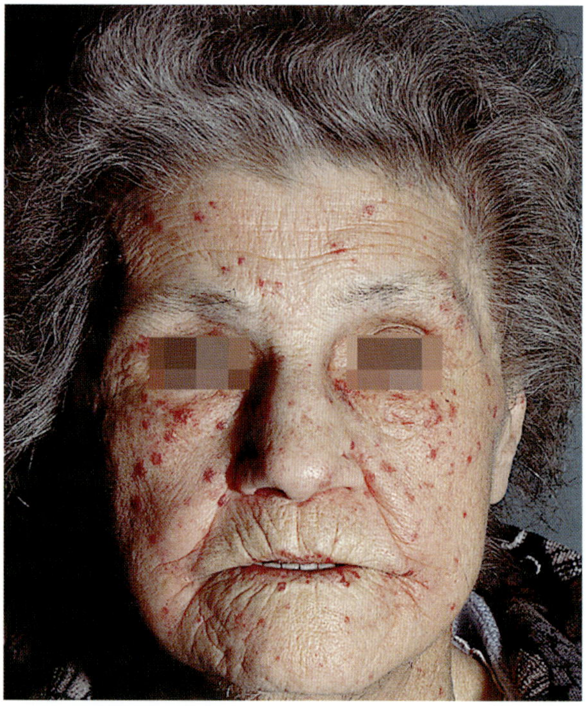

▶ **Abb. 3.298** Sklerodermie mit Mikrostomie, typischem Tabaksbeutelmund und Teleangiektasien.

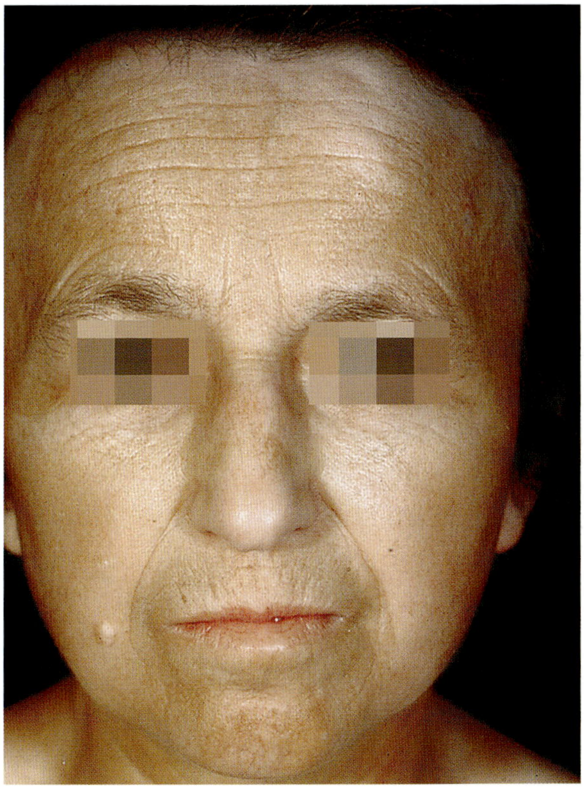

► **Abb. 3.299** Sklerodermie mit Mikrostomie und mimischer Starre.

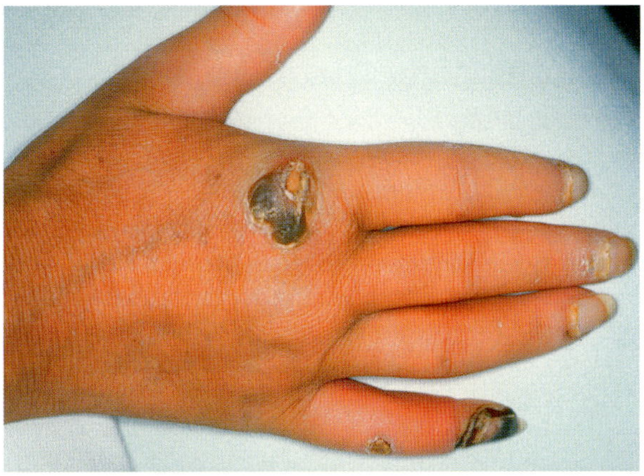

► **Abb. 3.300** Akrosklerodermie mit Fingerkuppen- und Hautnekrosen.

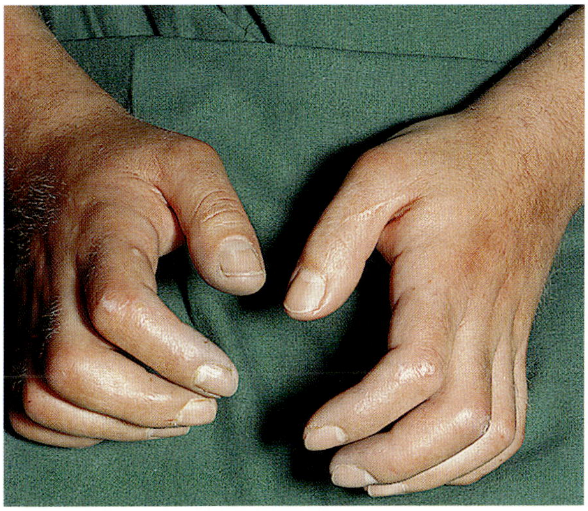

► **Abb. 3.301** Starre Beugehaltung der Finger bei Sklerodermie; typisch sind die verstrichenen Falten an den Fingerendgliedern („wie zu enge, straff gezogene Handschuhe").

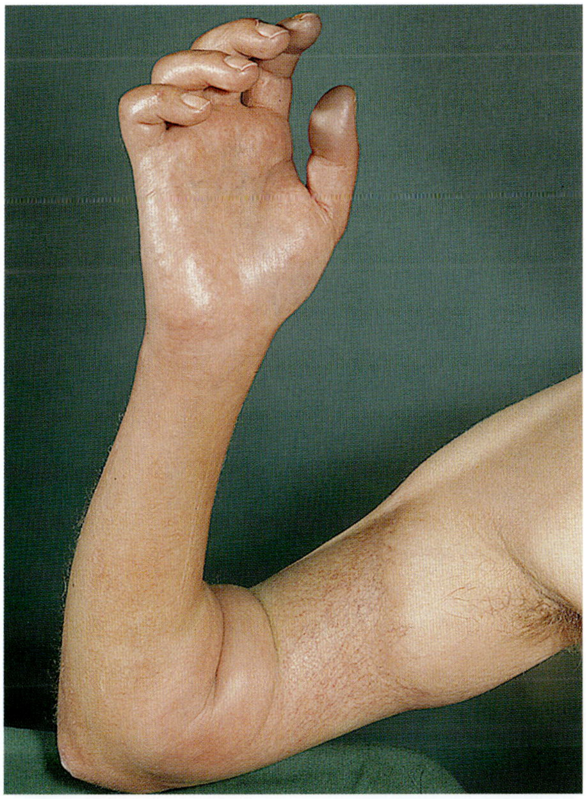

► **Abb. 3.302** Straffe Sklerose der Haut am Vorderarm bei Sklerodermie.

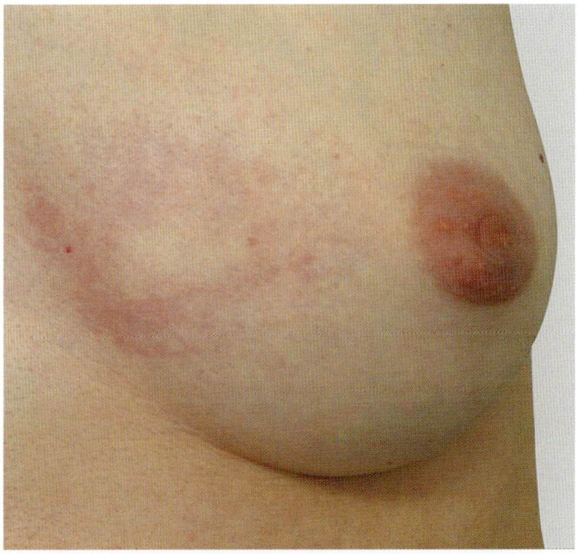

► **Abb. 3.303** Sclerodermia circumscripta bei 39-jähriger Patientin.

3.49

Spinozelluläres Karzinom

Nach dem Basaliom ist das spinozelluläre Karzinom (Stachelzellkarzinom) in Westeuropa der häufigste Hautkrebs. Es wird in erster Linie durch UV-Strahlen ausgelöst und kommt daher häufig im Gesicht vor. Hautveränderungen wie Keratosen können Warnhinweise sein. Begünstigende Faktoren sind u. a. Rauchen und der Konsum hochprozentigen Alkohols. Bei Befall der Schleimhäute sind Metastasen häufiger.

Ergänzende Hinweise

Warnzeichen sind **aktinische Keratosen**, gerötete, scharf begrenzte Hautareale meist mit fest haftender Schuppe, die als „trockene Haut" unterschätzt werden. Dieses Vorstadium kann einfach entfernt werden, bedarf jedoch anschließend einer engmaschigen Beobachtung.

Inspektionsbefunde und Effloreszenzen

Spinozelluläre Karzinome (▸ **Abb. 3.304–3.308**) zeigen sich zunächst als flache Knoten mit rauer Oberfläche, die stetig wachsen. Sie können mit Warzen verwechselt werden. Wie das Basaliom können sie als schlecht heilende Wunde registriert werden. Oft zerfallen sie ulzerierend mit einer zentralen Kraterbildung. Das spinozelluläre Karzinom tritt vor allem an Haut-Schleimhaut-Grenzen auf, bevorzugt im Gesicht, aber auch im Genital- und Analbereich. Die Lippe ist eine der häufigsten Lokalisationen.

Differenzialdiagnosen

- verschiedene Varianten des Lupus erythematodes
- Erysipel
- Rosazea
- periorale Dermatitis

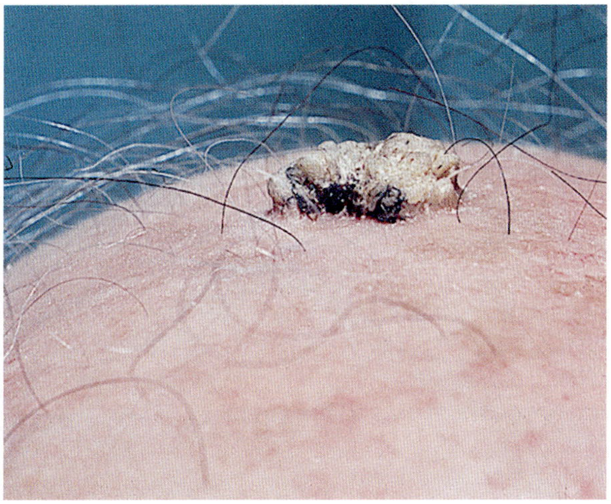

► **Abb. 3.304** Aktinische Keratose auf der haarfreien Kopfhaut.

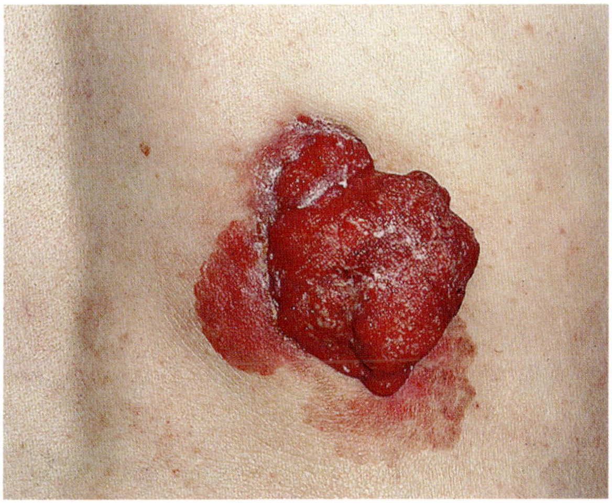

► **Abb. 3.305** Spinozelluläres Karzinom am Rücken eines 76-jährigen Mannes.

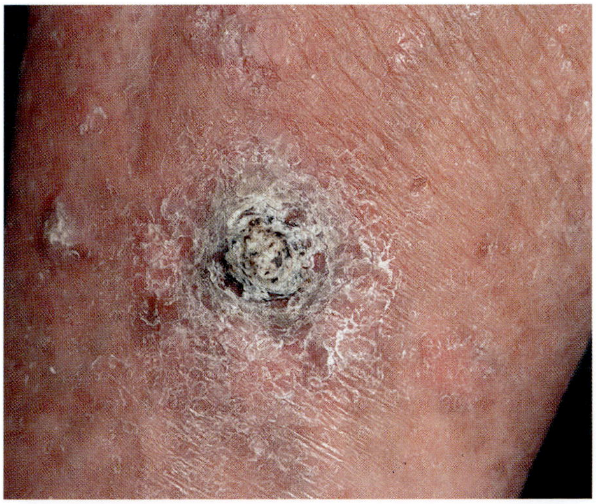

► **Abb. 3.306** Spinozelluläres Karzinom am linken Oberarm nach lebenslanger starker Lichtexposition (Landarbeiter).

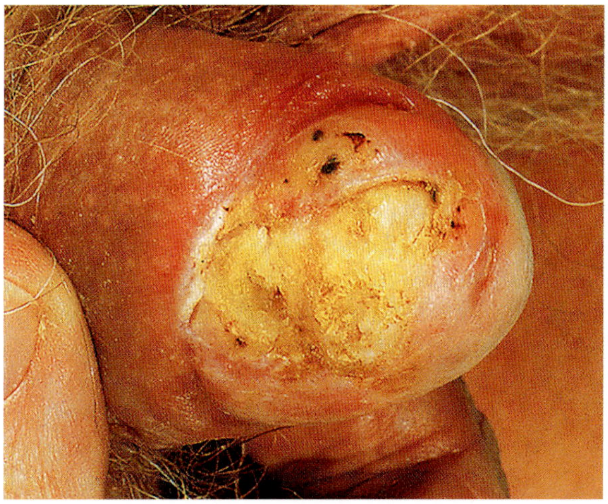

► **Abb. 3.307** Spinozelluläres Karzinom des männlichen Genitales.

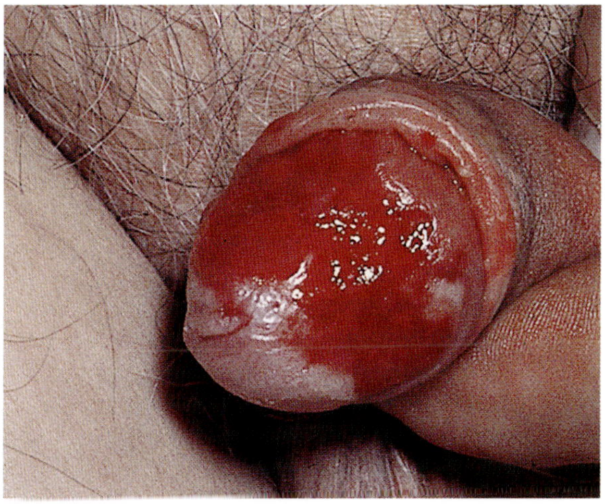

► **Abb. 3.308** Spinozelluläres Karzinom des männlichen Genitales mit kugeligen Auswüchsen auf geröteter Haut.

3.50

Ulcus cruris

Das Ulcus cruris ist ein Unterschenkelgeschwür mit oft massiven Substanzdefekten der Haut bis in die tiefer gelegenen Gewebe aufgrund von Durchblutungsstörungen.

Varianten, Besonderheiten

Man unterscheidet ein Ulcus cruris venosum vom Ulcus cruris arteriosum, sowie andere Ulzera z. B. nach Infektionen oder tumorösen Gewebsschäden.

- Das **venöse Ulcus cruris** entsteht vor allem bei chronisch-venöser Insuffizienz. Primäre Risikofaktoren sind eine ausgeprägte Varikosis, eine (evtl. familiär bedingte) Bindegewebsschwäche, sekundäre Risikofaktoren Östrogene, Nikotin, Alkohol und Bewegungsmangel.
- Das **arterielle Ulcus cruris** basiert auf einer arteriellen Durchblutungsstörung, die verschiedene Ursachen haben kann (pAVK, diabetische Angiopathie, Aneurysmen u. a.). Bei längerem Bestehen entsteht häufig ein Kombinationsulkus.

Inspektionsbefunde und Effloreszenzen

Das **venöse Ulcus cruris** zeigt sich besonders über dem Innenknöchel. Es ist eher diffus in der Formgebung. Häufig bilden sich Hyperpigmentierungen auf atrophierter Haut im Umkreis des Geschwürs. Das Ulkus selbst kann sich entzündlich verändern und dann entsprechend eitern oder verschorfen (▸ **Abb. 3.309–3.311**).

Das **arterielle Ulcus cruris** findet man vornehmlich an den Druckstellen des Fußes (Zehen, Knöchel, Ferse) und an der weniger unterfütterten vorderen Schienbeinkante. Es wirkt oft wie ausgestanzt, deutlich begrenzt mit tiefem Krater. Begleitend findet man in vielen Fällen Keratosen (▸ **Abb. 3.312** und ▸ **Abb. 3.313**).

Differenzialdiagnosen

- Ulzerationen nach Verletzungen und (chronischen) Entzündungen
- diabetische Hautläsionen (aufgrund von Wundheilungsstörungen)
- Zustand nach Trauma (z. B. Verbrennungen)

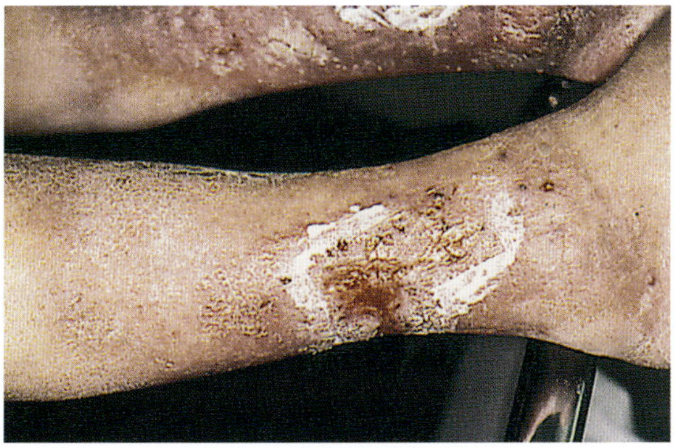

► **Abb. 3.309** Ulcus cruris des Unterschenkels, Zustand nach Phlebothrombose.

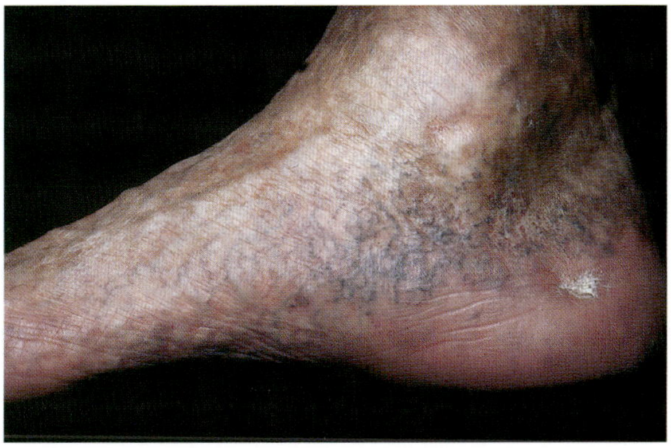

► **Abb. 3.310** Hyperpigmentierung und gestaute Venen als Vorstufe eines Ulcus cruris bei chronisch venöser Insuffizienz.

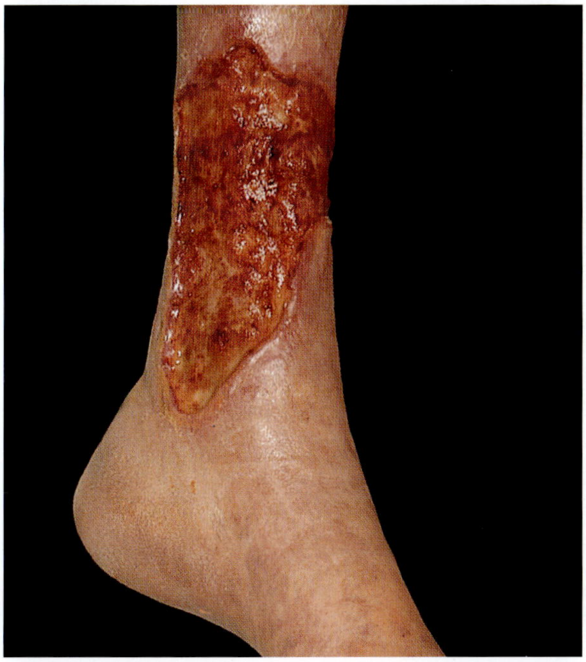

► **Abb. 3.311** Venöses Ulcus cruris an typischer Stelle am medialen Knöchel und Unterschenkel.

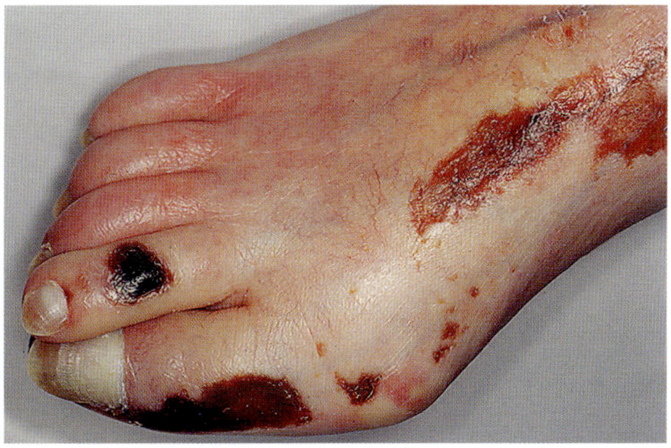

► **Abb. 3.312** Arterielle Durchblutungsstörung bei Verschluss der Arteria poplitea, Prägangrän. Die leicht marmorierte Haut ist typisch, besonders betroffenen sind Druckstellen (z. B. von Schuhen).

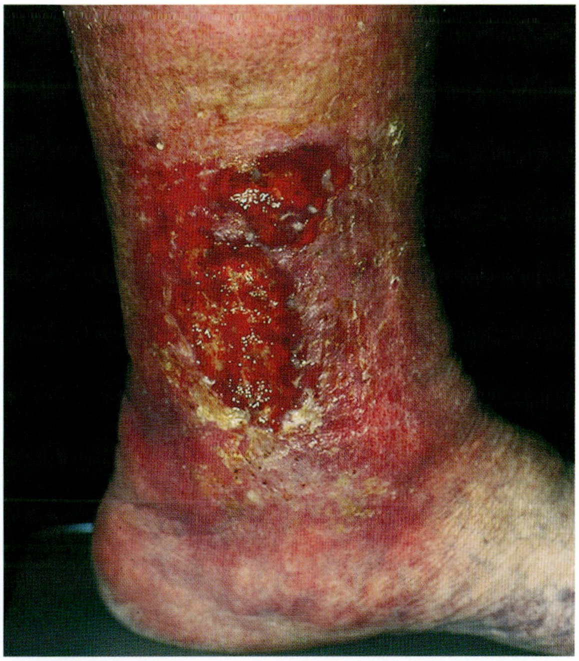

► **Abb. 3.313** Arterielles Ulcus cruris am äußeren Unterschenkel (Druckstelle direkt über dem Knöchel).

3.51

Urtikaria

Allergische Überempfindlichkeit der Haut und Schleimhaut auf exo- oder endogene Reize wie Fremdeiweiße, Medikamente (► **Abb. 3.318**), Pflanzenkontakte, physikalische Reize (z. B. Wärme, Licht, Kälte, ► **Abb. 3.315** und ► **Abb. 3.319**) oder mechanische Reibung (z. B. Kleidung, ► **Abb. 3.317**). Die Urtikaria (Nesselsucht) tritt aber auch idiopathisch und begleitend zu anderen Erkrankungen, wie Lupus erythematodes, auf.

Die Nesselsucht beruht auf einer Vermehrung der Mastzellen. Durch die Noxen bzw. Reize setzen sie verstärkt Histamin frei, was zu einer erhöhten Durchlässigkeit der Kapillaren und zum Austritt von Plasma ins Interstitium führt. Man spricht in diesem Zusammenhang auch von einer **Mastozytose**. Davon können auch innere Organe betroffen sein.

Inspektionsbefunde und Effloreszenzen

Stark juckende, zur weiteren Haut begrenzte Quaddeln (► **Abb. 3.314–3.317**, ► **Abb. 3.320**) in Größe und Menge unterschiedlich, die sich in kürzester Zeit bilden. Sie klingen spätestens nach ein bis zwei Tagen wieder ab. Bei chronisch-rezidivierenden Zuständen dauern die Schübe länger als eine Woche.

- **Urticaria pigmentosa**: Bei dieser Urtikaria-Form entstehen (meist bei Kindern) multiple kleine rötlichbraune papulöse Flecken, die jucken. Sie sind am häufigsten am Rumpf lokalisiert.
- **Urticaria mechanica (Druckurtikaria)**: Als Reaktion auf Stöße, Druck oder andere (Bagatell-) Traumata entstehen quaddelähnliche erythematöse Effloreszenzen. Sie können verzögert auftreten und schmerzhaft sein.
- **Urticaria factitia**: durch mechanische Reize (z. B. Kratzen) entsteht ein urtikarieller Dermographismus.
- **Urticaria-Vaskulitis**: Es zeigt sich eine chronische Urtikaria mit geröteten, nicht juckenden Quaddeln. Sie kann von Arthralgien, Abdominalschmerzen und Lymphknotenbeteiligung begleitet werden.

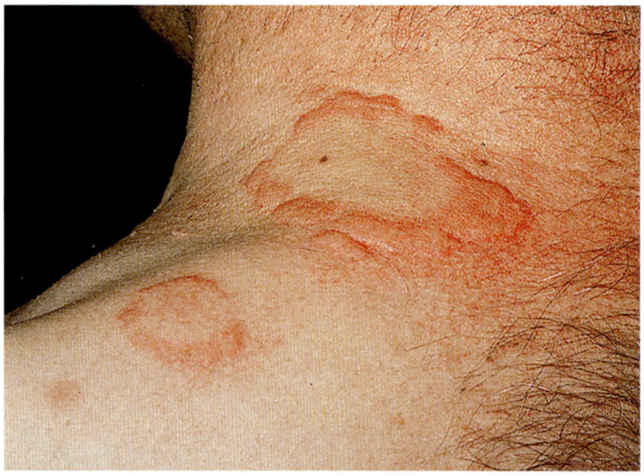

► **Abb. 3.314** Urtikaria bei Typ-I-Reaktion mit randbetonten Quaddeln.

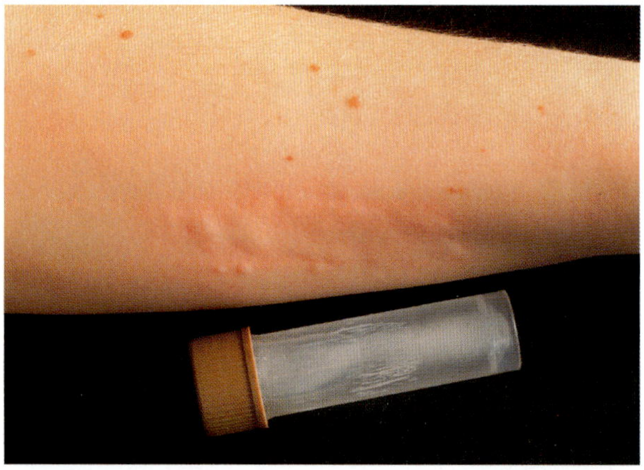

► **Abb. 3.315** Kälteurtikaria bei Typ-I-Reaktion durch Kälte (Test mit Eisröhrchen).

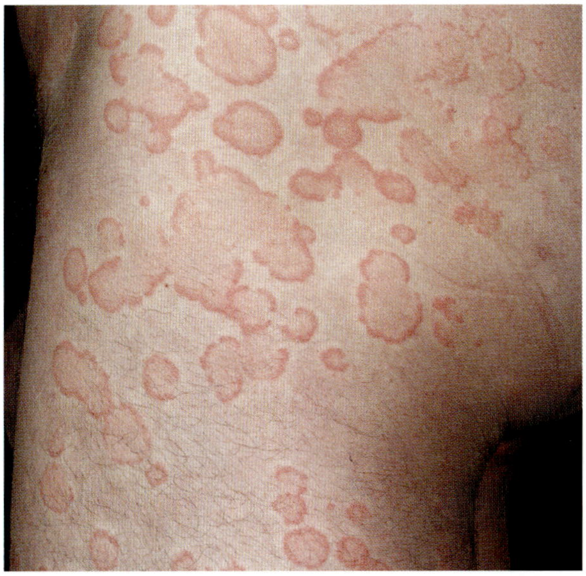

▸ **Abb. 3.316** Urtikaria bei Typ-I-Reaktion, hier mit großflächig konfluierenden Quaddeln.

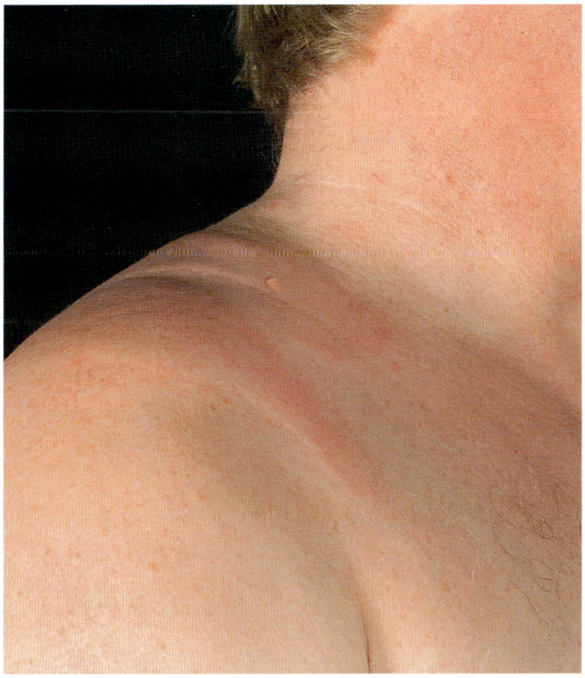

▸ **Abb. 3.317** Urtikaria bei Typ-I-Reaktion an der Schulter durch mechanische Reizung nach Rucksacktragen.

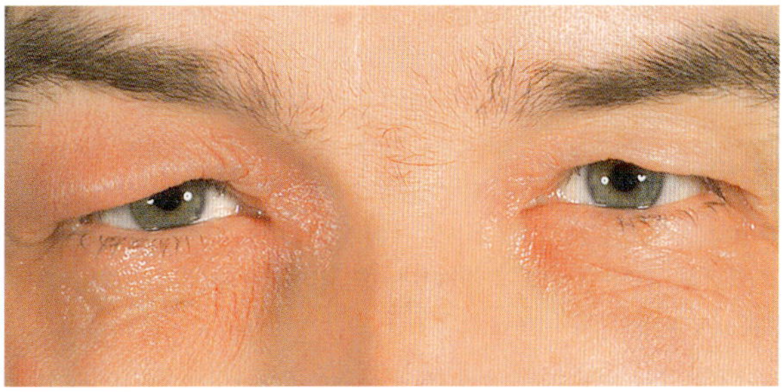

▸ **Abb. 3.318** Periokuläre Urtikaria bei Typ-I-Reaktion 15 Minuten nach ASS-Einnahme.

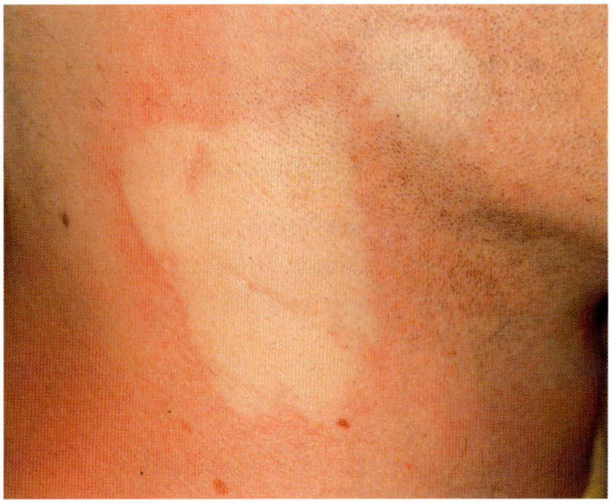

▸ **Abb. 3.319** Kälteurtikaria nach Eisbeutel-Applikation.

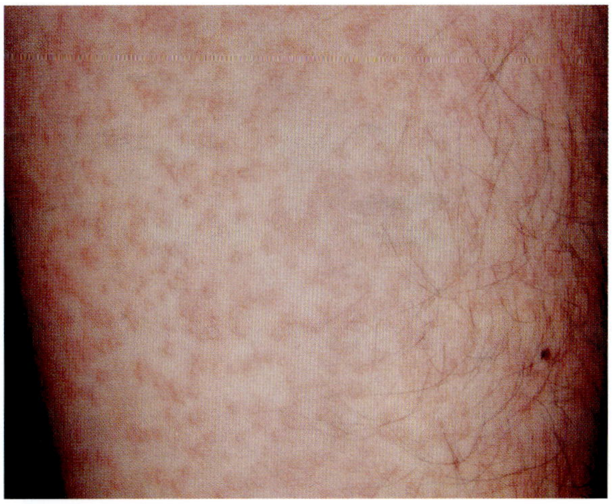

▸ **Abb. 3.320** Quaddeln bei Urtikaria.

3.52

Warzen

Warzen (Verrucae) sind weitverbreitete gutartige Neubildungen der oberen Hautschicht mit teilweise sehr unterschiedlicher Form- und Farbgebung. Sie sind viral bedingt, meist durch humane Papillomaviren und können sehr ansteckend sein.

Ergänzende Hinweise

Bewährt haben sich zur Behandlung der Warzen Lokaltherapien mit Chloressigsäure, salizylsäurehaltigen Pflastern, Keratolytika wie Vitamin-A-Säure, die Abtragung mit scharfen Löffeln oder Skalpellen oder die Laserbehandlung (Condylomata). Wichtig ist, dass die gesunde Haut um die Warze herum nicht mit den Lokaltherapeutika in Berührung kommt. In Alterswarzen können sich Melanome aber auch Basaliome verstecken. Deshalb sind Beobachtung und Probeentnahmen zu empfehlen.

Inspektionsbefunde und Effloreszenzen

- **Verrucae vulgares**: harte, raue Papeln, die sich gerne schwarz färben. Prädilektionsstellen: Hände, Finger, Fußsohlen (▸ **Abb. 3.321**)
- **Verrucae filiformes**: Pinsel- oder Fadenwarzen bei älteren Menschen, besonders an den Augen
- **Verrucae planae** (**juveniles**): flache Warzen besonders bei Jugendlichen an den Händen und im Gesicht (▸ **Abb. 3.327**)
- **Verrucae plantares**: Dornwarzen besonders an Fußsohlen und Fußballen zu finden, bereiten bei jedem Schritt stechende Schmerzen (▸ **Abb. 3.328** und ▸ **Abb. 3.329**)
- **Verrucae seniles**: seborrhoische Alterswarzen sind hellbraun bis schwarzbraun und besitzen eine brombeer-artige Oberfläche, stumpf und speckig, die sich abkratzen lässt. Dabei kann es leicht bluten. Es können wenig, aber auch viele sein. Sie treten in der Regel nach dem 40. Lj. bevorzugt am Stamm und lateralen Gesichtspartien auf (▸ **Abb. 3.330**).
- **Condylomata acuminata**: Feigwarzen bevorzugt im Genital- und Analbereich. Sie können kleinlappig sein, später auch spitz blumenkohlartig. Sie können als Begleitung einer Lues (Condylomata lata) oder als Zeichen eines Papillomavirenbefalls auftreten (▸ **Abb. 3.322–3.324**, ▸ **Abb. 3.326**).
- **Dellwarzen**: klein, rundlich mit zentraler Delle. Es tritt ein breiiges Sekret aus. Prädilektionsstelle: überall am Körper, jedoch nicht an Händen oder Füßen. Hintergrund ist ein Virus der Pockengruppe, der von Mensch zu Mensch übertragbar ist (▸ **Abb. 3.331**).

Cave

Für Condylomata acuminata und Dellwarzen (bei sexueller Übertragung) besteht laut §24 IfSG für den HP Behandlungsverbot.

Differenzialdiagnosen

- Fibrome
- maligne Hauttumoren

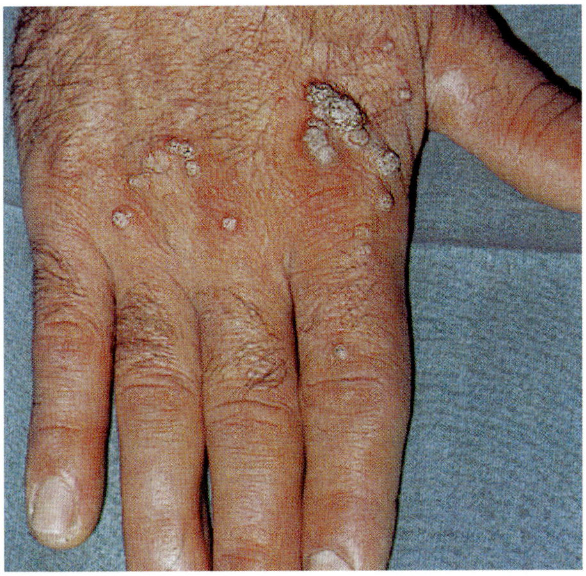

▶ **Abb. 3.321** Warzen; Verrucae vulgares am Handrücken eines Mannes.

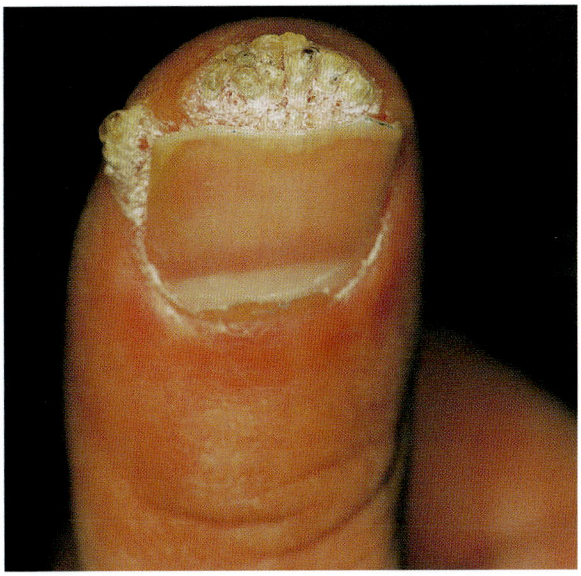

▶ **Abb. 3.322** Warzen am Finger durch das humane Papillomavirus.

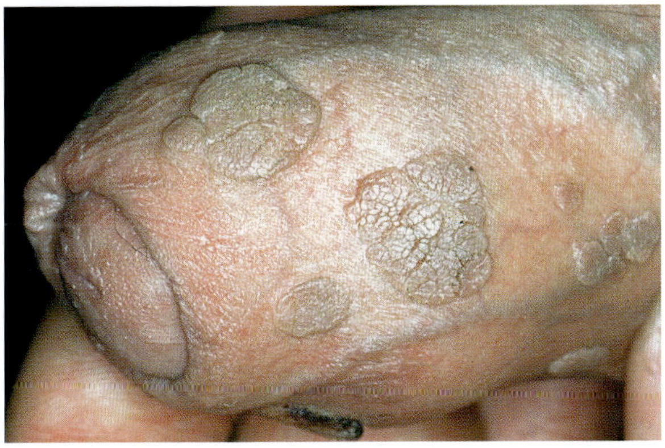

▶ **Abb. 3.323** Warzen, Verrucae vulgaris durch HPV am männlichen Genitale.

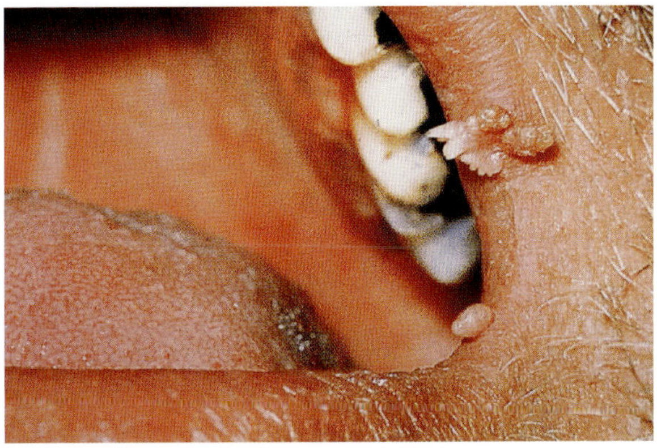

▶ **Abb. 3.324** Warze am Mundwinkel; ephitheliale Hyperplasie durch HPV-Infektion.

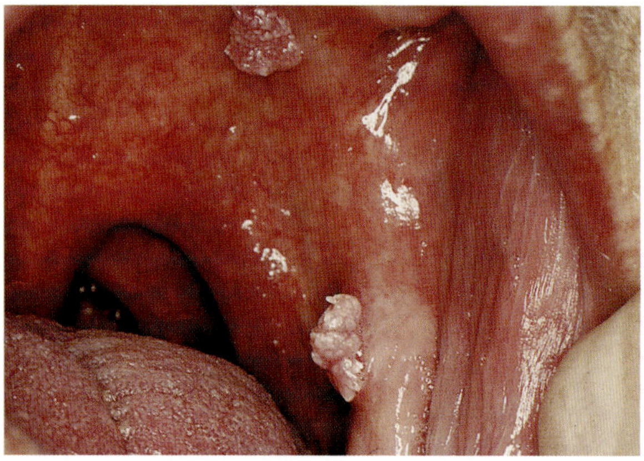

▶ **Abb. 3.325** Warzen an der Mundschleimhaut.

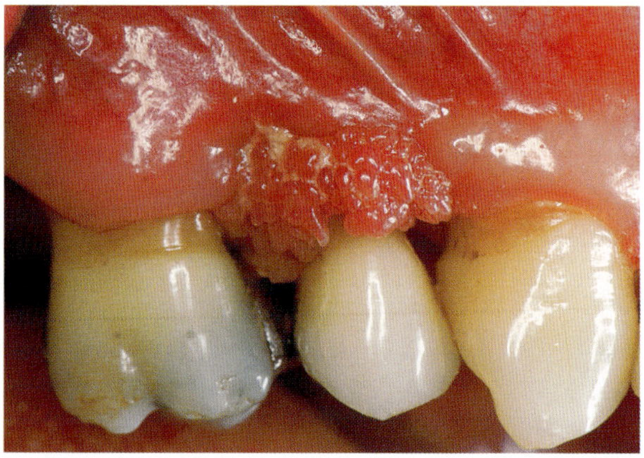

▶ **Abb. 3.326** Warze der Gingiva bei einem 42-jährigen Aids-Patienten (HPV).

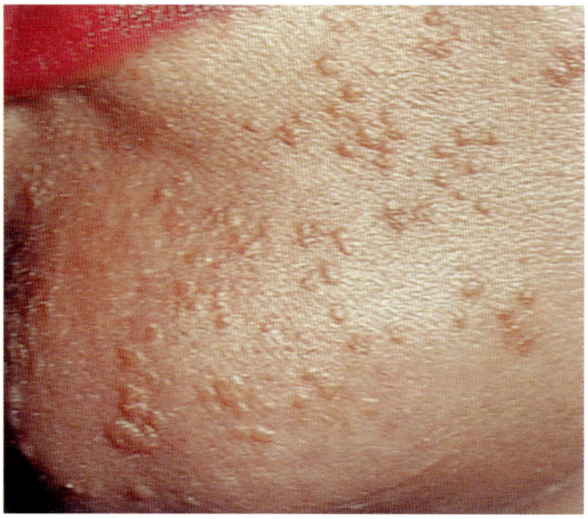

▶ **Abb. 3.327** Flachwarzen (Verrucae planae juveniles) bei einem Kind.

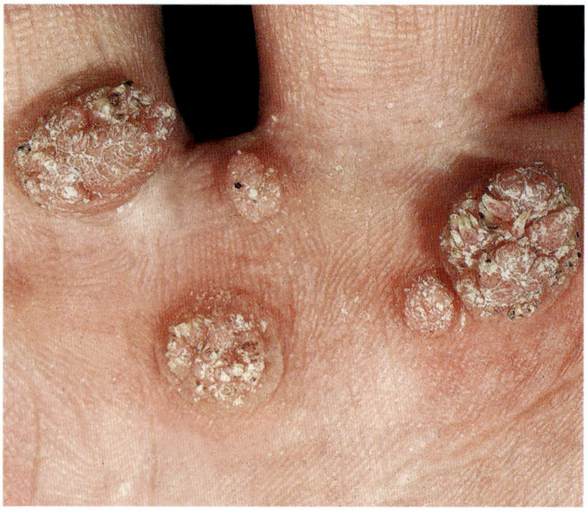

▶ **Abb. 3.328** Dornwarzen (Verrucae plantares).

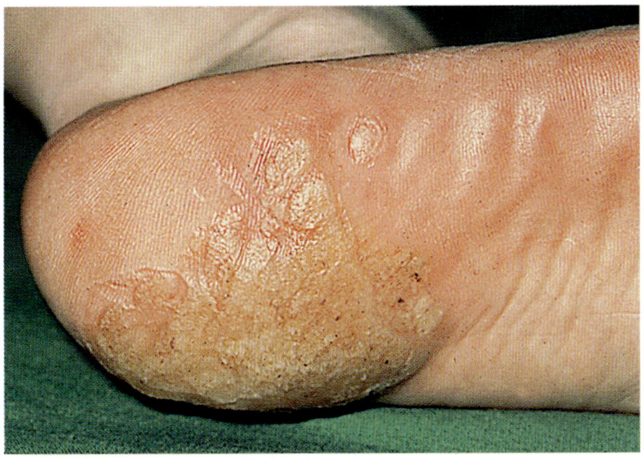

▸ **Abb. 3.329** Großfläche Dornwarze der Fußsohle.

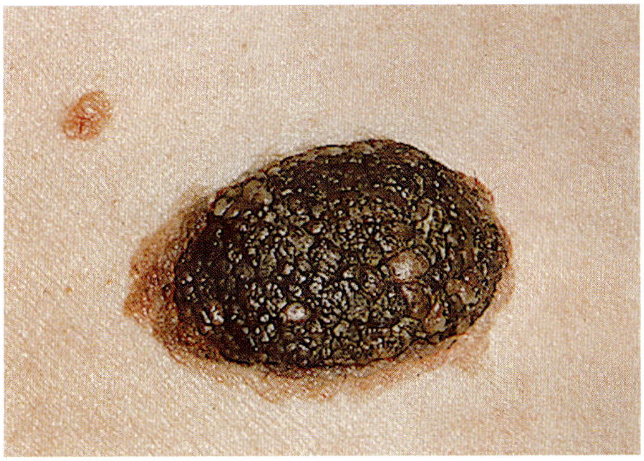

▸ **Abb. 3.330** Seborrhoische Warze (Verruca senilis; auch als seborrhoische Keratose bezeichnet).

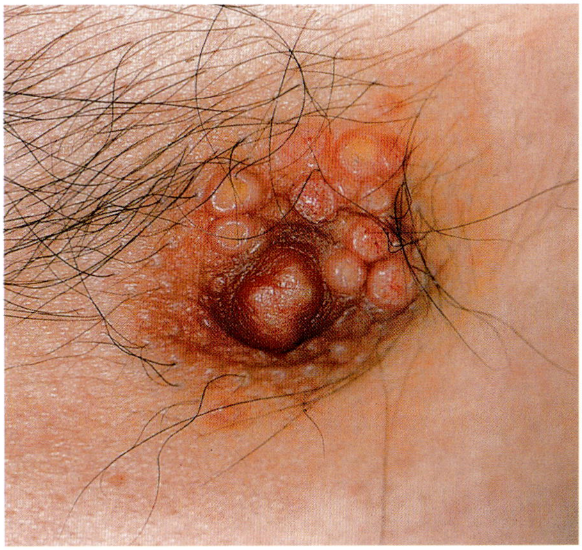

▸ **Abb. 3.331** Dellwarze an der Mamille eines aidskranken Mannes.

3.53

Windpocken

Windpocken oder Varizellen sind eine der typischen Kinderkrankheiten. Sie werden vom Varizella-zoster-Virus verursacht, das per Tröpfcheninfektion übertragen wird. Schon vor Ausbruch des Exanthems besteht eine hohe Infektiosität, die bis zum Abfall der letzten Borke andauert. Die Erkrankung geht meist mit leichtem Fieber und einer deutlichen Einschränkung des Allgemeinzustands einher.

Varianten, Besonderheiten

Treten Windpocken bei Neugeborenen oder im Erwachsenenalter auf, sind die Verläufe oft schwerwiegend und von längerer Dauer.

Cave

Aufgrund des §34 IfSG ist dem HP die Behandlung untersagt.

Inspektionsbefunde und Effloreszenzen

Auf unveränderter Haut entwickeln sich zunächst Roseolen, die über Papeln zu Bläschen werden. Die Ausbreitung erfolgt vom Rumpf auf das Gesicht, behaarten Kopf und rumpfnahe Gliedmaßen. Handteller und Fußsohlen bleiben meist frei. Die Schleimhäute (z.B. Mund) können betroffen sein (▶ **Abb. 3.335**).

Die Bläschen sind oberflächlich, weisen einen roten Hof auf (▶ **Abb. 3.333** und ▶ **Abb. 3.334**) und zerplatzen leicht. Durch den schubweisen Verlauf sind nach kurzer Zeit alle Stadien des Exanthems gleichzeitig sichtbar (Sternenhimmel, ▶ **Abb. 3.332**). Das Exanthem juckt stark; Kratzen kann zu Sekundäreffloreszenzen führen (z.B. Narbenbildung durch Erosion, ▶ **Abb. 3.336**).

Differenzialdiagnosen

Andere bläschenbildende Erkrankungen wie

- Herpes zoster und simplex
- Impetigo contagiosa

Merke: Der HPA muss in der HP-Prüfung die oben genannte Kinderkrankheit einschließlich der Masern, Ringelröteln, Röteln, Hand-Fuß-Mund-krankheit und Scharlach anhand der Effloreszenzen differenzieren können. Dieses gelingt hier am besten über die Bläschenbildung und das Erscheinungsbild der verschiedenen Stadien („Sternenhimmel").

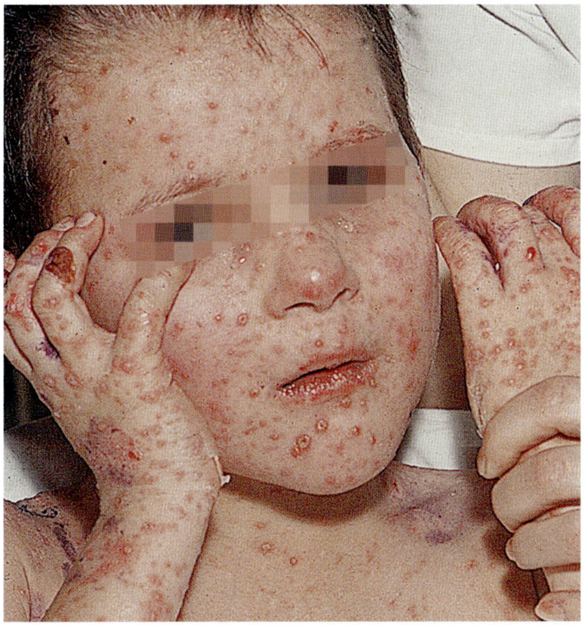

▸ **Abb. 3.332** Typischer „Sternenhimmel“ bei Windpocken.

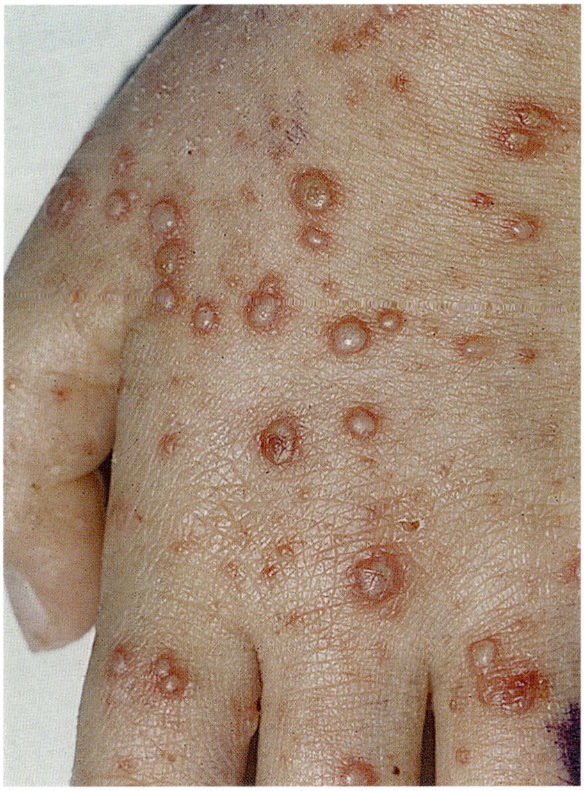

▸ **Abb. 3.333** Windpocken, Detailansicht am Handrücken.

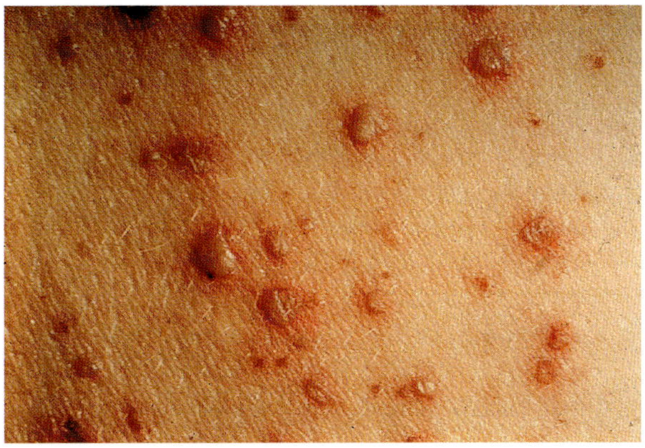

▸ **Abb. 3.334** Windpocken; typische Verteilung am Rücken.

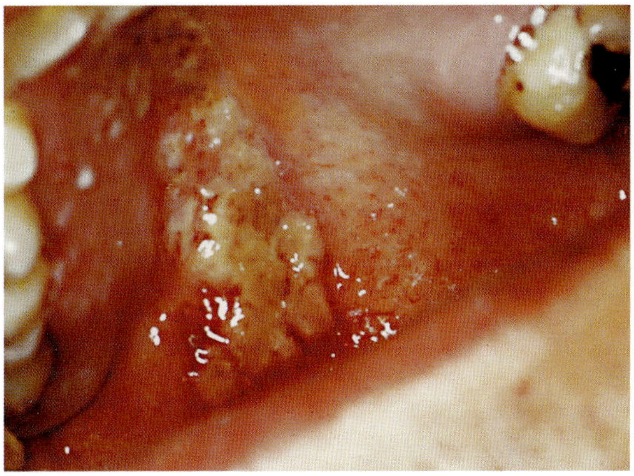

▸ **Abb. 3.335** Windpockenbläschen in der Mundhöhle, oft sehr schmerzhaft.

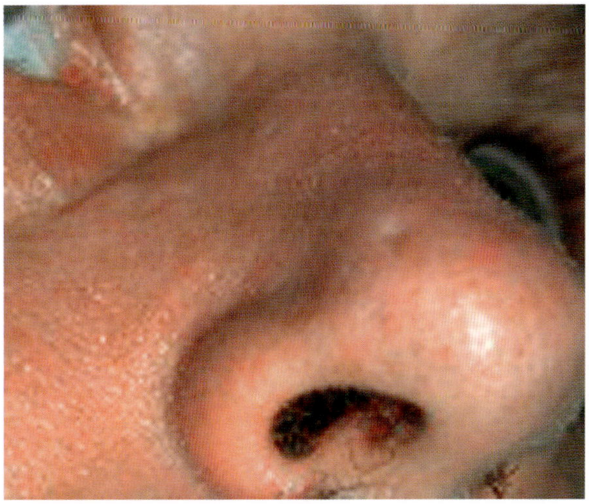

▸ **Abb. 3.336** Windpockennarbe: deutliche Erosion am rechten Nasenflügel bei einem 45-jährigen Mann infolge einer schweren Infektion im Erwachsenenalter.

3.54

Xanthome und Xantelasmen

Xanthome und Xanthelasmen sind Hauterscheinungen, die v. a. bei Hypercholesterinämie vorkommen. Sie weisen also in erster Linie auf eine Stoffwechselstörung bzw. Stoffwechselbelastung des Körpers hin.

Varianten, Besonderheiten

- **Xanthome**: gutartige Geschwulste aus Fibroblasten, Retikulinfasern und Histiozyten, die klein oder großknotig in Haut, Schleimhaut und Sehnenscheiden eingelagert sind.
- **Xanthelasmen**: bei Hypercholesterinämie oder Diabetes mellitus. In höherem Alter können sie auch unabhängig von einer Erkrankung auftreten.

Ergänzende Hinweise

Häufig kann zusätzlich als Zeichen einer Hypercholesterinämie ein **Arcus senilis** = Greisenbogen (auch **Arcus lipoides** = Fettbogen) als weißlich-trüber Ring um den Außenrand der Iris zu sehen sein.

Inspektionsbefunde und Effloreszenzen

- **Xanthome** treten häufig nicht einzeln, sondern gruppiert und dann konfluierend auf. Prädilektionsstelle sind die Achilles- und Fingerstrecksehne, die Unterarmstreckseiten, Handflächen, Ellenbogen, Gesäß und Knie (▶ **Abb. 3.338**, ▶ **Abb. 3.340**, ▶ **Abb. 3.341**).
- **Xanthelasmen** zeigen sich als rote oder strohgelbe bis fingernagelgroße scharf begrenzte, manchmal sackartige Einlagerungen in der Haut. Häufig findet man sie an den Augenlidern (▶ **Abb. 3.337**, ▶ **Abb. 3.339**).

Differenzialdiagnosen

- Sarkoidose der Haut
- Fibrome
- amelanotische Hauttumoren

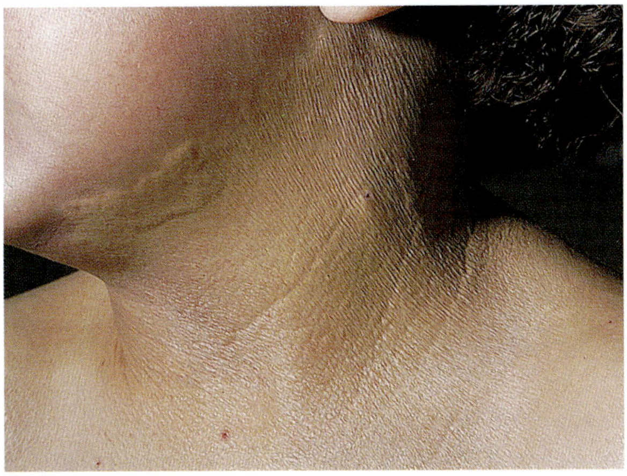

▶ **Abb. 3.337** Xanthelasmen im Kieferbreich.

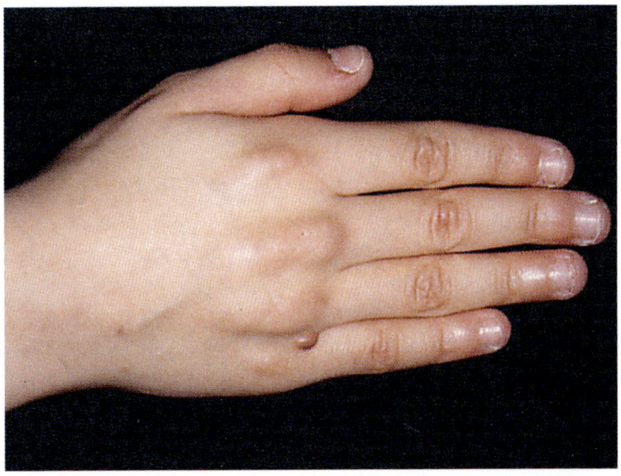

▶ **Abb. 3.340** Xanthome der Fingerstrecksehnen eines 12-Jährigen mit einem Cholesterin-Gesamtwert von 480 mg/dl bei familiärer Disposition.

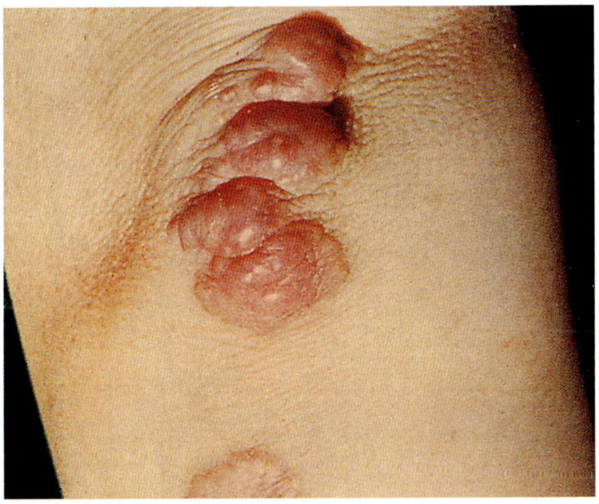

▶ **Abb. 3.338** Xanthome an den Ellenbogen bei familiärer Hypercholesterinämie.

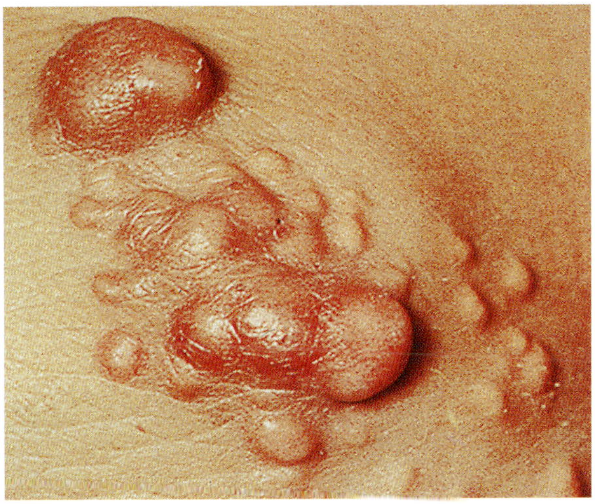

▶ **Abb. 3.341** Xanthome am Knie bei Typ-III-Hyperlipoproteinämie.

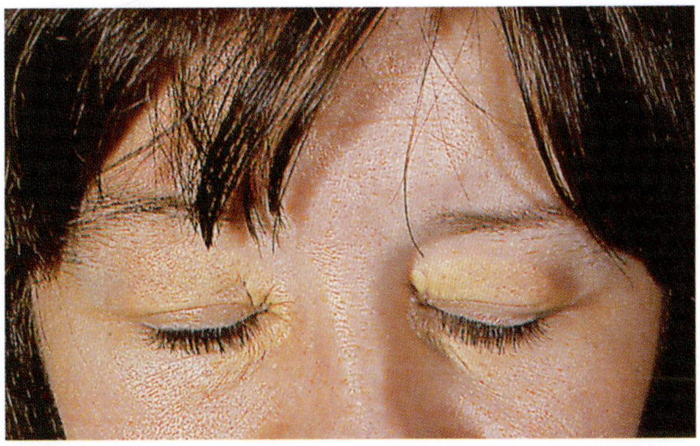

▶ **Abb. 3.339** Xanthelasmen der Oberlider ohne Fettstoffwechselstörung.

3.55

Zyanose

Als Zyanose bezeichnet man die bläulich-violette Verfärbung der Haut und der sichtbaren Schleimhäute (wie Lippen, Augenbindehaut) aufgrund von Sauerstoffmangel. Die Färbung entsteht durch das Hämoglobin, das bei Sauerstoffmangel nicht rot, sondern bläulich bis violett erscheint. Zu diesem Phänomen kommt es, wenn etwa ein Drittel des Hämoglobins desoxygeniert ist. Die Ursachen einer Zyanose können pulmonal sein (z. B. Asthma bronchiale, Lungenemphysem), kardial (z. B. Herzinsuffizienz) oder toxisch (z. B. Kohlendioxid).

Varianten, Besonderheiten

Periphere Zyanose Aufgrund verlangsamten Blutflusses in der Peripherie kommt es zur vermehrten Sauerstoffausschöpfung (vermehrter Entzug vom Sauerstoff aus dem Blut) des Körpers. Dabei kommt es in erster Linie zu einer Verfärbung peripherer Körperabschnitte **(Akrozyanose).** Ursachen hierfür können sein: Herzinsuffizienz, venöse Erkrankungen (► **Abb. 3.344** und ► **Abb. 3.345**).

Zentrale Zyanose Eine zentrale Zyanose entsteht aufgrund einer verminderten Sauerstoffaufladung des Blutes in der Lunge. Hier zeigt sich besonders eine Verfärbung der Mundschleimhäute, der Zunge, der Lippen und weiterer Körperregionen. Die Ursachen liegen hier in der Lunge oder beim Herzen (► **Abb. 3.342** und ► **Abb. 3.343**).

Eine Sonderform ist die Zyanose bei Rechts-Links Shunt am Herzen. Sie tritt meist erst als Spätzyanose, bei großen Shunts jedoch bereits als Frühzyanose („blue babies") auf.

Ergänzende Hinweise

Die Therapie der Zyanose besteht in der Regel in der Therapie der Grunderkrankung (► **Abb. 3.346**).

Inspektionsbefunde und Effloreszenzen

Die Haut oder Schleimhaut verfärbt sich bläulich-violett. Gelegentlich ist auch in der Peripherie eine Marmorierung zu finden.

Unterschieden werden können periphere und zentrale Zyanose durch die Kontrolle der Zungenfarbe: Bei peripherer Zyanose verfärbt sich die Zunge in der Regel nicht bläulich, bei zentraler Zyanose ist die zyanotische Verfärbung jedoch zu erkennen.

Differenzialdiagnosen

- Rosazea
- Mitralgesicht

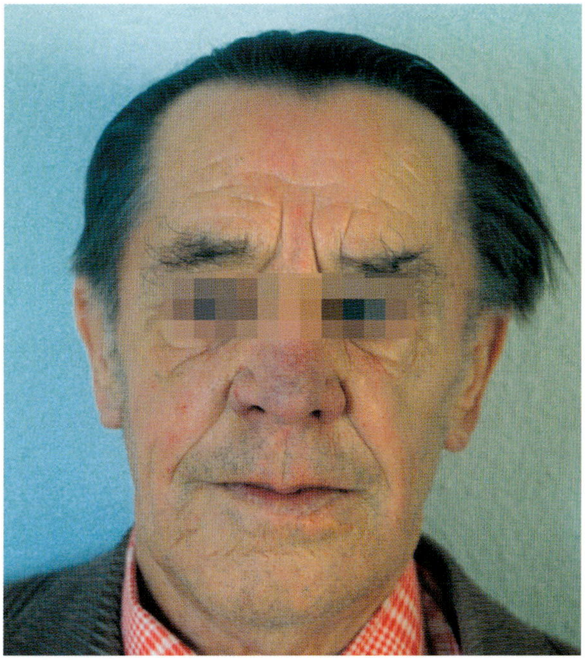

► **Abb. 3.342** Akrozyanose bei dekompensierter Herzinsuffizienz mit bläulich-roten Äderchen an Nase und Wangen.

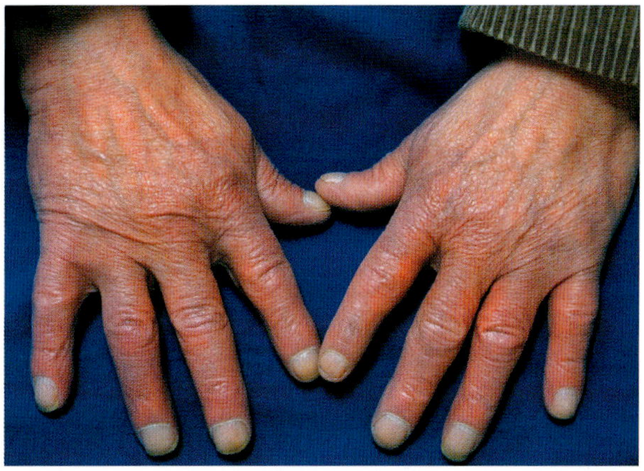

► **Abb. 3.344** Zyanose der Hände bei dekompensierter Herzinsuffizienz.

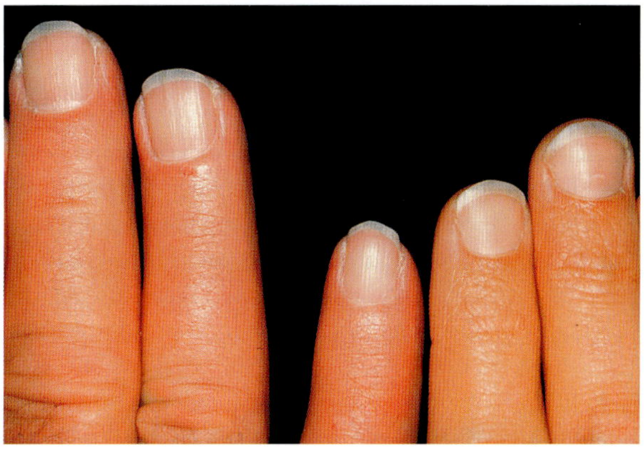

► **Abb. 3.345** Akrozyanose der Finger bei Pulmomalstenose.

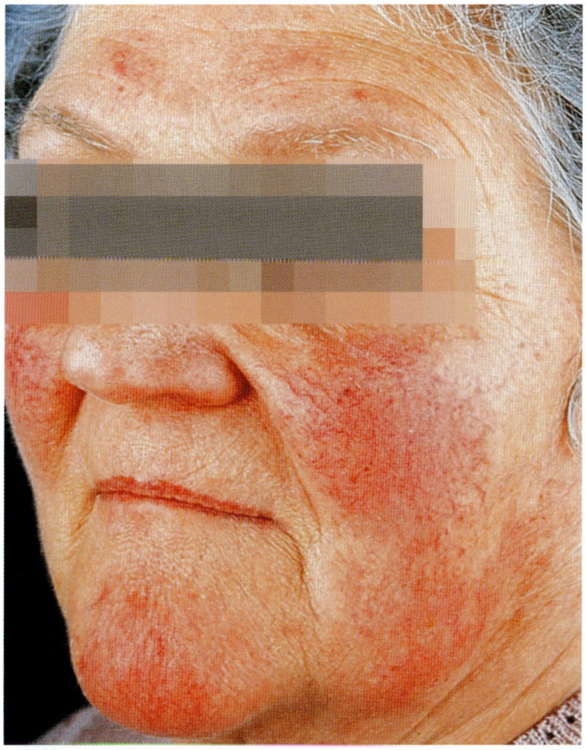

► **Abb. 3.343** Mitralgesicht.

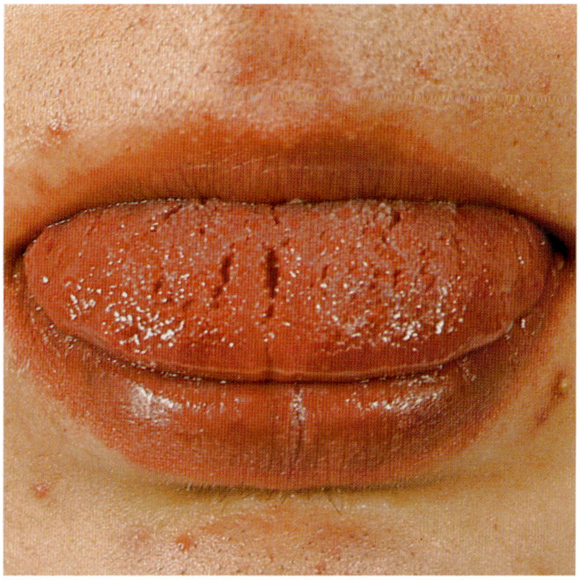

► **Abb. 3.346** Zentrale Zyanose mit typischer blauer Zunge bei Shunt-Vitium.

4 Differenzialdiagnose nach Lokalisation

Nicht immer hat der Therapeut bei der Inspektion einer Effloreszenz rasch die Idee zur zugrunde liegenden Erkrankung. Vielmehr kommen meist verschiedene Differenzialdiagnosen in Betracht. Um die Diagnose zu erleichtern, haben wir in diesem Kapitel einen anderen Zugang zur Befundung gewählt: Wir betrachten verschiedene Körperareale und benennen die Erkrankungen, die sich häufig an der jeweiligen Lokalisation präsentieren.

Das Erscheinungsbild der Erkrankungen, die vorab ausführlicher beschrieben sind, wird hier nur stichwortartig umrissen. Seltenere Erscheinungen, die wir noch nicht vorgestellt haben, beschreiben wir umfassender, aber dennoch komprimiert. Das kann den schnellen differenzialdiagnostischen Zugriff erleichtern.

4.1

Gesicht

4.1.1 Rötungen im Gesicht

Lupus erythematodes (▸ Abb. 4.1)

- selten klassisches „Schmetterlingserythem", häufig bizarres, zerrissenes Erythem rund um das Gesichtszentrum
- weitere Erscheinungen auf anderen sonnenbeschienenen Körperstellen (z. B. Hände, im Sommer: Dekolleté, oberer Rückenbereich)
- persistierendes, schuppendes und ggf. schmerzhaftes Exanthem

Erysipel (▸ Abb. 4.2)

- einseitig
- meist Beine, Gesicht, seltener Arme betroffen
- meist akut mit Fieber
- Labor: ASL-Titer erhöht

Kontaktekzem (▸ Abb. 4.3)

- oft klar umschrieben mit erinnerlichem Auslöser
- Pruritus
- meist sehr akut
- Labor: ggf. Nachweis allergischer Disposition

Rosazea (▸ Abb. 4.4)

- beidseitig, ausschließlich im Gesicht
- entzündliche Rötung
- langsame Entwicklung
- oft auch zahlreiche Spider naevi und Rhinophym

Mitralgesicht (▸ Abb. 4.5)

- beidseitig
- langsame Entwicklung
- Symptome der Herzerkrankung

Cushing-Syndrom und Morbus Cushing

- gleichmäßige Rötung des gesamten Gesichts
- sog. „Vollmondgesicht" mit sog. „Stiernacken"
- evtl. mit Hirsutismus (▸ Abb. 4.6)
- Labor: Kortisolspiegel erhöht

Scharlach (▸ Abb. 4.7)

- durch Fieber gerötetes Gesicht
- blasses Mund-Nasen-Dreieck (sog. „Milchbart")
- Mund-Zungen-Inspektion mit typischen Befunden
- Labor: ASL-Titer erhöht, Abstrich

Zyanotische Rötung (▸ Abb. 4.8)

- bläulich-rote Färbung
- evtl. auch an den Akren (periphere Zyanose)
- ausgeprägt an Lippen und Zunge (zentrale Zyanose)
- häufig auch Spider naevi
- evtl. Halsvenenstau
- Symptome einer Rechtsherz- und/oder Lungenerkrankung

Polyglobulie (▸ Abb. 4.9)

- oft eher fleckig (z. B. Nase, Ohren), aber beidseitig
- Befund nicht nur im Gesicht
- Symptome der Grunderkrankung

Flush (▸ Abb. 4.10)

- anfallsweise Rötung
- häufig Teleektasien
- gastrointestinale und/oder athmaähnliche Symptome

4.1.2 Augen: Befunde an den Skleren und der Iris

Iridozyklitis und Iritis (▸ Abb. 4.11)

- deutliche Entzündung der Iris und des Ziliarkörpers, zumeist mit Konjunktivitis
- Begleitsymptome: Schmerzen, Lichtscheu, Visuseinschränkungen, Farb- und Bewegungsänderungen der Pupille, Ablagerungen in der Hornhaut
- Symptome eines meist hintergründigen Geschehens: Infektionen (Gonokokken, Herpes Viren)und anderer Erkrankungen (Sarkoidose, Morbus Crohn, Weil-Hepatitis u. a.)

> **Cave**
>
> **Je nach Erreger evtl. Behandlungsverbot für den HP.**

Gelbe Skleren (▸ Abb. 4.12)

Subikterus bzw. Sklerenikterus.

- frühe Ablagerung von Bilirubin in der Lederhaut des Auges, v. a. bei Verschlussikterus
- weitere Befunde, die auf ein Leber-, Gallenwegs- oder Pankreasgeschehen hinweisen oder Symptome der Hämolyse

Bläuliche Skleren (▸ Abb. 4.13, ▸ Abb. 4.18)

- Hinweis auf Osteogenesis imperfecta oder osteolytische Prozesse, Marfan-Syndrom u. a.
- oft auch „Glaszähne" mit bläulichen Zahnkronen
- bei Säuglingen meist ohne Krankheitswert
- oft schon frühkindlich auftretend
- weitere Befunde, die auf eine Verschiebung von Elektrolyten hinweisen

Einblutungen ins Auge (▸ Abb. 4.14)

Einblutungen in den Augapfel müssen zunächst unterschieden werden von Einblutungen in die Bindehäute und von Gefäßzeichnungen innerhalb der Hornhaut. Ursachen sind:

- Veränderungen der Druckverhältnisse, z. B. bei starkem und andauerndem Husten (z. B. bei Pertussis) oder starkem Pressen (Geburt)

- Bluthochdruck (auch temporär, z. B. durch Stress oder adrenalinsezernierende Tumoren, z. B. Phäochromozytom)
- traumatische und/oder entzündliche Vorgänge im Augapfel

Arcus senilis (Arcus lipoides corneae, ▶ Abb. 4.15)

- Trübung am Rand der Kornea, sichtbar als klarer weißlicher Ring durch Kalk- und Fetteinlagerung
- meist im höheren Alter
- bei der juvenilen Form meist begleitend Symptome einer Hyperlipoproteinämie auf dem Boden einer Stoffwechselerkrankung

Glaukom (▶ Abb. 4.18)

Cave

Der akute Glaukomanfall ist ein Notfall!

Das Glaukom (Grüner Star) entsteht durch eine chronische oder akute Behinderung des Kammerwasserabflusses nach Verlegung des Kammerwinkels. Das chronische Glaukom ist blickdiagnostisch meist unauffällig und äußert sich v. a. durch Sehstörungen.

In Abgrenzung dazu kann der akute Winkelblock zu einer dramatischen und plötzlichen Symptomatik führen; sie ist höchst selten beidseits.

- tastbar steinharter Bulbus
- schmerzendes, gerötetes Auge mit deutlicher Gefäßzeichnung und lichtstarrer Mydriasis,
- neurologische und reflektorische Symptome (z. B. akutes Abdomen, Sehverlust des betroffenen Auges, stärkste Kopfschmerzen, Kreislaufversagen)
- Sehstörungen mit verschwommener Wahrnehmung und Farbringen um Lichtquellen

Lichtstarre Pupillen

Physiologisch reagieren die Pupillen des Auges auf einen unterschiedlich starken Lichteinfall (Adaption mit beidseitiger Mydriasis bei Dunkelheit und Miosis bei Helligkeit) und die Nähe eines avisierten Objekts (Akkommodation und Konvergenz mit Mydriasis beim Blick in die Ferne und Miosis bei Fixierung eines nahen Gegenstands).

Eine Lichtstarre kann verschiedene Ursachen haben:

- Bei **Mydriasis**: Medikamente (z. B. Psychopharmaka,), Rauschmittel (Kokain, Ecstasy u. a.) , Pflanzengifte (z. B. Tollkirsche), selten beidseitiges Glaukom, Sympathikusreizung, Parasympathikuslähmung, Trauma u. a. (▶ Abb. 4.17)
- Bei **Miosis**: Medikamente (z. B. Psychopharmaka, Narkotika, codeinhaltige Präparate), Rauschmittel (z. B. Opiate, Heroin), Parasympathikusreizung, Sympathikuslähmung, Trauma.

Katarakt (▶ Abb. 4.16)

Als Katarakt (Grauer Star) bezeichnet man eine Linsentrübung. Die Ursachen hierfür sind vielfältig (s. u.).

- graublaue, Eintrübung der Linsen bei meist normaler Sklera
- i. d. R. langsamer, unsymmetrisch beidseitiger Sehverlust
- meist Symptome einer zugrunde liegenden Stoffwechselerkrankung (v. a. Diabetes mellitus), selten durch Strahlen, Stromunfälle, Masern, Röteln, Cortisolismus u. a.

Anisokorie (▶ Abb. 4.19)

Als Anisokorie bezeichnet man eine seitendifferente Weite der Pupillen (Differenz > 1 mm). Als Hintergründe kommen in Betracht:

- angeborene Anomalie
- Störung der parasympathischen oder sympathischen Efferenz
- Augenerkrankungen (z. B. Iritis, Glaukom)
- intrakranielle Raumforderung mit Druckerhöhung (z. B. bei Hirntumoren, Einblutungen oder Ödem)

Cave

Hirndruckzeichen sind Alarmsignale für lebensbedrohliche Prozesse!

4.1.3 Augenhöhle

Exophthalmus (▶ Abb. 5.31)

Als Exophthalmus bezeichnet man das Heraustreten des Augapfels aus der Orbita. Oft sind die Skleren um die Iris komplett zu sehen.

- Meist liegt eine endokrine Störung (Morbus Basedow) zugrunde; die Störung ist dann beidseitig.
- Selten stehen Phlegmone oder traumatische Prozesse im Hintergrund; diese sind aber inspektorisch deutlich oder anamnestisch zu befunden.
- Selten kann ein intermittierendes und/oder lageabhängiges Heraustreten bei Gefäßschäden hinter der Orbita auftreten.
- Bei einem einseitigen Exophthalmus ist in jedem Fall ein retrobulbär-orbitaler Tumor auszuschließen.
- Sinusvenenthrombose (▶ Abb. 3.102)

Horner-Syndrom (▶ Abb. 4.21)

Bei einem Horner Syndrom findet man klassisch einseitig die Trias aus

- Enophthalmus (Zurückfallen des Augapfels in die Orbita),
- Miosis (Engstellung der Pupille),
- und Ptosis (hängendes Augenlid).

Hintergrund ist eine Nervenschädigung des Sympathikus, z. B. durch Tumoren oder andere raumfordernde Prozesse im oberen Thorax- und Halsbereich (z. B. Pancoast-Tumor,

Schilddrüsenkrebs, Struma), Stellatumblockade, Gefäßblockaden in diesem Bereich, Verletzungen im Bereich der Brust- und Halswirbelsäule, selten als Komplikation einer zervikalen Herpes-zoster-Infektion oder einer Jugularvenenpunktion.

- Die Patienten berichten evtl. von Sehstörung im Dunkeln aufgrund der Anpassungsprobleme der betroffenen Pupille.
- Es zeigen sich evtl. die Symptome der zugrunde liegenden Erkrankung.

4.1.4 Augenbindehäute und Augenumfeld

Hagelkorn (Chalazion, ▸ Abb. 4.22)

- bis erbsengroßes Granulom aufgrund der Verstopfung von Talgdrüsenausführungsgängen
- schmerzloser entzündlicher Beginn
- zunehmende, weiterhin schmerzlose Granulation
- meist am Oberlid

Gerstenkorn (Hordeolum, ▸ Abb. 4.23)

- verschiedene Formen der Abszessbildung der Liddrüsen
- akut, eitrig oder rezidivierend, isoliert oder multipel auftretend
- schmerzhaft
- meist am Unterlid

Xanthelasmen (▸ Abb. 4.24)

- rote oder strohgelbe bis fingernagelgroße scharf begrenzte, manchmal sackartige Hauteinlagerungen
- oft auch Xanthome an anderen Körperstellen
- gelegentlich Symptome einer Hypercholesterinämie oder eines Diabetes mellitus

Zoster ophthalmicus (▸ Abb. 4.25)

Wenn das Herpes-zoster-Virus den ersten Trigeminusast betrifft, kommt es im Augenbereich zu den bekannten Symptomen (Hautrötung, Bläschenbildung mit Verkrustung und ggf. andauernden Neuralgien und Parästhesien).

- Lidschwellung durch Bläschenbildung auf den Augenlidern
- Bindehautentzündung durch infiziertes Sekret, das ins Auge gelangt
- Beteiligung der Hornhaut bis hin zur Entzündung im Augeninnern mit deutlichen Visusstörungen

Blässe der Konjunktiven bei Anämie (▸ Abb. 4.28)

- deutlichste Blässe am Übergang zwischen Lid und Augenbulbus (Fornix)
- besonders ausgeprägt bei Eisenmangelanämie
- weitere Symptome der Anämie (z. B. Mangelsymptome)

Basaliom (▸ Abb. 4.26)

- im Frühstadium oft nur kleines, glasig-weißliches bis rötliches Knötchen mit oft typischer Gefäßzeichnung
- nachfolgend evtl. ulzerierende Veränderung mit perlschnurartigem Rand
- resistent gegen herkömmliche Therapien
- unbedingt abklärungsbedürftig

Orbitalphlegmone (▸ Abb. 4.27)

Eine Phlegmone ist eine bakterielle Entzündung des Bindegewebes. Sie kann als Komplikation einer Sinusitis auch am Auge auftreten. Die Erreger sind zumeist Streptokokken, das Erscheinungsbild ähnelt dem des Erysipels:

- starke, umschriebene Rötung und Schwellung
- deutliche Einschränkung des Allgemeinbefindens des Patienten

> **Cave**
> **Behandlungsverbot für HP nach §34 IfSG.**

Konjunktivitis (▸ Abb. 4.28)

- deutliche entzündliche Röte der Bindehäute
- Begleitsymptome je nach Beteiligung der Skleren und der Iris: Schmerzen, Lichtscheu, Visuseinschränkungen, Farb- und Bewegungsänderungen der Pupille, Ablagerungen in der Hornhaut
- Symptome eines meist hintergründigen Geschehens: Infektionen (Gonokokken, Herpesviren) und andere Erkrankungen (Sarkoidose, Morbus Crohn, Weil-Hepatitis u. a.)

> **Cave**
> **Je nach Erreger evtl. Behandlungsverbot für HP nach IfSG.**

Tränensackentzündung (Dakryozystitis, ▸ Abb. 4.29)

Oft begleitend bei massiver Sinusitis mit zähem Sekret mit Einwanderung von Erregern in den Tränennasengang und das Tränensäckchen:

- einseitiges Auftreten
- Tränenträufeln (Fluss der Tränenflüssigkeit über den Rand des unteren Augenlides nach außen)
- Entzündungszeichen (Schmerzen, Schwellung, Rötung), evtl. auch mit Beteiligung der Konjunktiven und des Unterlids; Berührungsempfindlichkeit
- evtl. Eiterfluss aus dem unteren Tränenpünktchen
- evtl. Fieber

4.1.5 Lippen und Mundhöhle

Mundwinkelrhagade (▶ Abb. 4.30)

Einrisse der Haut in den Mundwinkeln (auch Cheilitis angularis, Angulus infectiosus (oris), Faulecke oder Perlèche) deuten auf einen ungenügenden Zellschutz. Als Hintergründe kommen insbesondere infrage:

- Mangelerscheinungen (bei Anämien durch Eisen-, Folsäure- oder Vitamin-B-Mangel), wobei die Hintergründe erforscht werden müssen (z. B. Malabsorption, Leberzirrhose u. a.)
- Infektionen z. B. durch Bakterien, Candida, Herpesviren
- Hauterkrankungen (z. B. Neurodermitis oder seborrhoisches Ekzem)
- anatomische Besonderheiten oder besondere Belastungen der Haut (Speichelfluss, ausgeprägte Trockenheit)

Herpes labialis (▶ Abb. 4.31)

- Bläschenausschlag an der Lippen-Gesichtshaut-Grenze
- schmerzhaft
- Auslöser: grippale Infekte, Sonnenbestrahlung, Immunschwäche oder psychische Hintergründe wie Ekel oder Stress

Aphthen (▶ Abb. 4.32)

- an der Wangenschleimhaut oder am Übergang von Gingiva zur Mundschleimhaut weißlich-gelbe, von einem roten Rand umgebene sehr schmerzhafte Läsionen
- viele und große Stellen: Stomatitis aphthosa bei Primärinfektion mit dem Herpes-simplex-Virus

> **Cave**
> Behandlungsverbot für den HP.

Tonsillarbeläge (▶ Abb. 4.33)

- weißliche, gelbe oder gelb-braune abwischbare oder nicht abwischbare Beläge
- Ursachen: v. a. Tonsillitis, Scharlach, Diphtherie, Mononukleose

Soor, chronischer (▶ Abb. 4.34)

- weißliche, abwischbare Beläge auf der Zungenoberfläche, dem Rachen und Gaumen, sowie an den Lippen
- bei Säuglingen und Immunsupprimierten, Kranken mit Immundefekt z. B. HIV

> **Cave**
> Behandlungsverbot für den HP.

Windpockenblase im Mund (▶ Abb. 4.35)

- rote Papeln und/ oder Bläschen mit klarem oder trübem Inhalt, gemeinsam mit gleichen Erscheinungen auf der gesamten Haut
- heftig juckend

> **Cave**
> Behandlungsverbot für den HP.

Koplik-Flecke (▶ Abb. 4.36)

- kalkspritzerartige Flecke in der Mundschleimhaut
- Zeichen einer Masernerkrankung im Prodromalstadium

> **Cave**
> Behandlungsverbot für den HP.

Gestaute Unterzungenvenen (▶ Abb. 4.37)

- Zeichen einer Rechtsherzinsuffizienz
- bei akutem Auftreten Hinweis auf einen Herzinfarkt, Lungenembolie, Pneumothorax etc.
- evtl. verlegende Raumforderungen, z. B. Struma

4.1.6 Zunge

Haarzunge, schwarze (▶ Abb. 4.38)

- schwarze oder gelb-braune Verfärbung der Zunge
- häufig durch Rauchen oder Medikamente, vorwiegend bei älteren Menschen
- keine krankhafte Bedeutung, jedoch bei etwa 20 % der krebskranken Patienten

Leukoplakie (▶ Abb. 4.39)

- erhabene, scharf begrenzte weiße Flecken in der Wangenschleimhaut, am hartem Gaumen oder der Mundschleimhaut
- Präkanzerose und Hinweis auf Immunsuppression

Lipom der Zunge (▶ Abb. 4.40)

- pralle, nicht schmerzhafte Vorwölbungen
- submukös in Zunge oder Wange
- eine maligne Entartung ist möglich

Zentrale Zyanose (▶ Abb. 4.41)

- bläuliche Verfärbung von Haut und Schleimhaut
- entsteht durch eine verminderte Sauerstoffsättigung des arteriellen Blutes auf dem Boden von Diffusionsstörungen in der Lunge oder einer Verminderung der Sauerstoffbindungskapazität des Hämoglobins
- Hintergrund sind verschiedene Lungenerkrankungen oder kongenitale Vitien mit Rechts-Links-Shunt und Intoxikationen

Hunter-Glossitis und Lacklippen (► Abb. 4.42)

- rot glänzende Zunge und Lippen, brennende Schmerzen
- Atrophie der Zungenpapillen
- Ursache: Folsäure-, Vitamin-B_{12}-, Eisenmangel, Malabsorptionssyndrom, z. B. bei Morbus Crohn oder Zöliakie

Landkartenzunge (► Abb. 4.43)

- unregelmäßige rote Flecken am Zungenrand
- teilweiser Papillenverlust
- harmlos
- Ursache unbekannt

Kandidose (► Abb. 4.44)

Erläuterungen siehe oben unter „Befunde am Mund: Soor"

Erdbeerzunge, Himbeerzunge (► Abb. 4.45)

- himbeerrote Erscheinung am dritten bis vierten Erkrankungstag bei Scharlach
- Glossitis mit stippchenartig abstehenden Papillen
- tritt zusammen mit dem Exanthem auf der Haut auf

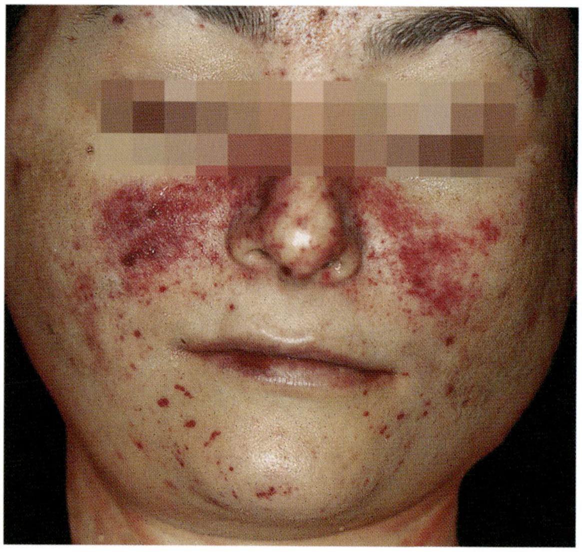

▶ **Abb. 4.1** Schmetterlingserythem bei systemischem Lupus erythematodes.

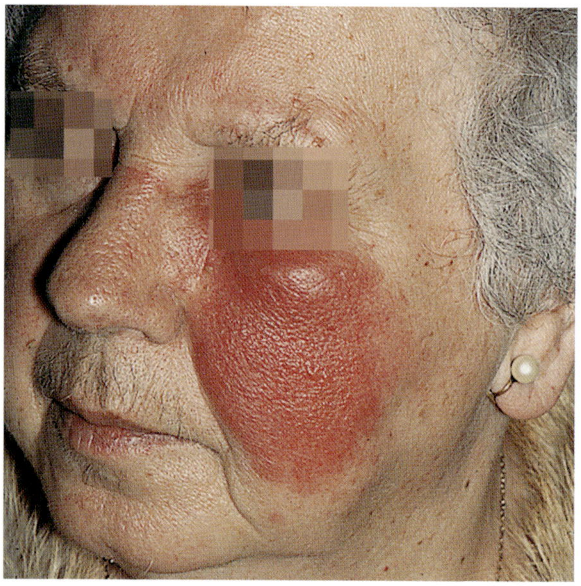

▶ **Abb. 4.2** Erysipel.

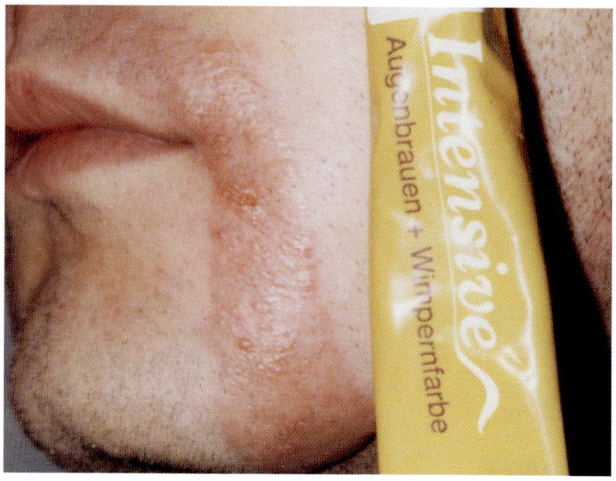

▶ **Abb. 4.3** Kontaktekzem nach Anwendung von Gesichtscreme.

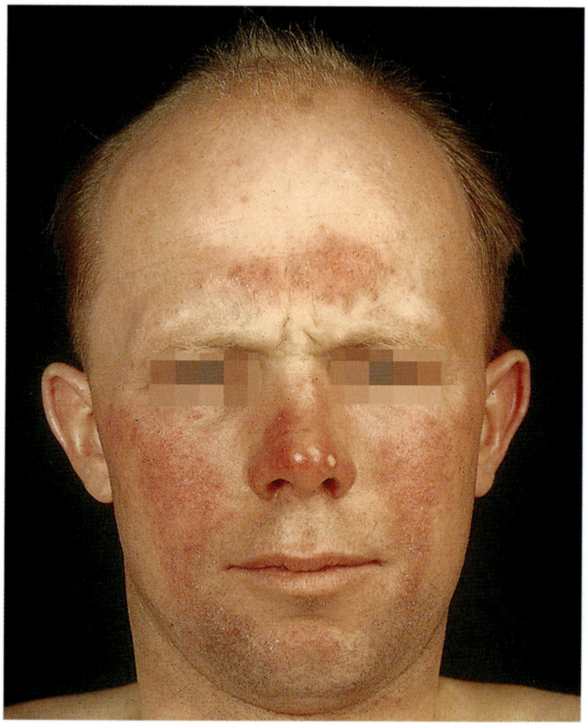

▶ **Abb. 4.4** Rosazea.

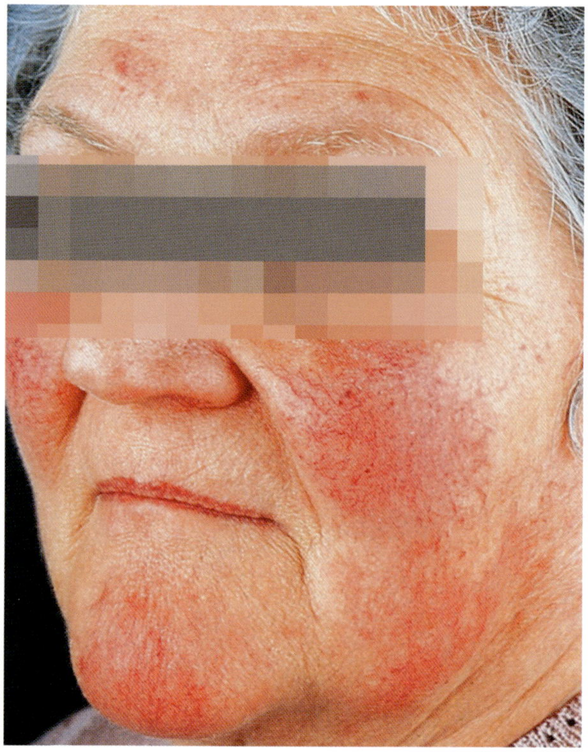

▶ **Abb. 4.5** Mitralbacken.

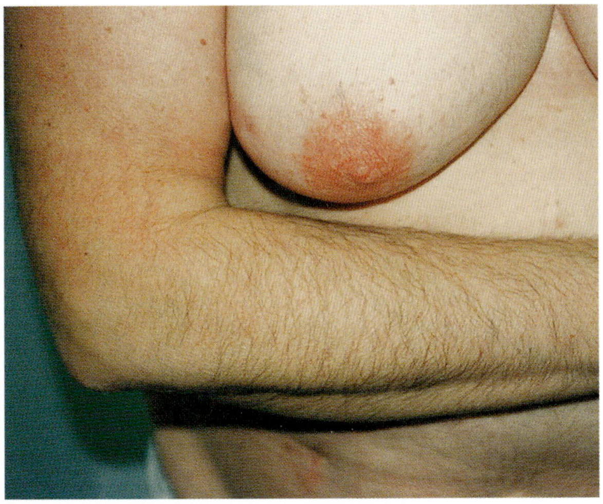

▶ **Abb. 4.6** Vermännlichung: stark behaarte Oberarme.

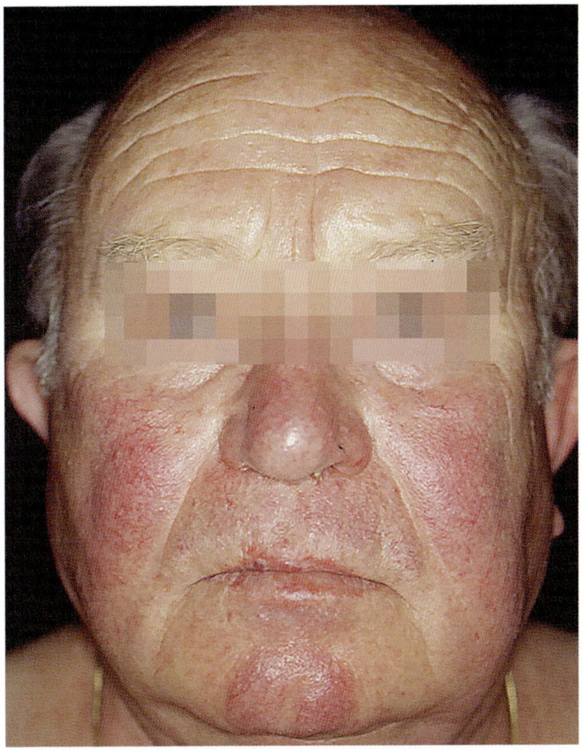

▶ **Abb. 4.8** Zyanose.

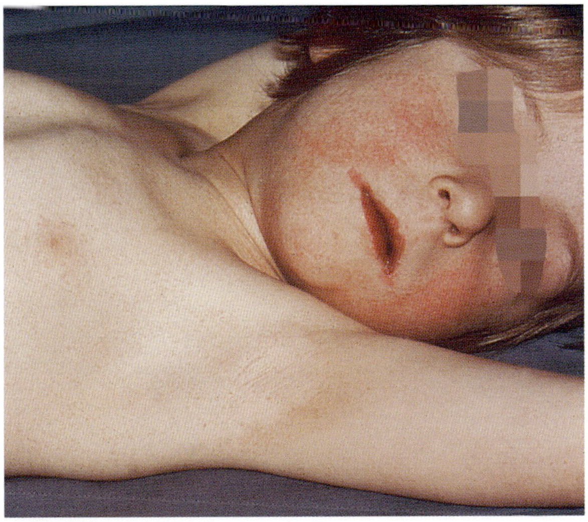

▶ **Abb. 4.7** Scharlach.

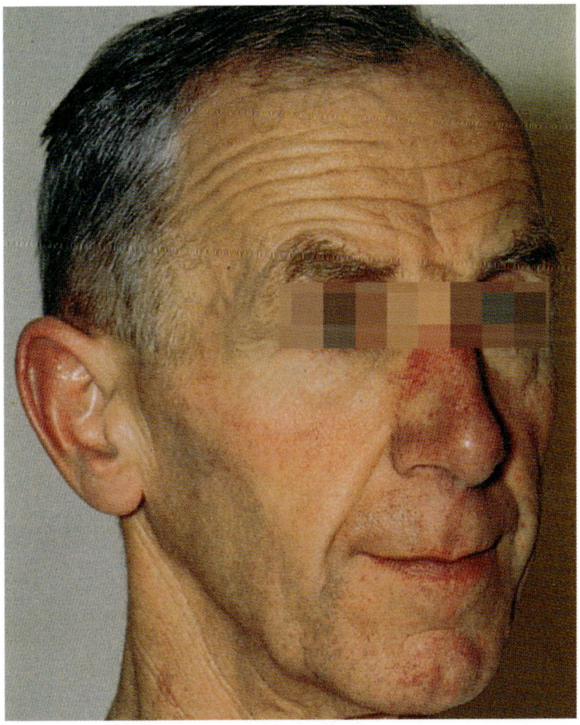

▶ **Abb. 4.9** Polyglobulie.

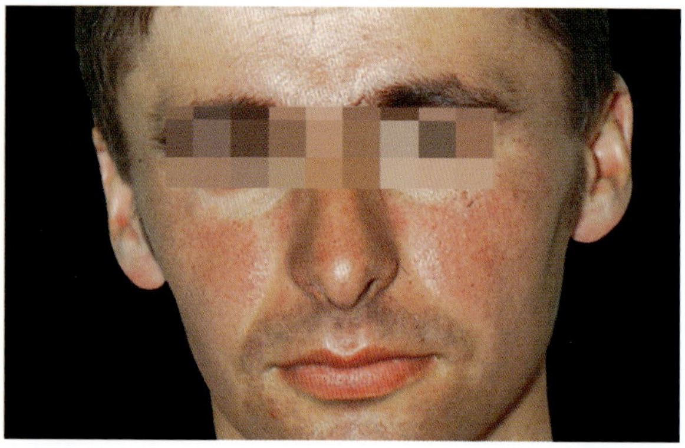

▶ **Abb. 4.10** Flush.

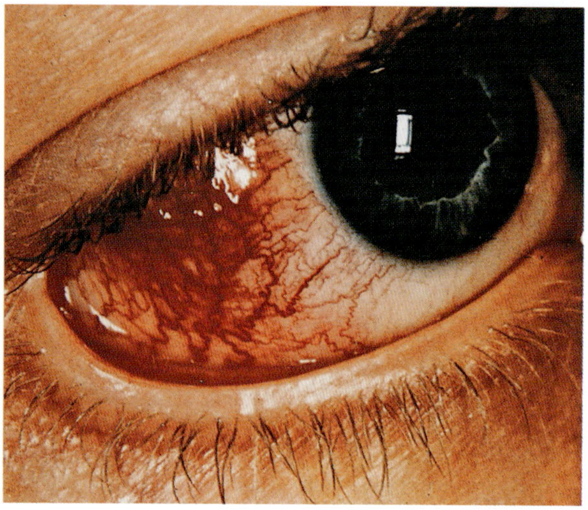

▶ **Abb. 4.11** Iritis.

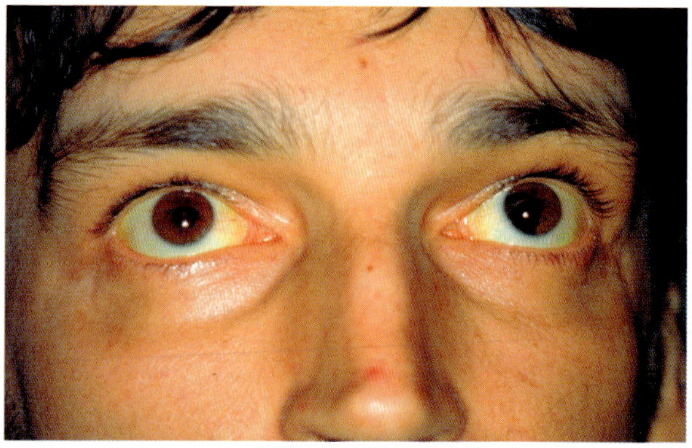

▶ **Abb. 4.12** Sklerenikterus.

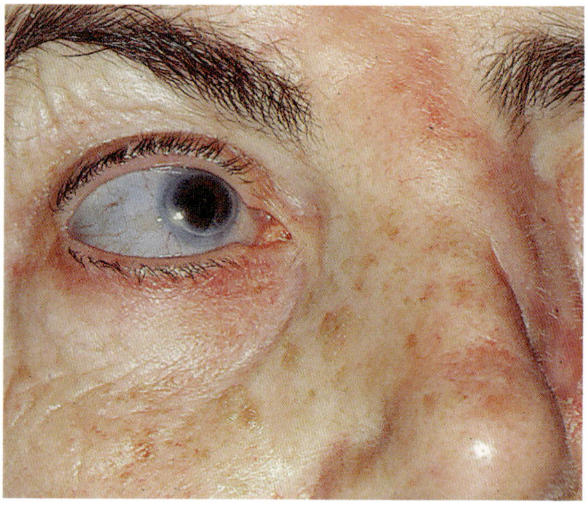

▶ **Abb. 4.13** Blaue Skleren bei Osteogenesis imperfecta.

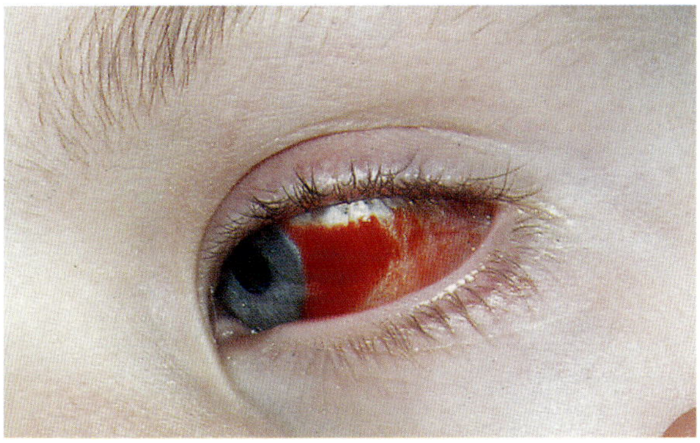

▸ **Abb. 4.14** Geplatzte Konjunktivalgefäße.

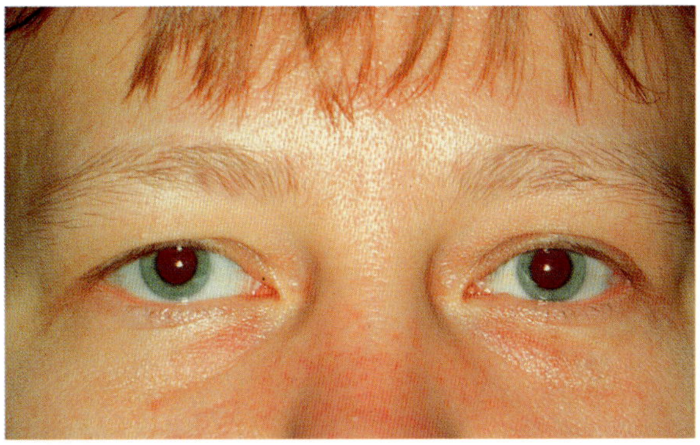

▸ **Abb. 4.17** Lichtstarre Pupillen.

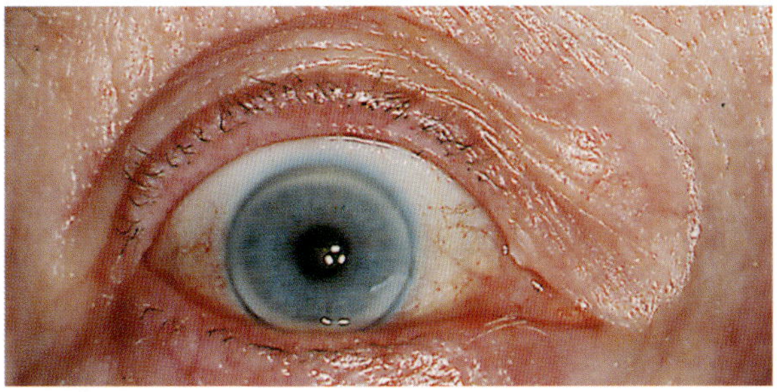

▸ **Abb. 4.15** Arcus senilis.

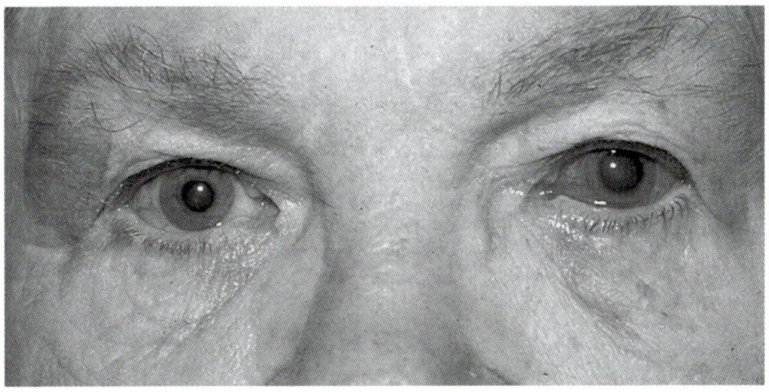

▸ **Abb. 4.18** Glaukom.

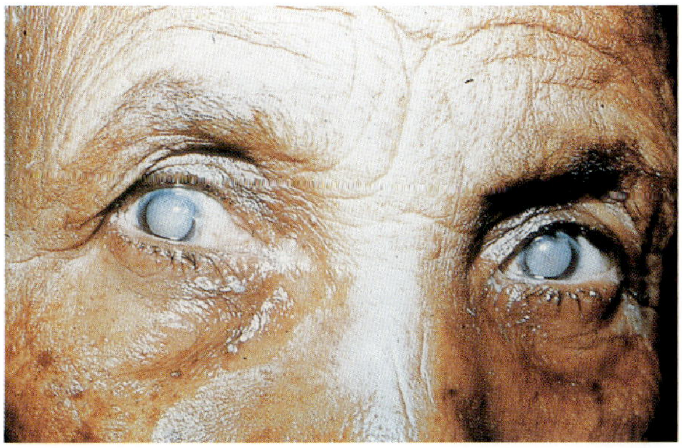

▸ **Abb. 4.16** Katarakt.

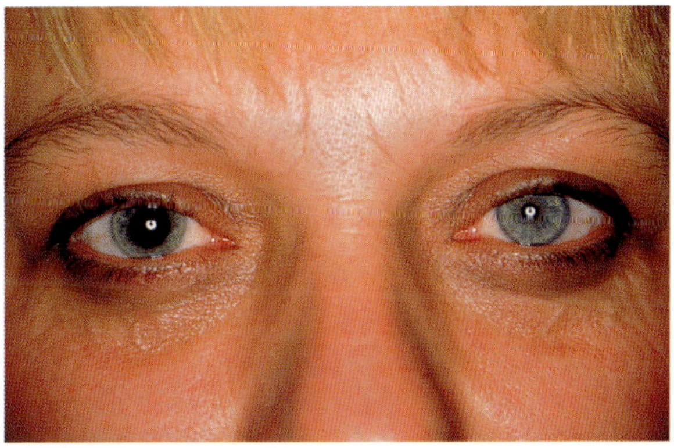

▸ **Abb. 4.19** Anisokorie.

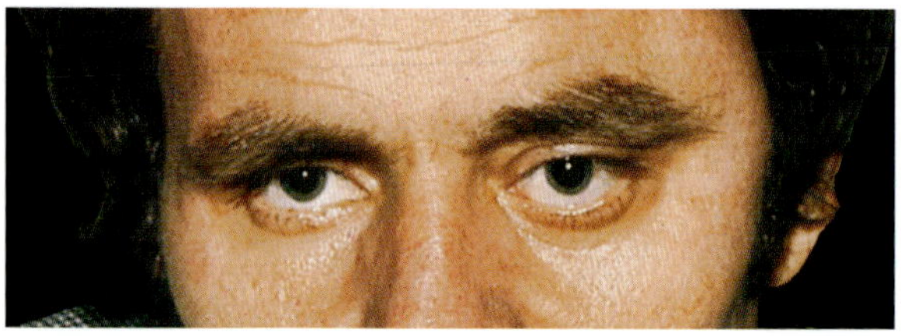

▸ **Abb. 4.20** Exophthalmus.

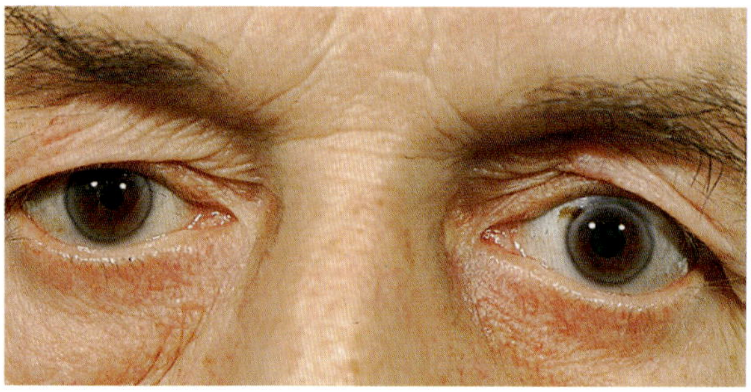

▸ **Abb. 4.21** Horner-Syndrom.

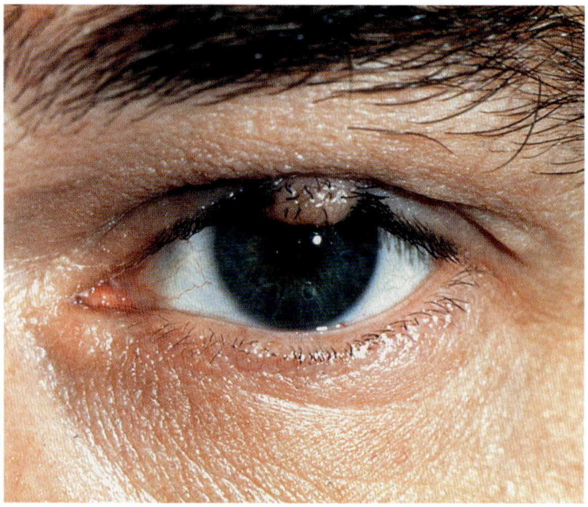

▸ **Abb. 4.22** Hagelkorn.

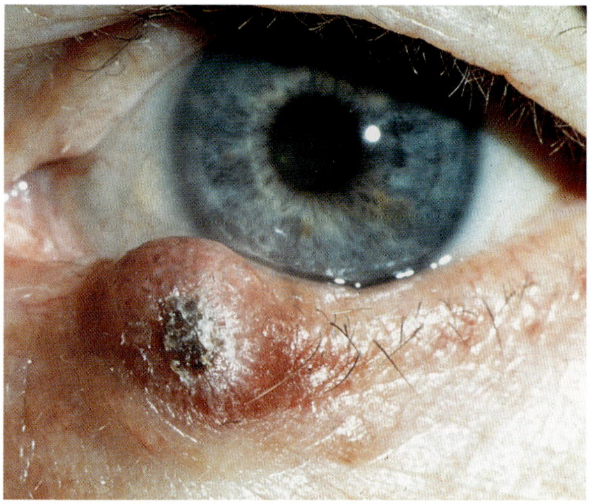

▸ **Abb. 4.23** Gerstenkorn.

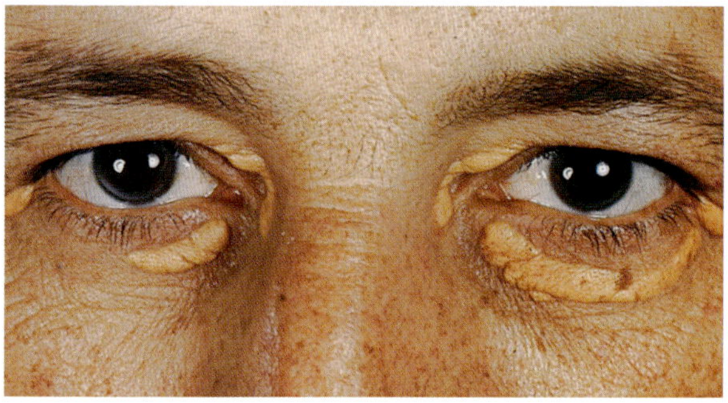

▸ **Abb. 4.24** Xanthelasmen.

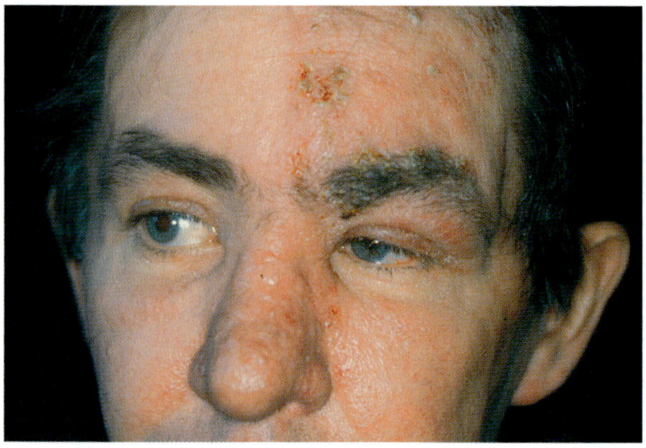

▸ **Abb. 4.25** Zoster ophthalmicus.

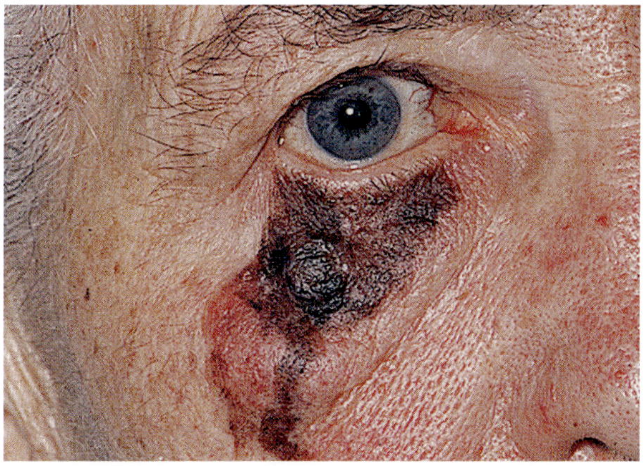

► **Abb. 4.26** Basaliom.

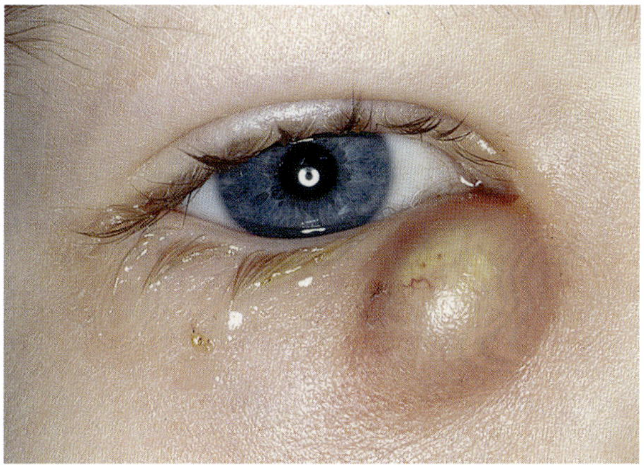

► **Abb. 4.29** Tränensackentzündung.

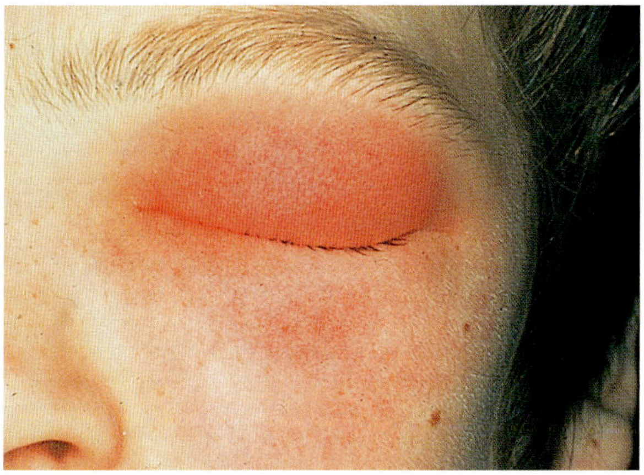

► **Abb. 4.27** Orbitalphlegmone.

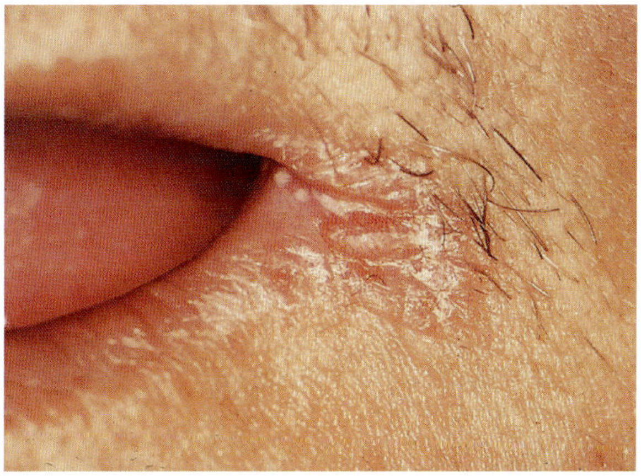

► **Abb. 4.30** Mundwinkelrhagade.

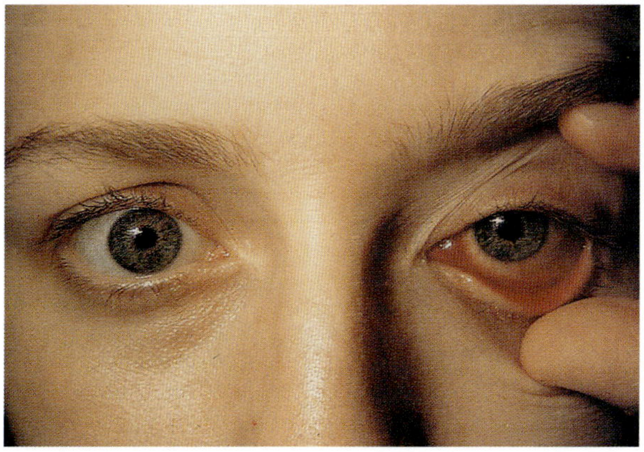

► **Abb. 4.28** Konjunktivitis.

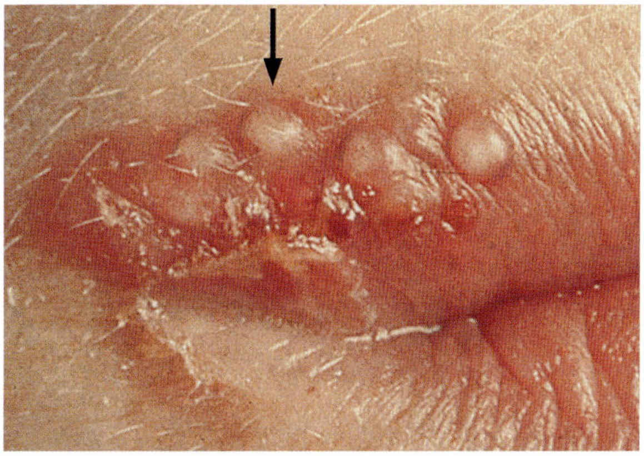

► **Abb. 4.31** Herpes labialis.

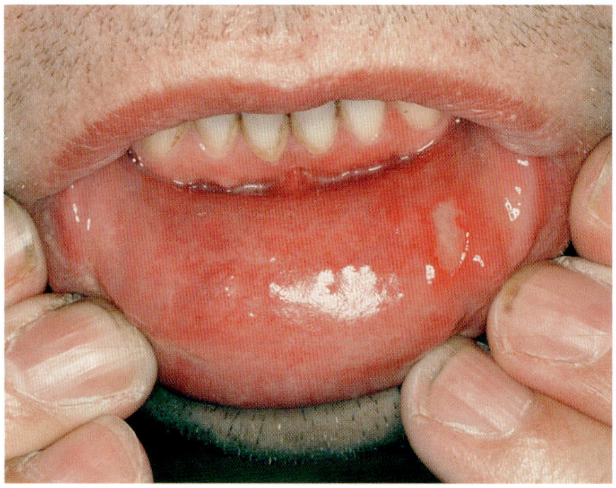

► **Abb. 4.32** Aphthen.

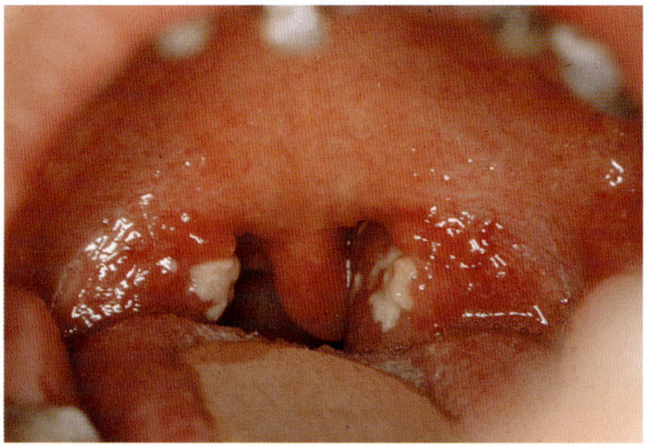

► **Abb. 4.33** Tonsillarbeläge.

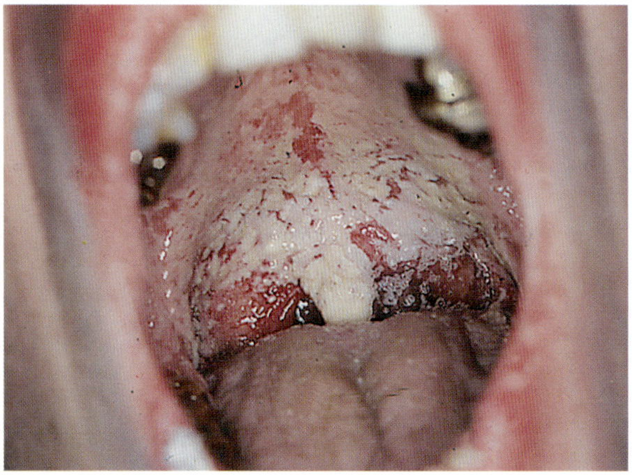

► **Abb. 4.34** Soor.

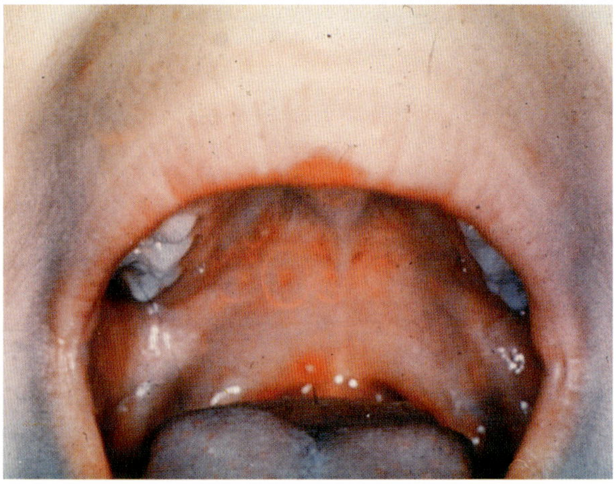

► **Abb. 4.35** Windpockenblase im Mund.

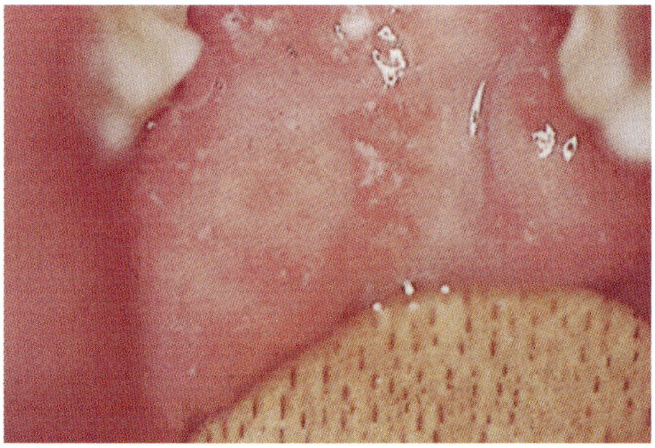

► **Abb. 4.36** Koplik-Flecke.

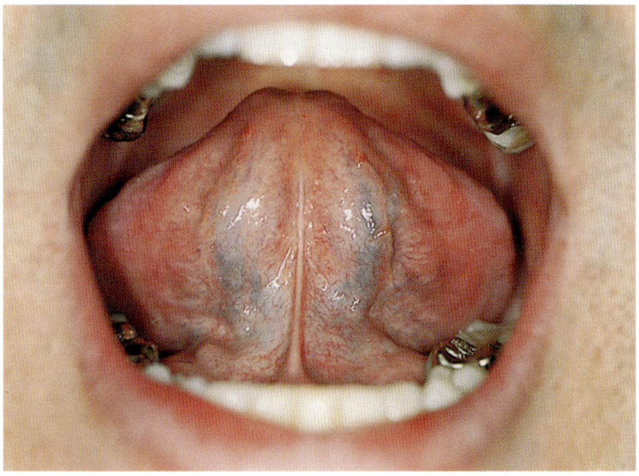

► **Abb. 4.37** Unterzungenvenen.

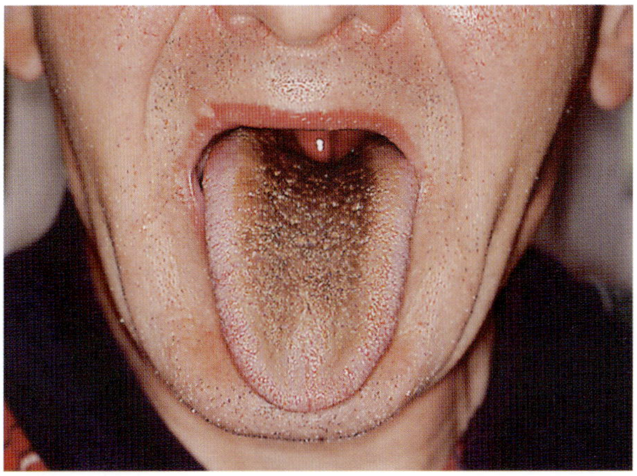

► **Abb. 4.38** Schwarze Haarzunge.

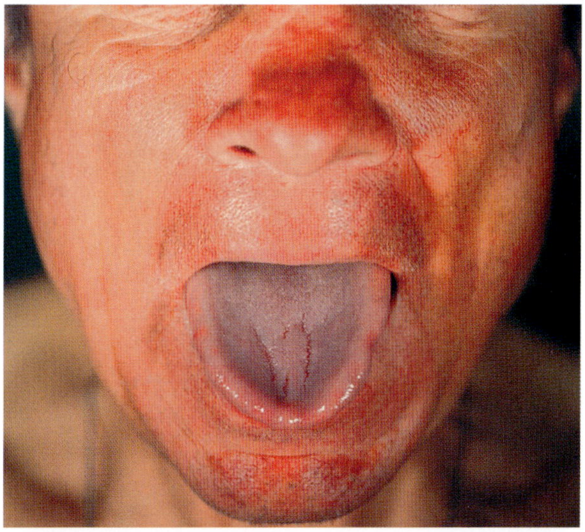

► **Abb. 4.41** Zentrale Zyanose.

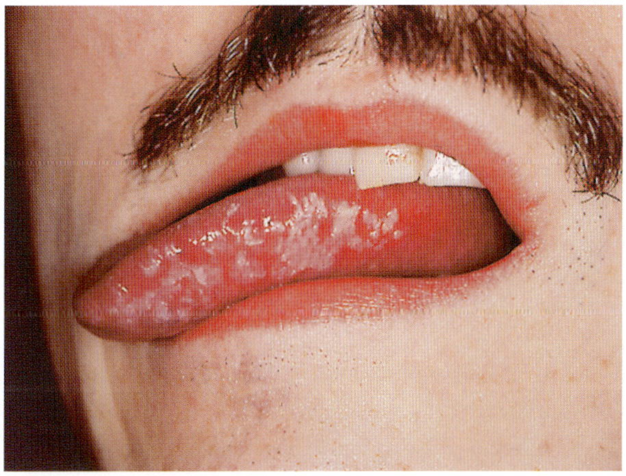

► **Abb. 4.39** Leukoplakie.

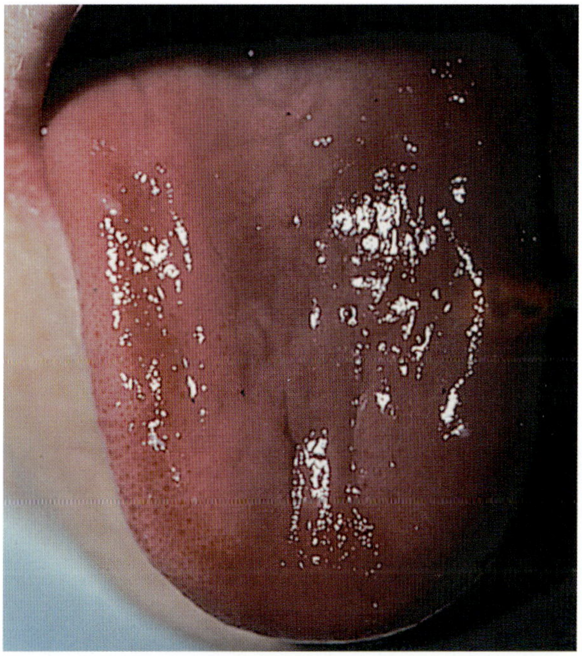

► **Abb. 4.42** Hunter-Glossitis.

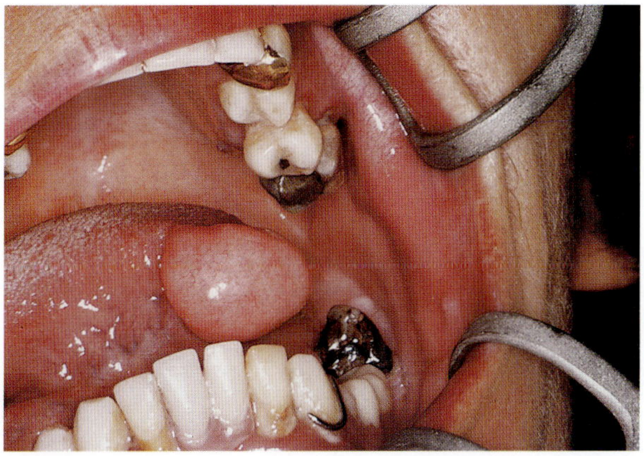

► **Abb. 4.40** Zungenlipom.

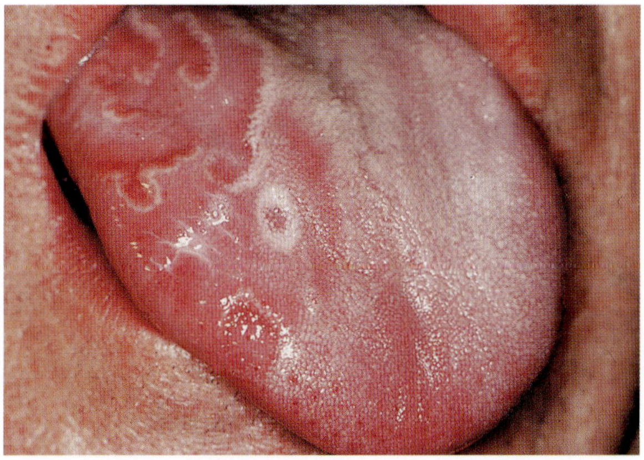

► **Abb. 4.43** Landkartenzunge.

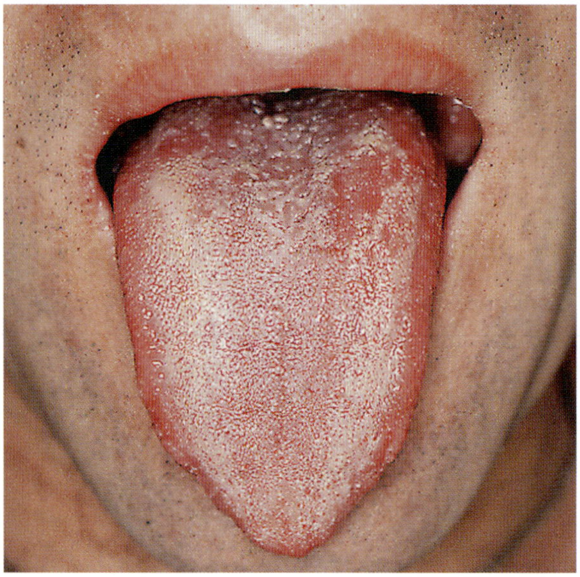

► **Abb. 4.44** Kandidose.

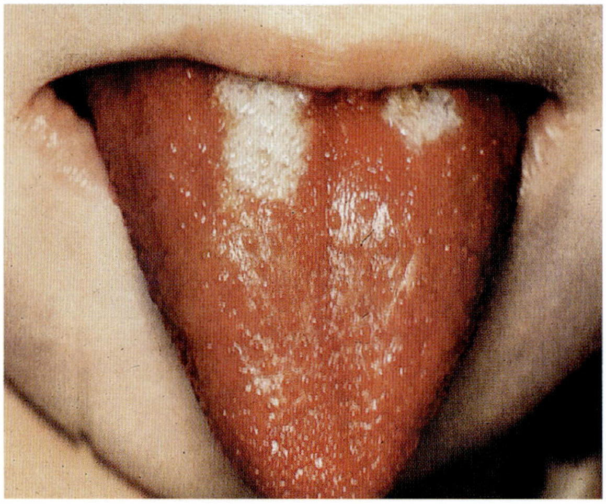

► **Abb. 4.45** Erdbeerzunge, Himbeerzunge.

4.2

Fingernägel

Tüpfelnägel (▸ Abb. 4.46)

Tüpfelnägel oder auch Grübchen-, Krümel- oder Trichternägel) sind ein Hinweis auf Psoriasis (Schuppenflechte):

- beidseitige Symptomatik an allen Fingern und Fußzehen
- kraterförmige Vertiefungen in der Nagelplatte und im freien Rand des Nagels
- Auflösung der Struktur bis zur kompletten Nageldystrophie

Ölflecknägel (▸ Abb. 4.47)

Können isoliert als Zeichen der Psoriasis auftreten oder kombiniert mit Krümelnägeln:

- gelb-braune, diffus umschriebene oder scharf abgegrenzte Verfärbungen der Nagelplatte
- Ablösung einer bröckeligen Hornmasse

Osler-Knötchen (▸ Abb. 4.48)

Osler-Knötchen (oder Osler-Splits) sind kleine, auf Mikroembolien basierende petechiale Blutungen an den Akren, insbesondere unter den Kuppen der Finger- und Fußnägel.

- meist Bestand für 12–24 Stunden
- schmerzhaft
- beidseitig
- Hinweis auf Endokarditis lenta (herzbedingte Embolien durch Klappenfehler), oder auf toxisch-autoimmunologische Prozesse (hyperergische Arteriolitis); hier entstehen die Splits v. a. durch Gefäßwandnekrosen.

Löffelnägel (▸ Abb. 4.49)

Löffelnägel (oder Hohlnägel) sind zunächst abgeplattete, dann konkav (muldenförmig) eingedellte Fingernägel mit erhöhter Brüchigkeit.

- beidseitig, alle Finger (und auch Zehen) mehr oder weniger betroffen
- Befund allgemeiner Anämiesymptome (Blässe, Kälte, Trockenheit der Haut u. a.)
- Hinweis auf eine fortgeschrittene Eisenmangelanämie, anhaltende Durchblutungsstörungen (z. B. Raynaud-Syndrom) oder massive Vitaminmangelerscheinungen (z. B. Malabsorptionssyndrom)

Uhrglasnägel, Trommelschlägelfinger (▸ Abb. 4.50)

- **Uhrglasnägel**: selten auch als hippokratische Nägel bezeichnet, sind große, konvex gewölbte Nägel.
- **Trommelschlägelfinger** (Kolbenfinger) zeichnen sich durch Auftreibungen der Fingerendphalangen aus.

Beide Phänomene kommen oft kombiniert vor und sind ein Zeichen für Erkrankungen mit chronischer Hypoxie (z. B. chronisch restriktive oder obstruktive Lungenerkrankungen oder zyanotische Herzfehler) sowie für eine Leberzirrhose.

- beidseitig, auch an den Füßen
- oft zyanotisch verfärbte Nagelbetten
- Symptome der zugrundeliegenden Erkrankungen

Nagelpilz (Onychomykose) (▸ Abb. 4.51)

Siehe auch Mykosen.

- gelbliche verdickte, z. T. bröckelige Nägel
- Anschwellung und Infiltration des Fingerendglieds

Panaritium (▸ Abb. 4.52)

- meist auf dem Boden einer Bagatellverletzung entstehend
- Entzündungszeichen (Rötung, Überwärmung, starker Schmerz, Schwellung und Funktionseinschränkung); evtl. mit Bildung einer Eiterblase und Auftreibung des Nagels
- bei Beteiligung der Sehnenscheiden Entzündungssymptome im Verlauf der Beugesehnen (evtl. mit Schwellung auf der Handrückenseite)
- evtl. regionäre Lymphknotenschwellung

> **Cave**
>
> **Darf vom HP wegen §42 IfSG nicht behandelt werden.**

Weiße Flecken in der Nagelplatte nach Trauma

- meist durch Läsionen (auch durch starkes Zurückschieben der Nagelhaut bei der Maniküre)
- diffuse „wölkchenartige" Flecken im Nagel
- Herauswachsen bei Verletzungen der Nagelplatte ohne Matrixbeteiligung (▸ Abb. 4.53)
- dauerhafte Nagelwachstumsstörung nach Verletzung des Nagelbettes (▸ Abb. 4.54)

Zyanose (▸ Abb. 4.55)

- Ausschöpfungszyanose bei Stauungsproblematiken (Herzinsuffizienz, venöse Erkrankungen)
- livide Verfärbung des Nagelbetts
- beidseitig, auch plantar
- gegebenenfalls auch zentral (Zunge, Lippen, Gesicht)

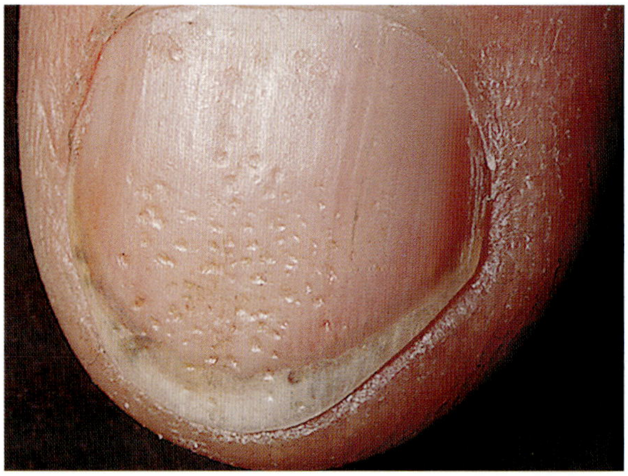

► **Abb. 4.46** Tüpfelnägel.

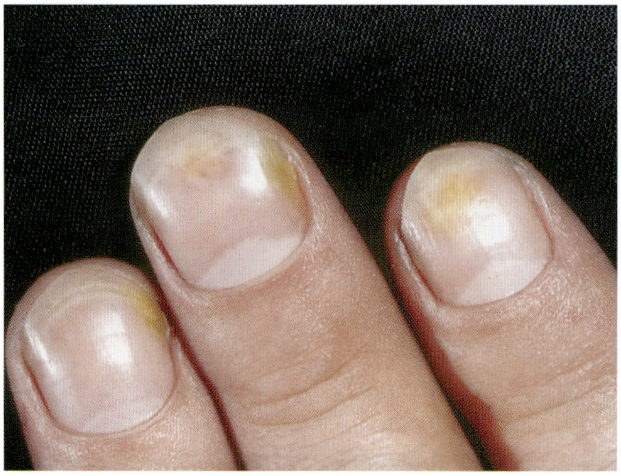

► **Abb. 4.47** Ölflecknägel.

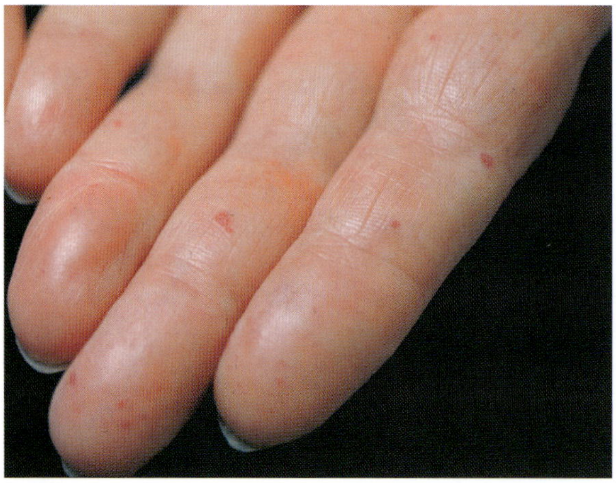

► **Abb. 4.48** Osler-Splits.

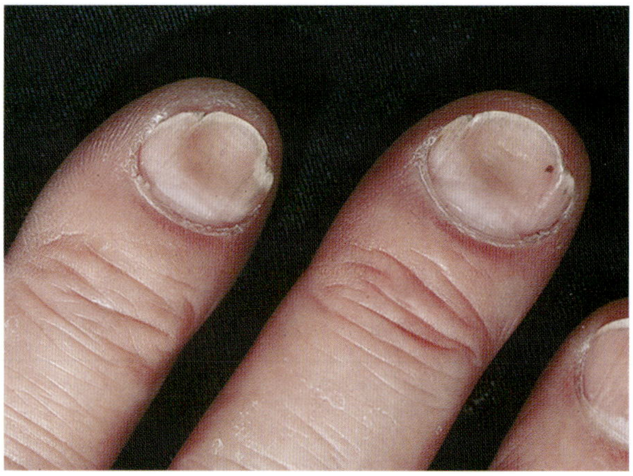

► **Abb. 4.49** Löffelnägel.

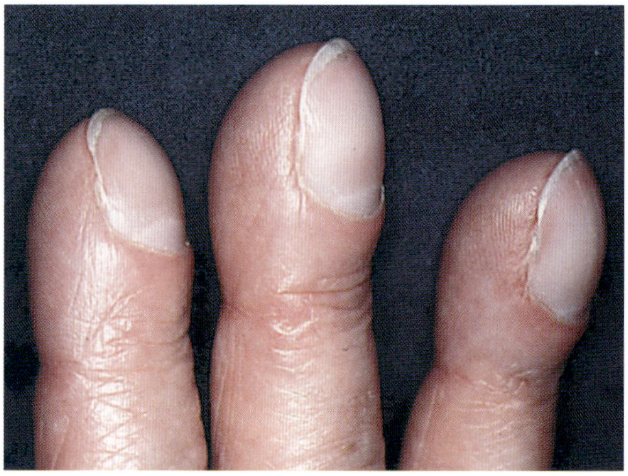

► **Abb. 4.50** Trommelschlägelfinger und Uhrglasnägel.

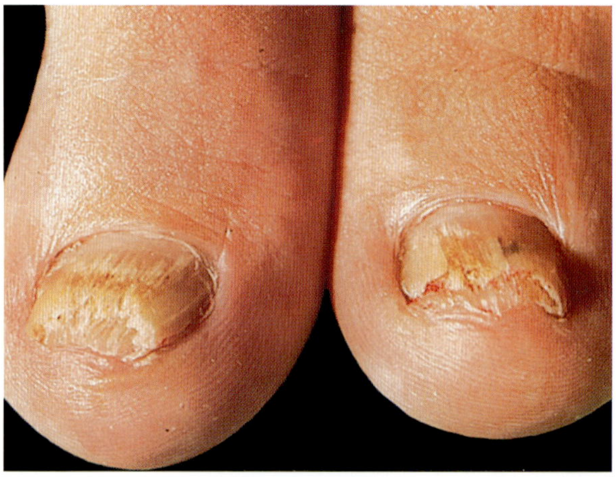

► **Abb. 4.51** Onychomykose.

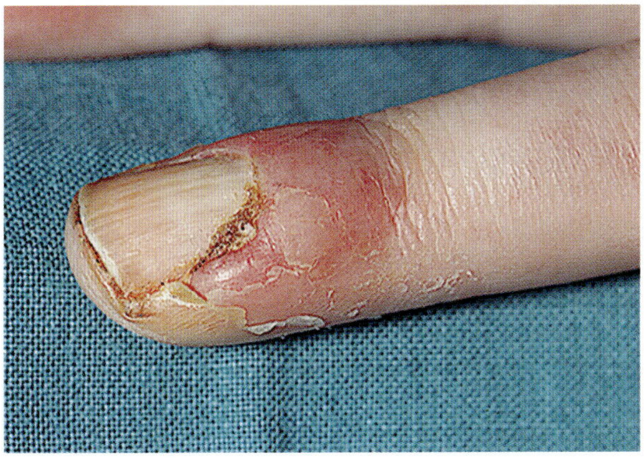

► **Abb. 4.52** Panaritium.

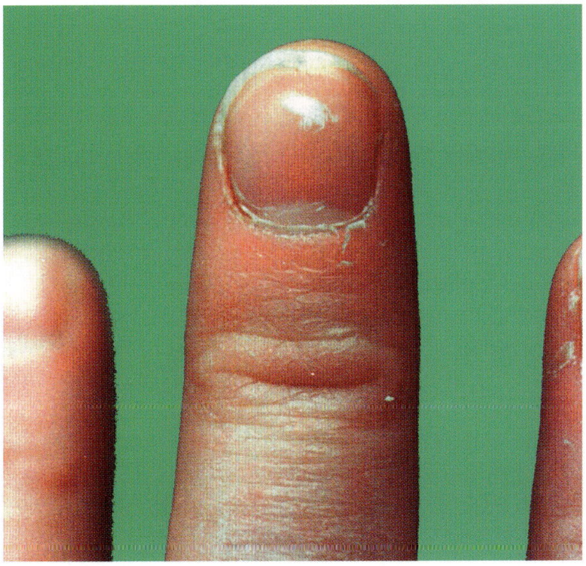

► **Abb. 4.53** Nagelfleck.

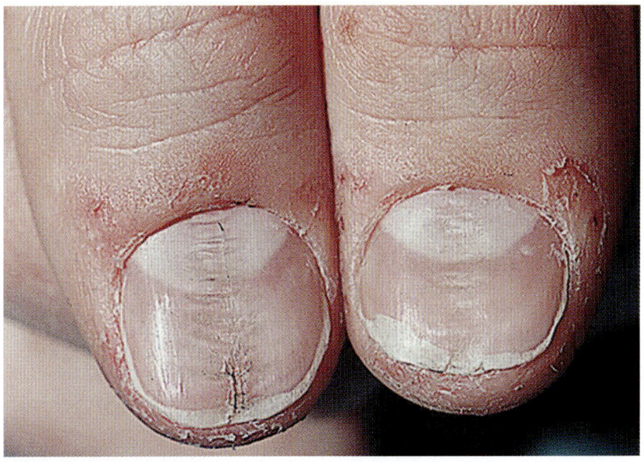

► **Abb. 4.54** Dauerhafte Nagelwachstumsstörung.

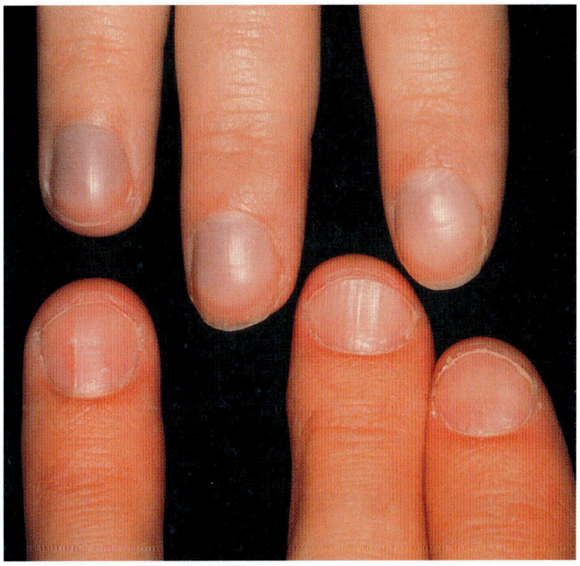

► **Abb. 4.55** oben Zyanose bei Shunt-Vitium; normale Fingernägel zum Vergleich.

4.3 Hand und Finger

Skabies (▸ Abb. 4.56)

Epizoonose mit Besiedlung der Haut durch die Krätzmilbe (daher auch Krätze).

- meist mehrere kleine Herde mit entzündlicher Tendenz
- subkutane Gänge mit oft winkeliger Führung
- dunkle Punkte am Ende der Gänge (Kot, Eigelege)
- starker Juckreiz, oft deutliche Kratzeffloreszenze.

Hyperkeratose (▸ Abb. 4.57)

- beidseitig, auch mit anderer Lokalisation, insbesondere an thermisch und mechanisch belasteten Körperstellen
- weiße bis gelblich-bräunliche feste Auflagerungen
- ggf. Juckreiz oder Schmerz (insb. an mechanisch stark belasteten Stellen mit Rhagadenbildung)

Hand-Fuß-Mund-Krankheit (▸ Abb. 4.58)

- symmetrisch, auch an den Füßen und in der Mundschleimhaut (Aphthen) sowie im Nasolabialdreick
- juckend
- weißgraue Bläschenbildung mit rotem Hof

Lymphödem (▸ Abb. 4.59)

- temperatur- und farbneutrales Ödem bis in die Fingerspitzen
- träge, teigige Konsistenz (positives Stemmer-Zeichen)
- evtl. Symptome des Auslösers

Segmentale Blässe (Raynaud-Syndrom, ▸ Abb. 4.60)

- anfallsartiges Auftreten
- meist segmental, selten großflächig, gelegentlich auch an den Füßen
- Auslöser oft Kälte, Nikotin, Stress
- bevorzugt junge Frauen betroffen

Sklerodermie

- spitz zulaufende Fingerendglieder („Madonnenfinger")
- gespannte Haut, die in Folge eine Beugung der Finger provoziert
- Nekrosen (u. a. durch häufig begleitendes Raynaud-Syndrom, ▸ Abb. 4.61)
- Befund weiterer Symptome der Grunderkrankung

Heberden-Arthrose (▸ Abb. 4.62)

- knotige Veränderungen der Fingerendgelenke mit Deviationen
- Heberden-Knoten (erbsengroß, knorpelig-knöcherne Konsistenz an der Dorsalseite der betroffenen Gelenke)
- betroffen sind meist ältere Menschen, v. a. Frauen

Dupuytren-Kontraktur (▸ Abb. 4.63)

Die Dupuytren-Beugekontraktur beschreibt eine bislang ungeklärte Bindegewebserkrankung, die sich an der Hand manifestiert:

- meist beidseitig, aber oft unterschiedlich fortgeschritten
- derbe, palpable, strang- und knotenförmige Verhärtungen der Palmaraponeurose
- nachfolgend Schrumpfung mit Beugekontraktur insbesondere des 4. und 5. Fingers
- oft Männer über 50 Jahren, oft mit familiärer Disposition
- Ursachen: u. a. Mikrotraumen, rheumatische und Autoimmunerkrankungen, Leberzirrhose, Diabetes mellitus

Abschuppung (▸ Abb. 4.64)

- beidseitig in der Abheilungsphase von Masern und Scharlach
- einseitig und seltener nach unbestimmten anderen Hautläsionen

Chronische Polyarthritis (▸ Abb. 4.65)

- beidseitiger Befall
- Anschwellung der Fingergrundgelenke
- Schwanenhals- und Knopflochdeformität der Finger
- Ulnardeviation der gesamten Hand
- 90/90-Deviation des Daumens
- Schwellung des Ulnarköpfchens

Nekrose (▸ Abb. 4.66)

- Eine Nekrose an den Fingern entwickelt sich fast immer auf dem Boden einer pAVK an den Fingerspitzen oder als Folge eines längeren Leidens unter Morbus Raynaud oder Sklerodermie.
- Nekrosen an anderen Stellen deuten eher auf Traumata (z. B. Quetschungen, Verbrennungen oder Erfrierungen o. a.), Infektionen (z. B. Milzbrand, Gasbrand) oder es müssen Artefakte in Betracht gezogen werden.
- Bei dunklen Flecken an anderen Stellen ist eher an Hämatome zu denken.

Vaskulitis (Thrombendangiitis obliterans, Endangiitis obliterans oder Winiwarter-Buerger-Krankheit, ▸ Abb. 4.67)

Neben anderen Vaskulitiden ist die Thrombendangiitis obliterans eine der wichtigen Gefäßerkrankungen mit Manifestation u. a. an den Händen. Die Ursache ist nicht geklärt.

- beidseitig Hände und distale Extremitäten betroffen
- v. a. Männer mittleren Alters; Risikofaktor: Nikotinabusus
- schubweiser Verlauf
- segmentale Beteiligung der distalen Extremitätenarterien, meist auch venöse Beteiligung
- Kältegefühl, Parästhesien, brennende Schmerzen

- periphere Ödeme, zyanotische Abdunkelung und akrale Nekrosen

Purpura senilis (► Abb. 4.68)

Hauteinblutungen beim alten Menschen aufgrund einer verminderten Widerstandkraft der Kapillaren mit Brüchigkeit der Gefäßwände:

- v. a. an Stellen, die Stößen ausgesetzt und wenig durch Fettgewebe geschützt sind (Hände, Ellenbogen)
- typische Farbveränderungen der Hämatome
- Vorfinden von Hämatomen in unterschiedlichen Stadien
- Blutungsneigungen anderer Genese (z. B. Leukämie) sollten ausgeschlossen werden

Palmarerythem (► Abb. 4.69)

Diffuse Rötung der Handinnenflächen, meist unter Aussparung der zentralen vertieften Fläche:

- warm, aber nicht entzündlich
- stärkste Ausprägung nach Wärme (z. B. im Bett) oder starker Aufregung
- oft mit eingelagerten inkompletten Spidern
- gelegentlich zusammen mit Plantarerythem
- früh bei Lebererkrankungen, kann bei ihrer Besserung wieder völlig verschwinden
- weitere Symptome der Leberschädigung (z. B. weitere Leberhautzeichen, endokrine und neurologische Störungen)

Tophi (Gichtperlen, ► Abb. 4.70)

- Vorkommen: unsystematisch an den Gelenken (v. a. Finger- und Fußgelenke sowie an den Ohrmuscheln)
- weiß-gelbliche Schwellung, oft mit entzündlichem Hof
- schmerzlos
- bei längerem Bestehen atrophiert die Haut im Bereich der Tophi
- selten aufbrechend

Addison-Krankheit (► Abb. 4.71)

- bronze-braunfarbene Hyperpigmentierung der gesamten Haut
- besondere, frühe Ausprägung in den Handlinien
- gelegentlich auch ausgeprägt an den Lippen („wie nach dem Trinken von dunklem Saft"), an Narben und den Fußsohlen
- Befund weiterer Symptome der Addison-Krankheit (z. B. Schwäche, Hypotonie, Hypoglykämien)

Lupus erythematodes (► Abb. 4.72)

- Effloreszenzen an lichtexponierten Hautarealen (Gesicht, Hände, aber auch – je nach Kleidung – Beine, oberer Thorax und Rücken)
- bizarres, zerrissenes Erythem, oft stark entzündlich
- persistierend, schuppend und ggf. schmerzhaft
- Befund anderer Symptome des LE (z. B. Gelenkbeschwerden, reduzierter Allgemeinzustand).

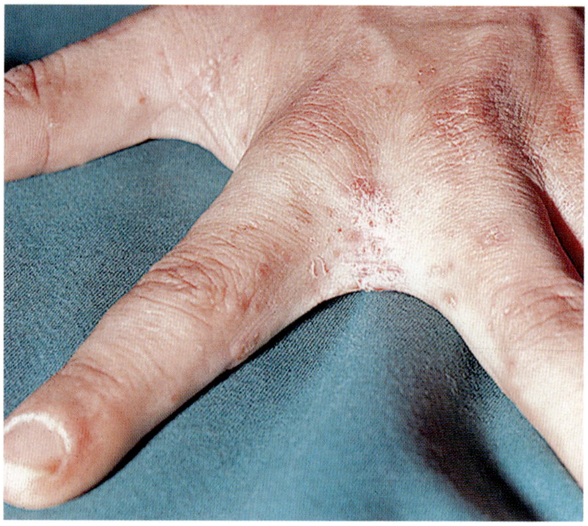

► **Abb. 4.56** Skabies.

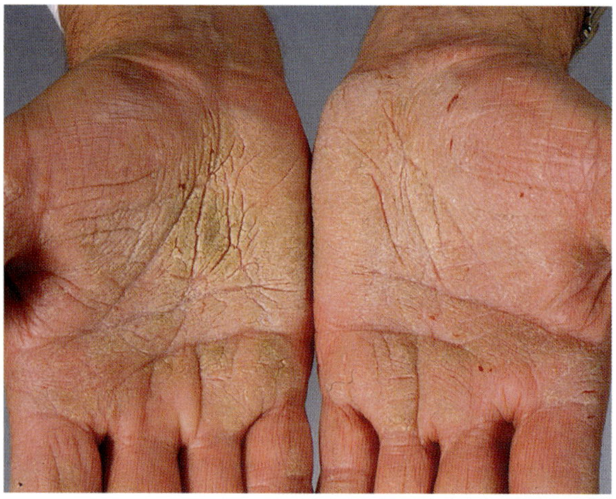

► **Abb. 4.57** Hyperkeratosen der Handflächen.

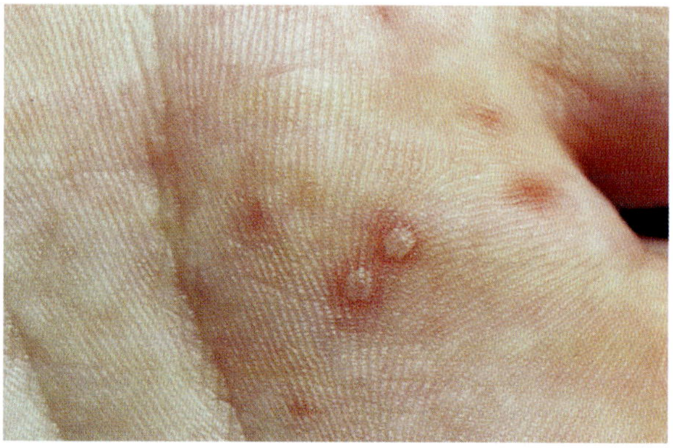

► **Abb. 4.58** Hautausschlag bei Hand-Fuß-Mund-Krankheit.

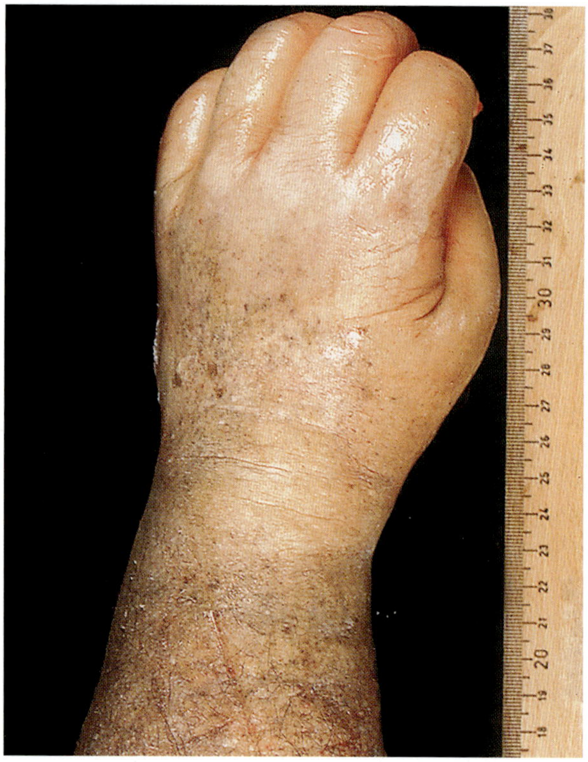

► **Abb. 4.59** Lymphödem.

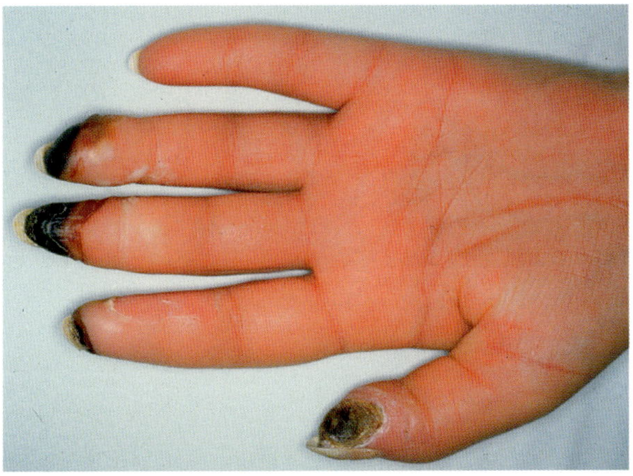

► **Abb. 4.60** Raynaud-Syndrom.

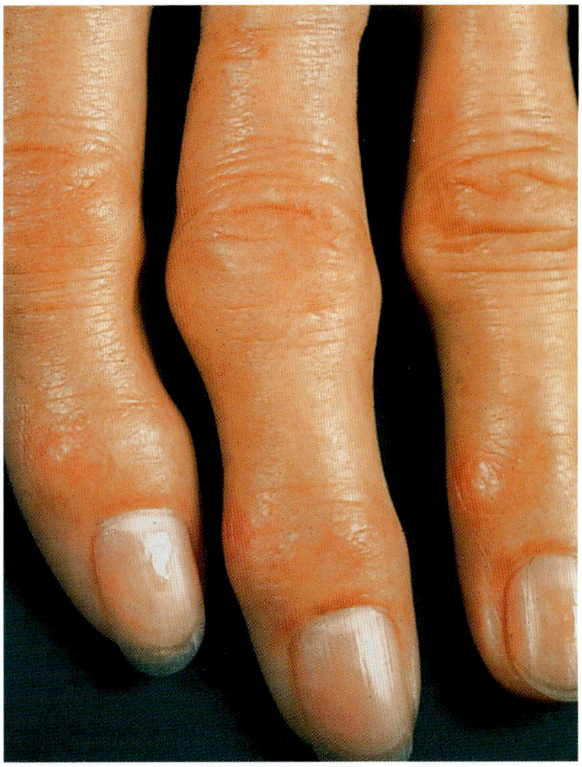

► **Abb. 4.62** Heberden-Arthrose.

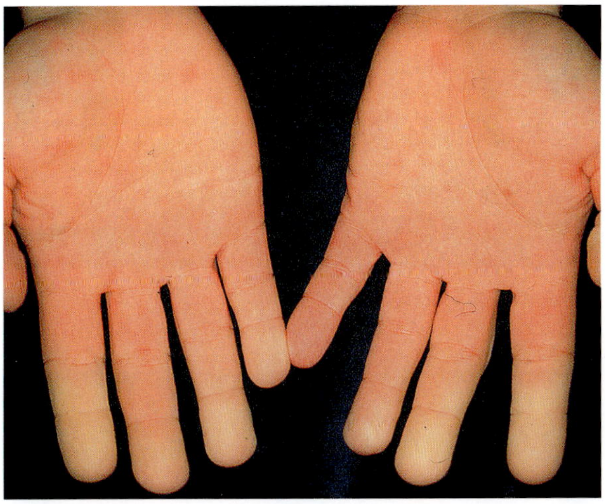

► **Abb. 4.61** Fingerkuppengangrän bei Sklerodermie.

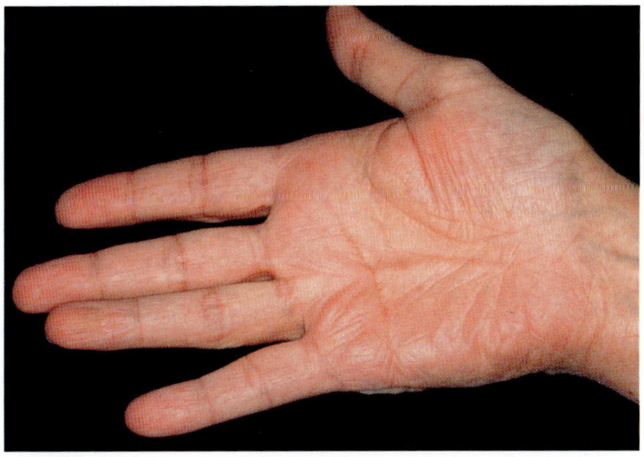

► **Abb. 4.63** Dupuytren-Kontraktur.

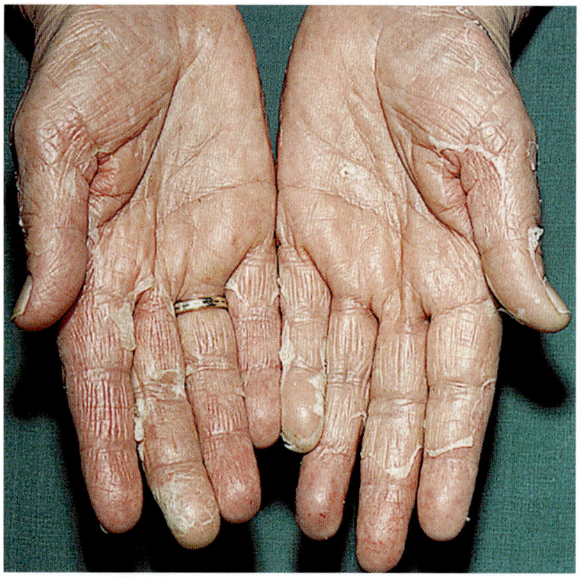

▶ **Abb. 4.64** Abschuppung.

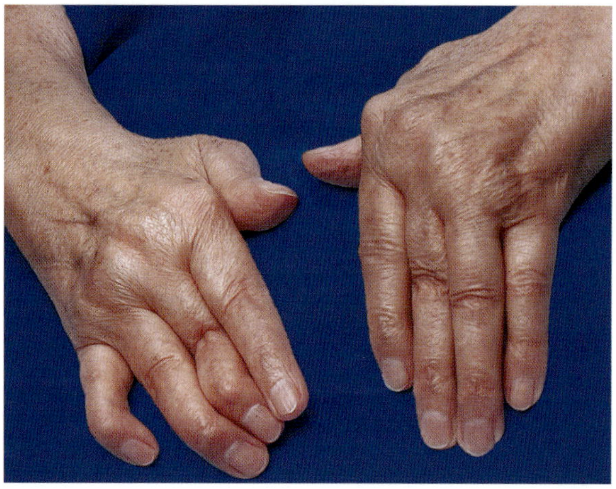

▶ **Abb. 4.65** Typischer Befall der kleinen Gelenke bei Polyarthritis.

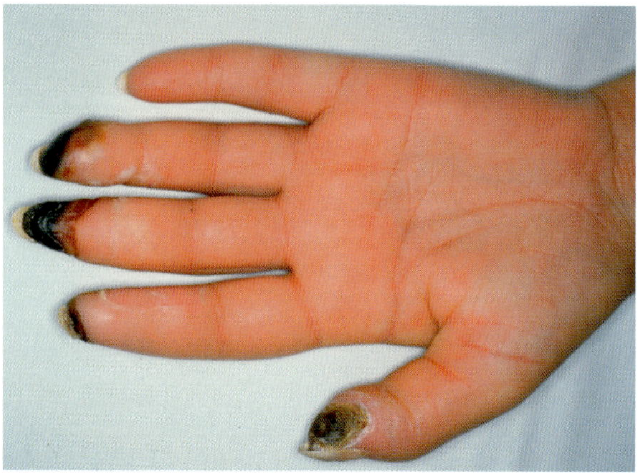

▶ **Abb. 4.66** Fingernekrose.

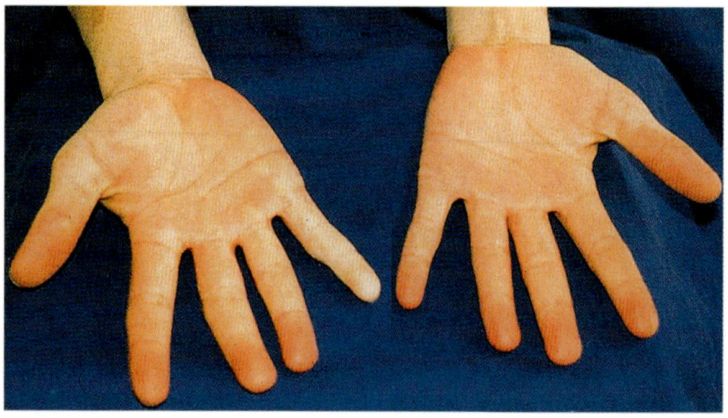

▶ **Abb. 4.67** Thrombendangiitis obliterans.

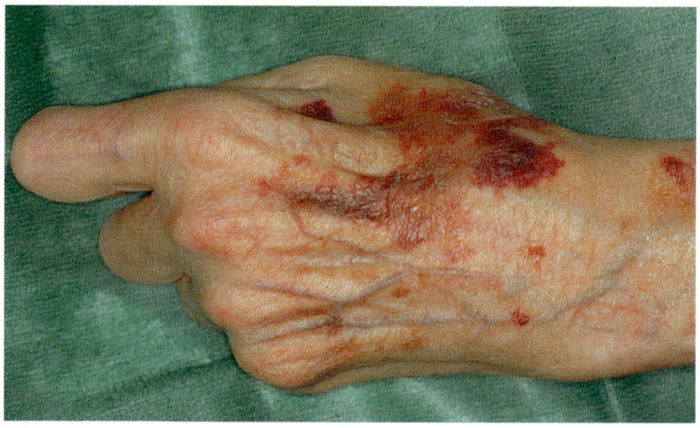

▶ **Abb. 4.68** Purpura senilis

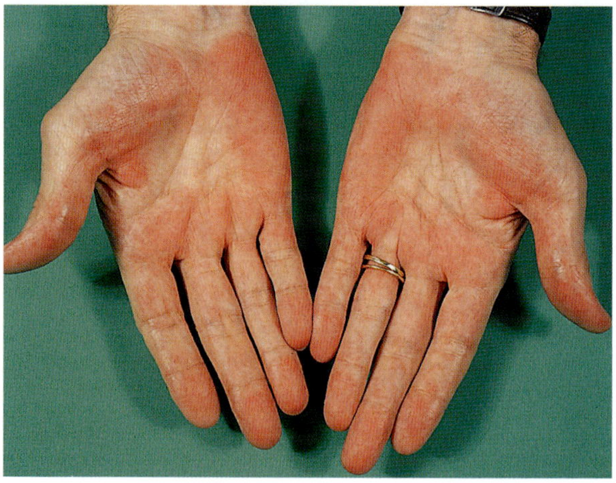

▶ **Abb. 4.69** Palmarerythem.

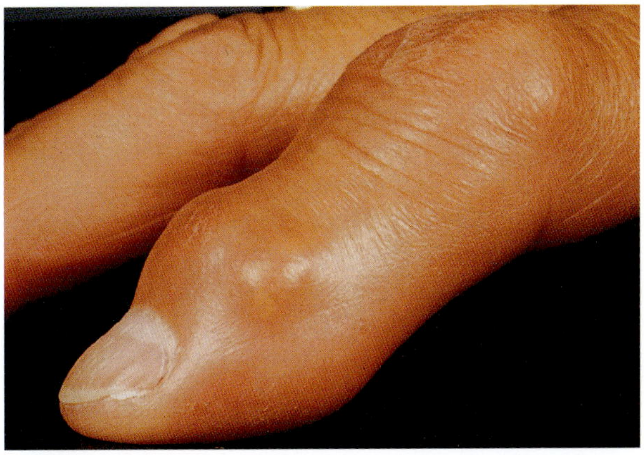

► **Abb. 4.70** Tophi.

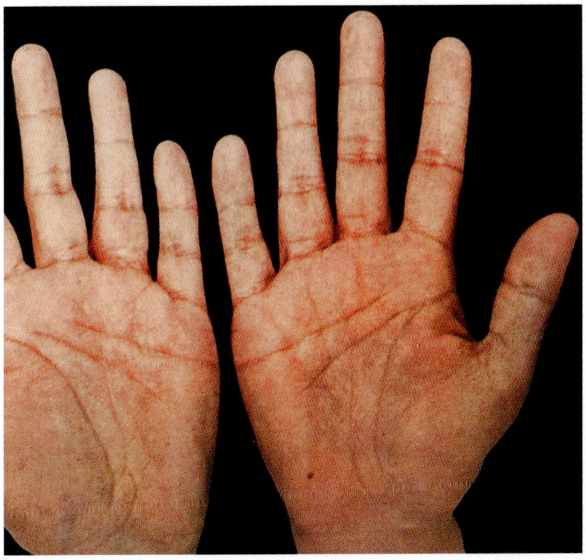

► **Abb. 4.71** Pigmentierung der Handlinien.

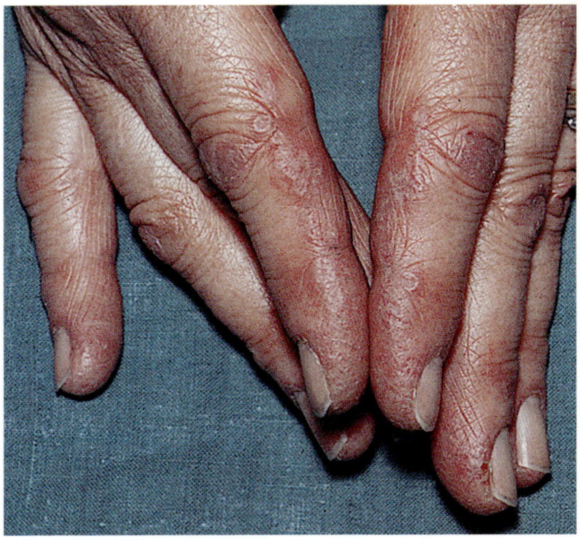

► **Abb. 4.72** Hautveränderungen an der Hand bei systemischem Lupus erythematodes.

4.4

Beine

Thrombophlebitis (► Abb. 4.73)

- Entzündung oberflächlicher Venen, hier im Verlauf der Vena saphena magna
- harter, geröteter, schmerzhafter und palpabler Venenstrang
- in der Regel einseitig
- häufig Symptome einer venösen Insuffizienz (nicht bei Thrombophlebitis migrans oder saltans)

Postthrombotisches Syndrom (► Abb. 4.74)

Venöse Stauung mit beginnendem Ulcus cruris bei chronisch-venöser Insuffizienz:

- einseitig
- meistens nach Mehretagenthrombose
- schmerzhafte Verhärtungen der Haut und des Unterhautfettgewebes
- Verfärbungen und Veränderungen der Haut (zyanotische Verfärbung mit brauner Pigmentierung und evtl. aufgehellten Flächen (durch Hautatrophie)
- juckende, entzündliche Hautausschläge (Stauungsekzem)
- dumpfe, ziehende Schmerzen, evtl. Wadenkrämpfe

Varikosis (► Abb. 4.75)

Nach WHO-Definition sackförmig erweiterte, oberflächliche Venen.

- Venenerweiterung geht mit Schlängelung und Knäuelbildung einher („Krampfader" ist abgeleitet vom mittelhochdeutschen „krumpe Ader" für „krumme Ader")
- schwere, müde Beine (vor allem in Wärme, nach langem Stehen oder Sitzen sowie abends)
- Spannungsgefühl in den Beinen
- Parästhesien und nächtliche Wadenkrämpfe
- idiopathisch oder nach Phlebothrombose
- häufig als primäre Varikosis beidseitig in evtl. unterschiedlichen Stadien an den Beinen
- bevorzugt bei Patienten mit erhöhtem Risiko (Frauen, Nikotinabusus, Östrogen-Einnahme, Adipositas u. a.)

Psoriasis (► Abb. 4.76)

- hereditäre Hautveränderung mit stark schuppenden Herden
- zunächst rötliche Fleckung
- Juckreiz
- gesteigerte Schuppenbildung klein, weißlich, perlmuttfarben
- Prädilektionsstellen: Haargrenze, Ellenbogen, Knie

Gonarthrose (► Abb. 4.77)

- oft beidseitiger Schmerz (zunächst als Anlaufschmerz, später auch als Ruheschmerz)
- evtl. Reibegeräusche oder -gefühle; evtl. Gelenkblockaden
- später Schonhinken
- später Gelenkschwellung mit Vergröberung der Gelenkkontur bis zur Gelenkfehlstellung

Gonarthritis

- Entzündungszeichen (Rötung, Schwellung, Schmerz, Funktionseinschränkung und Überwärmung)
- Schonhaltungen, Schonbewegungen
- evtl. palpabler Gelenkerguss
- Arthritiden können begleitend zu anderen Erkrankungen (spontan oder/und zwischen verschiedenen Gelenken „springend") entstehen (z. B. bei Morbus Crohn, Gonorrhö oder Borreliose)

Hämarthros (► Abb. 4.79)

Die Hämophilie ist eine X-chromosomal rezessiv vererbte Erkrankung mit Mangel an Faktor VIII oder Faktor IX. Es kommt zu Einblutungen in die Gelenke mit Zerstörung der Gelenke (häufig am Bein nach Trauma, z. B. beim Fußballspielen) und Gefahr des Verlusts einer Extremität aufgrund der Notwendigkeit einer Amputation bei starker Nekrose.

- schmerzhafte Schwellung mit Ergusszeichen
- seltener Ausbildung großflächiger Einblutungen in die Haut

Erythema nodosum (► Abb. 4.80)

- bevorzugt an den Unterschenkelstreckseiten
- beidseitig
- über mehrerer Tage neu auftretend
- druckschmerzhafte Rötung mit mittigem rot-bläulichem bis gelb-grünlichem Knötchen
- Symptome der zugrunde liegenden Erkrankungen, z. B. Morbus Crohn, Tuberkulose, Sarkoidose, rheumatische Erkrankungen

Chronische Mangeldurchblutung und arterielle Embolien (► Abb. 4.81)

- ausgeprägte flächige Gangrän mit blau-schwarzer Verfärbung
- Hautatrophie
- gegebene Herzsymptomatik (z. B. Vorhofflimmern)

Purpura Schönlein-Henoch (► Abb. 4.82)

- petechiale Einblutungen bevorzugt in die Unterschenkel
- betroffen sind häufig Kinder
- Ursache: Zustand nach Infektion aufgrund von Autoimmunprozessen

Erysipel (► Abb. 4.83)

- gut abgegrenzte Rötung, Schwellung und Überwärmung, bevorzugt am Unterschenkel oder im Gesicht
- streptokokken- oder staphylokokkenbedingte Entzündung
- einseitig
- rasche Entwicklung der Symptome

- evtl. Lymphangitis, dann flammenförmiger Ausläufer entlang des Lymphgefäßes
- Patienten mit Lymphödemen besonders betroffen
- durch Fieber und Schmerzen beeinträchtigter Allgemeinzustand

Prätibiales Myxödem (► Abb. 4.84)

- teigig, faltig, schmerzlos
- beidseitig
- keine bleibenden Dellen nach Fingerdruck
- selten Hautverfärbungen
- weitere Symptome der (Basedow-)Hyperthyreose

Lipödem und Lipolymphödem (► Abb. 4.85)

- betroffen sind meist Frauen
- Lokalisation: fast ausschließlich Oberschenkel und Beckengürtel
- druckschmerzhaft
- beidseitig
- ggf. in Kombination mit einem Lymphstau

Ödem durch Wassereinlagerung (► Abb. 4.86)

- Ansammlung von Flüssigkeiten im Interstitium aufgrund von Herzinsuffizienz oder Nierenleiden (nephrotisches Syndrom)
- im weiteren Verlauf Ausdehnung auf beide Unterschenkel und den Rücken (Anasarka)
- temperatur- und farbneutral; evtl. leichte Zyanose
- Symptome der Grunderkrankung

Ulcus cruris (► Abb. 4.87)

- geschwürige Stauungsdermatosen
- als arterielles Ulkus besonders an Druckstellen (z. B. Zehen, Ferse, Knöchel, Schienbeinkante); als venöses Ulkus besonders über dem Innenknöchel
- als arterielles Ulkus oft klar abgegrenzt („wie ausgestanzt“); als venöses Geschwür meist eher flächenhaft verdickt mit Hautatrophien und bräunlicher oder/und livider Verfärbung

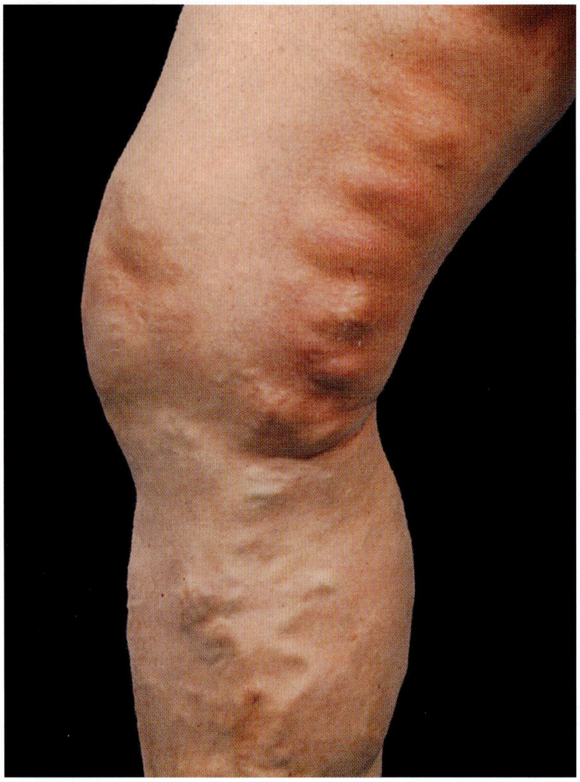

► **Abb. 4.73** Thrombophlebitis.

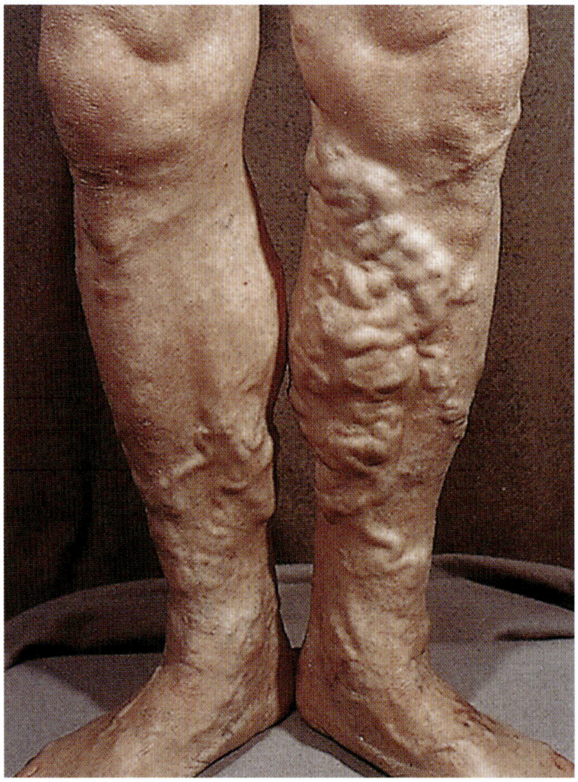

► **Abb. 4.75** Varikosis.

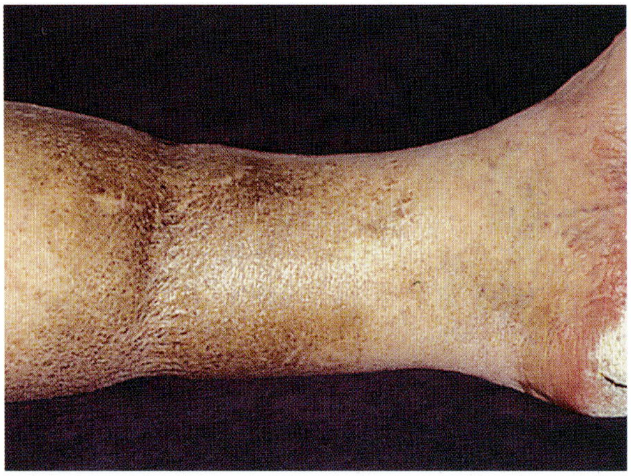

► **Abb. 4.74** Postthrombotisches Syndrom.

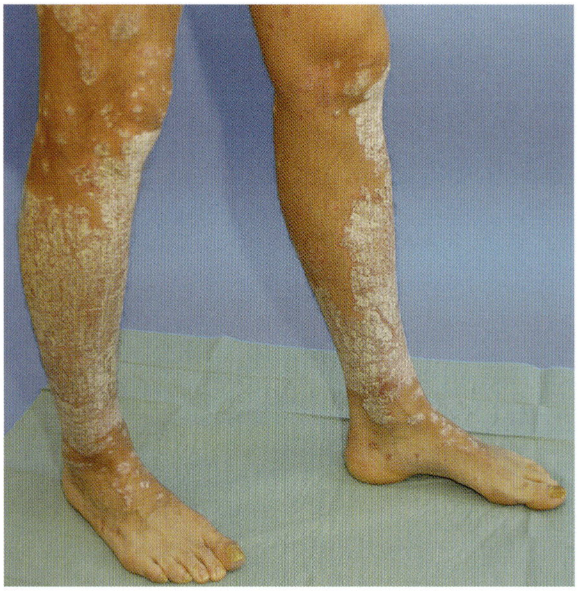

► **Abb. 4.76** Psoriasis-Plaques.

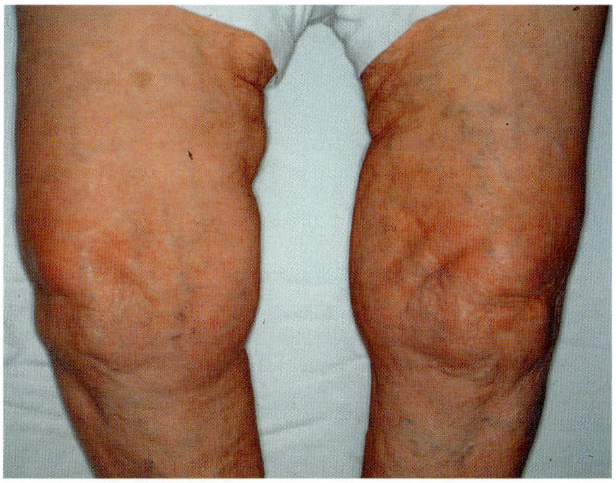

▸ **Abb. 4.77** Gonarthrose.

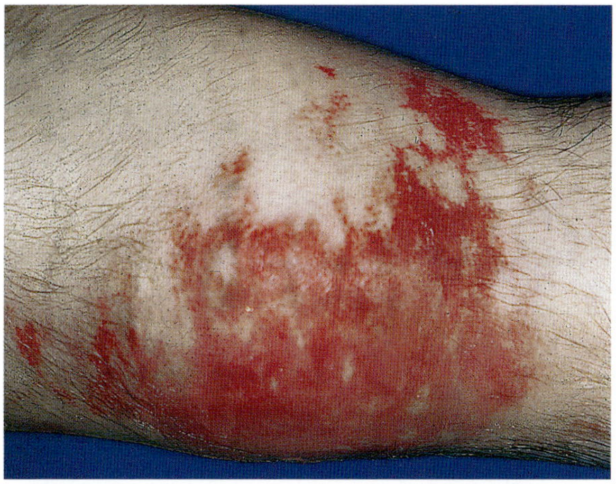

▸ **Abb. 4.79** Hämarthros mit großflächigen Einblutungen.

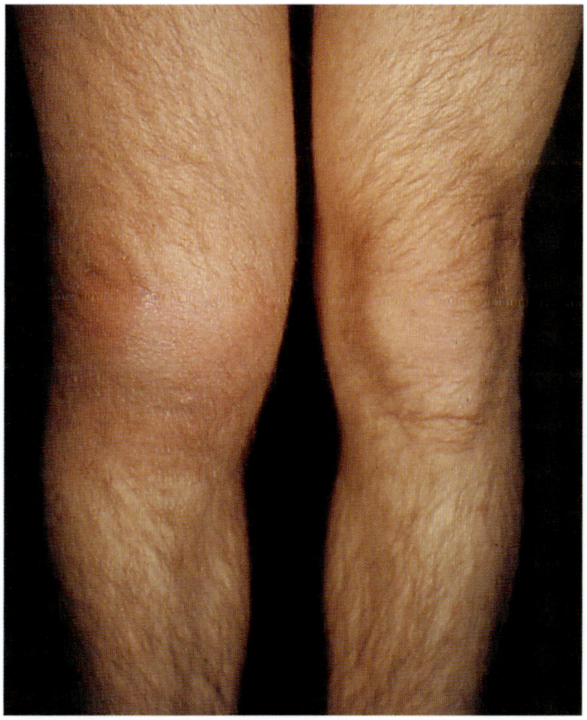

▸ **Abb. 4.78** Kniegelenksarthritis links.

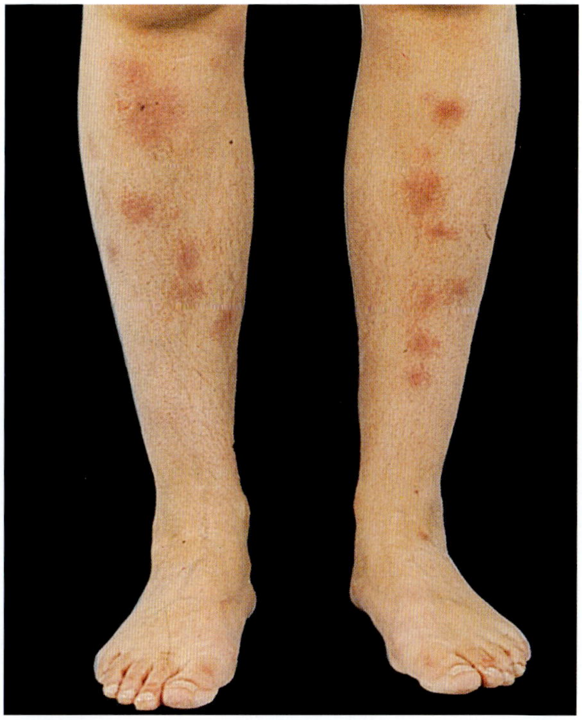

▸ **Abb. 4.80** Erythema nodosum.

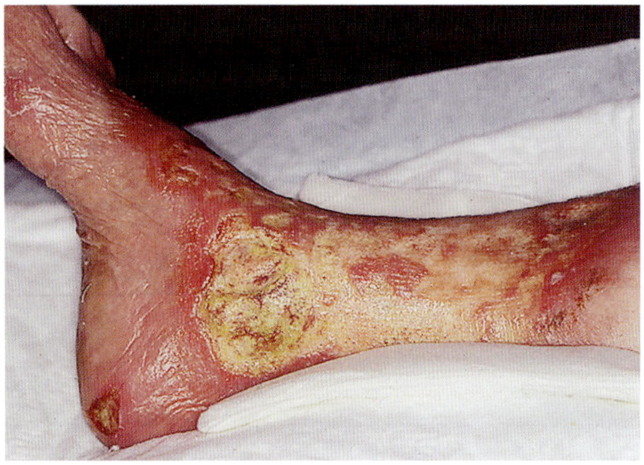

▸ **Abb. 4.81** Gangränöses Ulkus.

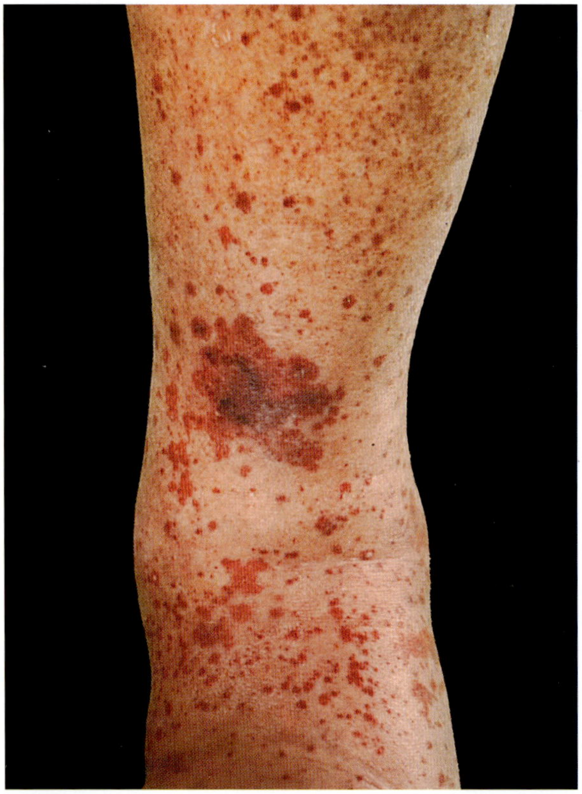

▸ **Abb. 4.82** Purpura Schönlein-Henoch.

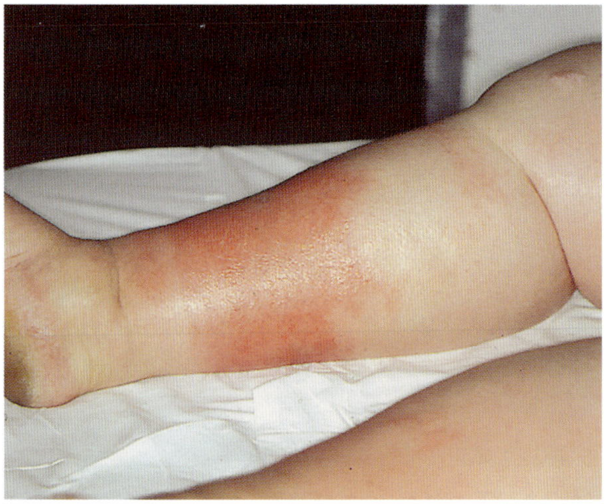

▸ **Abb. 4.83** Erysipel bei Lymphödem.

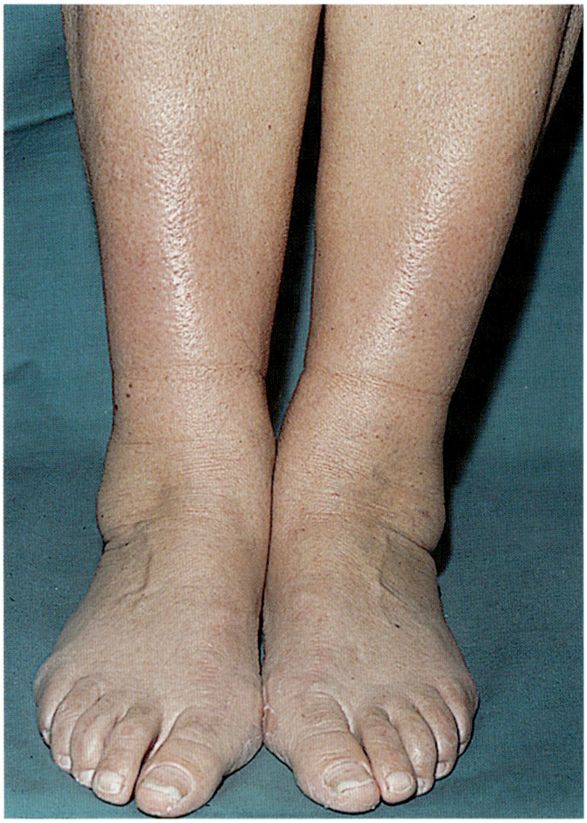

▸ **Abb. 4.84** Prätibiales Myxödem.

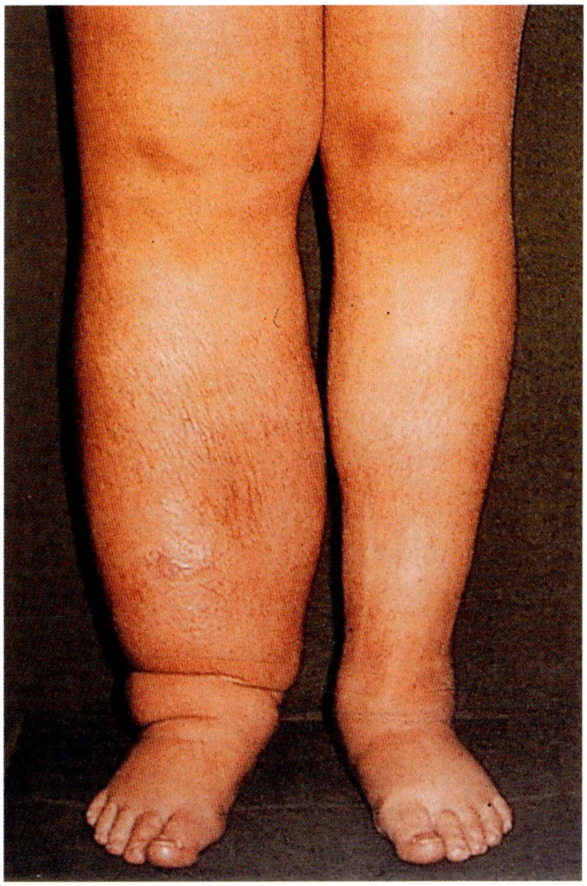

▸ **Abb. 4.85** Lymphödem.

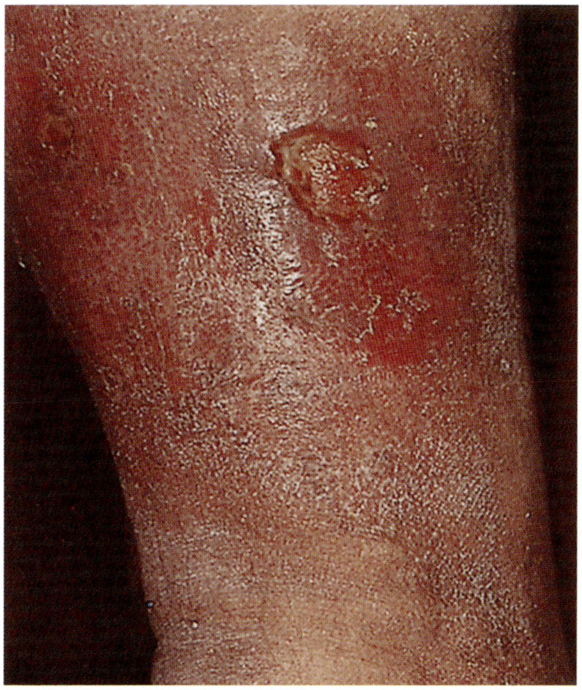

▸ **Abb. 4.87** Stauungsulkus.

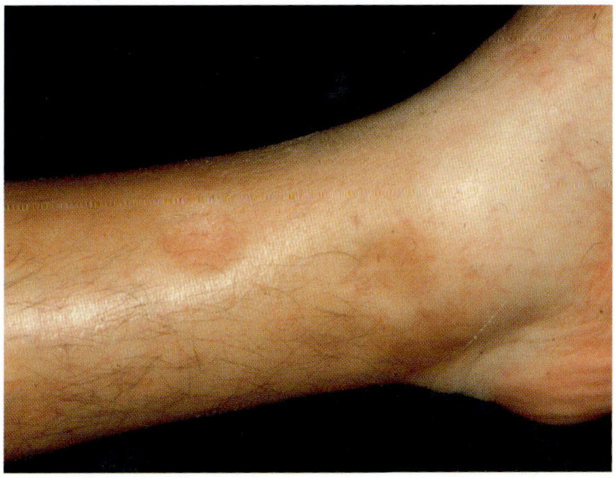

▸ **Abb. 4.86** Ödem.

4.5

Füße

Gichtanfall (▶ Abb. 4.88)

- akute Entzündung meist eines Gelenks mit deutlichsten Entzündungszeichen ohne äußere Einwirkung
- durch Druck forcierbarer starker Schmerz
- evtl. erhöhte Harnsäurewerte und Entzündungsparameter im Blutbild
- häufigste Lokalisation: Großzehengrundgelenk („Podagra“)
- Abklingen der unbehandelten Symptome erst nach zwei bis drei Tagen
- Auslöser: oft massiver Alkoholkonsum und opulente Mahlzeiten mit hohem Anteil purinhaltiger Lebensmittel

Trommelschlägelzehen (▶ Abb. 4.89)

- langsam entstehende Erweiterung der Zehenspitzen mit rundlich verformten Nägeln
- oft mit zyanotischer Verfärbung durch Hypoxie
- beidseitig mit Betroffenheit aller Zehen
- Symptome der zugrunde liegenden Erkrankung: Bronchiektasen, Mukoviszidose, pulmonaler Hypertonie, Herzerkrankungen und Leberzirrhose

Feuchte Gangrän (▶ Abb. 4.90)

- Gewebsnekrose, meist infolge von Sauerstoffunterversorgung
- wässrige Konsistenz, grün-bläuliche Verfärbung
- fauliger Geruch, evtl. erst bei Eröffnung der Haut
- häufig entzündliche Veränderung des umliegenden Gewebes, u. U. mit Lymphangitis
- langsamer Verlauf v. a. bei arteriellen Verschlüssen, rascher Verlauf z. B. bei Erfrierungen
- distaler Beginn mit Betroffenheit einzelner oder mehrerer Zehen (evtl. in verschiedenen Stadien)
- Beginn oft mit Parästhesien, begleitend oft Mykosen

Trockene Gangrän (▶ Abb. 4.91)

- siehe feuchte Gangrän
- bei der trockenen Gangrän jedoch lederartige Eintrocknung des Gewebes mit tiefschwarzer Verfärbung

Ulkus bei pAVK (▶ Abb. 4.92)

- meist klar umgrenzte („wie ausgestanzte“) Ulzeration
- Lokalisation an Druckstellen (z. B. durch Schuhwerk): Zehen, Ballen, Ferse, unmittelbar auf dem Knöchel
- begleitend weitere Symptome einer Minderdurchblutung (Parästhesien, Blässe, evtl. Kälte)
- ggf. kombiniert mit einem venösen Ulcus cruris (v. a. oberhalb des Knöchels)

Mykose (▶ Abb. 4.93)

- anfangs leichte Rötung und Schuppung, dann schuppende, weißliche Hauterweichungen
- häufigste Lokalisation: Zehenzwischenräume, oft zuerst zwischen dem vierten und fünften Zeh
- Juckreiz, Rhagaden
- oft beidseitiger Befall
- evtl. weitere Begleiterscheinung einer anderen zugrundeliegenden Erkrankung (z. B. Diabetes mellitus, Immunsuppression, z. B. durch Leukämie)

Hyperkeratose (▶ Abb. 4.94)

- schuppige oder warzenartige Hautverdickung
- oft braune Wucherungen mit grau-weißen punkt- oder flächenförmigen Auflagerungen
- evtl. Juckreiz und Rhagadenbildung
- evtl. in Kombination mit (arteriellen) Ulzerationen
- evtl. Befund einer allgemeinen Keratoseneigung

Nagelmykose (Onychomykose) (▶ Abb. 4.95)

- matte Oberfläche der Nagelplatte
- weiß-gelbliche Verfärbungen am Nagelrand
- weiß-gelbliche oder grau-braune Flecken im Nagel
- Verdickungen der Nagelplatte
- Ablösen der Nagelplatte
- häufigste Lokalisation: großer oder kleiner Zeh
- evtl. weitere Begleiterscheinung einer anderen zugrunde liegenden Erkrankung (z. B. Diabetes mellitus, Immunsuppression, z. B. durch Leukämie)

Lymphödem (▶ Abb. 4.96)

- peripheres Ödem, temperatur- und farbneutral, evtl. blass
- schmerzlos (außer bei starker Schwellung)
- meist einseitig
- Ausdehnung bis in die Zehen, die wulstig aufgequollen erscheinen können
- positives Stemmer-Zeichen
- keine bleibenden Dellen beim Eindrücken eines älteren oder nicht behandelten Lymphödems
- Symptome der Ursache (z. B. Entzündungen, Verlegungen oder Entnahme von Lymphbahnen und -knoten)

Akrolentiginöses Melanom (▶ Abb. 4.97)

- unscharfe, vielfarbige Flecke
- Lokalisation besonders an den Akren
- bei Lokalisation unter dem Nagel pigmentierter Randsaum

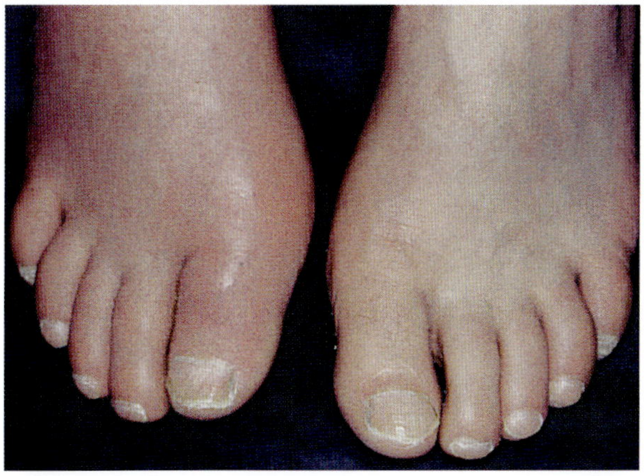

▶ **Abb. 4.88** Podagra.

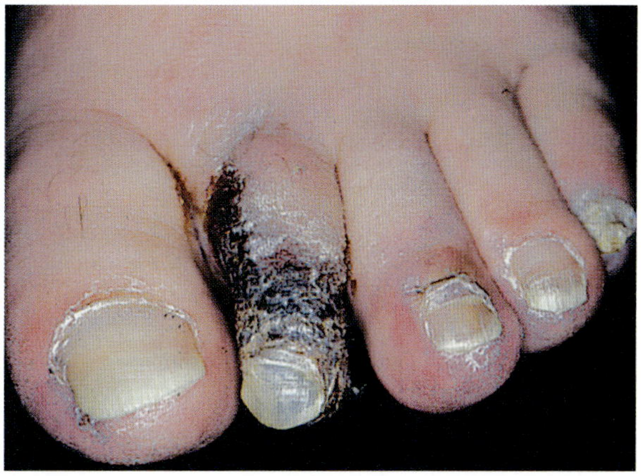

▶ **Abb. 4.91** Trockene Gangrän.

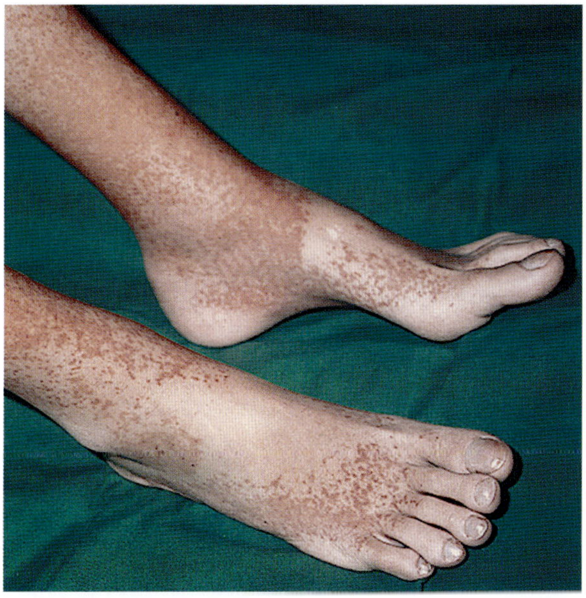

▶ **Abb. 4.89** Trommelschlägelzehen.

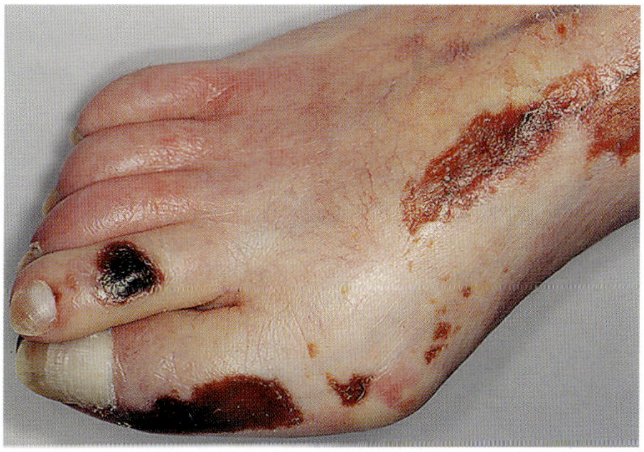

▶ **Abb. 4.92** Ulcus cruris bei arteriellem Verschluss.

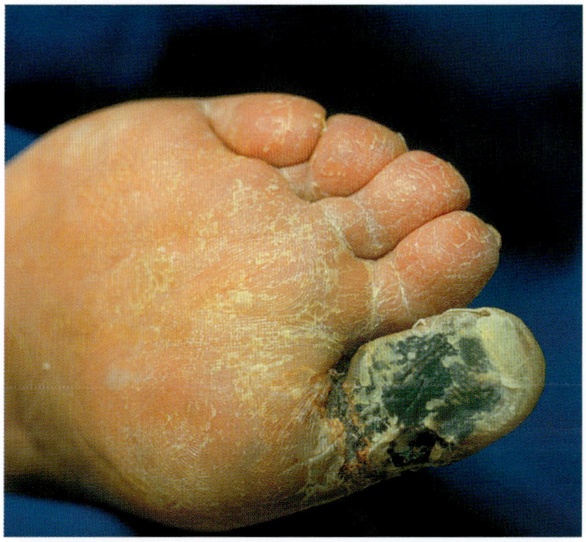

▶ **Abb. 4.90** Feuchte Gangrän.

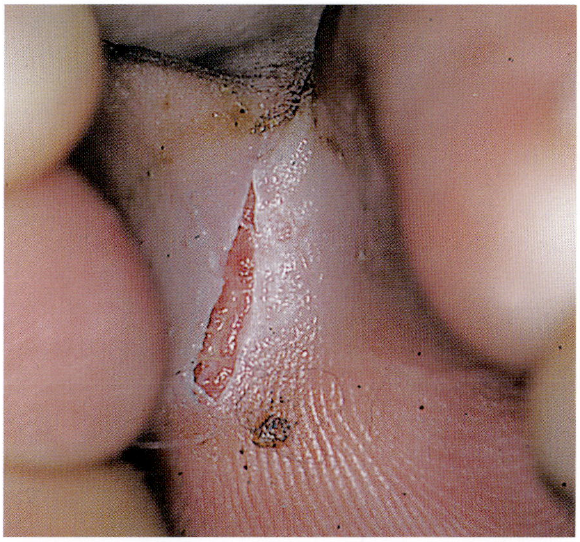

▶ **Abb. 4.93** Fußpilz.

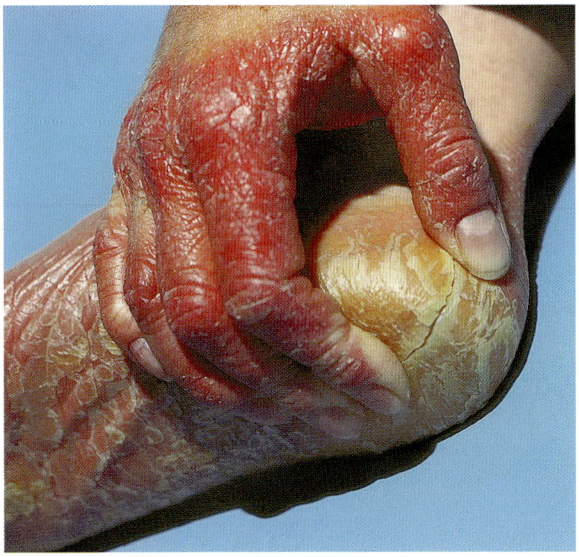

▸ **Abb. 4.94** Hyperkeratose mit Schrunde.

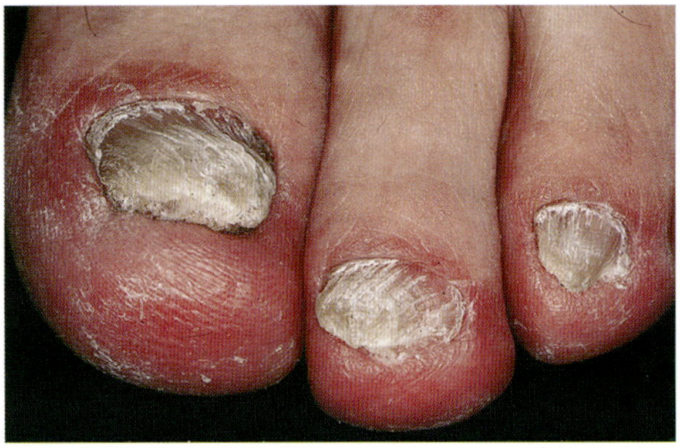

▸ **Abb. 4.95** Onychomykose.

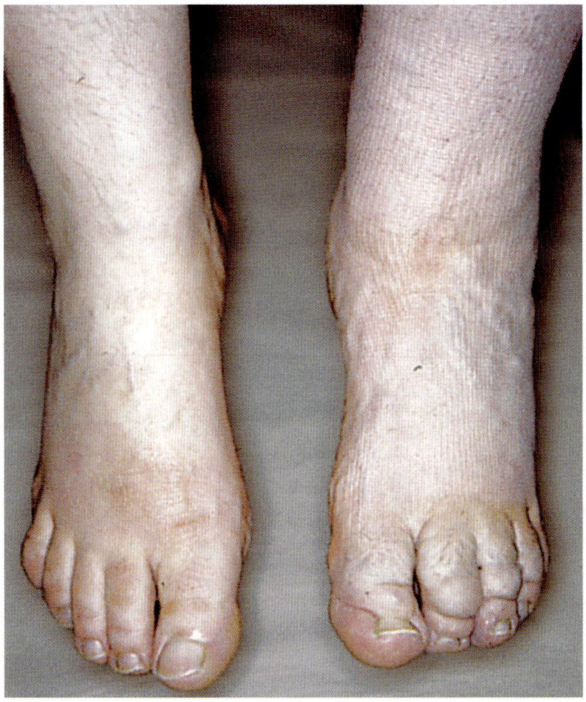

▸ **Abb. 4.96** Lymphödem.

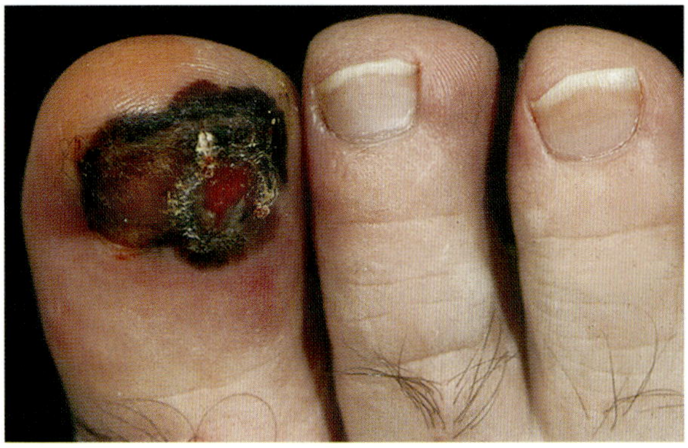

▸ **Abb. 4.97** Akrolentiginöses Melanom.

4.6

Veränderung von Hautstruktur und -substanz, unabhängig von der Lokalisation

(Multiple) Fibrome (▶ Abb. 4.98)

- hautfarben
- oft gruppiert
- langsame Entwicklung
- häufige Lokalisationen: Hals, Augenbereich, Achsel, Gesäß, Leisten
- i. d. R. schmerzlos bis druckdolent
- benigne Tumoren

Milzbrand (▶ Abb. 4.99)

- Ulzeration mit brandigem Krater und bläschenbehafteter Wulst
- im Verlauf weitere Bläschen und Karbunkelbildung
- Anamnese: Kontakt mit Tierfellen und Tierprodukten

> **Cave**
>
> **Laut §6 IfSG Behandlungsverbot für HP.**

Lichenifikation (▶ Abb. 4.100)

- Vergröberung der Hautstruktur durch schuppende Knötchen
- einzeln oder gruppiert
- häufig gelblich-rötliche Färbung
- oft durch Manipulation (z. B. Kratzen bei ekzematösen Erkrankungen, z. B. Neurodermitis)

Keloid (▶ Abb. 4.101)

- Narbenveränderung
- bräunlich-rote Färbung
- wulst- bis plattenartig, umschrieben
- Anamnese: Verletzung
- evtl. juckend, schmerzend

Ichthyose (▶ Abb. 4.102)

- angeborene Form mit massiven Hyperkeratosen, schuppend, ggf. blasenbildend (Fischschuppenkrankheit)
- erworbene Form meist durch übertrieben Hautpflege, dann besonders im Winter sehr trockene Haut (Pseudoichthyose)
- moderater Juckreiz

Basaliom (▶ Abb. 4.103)

- langsam wachsender, semimaligner Hauttumor
- Lokalisation oft an lichtbeschienenen Stellen (v. a. Augenbereich)
- evtl. mit Gefäßzeichnung

Malignes Melanom (▶ Abb. 4.104)

- langsam wachsend, maligne
- Lokalisation nicht nur an lichtbeschienenen Stellen
- rasche Lymphknotenmetastasen und Satelliten

Spinozelluläres Karzinom (▶ Abb. 4.105)

- oft an Übergangsstellen Haut/Schleimhaut
- oft an lichtbeschienenen Stellen
- nur selten und erst sehr spät Metastasen

Warzen (▶ Abb. 4.106)

- umschriebene Hyperkeratose, oft zerklüftet
- meist langsames Wachstum
- häufig an Händen und Füßen lokalisiert
- meist schmerzlos

Hautmetastasen (▶ Abb. 4.107)

- kein einheitliches Bild (u. a. deswegen besondere Aufmerksamkeit!)
- oft hautfarbene bis rote, derb-knotige Veränderungen
- bevorzugte Lokalisationen: Thorax- oder Bauchwand, Mundraum und am Kopf, kaum an den unteren Extremitäten
- meist schmerzlos, ggf. mit entzündlicher Tendenz, ggf. Juckreiz

Lipome (▶ Abb. 4.108)

- benigne Tumoren
- weiche bis harte Fettpölsterchen
- runde, ggf. gelappte Struktur
- langsames Wachstum
- als Liposarkom (maligne) druckdolent und unverschieblich

Hautatrophie (▶ Abb. 4.109)

- oft weitere Symptome von Mangelsyndromen (z. B. bei schweren Lebererkrankungen mit Vitamin-B-Mangel), von stark juckenden Erkrankungen (z. B. Skabies) oder Hypercortisolismus
- pergamentartige, durchscheinende Haut
- Neigung zu Einrissen, Einblutungen, Heilungsstörungen

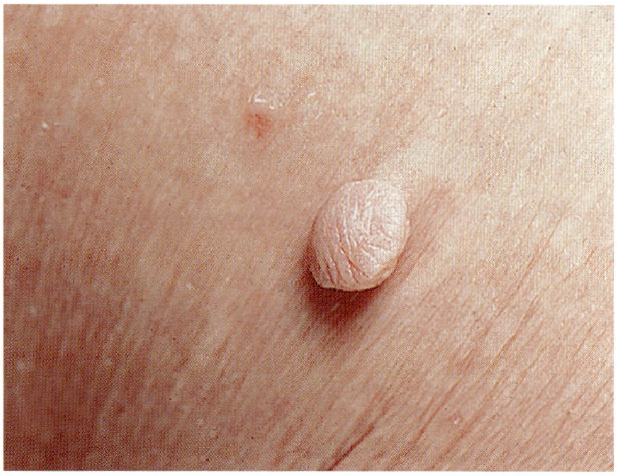

▶ **Abb. 4.98** Fibrom.

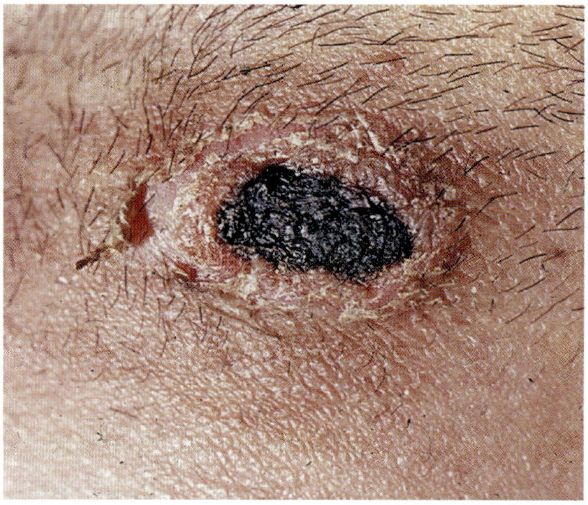

▶ **Abb. 4.99** Milzbrand.

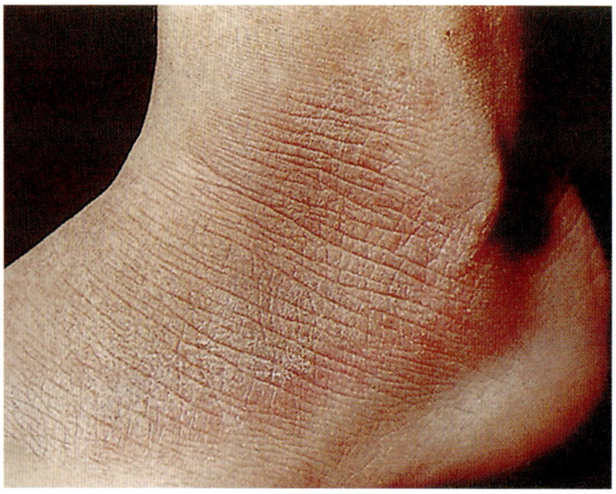

▶ **Abb. 4.100** Lichenifikation.

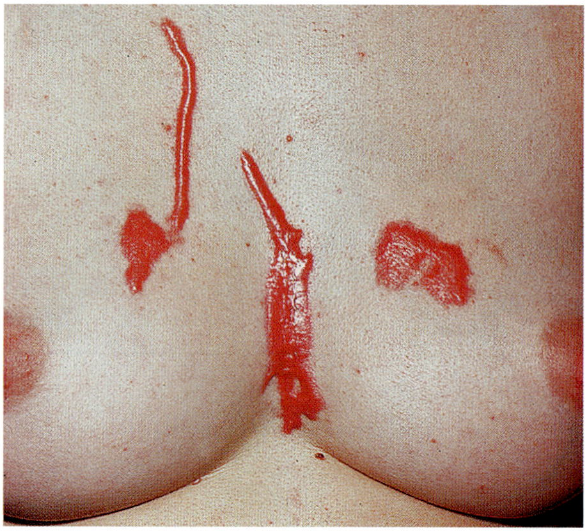

▶ **Abb. 4.101** Keloid.

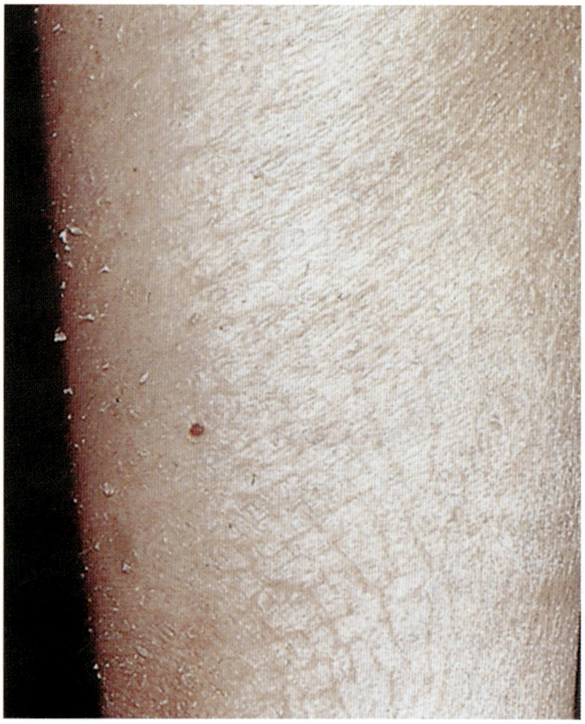

▶ **Abb. 4.102** Ichthyosis vulgaris.

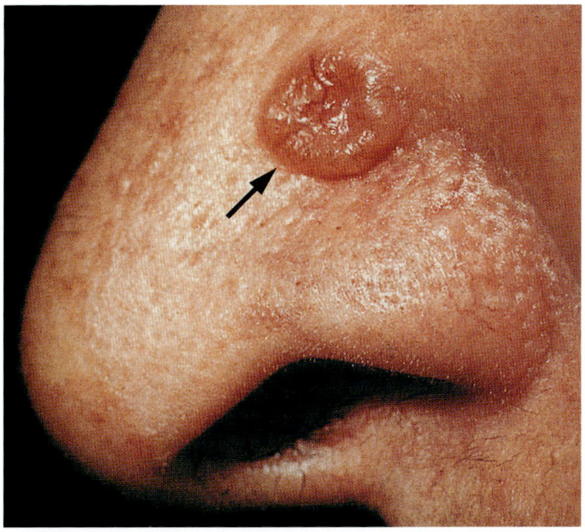

► **Abb. 4.103** Basaliom.

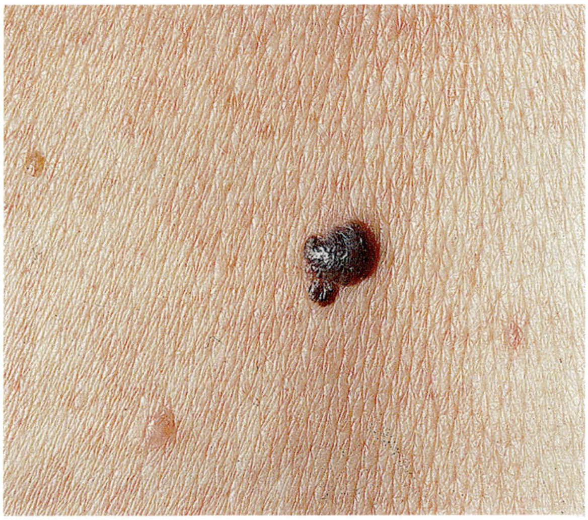

► **Abb. 4.104** Malignes Melanom.

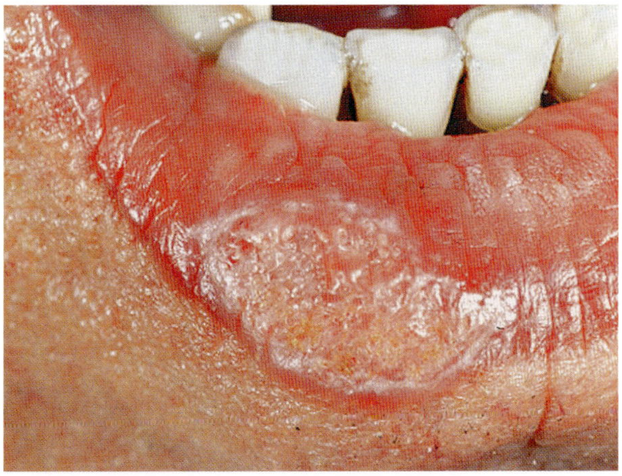

► **Abb. 4.105** Spinozelluläres Karzinom der Lippe.

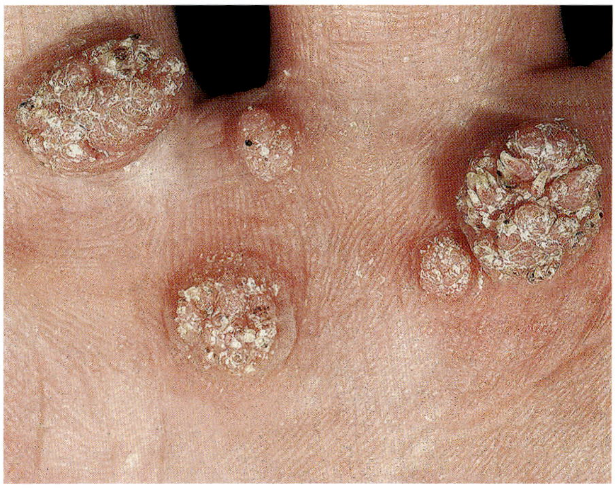

► **Abb. 4.106** Warzen.

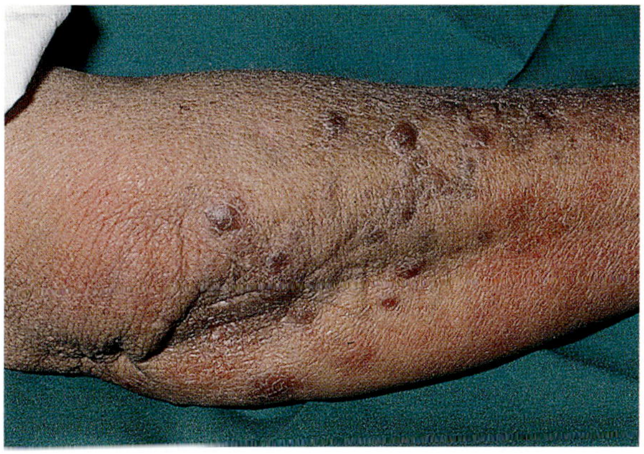

► **Abb. 4.107** Hautmetastasen.

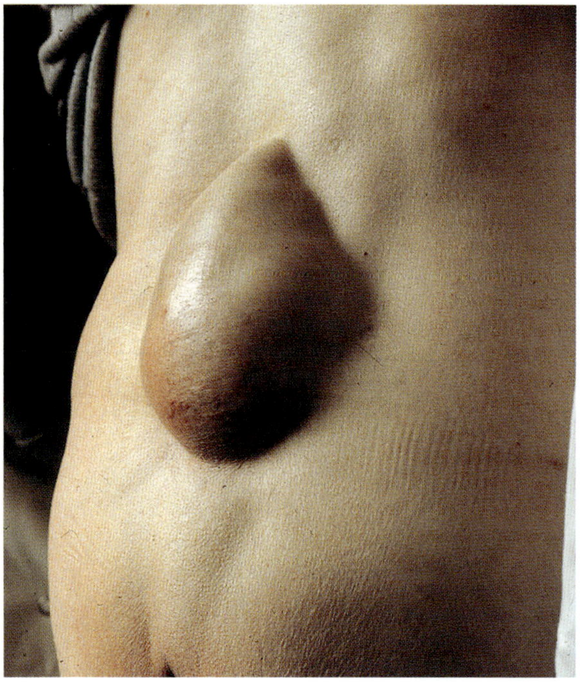

▸ **Abb. 4.108** Lipom.

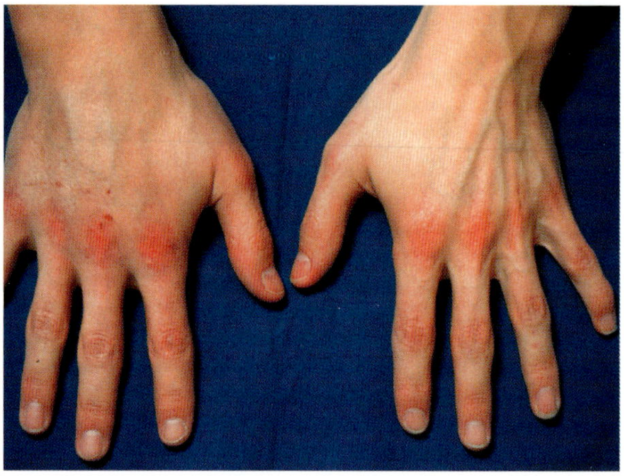

▸ **Abb. 4.109** Hautatrophie an der Hand im Seitenvergleich.

5 Blickdiagnostische Merkmale der Organsysteme

Für diesen Abschnitt wählen wir einen weiteren Blickwinkel. Unabhängig von einer speziellen Erkrankung oder der Lokalisation der dazugehörigen Effloreszenz beschreiben wir die Inspektionsbefunde in Bezug auf die Organsysteme. Das bedeutet, dass wir die häufigen bzw. wichtigen Blickdiagnosen auf ihre organische Ursache beziehen

Diese Herangehensweise ist sinnvoll, wenn Sie den Verdacht haben, dass die Beschwerden, die Ihr Patient schildert, z.B. auf ein Nierenleiden zurückzuführen sind und Sie diese Annahme untermauern möchten. Sie suchen gezielt nach weiteren Inspektionsbefunden, die im Zusammenhang mit diesem Organ stehen, festigen so Ihre Verdachtsdiagnose oder erzielen einen abschlägigen Befund (und somit im besten Fall eine neue Zielorientierung).

Wir beschränken uns auf die wichtigen und häufigen Befunde, um eine klare und schnellere Diagnose zu erleichtern. Die vorgestellten Aspekte erläutern wir kurz, damit der Leser über das Wissen um die Hintergründe eventuelle Varianten des Erscheinungsbildes besser verstehen und eine Gewichtung des jeweiligen Befundes vornehmen kann.

Wiederholungen bei der Betrachtung mehrere Organsysteme kommen vor und sind unumgänglich. So können z.B. Trommelschlägelfinger sowohl bei Lungen- als auch bei Herz- oder Lebererkrankungen zu beobachten sein. Die Einbindung dieses Sichtbefundes in verschiedene „Diagnose-Sets" kann jedoch helfen, den Blick für die unterschiedlich möglichen Ursachen zu weiten.

Wir möchten darauf hinweisen, dass die unterschiedlichen Organsysteme nicht immer gleich einfach zu erfassen sind. So präsentiert beispielsweise die Leber im Zustand der Zirrhose oft ein umfangreiches blickdiagnostisches Bild, während das Endokrinum aufgrund der weniger klaren Organbezogenheit diffuser erscheint. Die Themenbereiche Blut und Stoffwechsel haben wir daher nicht berücksichtigt.

5.1

Erkrankungen des Herzens

5.1.1 Stauungszeichen

Einflussstauung

Ein erhöhter Druck im Mediastinum wirkt sich auf den Kreislauf aus, insbesondere auf die Vorhöfe und die obere Hohlvene. Die Folge ist eine so genannte obere Einflussstauung. Hier ist besonders an eine retrosternale Struma (▶ **Abb. 5.1**), Tumoren oder massive Lymphknotenschwellungen (z.B. bei Leukämien, Hodgkin-Lymphom oder Tuberkulose (▶ **Abb. 5.2**) zu denken. Inspektorisch finden sich vor allem gestaute Halsvenen, eventuell zeigen sich auch gestaute Unterzungenvenen.

Cave

Eine akute Einflussstauung ist ein Notfall.

Ödeme

Aufgrund veränderter Kreislaufverhältnisse im Zusammenhang mit Herzerkrankungen kann es zu einem Blutstau vor dem rechten Herzen kommen. Ursachen sind beispielsweise eine durchgestaute Linksherzinsuffizienz (z.B. bei Zustand nach Herzinfarkt oder Mitralklappenstenose) oder ein Cor pulmonale bei Lungenerkrankungen.

Bei der Bildung von kardialen Ödemen kommt es zu einer hydrostatischen Druckerhöhung mit nachfolgender transkapillarer Flüssigkeitsverschiebung. Bei Stauungen vor dem linken Herzen kommt es zu einem Lungenödem, bei Stauungen vor dem rechten Herz u.a. zu beidseitigen Knöchelödemen, die später generalisieren (**Anasarka;** ▶ **Abb. 5.3**).

Differenzialdiagnostisch müssen Ödeme anderer Genese ausgeschlossen werden; z.B. bei venöser Insuffizienz mit Klappenschäden, bei Phlebothrombose, Niereninsuffizienz mit Flüssigkeitsretention, Verlegung von Lymphbahnen, bei veränderter Blutzusammensetzung mit Proteinverlust und Elektrolytschiebungen, sowie vor dem Hintergrund veränderter Kapillarpermeabilität.

Mitralgesicht (▶ Abb. 5.4)

Das Facies mitralis zeigt eine deutliche rot-bläuliche Verfärbung der Wangen als Zeichen der Ausschöpfungszyanose bei Stauungsphänomenen, hier auf dem Boden einer durchgestauten Linksherzinsuffizienz durch eine Mitralklappenstenose. Die Stauungssymptomatik führt zur Gefäßerweiterung. Typisch (und differenzialdiagnostisch wichtig) für das Mitralgesicht sind zudem zyanotische Lippen.

5.1.2 Zeichen des Sauerstoffmangels

Zyanose (▶ Abb. 5.5)

Bei Herzerkrankungen ist sowohl eine zentrale als auch periphere Zyanose möglich:

- Die **zentrale Zyanose** entsteht durch zu geringe Beladung der Erythrozyten mit Sauerstoff in der Lunge bei verlangsamter Zirkulation bei Linksherzschwäche oder bei Lungenerkrankungen mit alveolärer Hypoventilation.
- Die **periphere Zyanose** entsteht durch eine verlangsamte Fließgeschwindigkeit in der Peripherie (Ausschöpfungszyanose) bei verringerter Pump- bzw. Saugleistung des Herzens.

Orthopnoe (▶ Abb. 5.6)

Patienten mit kardial bedingter Atemnot zeigen gelegentlich eine Orthopnoe als Schon- oder Hilfshaltung. Grund ist hier zumeist eine Einschränkung der Atemkapazität durch ein stauungsbedingtes Lungenödem (Asthma cardiale). Die Haltung verringert die Belastung der Lunge durch das Ödem und erleichtert zudem den Einsatz der Atemhilfsmuskulatur. Man findet die Orthopnoe auch bei einem Asthmaanfall.

Trommelschlägelfinger (▶ Abb. 5.7)

Die Veränderung der Fingerendglieder gilt als Zeichen eines chronischen Sauerstoffmangels bei Herz- und Lungenerkrankungen. Als Grund wird eine kompensatorische Erweiterung der peripheren Gefäße diskutiert. Trommelschlägelfinger treten auch im Zusammenhang mit einer Leberzirrhose auf. Der Pathomechanismus ist noch nicht eindeutig geklärt.

Osler-Splits (▶ Abb. 5.8)

Osler-Knötchen sind Ausdruck von kleinsten herzbedingten Embolien. Sie entstehen z.B. durch Verwirbelungen im Blutstrom bei Klappenfehlern oder auf dem Boden einer Endocarditis lenta, wobei sich die Emboli nach Ausschwemmung in die Blutbahn in den peripheren Kapillaren festsetzen. Osler Splits können auch durch zirkulierende Immunkomplexe hervorgerufen werden, die Gefäßentzündungen der kleinen Arterien provozieren.

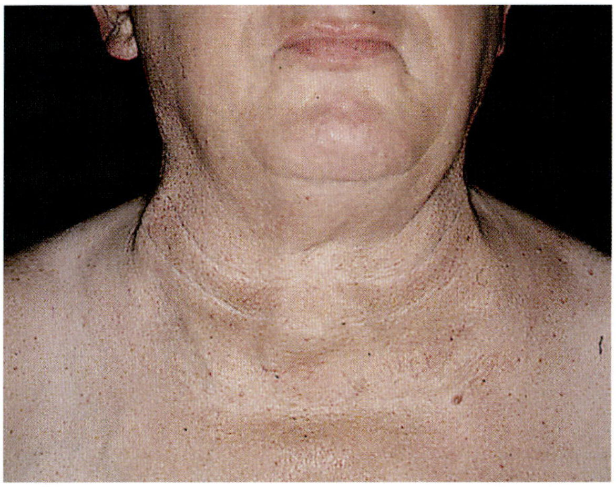

▸ **Abb. 5.1** Obere Einflussstauung bei großer retrosternaler Struma mit Halsvenenstauung.

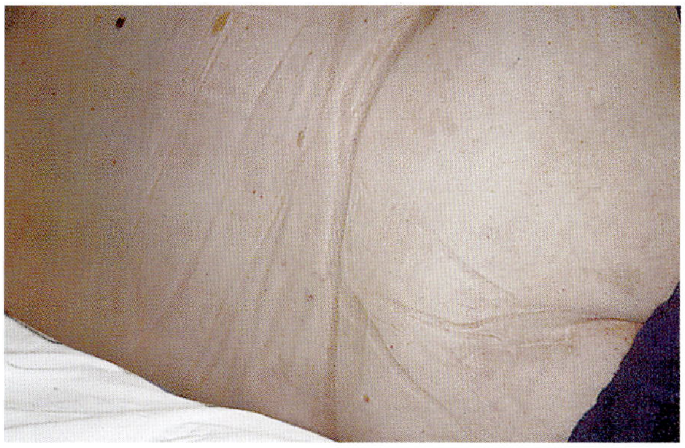

▸ **Abb. 5.3** Anasarka mit beidseitigen Knöchelödemen.

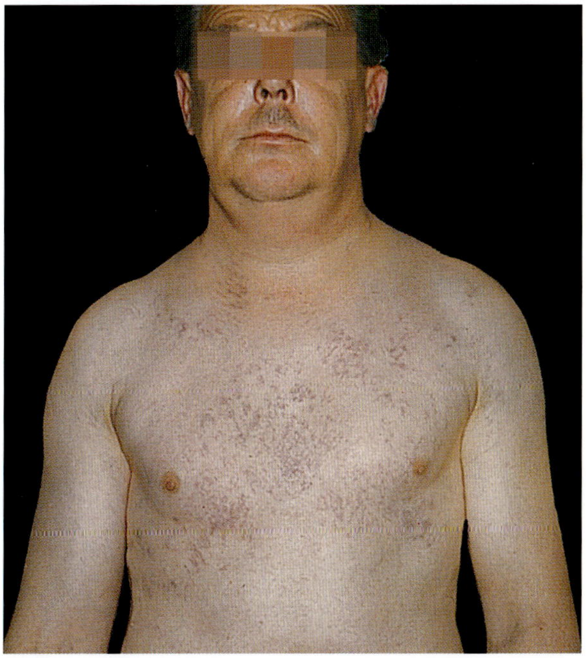

▸ **Abb. 5.2** Obere Einflussstauung bei Hodgkin-Lymphom mit Stau der Halsvenen und oberflächlichen Hautvenen.

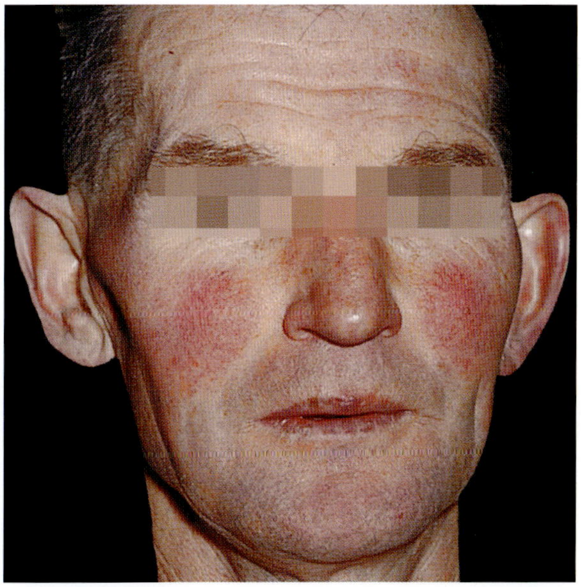

▸ **Abb. 5.4** Mitralgesicht.

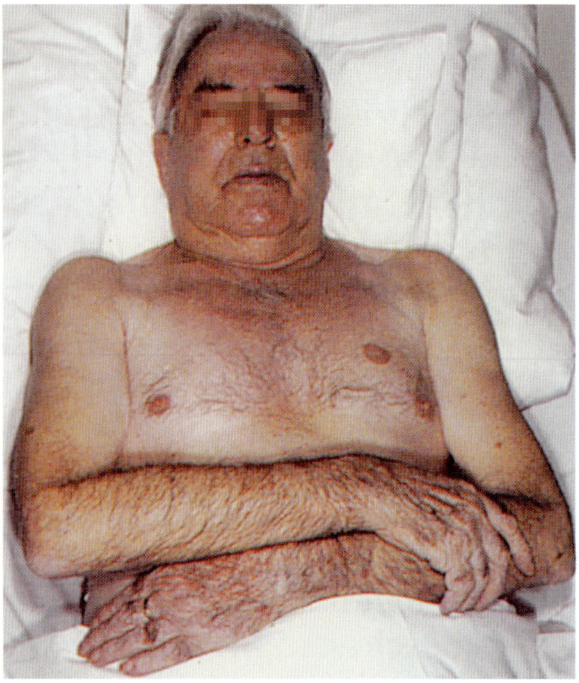

▸ **Abb. 5.5** Periphere und zentrale Zyanose bei Lungenerkrankung.

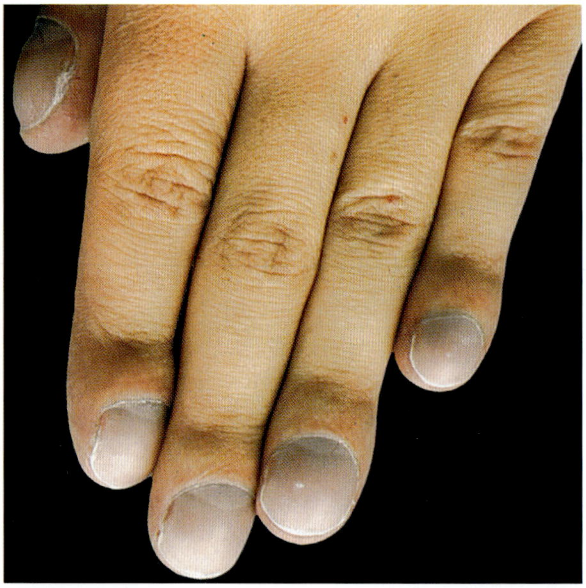

▸ **Abb. 5.7** Trommelschlägelfinger.

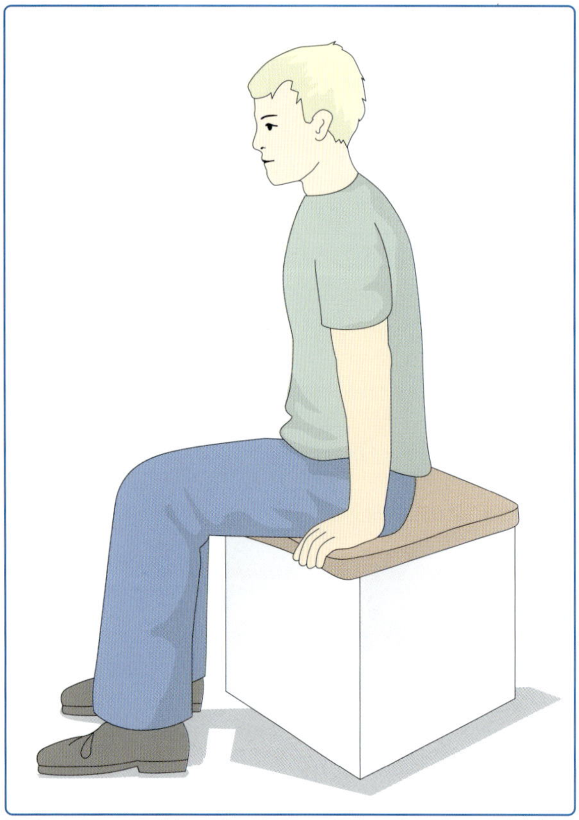

▸ **Abb. 5.6** Orthopnoe (Entlastungshaltung).

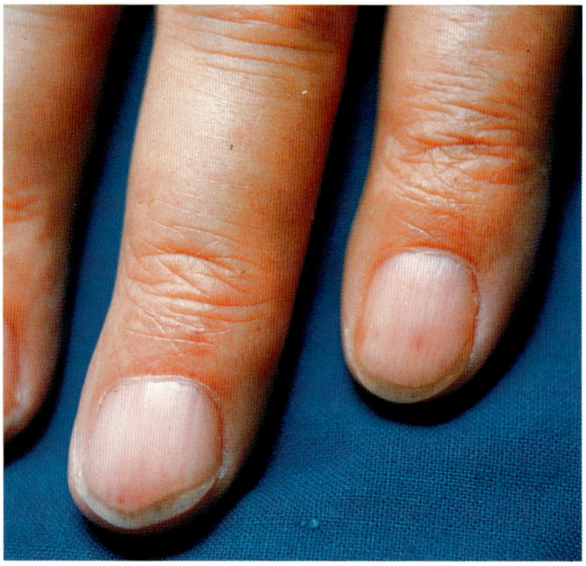

▸ **Abb. 5.8** Osler-Splits.

5.2

Erkrankungen der Leber

Ikterus

Bei einer Lebererkrankung kann es zu verschiedenen Störungen des Bilirubinabbaus kommen. Zum einen kann ein Mangel an Glucuroyltransferase vorliegen **(Gilbert-Syndrom)** zum anderen kann es z. B. bei einer **Leberzirrhose** zu einer Sekretionsproblematik kommen: Entweder wird das Bilirubin nicht ausreichend konjugiert, sodass der Serumwert des indirekten Bilirubins erhöht ist, oder es kommt zum Anstieg des direkten Bilirubins mit Ablagerung in Skleren (► **Abb. 5.9**) und Haut sowie vermehrter Ausscheidung mit dem Urin. Im letzteren Fall kommt es zu einer Braunfärbung des Urins, Entfärbung des Stuhls und heftigem Pruritus.

Stauungszeichen, Gefäßzeichen

Durch Zerstörung der Gefäß- und Läppchenstruktur in der Leber und durch Ausbildung einer Fibrose kommt es zu einer **portalen Hypertension** mit **Leberinsuffizienz.** Dies führt zu einem sichtbaren Rückstau in die Nabelvenen, dem **Caput medusae** (► **Abb. 5.10**). Durch eine Lebererkrankung werden gefäßaktive Substanzen gebildet, die zur Ausbildung von **Spider naevi** (► **Abb. 5.11**) führen, die bevorzugt im Gesicht, Hals und Brust vorkommen. Eine weitere Folge des portalen Hochdruckes ist der **Aszites** (► **Abb. 5.12**).

Aszites

Die „Bauchwassersucht" bei Lebererkrankungen entsteht primär durch einen Eiweißmangel, der auf der mangelnden Syntheseleistung der Leber mit nachfolgender Hypalbuminämie basiert. Der Übertritt von Flüssigkeit in die freie Bauchhöhle durch den verminderten kolloidosmotischen Druck des Bluts wird durch die Stauungsproblematik begünstigt, die durch den fibrotischen Umbau des Leberparenchmys entsteht. Häufig führt der Aszites zu einer Nabelhernie (► **Abb. 5.12**).

Palmar- und Plantarerythem (► Abb. 5.13)

Die Hintergründe für diese Hauterscheinungen sind nicht erschlossen. Möglicherweise spielen Veränderungen des Cortisolspiegels und ein Vitaminmangel (z. B. B-Vitamine) sowie der gestörte Stoffwechsel der (Sexual-) Hormone eine Rolle. Das Plantarerythem ist meist nur sehr schwach ausgeprägt.

Gynäkomastie und Abdominalglatze

Die Gynäkomastie (► **Abb. 5.14**) bezeichnet die Vergrößerung der männlichen Brustdrüse. Neben der Abdominalglatze (Bauchglatze ► **Abb. 5.12**, ► **Abb. 5.15**), der Hodenatrophie und der Amenorrhö gilt sie als Zeichen eines gestörten Abbaus der weiblichen und männlichen Sexualhormone, da die Leber die dazu notwendigen Eiweiße nicht mehr bildet.

Vitamin B_{12}-Mangel-Symptome

Störungen der Vitamin-B_{12}-Speicherung in der Leber und eine häufig verminderte Aufnahme (v. a. beim Alkoholkranken) führen zum Vitaminmangel und nachfolgend u. a. zu Glossitis (► **Abb. 5.16**), Lacklippen, Anämie, Polyneuropathie und zentralnervösen Störungen bis hin zur organischen Psychose bei Wernicke-Enzephalopathie.

Blutungsneigung, Petechien (► Abb. 5.17)

Bei der Leberzirrhose zeigen sich Petechien und eine erhöhte Blutungsneigung im Sinne einer Gerinnungsstörung. Sie basiert auf einer mangelnden Synthese der Gerinnungsfaktoren in der Leber. Forciert wird das Geschehen durch einen Vitamin-K-Mangel bei einer Resorptionsstörung für fettlösliche Vitamine.

Geldscheinhaut (► Abb. 5.18)

Die Hautatrophie (auch Pergament- oder Dollarhaut) kann generalisiert oder partiell (dann meist am Halsansatz und an der Handoberfläche) auftreten. Oft zeigen sich in den betroffenen Bereichen auch diffuse arterielle Gefäßerweiterungen (Spider naevi). Wahrscheinlich beruht sie auf einem Mangel an Vitamin B.

Uhrglasnägel und Trommelschlägelfinger

Als **Uhrglasnägel** bezeichnet man rundliche, konvex aufgetriebene Finger- (und auch Fuß-)nägel, als **Trommelschlägelfinger** klöppelartig erweiterte Finger- (und auch Zehen)spitzen (► **Abb. 5.19**).

Die Veränderungen gelten primär als Symptom einer chronischen Hypoxie mit reaktiver Gefäßerweiterung bzw. -neubildung (z. B. bei Bronchiektasen, Mukoviszidose, pulmonaler Hypertonie oder Herzerkrankungen. Der Pathomechanismus bei einer schweren Leberschädigung ist noch nicht geklärt.

Weißnägel (► Abb. 5.20)

Die Aufhellung der Finger- und Fußnägel bei Leberzirrhose beruht wahrscheinlich auf einem Mangel des für die Nagelstruktur wichtigen Keratins. Es enthält die Aminosäuren Cystin und Methionin, die mit zunehmendem Leberparenchymschaden nicht mehr ausreichend zur Verfügung stehen. Weißnägel gelten als Spätzeichen eines Leberschadens.

Morbus Dupuytren (► Abb. 5.21)

Der Hintergrund der Dupuytren-Kontraktur ist noch nicht bekannt. Entdeckt wurde jedoch ein korrelierendes Genom, so dass man beim Vorkommen der Erkrankung von einer erblichen Veranlagung, kombiniert mit einem (noch unbestimmten) Auslöser, ausgeht. Ein Auslöser kann offenbar die Leberzirrhose sein.

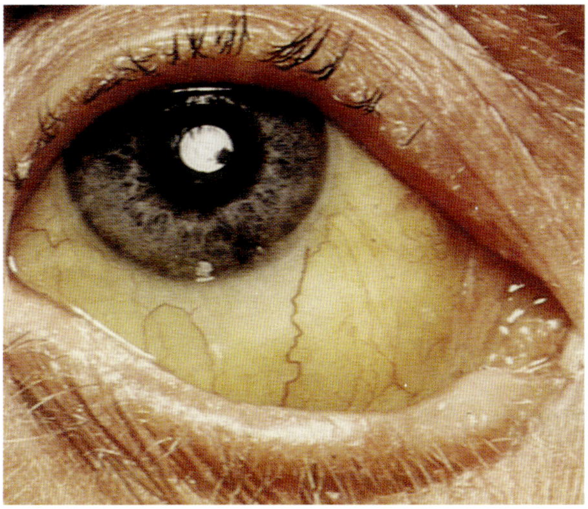

► **Abb. 5.9** Sklerenikterus.

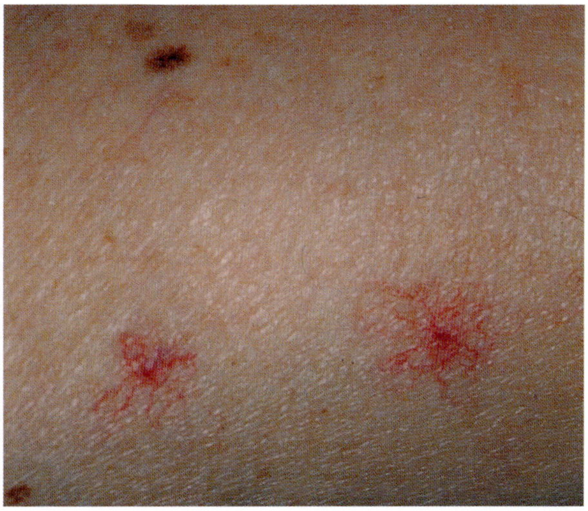

► **Abb. 5.11** Spider naevi.

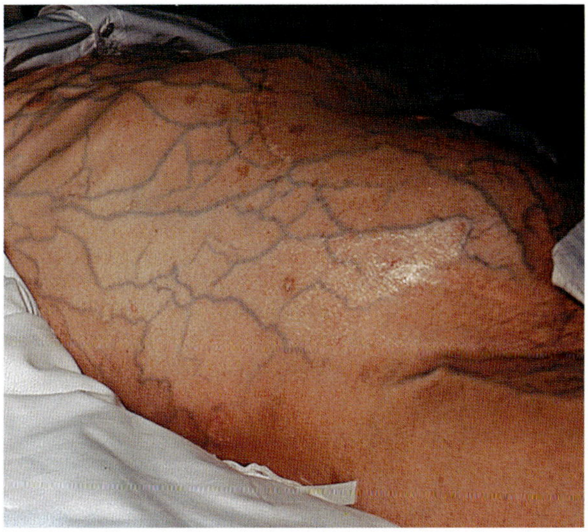

► **Abb. 5.10** Caput medusae und Aszites bei Leberinsuffizienz.

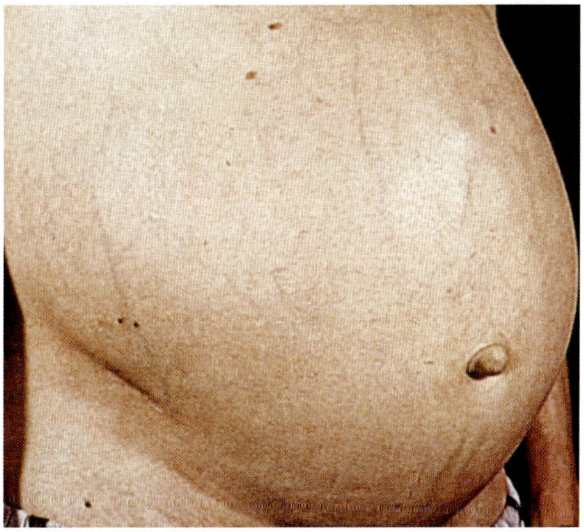

► **Abb. 5.12** Aszites mit Nabelhernie sowie weitere blickdiagnostische Merkmale der Leberzirrhose (Gynäkomastie, Abdominalglatze und Gefäßzeichnungen).

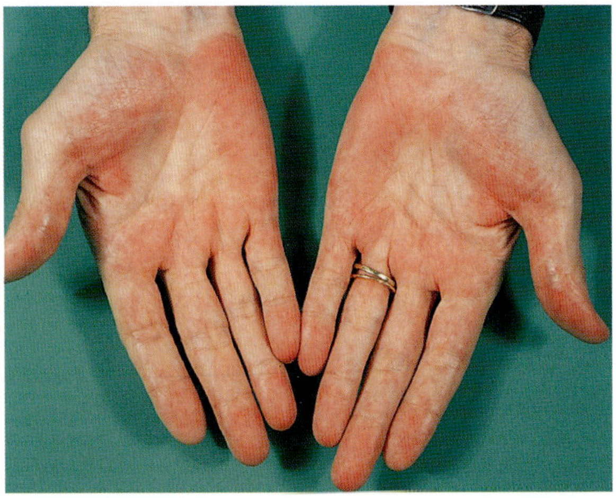

▶ **Abb. 5.13** Palmarerythem.

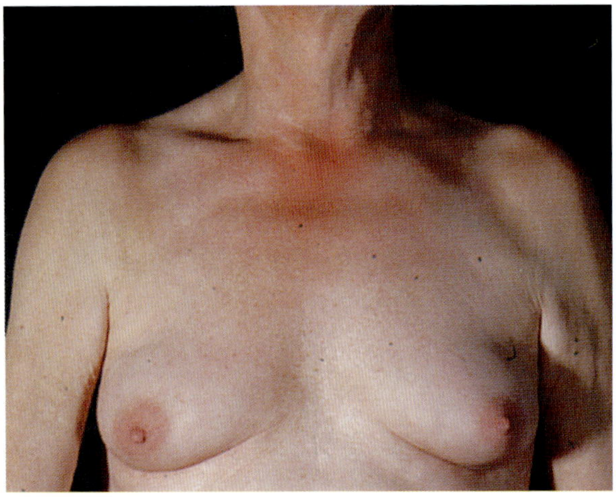

▶ **Abb. 5.14** Gynäkomastie.

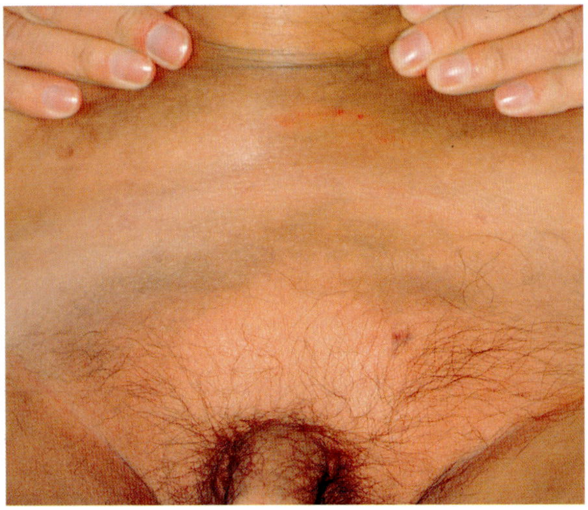

▶ **Abb. 5.15** Abdominalglatze.

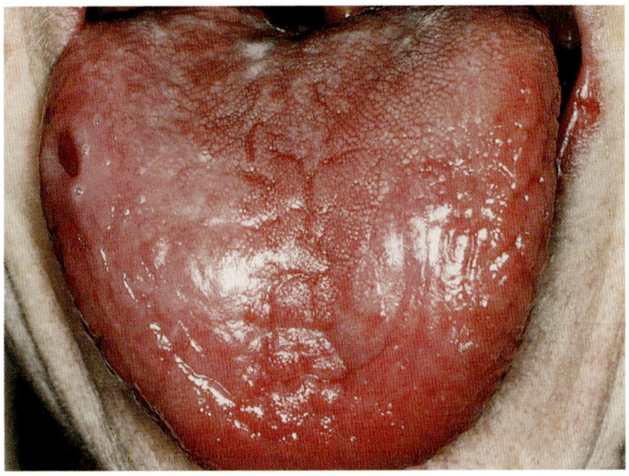

▶ **Abb. 5.16** Hunter-Glossitis.

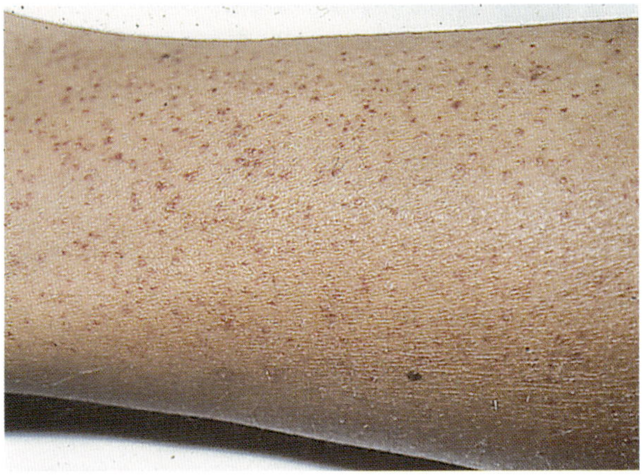

▶ **Abb. 5.17** Petechien.

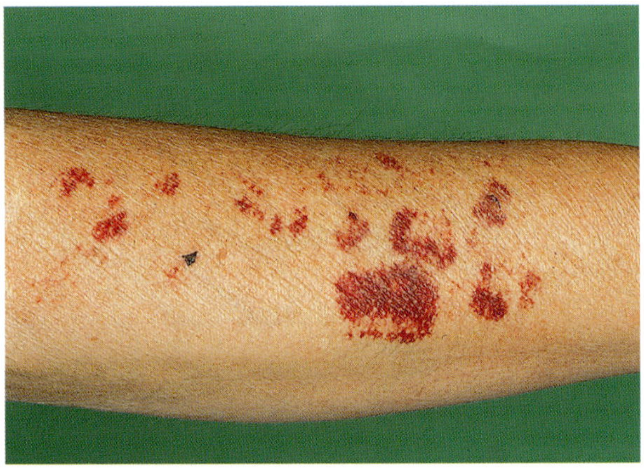

▶ **Abb. 5.18** Geldschein- oder Pergamenthaut mit Einblutungen.

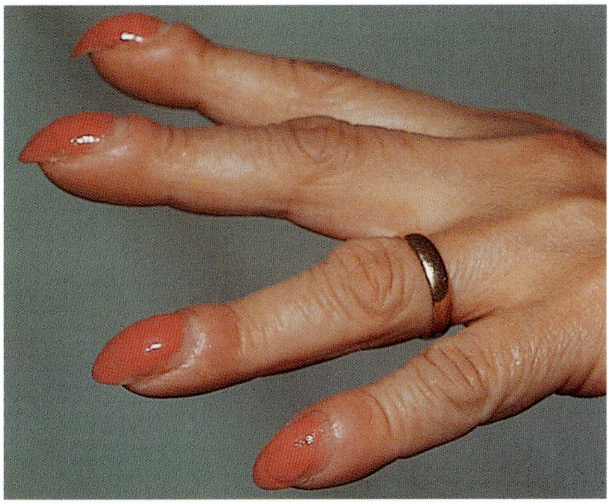

► **Abb. 5.19** Uhrglasnägel und Trommelschlägelfinger.

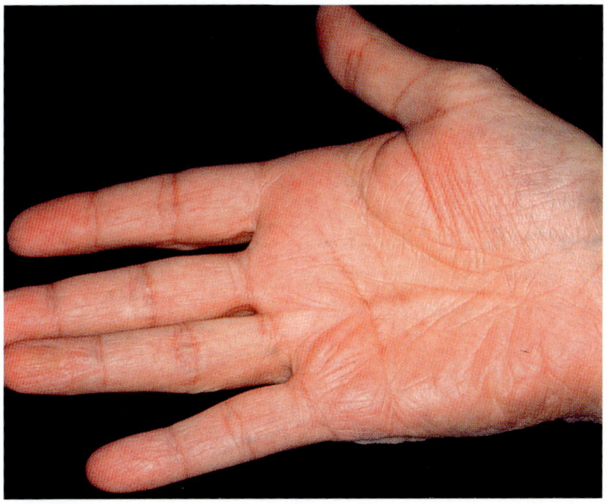

► **Abb. 5.21** Dupuytren-Kontraktur.

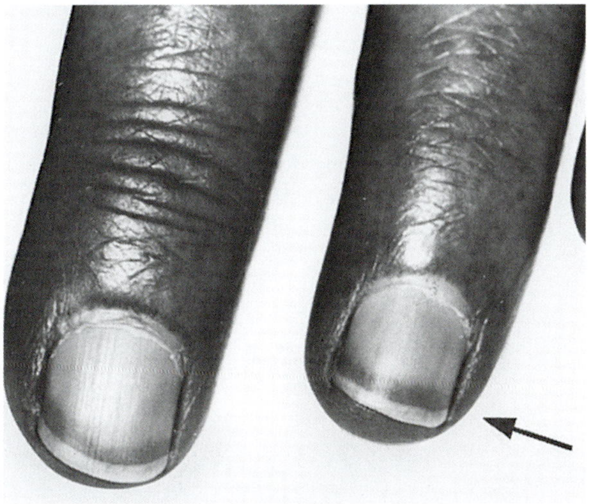

► **Abb. 5.20** Weißnägel.

5.3

Erkrankungen der Atemwege

Zeichen der Lungenüberblähung (▸ Abb. 5.22)

Typisch für den Patienten mit einer chronisch obstruktiven Lungenerkrankung (COLD, COLE) wie dem Lungenemphysem sind Überblähungszeichen wie verstrichene Schlüsselbeingruben und Interkostalräume, parallele Rippenführung und Halsvenenstau. Der Patient zeigt einen Fassthorax.

Orthopnoe

Patienten mit Atemnot zeigen gelegentlich eine Orthopnoe als Schon- oder Hilfshaltung. Eine (insbesondere exspiratorische) Dyspnoe wird hier durch aufrechtes Sitzen mit Abstützen nach hinten und Einsatz der Atemhilfsmukulatur kompensiert (▸ Abb. 5.6).

Pink Puffer und Blue Bloater

Emphysematiker findet man im terminalen Stadium gelegentlich in zwei Ausprägungen:

- **Pink Puffer** (▸ Abb. 5.24), der die Dyspnoe durch eine hohe Atemfrequenz auszugleichen versucht; eher aktive, kachektische Patienten mit rosiger Hautfarbe.
- **Blue Bloater** (▸ Abb. 5.23), bei dem die Symptome der Hypoxie in der Blickdiagnose stärker zum Tragen kommen; eher übergewichtige, zyanotische Patienten mit geringer Atemfrequenz.

Halsvenenstau

Auf Grund des erhöhten Gefäßwiderstands in der Lunge bei chronischen obstruktiven Lungenerkrankungen kann es zu einem Blutstau vor der Lunge und nachfolgend vor dem rechten Herzen kommen. Die Folge sind kardiale Ödeme (▸ S. 194, ▸ Abb. 5.1).

Horner Syndrom (Horner Trias, ▸ Abb. 5.25)

Das Horner-Syndrom beschreibt folgende **Trias**:

- Enophthalmus
- Ptosis
- Miosis

Ursache ist eine Schädigung des im Halssympathikus befindlichen Ganglion stellatum. Es kommt zur Lähmung der vom Sympathikus innervierten Augenmuskulatur. Neben Tumoren im Thoraxbereich (und somit der Lunge, z. B. Pancoast-Tumor) kommen auch ein Schilddrüsenkarzinom, eine Stellatum-Blockade und ein Mediastinaltumor in Betracht.

Zentrale Zyanose (▸ Abb. 5.26)

Eine zentrale Zyanose entsteht aufgrund einer verminderten Sauerstoffbeladung des Blutes in der Lunge. Hier zeigt sich besonders eine Verfärbung der Mundschleimhaut, der Zunge und der Lippen.

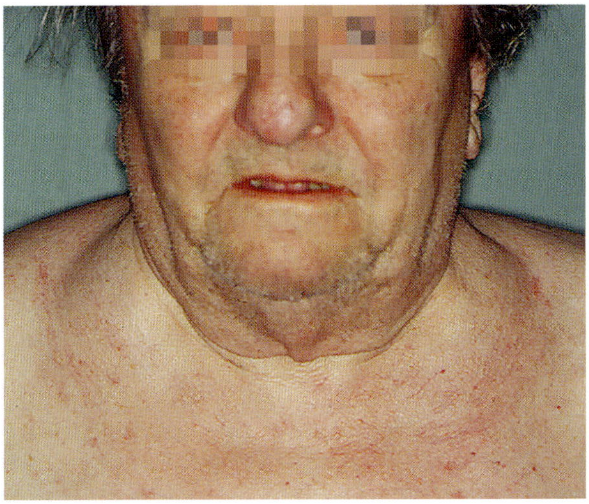

▸ **Abb. 5.22** Lungenemphysem.

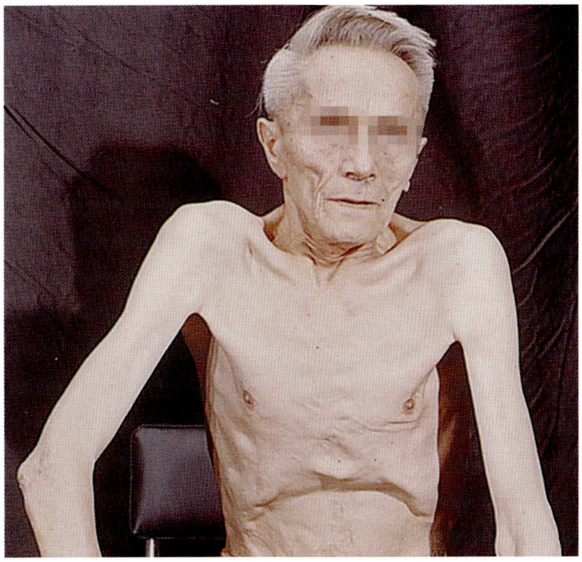

▸ **Abb. 5.24** Pink puffer.

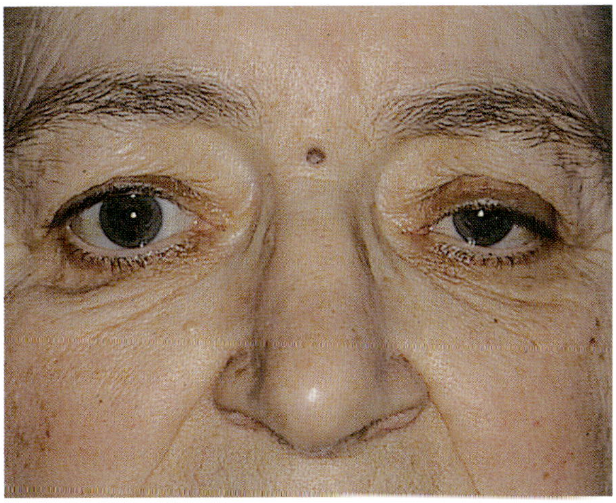

▸ **Abb. 5.25** Horner-Syndrom.

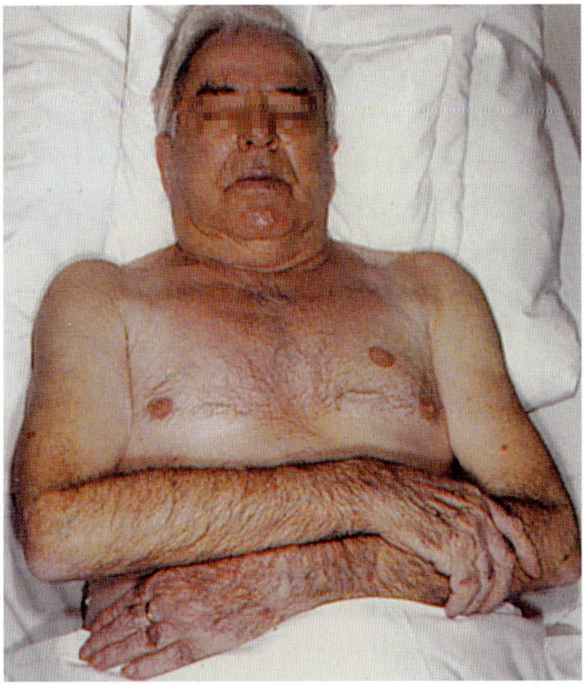

▸ **Abb. 5.23** Blue Bloater.

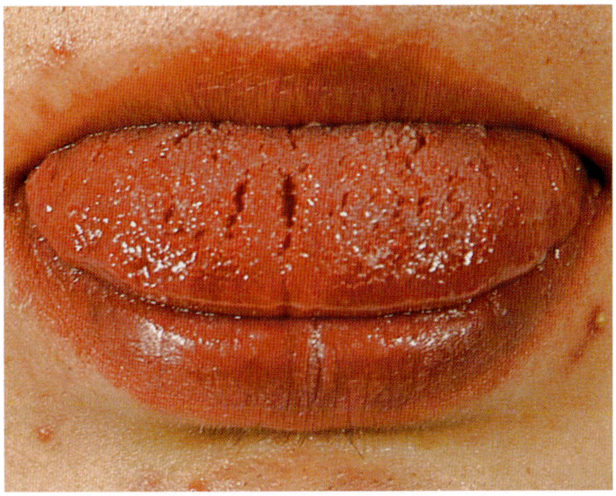

▸ **Abb. 5.26** Zentrale Zyanose.

5.4 Erkrankungen der Niere

Ödeme (► Abb. 5.27)

Bei einer Glomerulonephritis, insbesondere dem nephrotischen Syndrom finden wir Ödeme aufgrund des Eiweißverlusts durch die geschädigten Glomeruli. Obgleich die Ödembildung generalisiert ist, zeigen sich gerade die Eiweißmangelödeme vor allem an Körperstellen, bei denen der Gewebsdruck besonders niedrig ist. Typisch sind hier die Lidödeme, die insbesondere morgens auffallen.

Hautfarbe (► Abb. 5.28)

Nierenkranke zeigen häufig eine typische Hautfarbe. Sie ist am besten als „schmutzige Blässe" (auch „Café-au-lait-Kolorit") zu beschreiben. Hintergrund ist die Melange aus einer meist vorliegenden Anämie, einer Rückvergiftung des Körpers und einem gelegentlich begleitenden Ikterus. Die teilweise ausgeprägten Augenringe sind in ihrer Ätiologie nicht abschließend geklärt, aber typisch.

Pruritus und Geruch

Dem Anstieg der (harnpflichtigen) Säuren im Blut versucht der Körper durch eine Entgiftung über die Haut entgegenzuwirken. Die Einlagerung (vor allem von Säuren) in die Haut (und die Schleimhäute) bedingt einen teilweise starken Pruritus sowie einen urinösen (Mund-) Geruch (Foetor uraemicus).

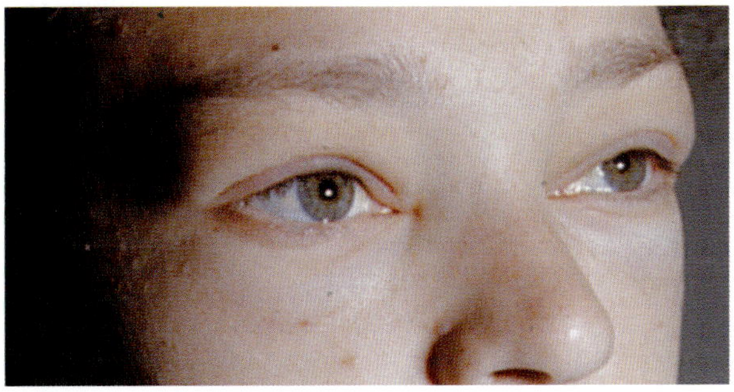

► **Abb. 5.27** Lidödeme bei Niereninsuffizienz.

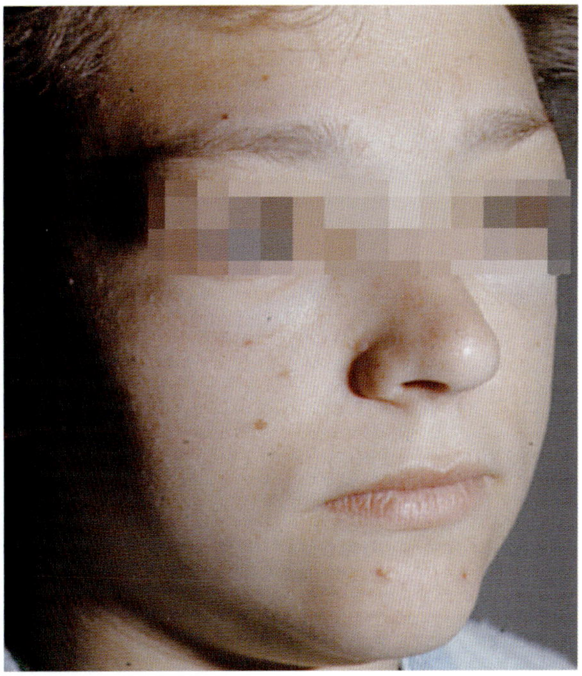

► **Abb. 5.28** Hautfarbe bei Nierenerkrankungen.

5.5

Erkrankungen des Endokrinums

Myxödem im Gesicht (▶ Abb. 5.29)

Das Myxödem entsteht durch generalisierte Ablagerung von Mukopolysacchariden im Interzellularraum infolge eines verminderten Stoffwechsels und dadurch eingeschränkten Abbaus bei Hypothyreose. Es zeigt eine teigige, faltige Konsistenz mit blasser Haut. Im Gegensatz zu anderen ödematösen Veränderungen der Haut zeigt das Myxödem ein prall elastisches Gewebe. Bei palpatorischem Druck bleiben keine nachhaltigen Dellen zurück.

Bei der Hypothyreose ist das Myxödem generalisiert, bei der Basedow-Hyperthyreose tritt es lokal begrenzt als prätibiales Myxödem auf.

Prätibiales Myxödem (▶ Abb. 3.234, ▶ Abb. 3.235)

Auch das prätibiale Myxödem besteht aus einer lokalen Anreicherung von Mukopolysacchariden und bildet eine infiltrative, knotig-fleischig, dunkelrote, symmetrische Schwellung. Die betroffene Haut kann ledrig-derb und erhaben sein, der Übergang zur nicht betroffenen Haut ist relativ scharf. Die Hautveränderungen findet man bei der Basedow-Hyperthyreose. Immer sind die Antikörper gegen den TSH-Rezeptor (TRAK) stark erhöht. Der Pathomechanismus ist ungeklärt.

Struma

Eine Struma kann bei hypo-, hyper- und euthyreoter Stoffwechsellage entstehen. Der häufigste Grund (etwa 90% der Fälle) für eine Struma ist ein Jodmangel. Entzündungen, Tumoren, bestimmte Medikamente und andere Gründe können als weitere Auslöser in Betracht gezogen werden. Jodarmes Schilddrüsengewebe setzt bestimmte Wachstumsfaktoren frei. Diese wirken auf die Schilddrüsenzellen ein. Das führt zu einer Hyperplasie der Schilddrüsenfollikel, zur Vermehrung von Bindegewebszellen und zum Einsprossen von Blutgefäßen. Eine Jodüberdosierung kann ebenfalls eine (hyperthyreote) Struma provozieren. Die euthyreote Struma (mit normalem Hormonspiegel) gilt als häufigste endokrine Erkrankung in Deutschland.

Exophthalmus

Ein Exophthalmus (▶ Abb. 5.31) kann vor allem beim Morbus Basedow auftreten. Entzündliche Autoimmunreaktionen im Bereich der Orbita, insbesondere des Fettgewebes, führen zur (meist beidseitigem) Anschwellung und Proliferation des retrobulbären Gewebes, das den Augapfel herausdrückt.

Stammfettsucht (▶ Abb. 5.32)

Fettzellen (Adipozyten) lagern Fett ein und geben es bei Bedarf ab. Den Impuls dazu bekommen sie durch unterschiedliche Hormone. Eine wichtige Rolle spielt Cortisol: Es bewirkt u. a., dass Fett aus Transporteiweißen freigesetzt und in Fettzellen aufgenommen wird. Wie stark eine Fettzelle angereichert wird, hängt von der Cortisol-Konzentration und von der Rezeptordichte ab. Cortisol bindet an einen Rezeptor in der Fettzelle und aktiviert dadurch verschiedene Prozesse der Fetteinlagerung.

Das Fettgewebe am Bauch hat mehr Cortisol-Rezeptoren, als andere Köperregionen. Deshalb lagert der Stamm bei Hypercortisonämie (z. B. bei Morbus Cushing) dort verstärkt Fett ein.

Hirsutismus (▶ Abb. 5.33)

Als Hirsutismus bezeichnet man ein männliches Verteilungsmuster der Terminal- oder Langhaare bei der Frau. Er kann anlage- oder krankheitsbedingt sein. Die Ursache ist häufig eine vermehrte Androgenbildung, z. B. bei vermehrter Aktivität der Nebenniere (u. a. bei Morbus Cushing).

Abzugrenzen ist der Hirsutismus von der **Hypertrichose**, einer übermäßigen Behaarung an sonst stets unbehaarten Stellen.

Akromegalie (▶ Abb. 5.34)

Durch vermehrte Produktion von STH kommt es zu einer verstärkten Reaktion an den Knochen. Vor Abschluss des Epipysenschlusses kommt es zu einen vergrößerten Längenwachstum, nach Schluss der Epiphysenfugen kommt es zu einem appositionellen Wachstum an Knochen, Knorpel etc vorzugsweise an den Akren (Hände, Füße, Nase, Ohren, Lippen).

Pigmentstörungen

▶ S. 116

Striae distensae (▶ Abb. 5.35)

Striae distensae sind streifige Hautatrophien mit Verlust der elastischen Fasern in den Bindegewebsläsionen. Sie erscheinen initial blau-rötlich, verändern sich anschließend jedoch in weißliche, leicht eingesunkene Streifen mit atrophierter, oft leicht gefälteter Haut. Sie entstehen bei Östrogen- und Kortisonstörungen (v. a. beim Morbus Cushing bzw. dem Cushing-Syndrom), v. a. durch Überdehnung der Haut bei gleichzeitiger erhöhter Neigung zu Einblutungen aufgrund der erhöhten Gefäßbrüchigkeit. Oft sind sie breiter als sog. „Schwangerschaftsstreifen".

Endokrine Ophthalmopathie und Orbitopathie (▶ Abb. 5.36)

Insbesondere bei einer Hyperthyreose kann es zu immunologisch bedingten Entzündungen im Bereich der Orbita kommen. Betroffen sind u. U. Augenmuskeln, das Gewebe der Orbita und die Lider. Es kommt zu Paresen, Exophthalmus und sichtbaren Entzündungszeichen.

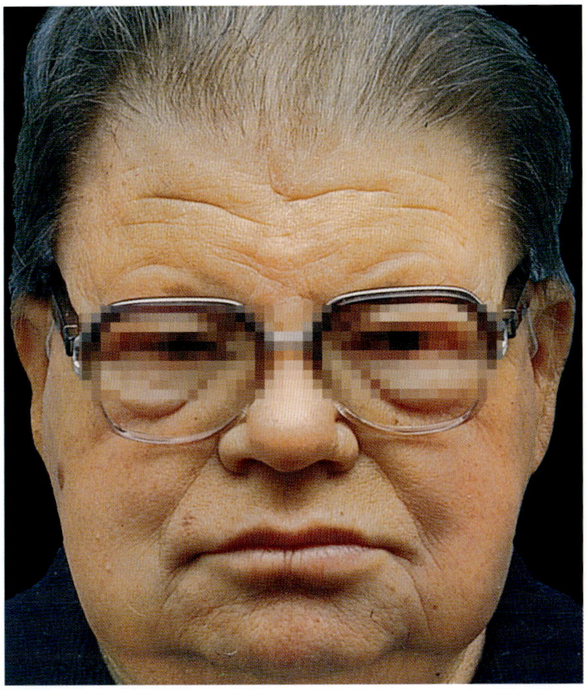

► **Abb. 5.29** Myxödem im Gesicht.

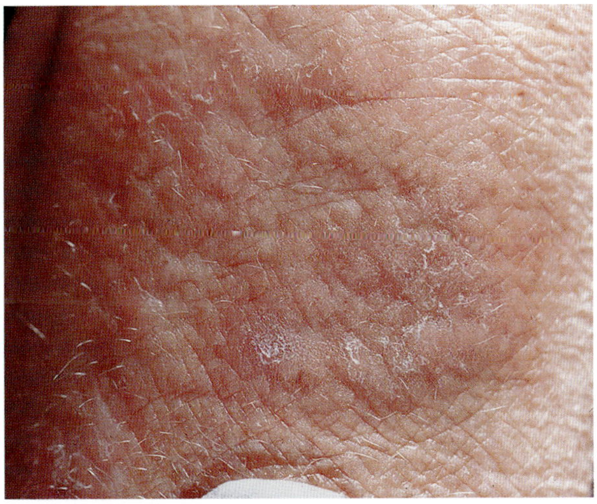

► **Abb. 5.30** Konsistenz eines prätibialen Myxödems.

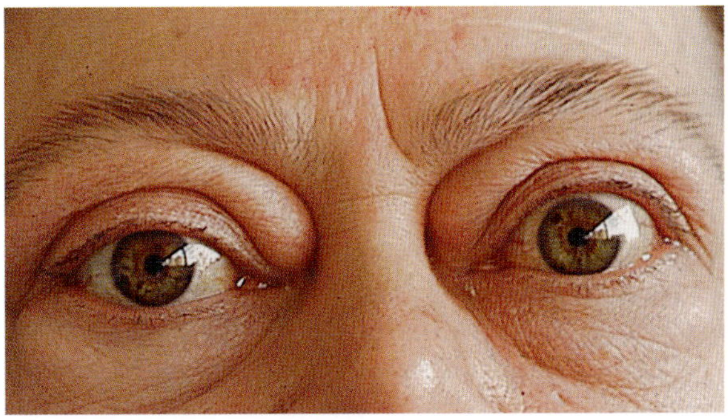

► **Abb. 5.31** Basedow-Krankheit.

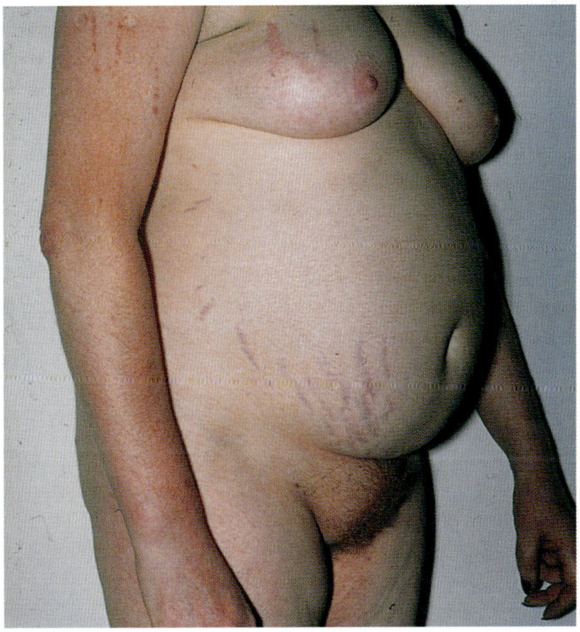

► **Abb. 5.32** Stammfettsucht bei Morbus Cushing.

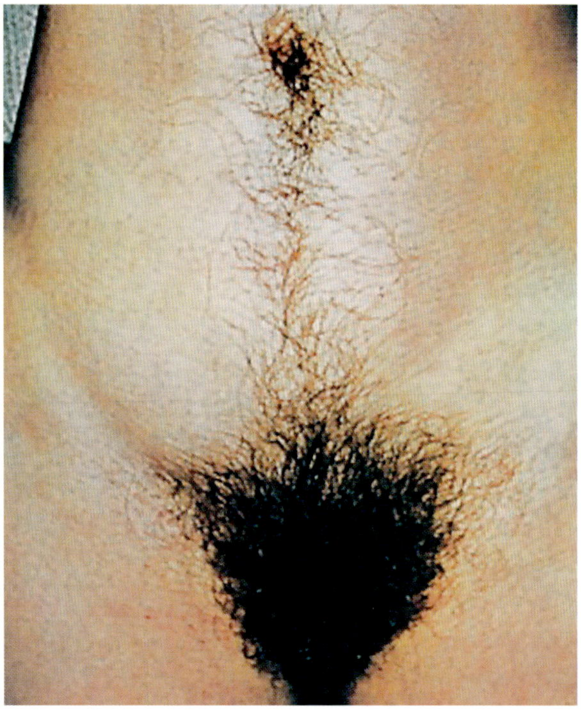

► **Abb. 5.33** Hirsutismus.

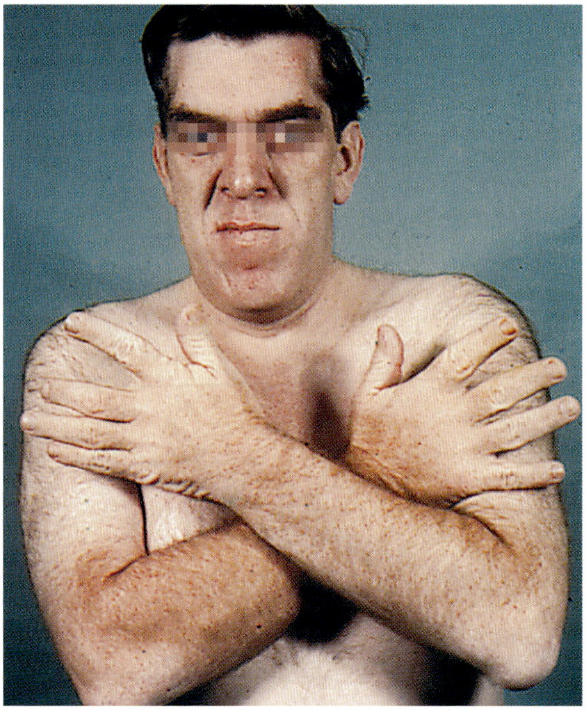

► **Abb. 5.34** Akromegalie.

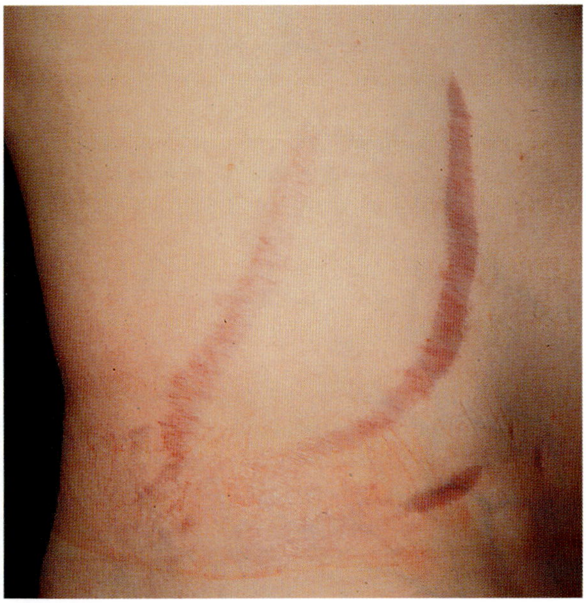

▶ **Abb. 5.35** Striae distensae.

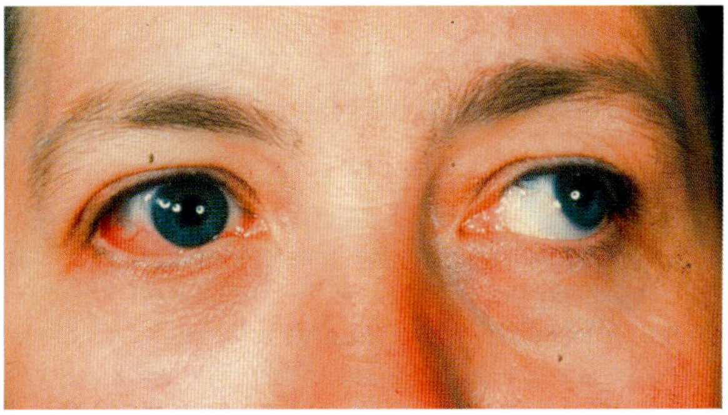

▶ **Abb. 5.36** Ophthalmopathie.

5.6

Erkrankungen des Nervensystems

Paresen

Paresen deuten immer auf eine Beteiligung des Nervensystems hin. Sie entstehen z. B. bei fehlender oder gestörter Innervation bei Läsionen der Nervenbahnen, Intoxikationen, Transmitter- oder zentralen zerebralen Störungen. Eine Parese beschreibt eine unvollständige Lähmung einzelner Körperteile oder Muskelgruppen, bei einer kompletten Parese würde man von einer Paralyse sprechen.

Abhängig von ihrer Ausdehnung werden Paresen wie folgt eingeteilt:

- **Hemiparese** (▶ Abb. 5.37): Halbseitenlähmung. Ursache ist die Schädigung des ersten Motoneurons z. B. bei einem Schlaganfall. Dabei ist die dem Schlaganfallherd im Gehirn gegenüberliegende Körperhälfte betroffen.
- **Monoparese**: Lähmung einer Gliedmaße oder eines Gliedmaßabschnitts
- **Diparese**: Lähmung von zwei Gliedmaßen
- **Paraparese**: Lähmung beider Beine
- **Tetraparese**: Lähmung aller vier Extremitäten

Fazialisparese

- **Periphere** (▶ Abb. 5.38): Lähmung der gesamten Gesichtshälfte. Lidschluss, Hochziehen der Augenbrauen, Stirnrunzeln, Aufblasen der Wangen nicht mehr möglich. Schmeckstörung. Mögliche Ursachen: idiopathisch, Herpes-simplex-Virus I; Varizella-zoster-Virus, Schwangerschaft, Kälte.
- **Zentrale**: Lidschluss und Hochziehen der Augenbrauen, Stirnrunzeln noch möglich. Aufblasen der Wangen nicht möglich. Ursache: Ischämie unterschiedlicher Ausprägung.

Krall-, Schwur- und Fallhand

- **Krallenhand** (▶ Abb. 5.39): Lähmung oder Beschädigung des N. ulnaris durch Verletzung führt zu Lähmung der versorgten Muskeln und Sensibilitätsstörungen des Ring- und kleinen Fingers.
- **Schwurhand** (▶ Abb. 5.40): Lähmung oder Beschädigung des N. me- dianus durch Druck, Fraktur oder Schnittverletzung; sensible Ausfälle. Eine häufige Ursache ist das **Karpaltunnelsyndrom**, eine Reizung des Nervus medianus durch Kompression im Handwurzelkanal z. B. nach Fraktur oder Verdickung der Sehnenplatte der Beugesehnen. Als Symptome zeigen sich vor allem eine Daumenballenatrophie, brennende Schmerzen sowie Parästhesien und im Endstadium eine Medianusparese.
- **Fallhand** (▶ Abb. 5.41): Lähmung oder Beschädigung des N. radialis führt zu herabhängender Hand am horizontal gehaltenem Unterarm.

Gangstörungen

- **Trendelenburg- (Duchenne-)Hinken**: Hüfthinken infolge Schwäche oder Lähmung der Glutäen durch Verletzung des N. gluteus superior oder inferior (▶ Abb. 2.7)
- **Bügeleisengang**: Lähmung der vom N. tibialis versorgten Waden- und Sohlenmuskeln und plantare Sensibilitätsstörungen (▶ Abb. 2.4)
- **Steppergang**: Funktionsausfall der vom N. peroneus versorgten Fuß- und Zehenstreckmuskeln führt zur fehlenden Fußhebung (▶ Abb. 2.6)

Tetanus

Tetanus entsteht durch die Wirkung des Neurotoxins von Clostridium tetani, einem anaeroben Stäbchenbakterium, das Wunden besiedelt. Daher auch der Name Wundstarrkrampf. Tetanustoxin hemmt die Glycinfreisetzung im Rückenmark, vermindert hemmende Prozesse und fördert damit die Erregbarkeit. Die Folge sind Muskelkrämpfe. Typische Befunde sind schmerzhafte tonische Krämpfe mit dem Trismus (tonischer Krampf der Kaumuskulatur), Risus sardonicus (Teufelsgrinsen durch tonischen Krampf der mimischen Muskulatur, ▶ Abb. 5.41) und Opisthotonus (extremes Hohlkreuz durch tonischen Krampf der langen Rückenstrecker.

Clostridium tetani kommt ubiquitär vor. Die Prophylaxe besteht in Schutzimpfungen mit einer Auffrischung in zehnjährigen Abständen. Dadurch ist die Infektion inzwischen mit etwa 800 Erkrankungen jährlich in Deutschland sehr selten.

> **Cave**
>
> **Wegen akuter Lebensgefahr müssen Patienten mit Verdacht auf Tetanus sofort in eine Klinik gebracht werden. Behandlungsverbot für HP.**

Horner-Syndrom (▶ Abb. 5.43)

Das Horner-Syndrom geht mit der Trias aus Enophthalmus, Ptosis und Miosis einher. Ursache ist eine Schädigung des im Halssympathikus befindlichen Ganglion stellatum. Es kommt zur Lähmung der vom Sympathikus innervierten Augenmuskulatur. Auslöser sind vor allem Schilddrüsenkarzinome, ein Pancoast-Tumor oder eine Stellatum-Blockade.

Pupillenstörungen (▶ Abb. 5.44)

- **Miosis**: beidseitig durch Morphin, Enzephalitis, Heroin, Kokain, Augentropfen, einseitig bei Schädigung des Halssympathikus
- **Mydriasis**: beidseitig durch Angst, Haschisch, Ecstasy, Opium, Morbus Basedow, Augentropfen, einseitig bei akutem Glaukomanfall, Lähmung des N. oculomotorius
- **Anisokorie**: angeboren, akuter Glaukomanfall, akute Iritis, Hirndruckzeichen
- **Pupillenstarre**: Erblindung, Multiple Sklerose, Alkohol, Enzephalitis
- **Pupillotonie**: bei Multipler Sklerose, Enzephalitis

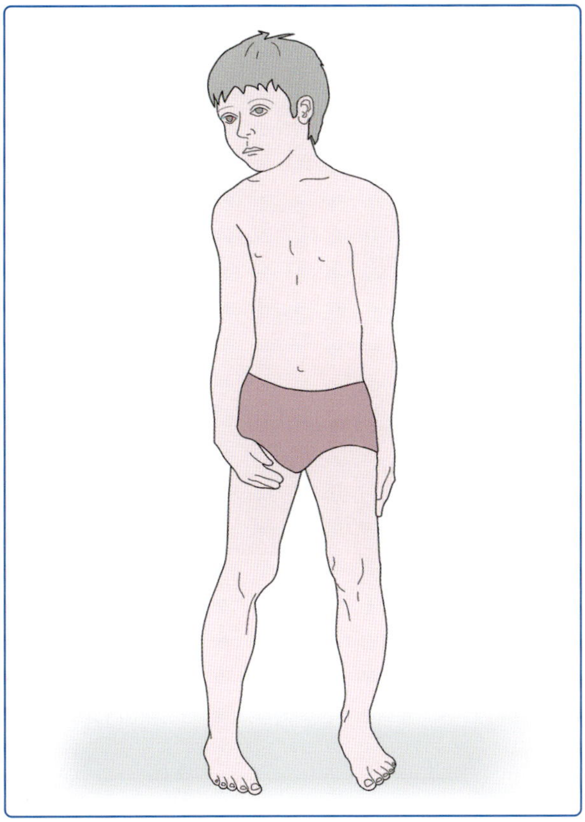

▶ **Abb. 5.37** Spastische Hemiparese rechts.

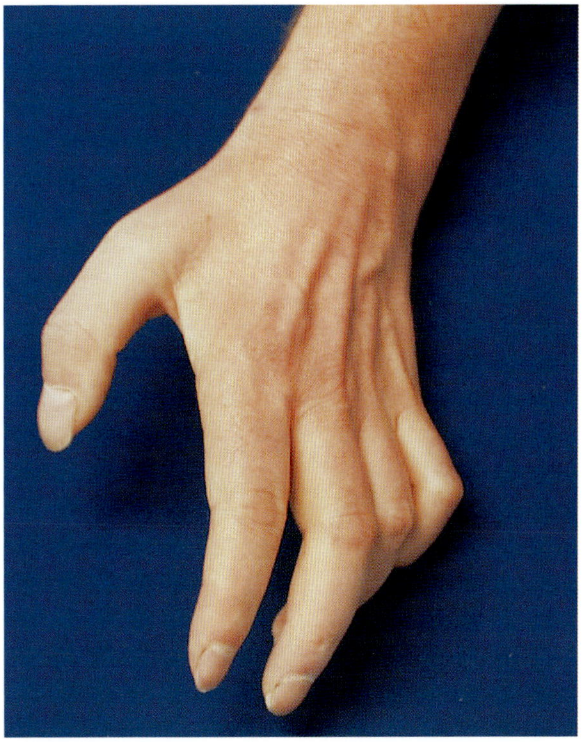

▶ **Abb. 5.39** Krallenhand bei Ulnarisparese.

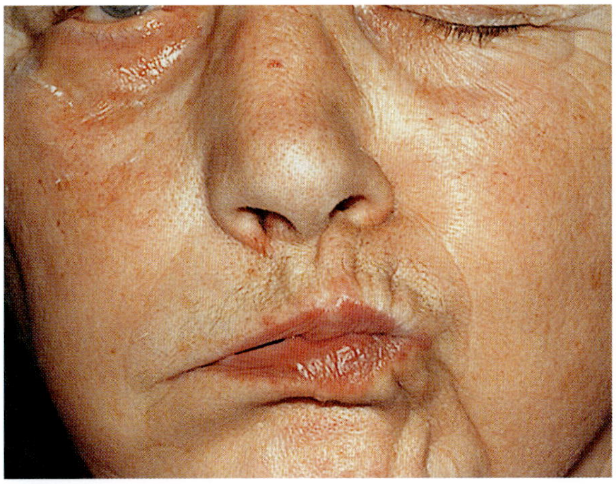

▶ **Abb. 5.38** Periphere Fazialisparese.

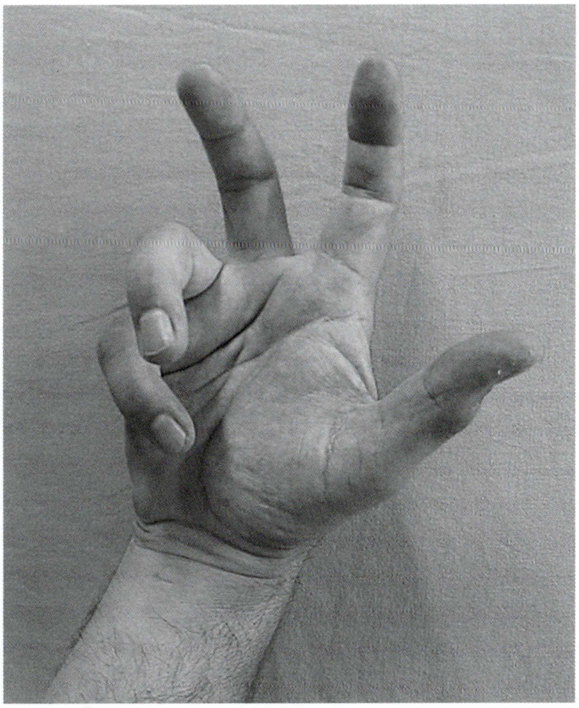

▶ **Abb. 5.40** Schwurhand bei Medianusparese.

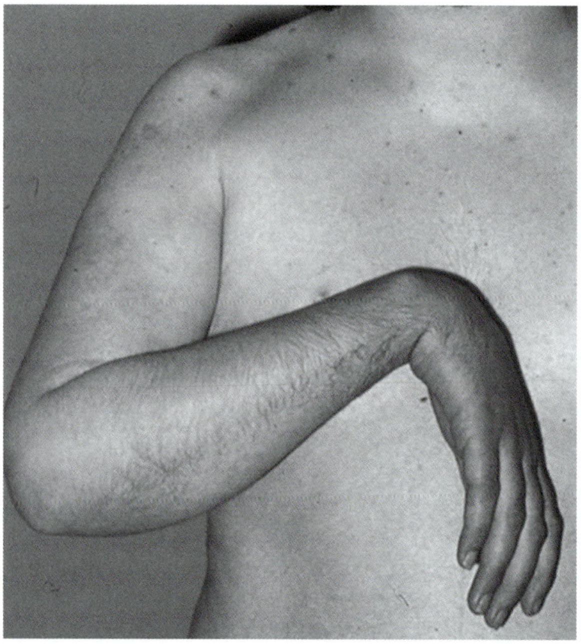

▶ **Abb. 5.41** Fallhand bei Radialisparese.

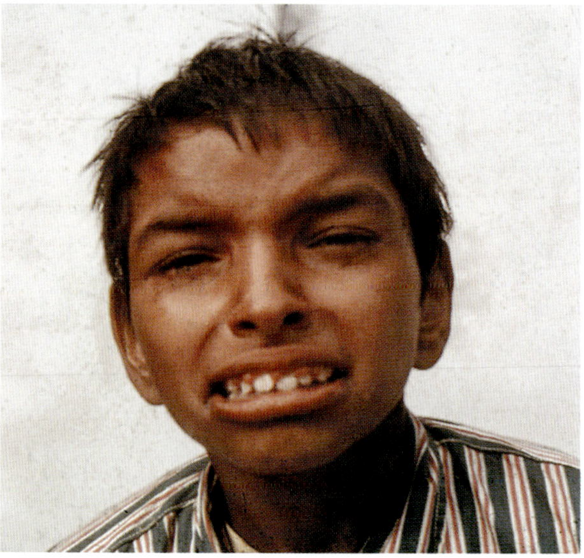

▶ **Abb. 5.42** Risus sardonicus bei Tetanus.

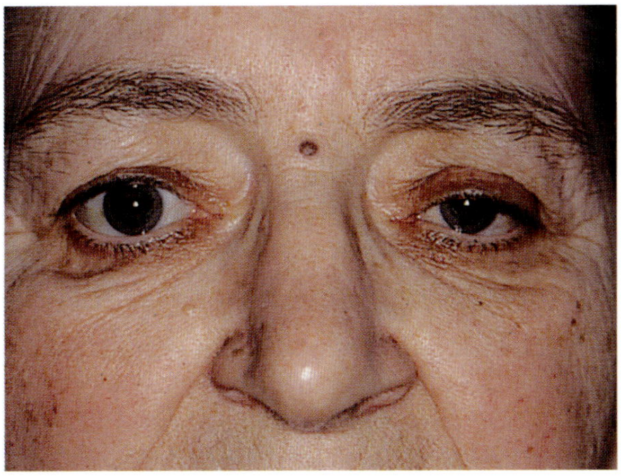

▶ **Abb. 5.43** Horner-Syndrom.

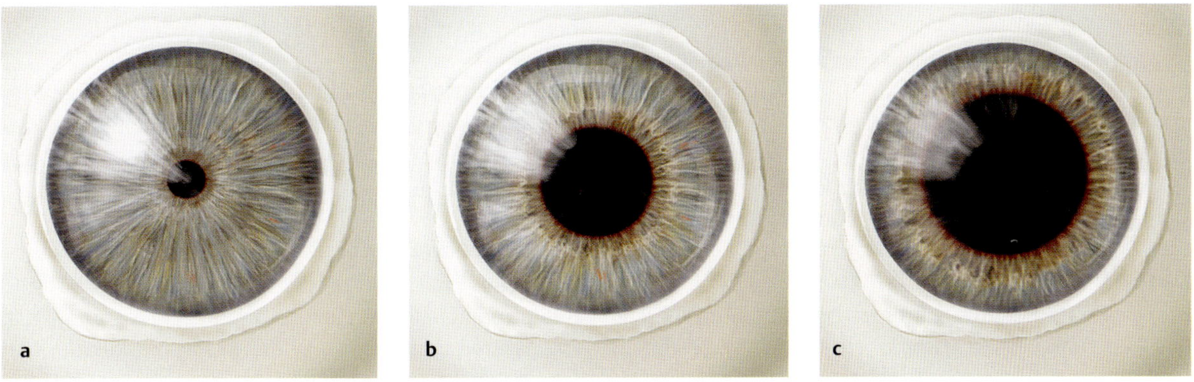

▶ **Abb. 5.44** Vergleich von Miosis (a), normaler Pupillenweite (b) und Mydriasis (c).

5.7

Erkrankungen des rheumatischen Formenkreises

Erythema anulare (▸ Abb. 5.45)

Flächenhafte Hautrötung infolge Erweiterung und vermehrter Füllung der Blutgefäße; blaurotes, sich z.T. als girlandenförmige Ringfiguren ausbreitendes Erythem z.B. rheumatischem Fieber.

Raynaud Syndrom (▸ Abb. 5.46)

Der Morbus Raynaud (oder Raynaud-Syndrom) ist eine funktionelle Durchblutungsstörung. Als sekundäres Raynaud-Syndrom findet man es v.a. begleitend bei Lupus Erythematodes und Sklerodermie. Die Minderdurchblutung wird an Händen oder Füßen durch Rauchen, Kälte oder/und starke Emotionen hervorgerufen. Sie tritt bevorzugt bei jungen Frauen auf und verliert sich im Alter.

Es zeigen sich anfallsartige, sehr schmerzhafte Gefäßspasmen mit Ischämie, die zunächst zu weiß-, dann zu blaugefärbten und anschließend zu hyperämisierten rotgefärbten Akren führen.

Normalerweise entwickeln sich keine Nekrosen (mit Ausnahme beim sekundären Raynaud).

Dupuytren-Kontraktur (▸ Abb. 5.47)

Beugekontraktur durch Schrumpfung der hypertrophierten Palmaraponeurose. Es können alle Finger betroffen sein, jedoch findet sie sich meistens am vierten Finger. Die Veränderungen können u.a. durch Druckbelastung der Handinnenfläche oder begleitend zur Leberzirrhose hervorgerufen werden.

Heberden-Arthrose (▸ Abb. 5.48)

Knorpelige knöcherne Verhärtungen an der Streckseite der Fingerendglieder bei Arthrose. Die Erkrankung tritt vor allem bei Frauen nach der Menopause auf.

Gicht (▸ Abb. 5.49)

Die Gicht ist eigentlich eine Stoffwechselerkrankung. Bei Gicht treten Knoten (Tophi) auf. Sie bestehen aus Harnsäurekristallen und reaktivem Granulationsgewebe in geringer durchblutetem Gewebe wie Knorpel (Ohrknorpel), Sehnen, Schleimbeuteln, Knochen, Gelenkkapseln oder auch im Nierengewebe (Bildung von Urat Steinen). Es kommt zur Zerstörung der Gewebe und Fehlstellungen (im Bild: Zustand nach Teilamputation).

Polyarthritis (rheumatoide oder chronische, ▸ Abb. 5.50)

Die Polyarthritis entsteht durch Autoimmunreaktion gegen körpereigenes Gelenkgewebe. Sie geht einher mit der Zerstörung der Gelenke inklusive der Gelenkkapsel. Betroffen sind zunächst symmetrisch die Fingergrund- und -mittelgelenke sowie die Handgelenke. Später folgen auch große Gelenke. Es kommt u.a. zur Ulnardeviation der Finger, zu Schwanenhals- und Knopflochdeformationen und Schwellungen der Fingergrundgelenke.

Rheumaknoten (▸ Abb. 5.51)

Rheumaknoten sind subkutane harte Knötchen an den Streckseiten von Gelenken, bevorzugt an Stellen mit erhöhter Druckbelastung z.B. an Ellenbogenstreckseiten.

Sklerodermie (▸ Abb. 5.52)

Kollagenose mit teigigen Hautschwellungen, dann straffe Hautatrophien, Verhärtungen, Amimie, Mikrostomie u.a. Die Sklerodermie kann auf die Skelettmuskulatur und innere Organe übergreifen.

Systemischer Lupus erythematodes (SLE, ▸ Abb. 5.53)

Autoimmunologische Multisystemerkrankung mit Fieber, Gelenkschmerzen, Haut- und Schleimhautsymptomen, Schmetterlingserythem im Gesicht und anderen Lokalisationen (Fotosensibilität), Alopezie, Ulzerationen und Beteiligung innerer Organe.

Arteriitis temporalis (▸ Abb. 5.54)

Riesenzellarteriitis der A. temporalis aber auch der A. centralis retinae (Erblindungsgefahr) mit Zerstörung der Media durch riesenzellreiche Granulationen. Oft gemeinsames Auftreten mit der Polymyalgia rheumatica.

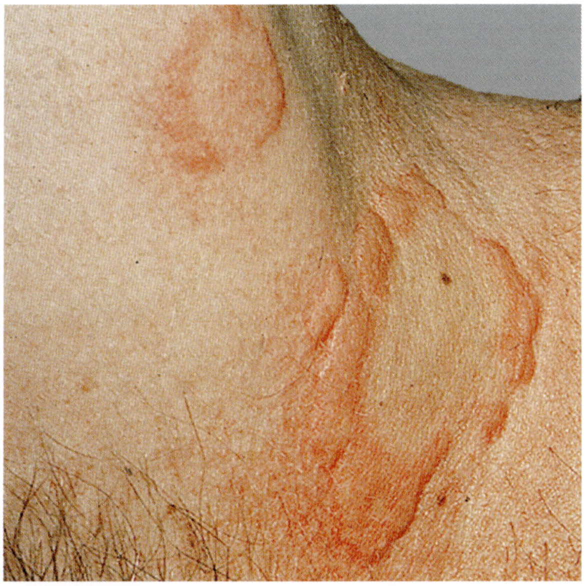

▸ **Abb. 5.45** Erythema anulare.

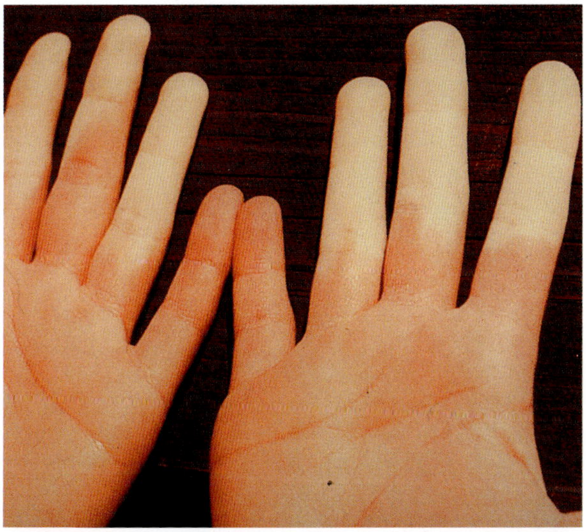

▸ **Abb. 5.46** Raynaud-Syndrom.

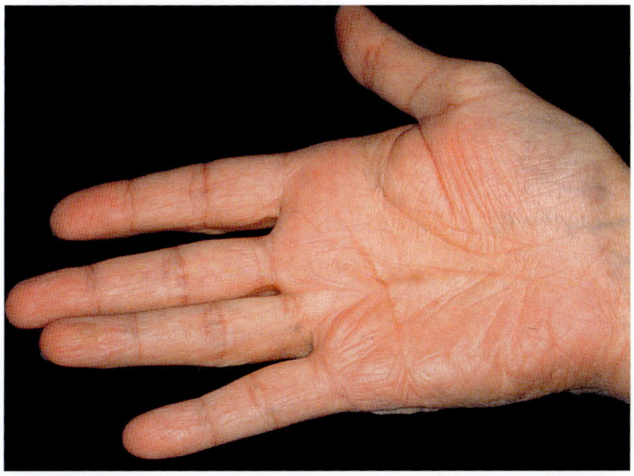

▸ **Abb. 5.47** Dupuytren-Kontraktur.

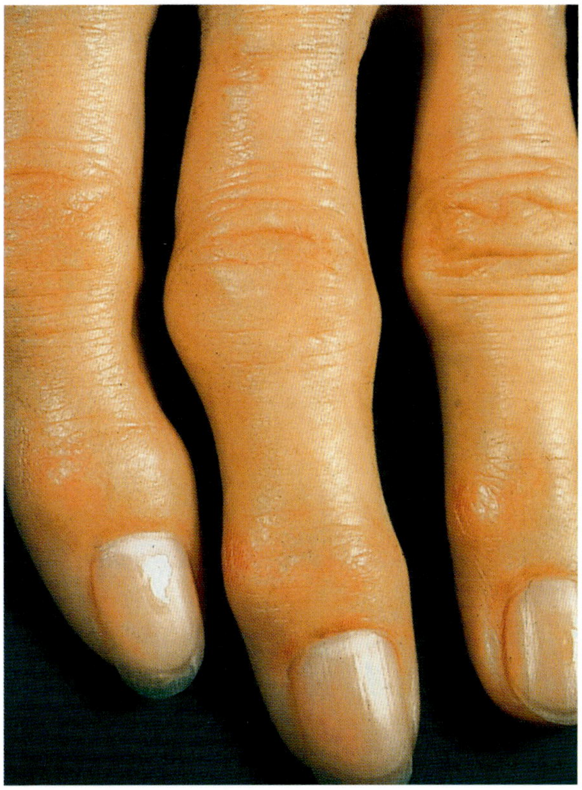

▸ **Abb. 5.48** Heberden-Arthrose.

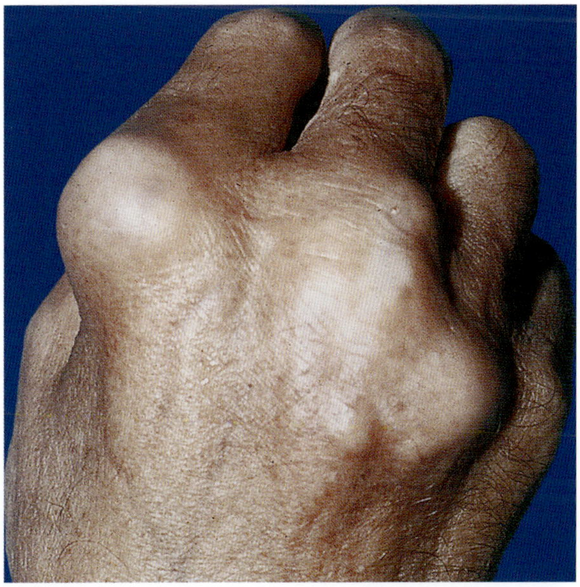

▸ **Abb. 5.49** Gichttophi und deformiertes Gelenk bei Gichtarthritis.

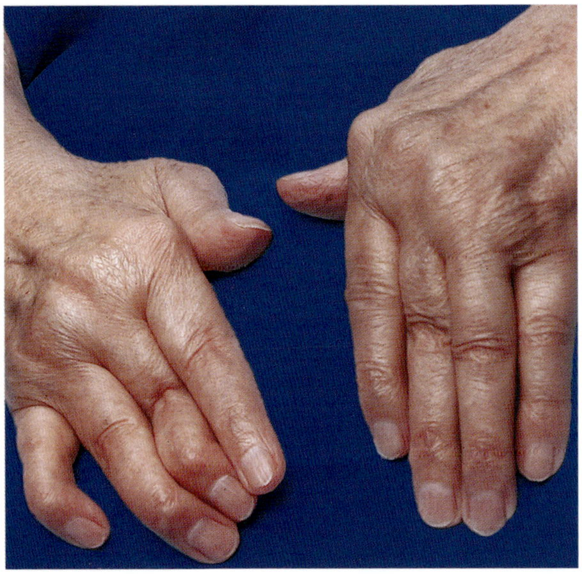

▶ **Abb. 5.50** Starke Gelenkverformungen bei primär chronischer Polyarthritis.

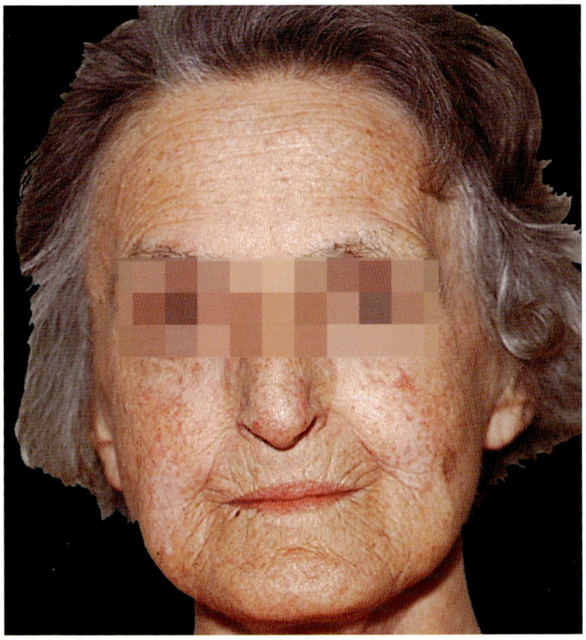

▶ **Abb. 5.52** Gesicht bei Sklerodermie mit gespannter Haut, Teleangiektasien, Fältelung um den Mund und Mikrostomie.

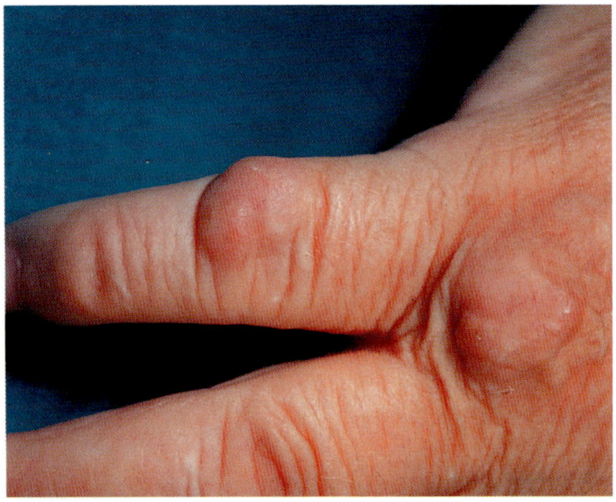

▶ **Abb. 5.51** Rheumaknoten.

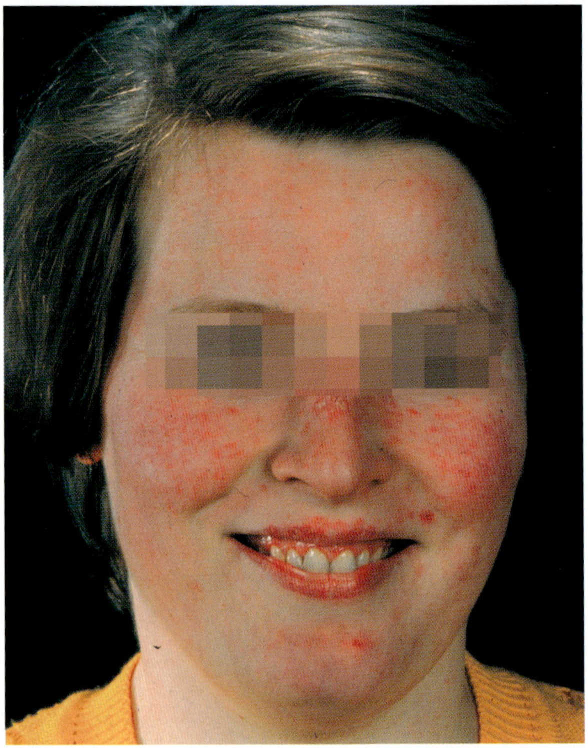

▶ **Abb. 5.53** Schmetterlingserythem bei systemischem Lupus erythematodes.

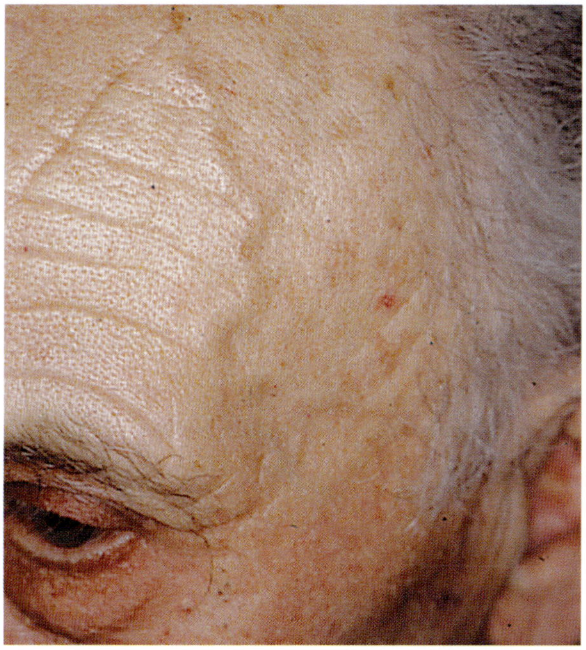

▶ **Abb. 5.54** Geschwollene Schläfenarterie bei Arteriitis temporalis.

5.8

Erkrankungen des männlichen äußeren Genitales

Wir wenden uns hier selektiv den äußeren Geschlechtsorganen des Mannes zu, weil sie einerseits einer Blickdiagnose besser zugänglich sind und andererseits eine regelmäßige fachärztliche Vorsorge bei Männern im Vergleich zu Frauen erst mit höherem Alter einsetzt bzw. in den meisten Fällen nicht wahrgenommen wird.

5.8.1 Hodenschwellungen

Orchitis und Epididymitis (▸ Abb. 5.55)

Die **Orchitis** ist eine Entzündung des Hodens, die **Epididymitis** die Entzündung des Nebenhodens. Die Orchitis tritt meistens als Begleit- oder Folgesymptomatik anderer Erkrankungen auf z.B. bei viralen Prozessen wie Grippe oder Pfeiffer-Drüsenfieber. Am häufigsten aber ist die **Mumpsorchitis,** die v.a. auch im Erwachsenalter auftritt. Häufigste Varianten sind die Nebenhodenentzündung und die granulomatöse Orchitis.

Hoden und Nebenhoden zeigen sich als kugelige, hochstehende und stark druckschmerzhafte, gerötete Schwellung. Die Schmerzen treten oft rasch und heftig im Skrotum auf und strahlen in Leiste und Bauch aus. Beim Anheben des Hodens nehmen sie häufig ab – dieses gilt als positives **Prehn-Zeichen**. Begleitend kann Fieber auftreten.

Leistenhernie (▸ Abb. 5.56)

Durch Lücken in der Bauchwand stülpen sich Anteile des Darms ins Skrotum. Oft kommt es zu Bauchschmerzen und Fremdkörpergefühl beim Sitzen. Bei zunehmender Entwicklung oder großen Hernien ist durch das Einklemmen der Darmschlingen im Bruchkanal ein Ileus möglich.

Hodentorsion

Der Hintergrund der hochschmerzhaften Hodentorsion ist i.d.R. idiopathisch oder traumatisch. Dabei dreht sich der Hoden teilweise oder vollständig um seine Versorgungsgefäße, die dadurch abgeschnürt werden. Gelegentlich ist ein Hämatom zu erkennen. In jedem Fall ist das Skrotum stark geschwollen, ähnlich wie bei einer Orchitis (▸ Abb. 5.55). Das Prehn-Zeichen ist negativ.

> **Cave**
>
> **Bei einer Hodentorsion droht der Verlust des Hodens, wenn nicht rasch (binnen 4–6 Stunden) operiert wird.**

Hodentumor

Ein Hodentumor zeigt sich als schmerzlose Vergrößerung des Hodens, er ist derb tastbar und entwickelt sich meist langsam.

Wasserbruch, Hydrozele (▸ Abb. 5.57)

Der „Wasserbruch" ist eine Ansammlung von Flüssigkeit in den Hodenhüllen (Hydrozele) oder am Nebenhoden (Spermatozele). Die Resistenz ist als weiche Resistenz palpabel und durchleuchtbar.

Spermatozele (▸ Abb. 5.58)

Die Spermatozele ist eine Zyste, die mit dem Nebenhodenkanälchen in Verbindung steht. Sie ist haselnussgroß, prallelastisch und nicht druckdolent.

Lymphödem (▸ Abb. 5.59)

Ein Lymphödem des Penis oder des Skrotums kann sich z.B. bei einem Prostatakarzinom entwickeln.

Ödem (▸ Abb. 5.60)

Ein Ödem des Penis oder des Hodensacks kann bei lokalen Entzündungen, aber auch bei einer generalisierten Ödemneigung (z.B. bei ausgeprägtem nephrotischen Syndrom) zeigen.

Varikozele (▸ Abb. 5.61)

Eine Varikozele ist eine Krampfader der Hodenvenen (Plexus pampiniformis – Venengeflecht im Samenstrang). Sie zeigt sich als mehr oder weniger prominenter, meist deutlich geschlängelter Gefäßstrang am Skrotum. Die Ursache liegt meist in einer ungünstigen Einstrombahn der Hodenvene in die linke Vena renalis (Nierenvene). Durch den Rückstau des Blutes in den Hodensack entsteht eine Überhitzung des Hodens. Es droht Infertilität.

Wegen des typischen Gefäßverlaufes tritt eine Varikozele meist linksseitig, selten beidseits auf. Symptomatisch können Varikozelen auch bei Nieren-Tumoren (Hypernephrom) auftreten.

5.8.2 Infektionen

Feigwarze (Condylomata acuminata, ▸ Abb. 5.62)

Feigwarzen sind Hautwucherungen, die durch HPV-Viren (humane Papillomaviren) hervorgerufen werden. Die Viren setzen sich nach Kontakt mit einer infizierten Person in den feuchten Arealen der Genital- und Analschleimhaut fest. Sie regen die Hautzellen an, sich stark zu vermehren. Fast immer erfolgt die Infektion bei ungeschütztem Geschlechtsverkehr mit einem Infizierten. Die Haut beginnt erst einen bis sechs Monate nach dem Kontakt zu wuchern. Man findet meist zunächst kleine Warzen, die zur Beetbildung neigen und konfluieren können. Sie können jucken oder auch Schmerzen hervorrufen, sind häufig aber lange unauffällig.

Ulcus molle (Weicher Schanker, ▸ Abb. 5.63)

Der Erreger des Ulcus molle verursacht wenige Tage nach der Ansteckung sehr schmerzhafte, kleine Hautgeschwüre an den Geschlechtsorganen. Ferner besteht eine regionäre Lymphknotenschwellung (Leistenlymphknoten).

Nach der Infektion wandern die Bakterien entlang der Lymphgefäße in die Lymphknoten der Leiste. Dadurch verfärbt sich die Haut rot und es kommt zu einer schmerzhaften Schwellung der Lymphknoten, die nach außen eitrig aufbrechen kann. Die entzündliche Schwellung eines Lymphknotens wird **Bubo** genannt.

Ulcus durum (Harter Schanker, ▸ Abb. 5.64)

Das Ulcus durum tritt in der Regel drei Wochen nach Infektion an der Infektionsstelle, meistens an den Geschlechtsorganen, als Primärläsion bei Lues auf. Es handelt sich dabei um ein schmerzloses Ulkus mit hoher Infektiosität. Typisch ist der erhabene derbe (durum), klar umrissene, oft münzförmige Rand. Die regionalen Lymphknoten können dabei anschwellen, sind jedoch schmerzfrei und verschieblich. Nach rund zwei bis sechs Wochen heilt das Ulkus narbig ab.

Bonjour-Tropfen bei Gonorrhö, ▸ Abb. 5.65)

Die Gonorrhö zeigt sich beim Mann häufig als schmerzhafte und eitrige Urethritis. Die Gonokokken heften sich dabei mittels bestimmter Oberflächenstrukturen an das Epithel der Urogenitalschleimhaut. Das führt in der Regel zu eitrigen Entzündungen mit Ausfluss aus der Harnröhre (sogenannter „Bonjour-Tropfen"), die aszendieren und so eine Prostatitis oder Epididymitis auslösen. Harnröhrenstrikturen und Infertilität können die Folge sein.

Skabies (Krätze, ▸ Abb. 5.66)

Skabies zeigt sich durch die Aktivitäten des geschlechtsreifen Milbenweibchen (Größe 0,2–0,5 mm). Es gräbt sich parallel zur Hautoberfläche durch das Stratum corneum bis an den unteren Rand der Epidermis ein. Dort legt es Kot und Eier ab. Die sich am 3.–4. Tag daraus entwickelnden Larven bohren sich nach außen, reifen zu Nymphen und entwickeln sich innerhalb von 12–15 Tagen zu erwachsenen Milben. Männchen und Weibchen kopulieren in sogenannten Bohrtaschen, bevor die Weibchen mit der Anlage von Bohrgängen beginnen.

Ihre Absonderungen bringen Vesikel, Papeln, Pusteln, und Infiltrationen mit meist enormem Juckreiz hervor. Dadurch können Kratzwunden bis zur Hautatrophie, Furunkel und Superinfektionen entstehen. Die Genitalien gehören zu einer der bevorzugten Lokalisationen.

Herpes genitalis

> **Cave**
>
> **Alle sexuell übertagbaren Erkrankungen fallen unter §24 des IfSG und dürfen somit vom HP nicht behandelt werden.**

Inguinale Lymphadenitis bei Lymphogranuloma venereum (▸ Abb. 5.68)

Die Infektion mit den auslösenden Chlamydien verläuft oft unbemerkt. Meist tritt das Lymphogranuloma venereum oder inguinale als ein kleines Hautgeschwür oder -bläschen an der Eintrittsstelle der Bakterien auf, das nach einigen Tagen von selbst wieder verschwindet. Unbehandelt kommt es später zu schmerzhaften knotigen Schwellungen und zur Hautrötung in der Leiste, an den Geschlechtsorganen und am Damm. Die sehr schmerzhaften Lymphknotenschwellungen, die faustgroß werden können, können abszedieren und aufbrechen.

Kandidose (▸ Abb. 5.69)

Entzündung der Eichel und der Vorhaut durch Candida albicans. Hintergrund sind immunsuppressive Erkrankungen wie Diabetes mellitus, HIV-Infektion.

Balanitis (▸ Abb. 5.67, ▸ Abb. 5.69)

Eine Balanitis bezeichnet die Entzündung der Eichel, wobei die Vorhaut meist mit betroffen ist (Balanoposthitis). Eine Balanitis ist häufig die Folge einer unzureichenden oder übertriebenen Genitalhygiene. Begünstigend wirkt sich auch eine Vorhautverengung (Phimose), ein Diabetes mellitus oder ein Morbus Reiter aus. Eine Balanitis kann auch im Rahmen verschiedener Infektionen sowie bei Geschlechtskrankheiten auftreten.

5.8.3 Phimose (▸ Abb. 5.70)

Die Vorhautverengung oder Phimose entsteht durch ein Missverhältnis zwischen Größe der Eichel und der Weite der Vorhaut. Die Vorhaut kann nicht oder nur unter Schwierigkeiten hinter den Eichelkranz zurückgezogen werden. Physiologisch ist sie bei Säuglingen.

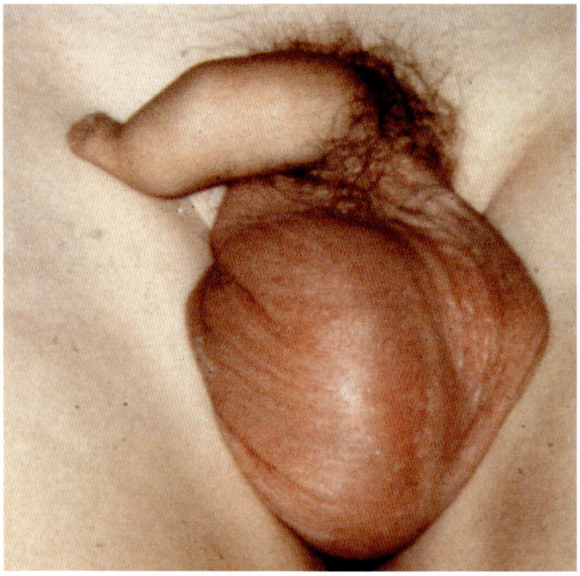

▶ **Abb. 5.55** Massive Hodenschwellung bei Mumpsorchitis.

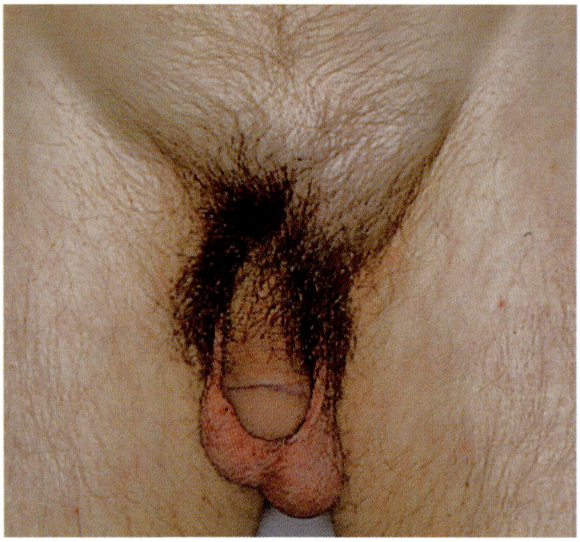

▶ **Abb. 5.56** Leistenhernie mit bis ins Skrotum vorgerutschten Darmschlingen.

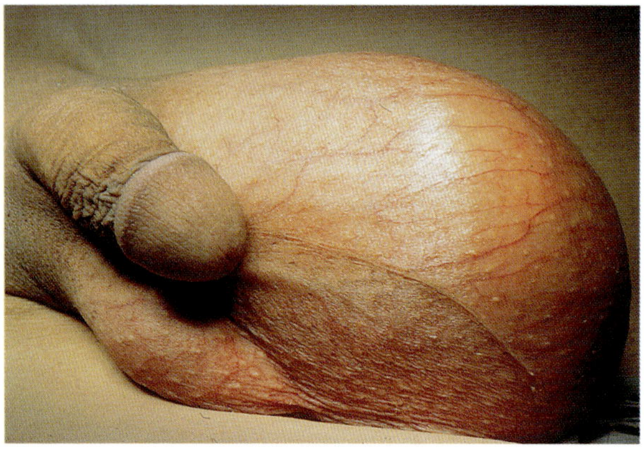

▶ **Abb. 5.57** Hydrozele.

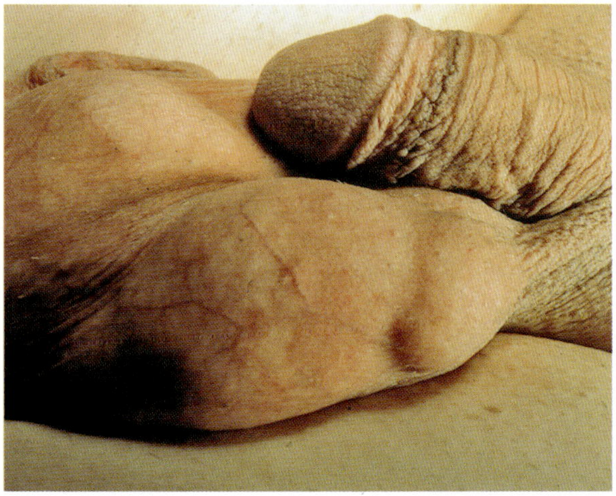

▶ **Abb. 5.58** Spermatozele.

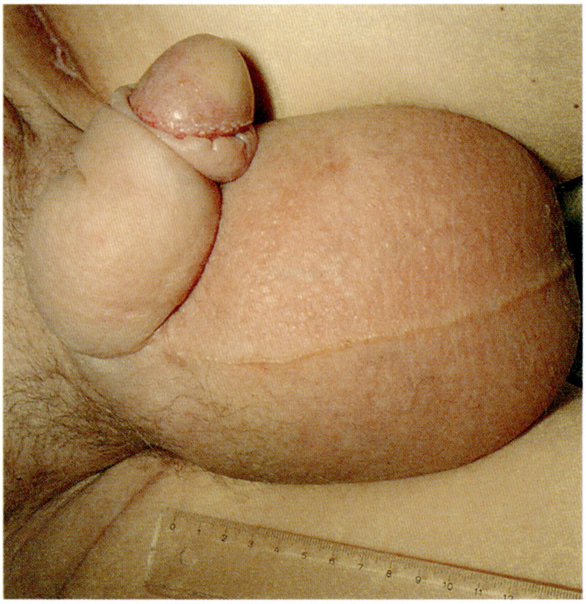

▶ **Abb. 5.59** Lymphödem von Penis und Skrotum.

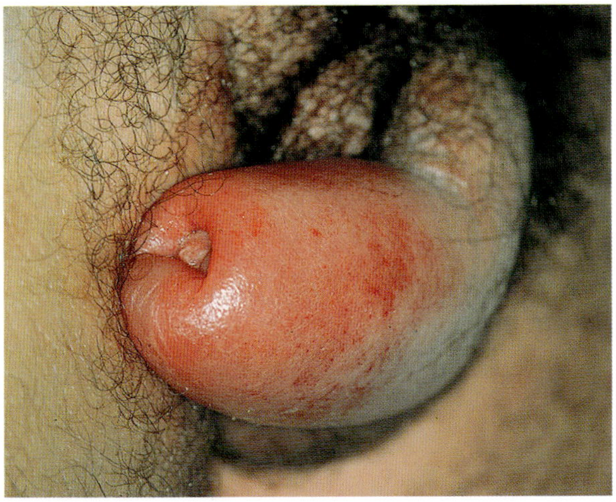

▶ **Abb. 5.60** Penisödem.

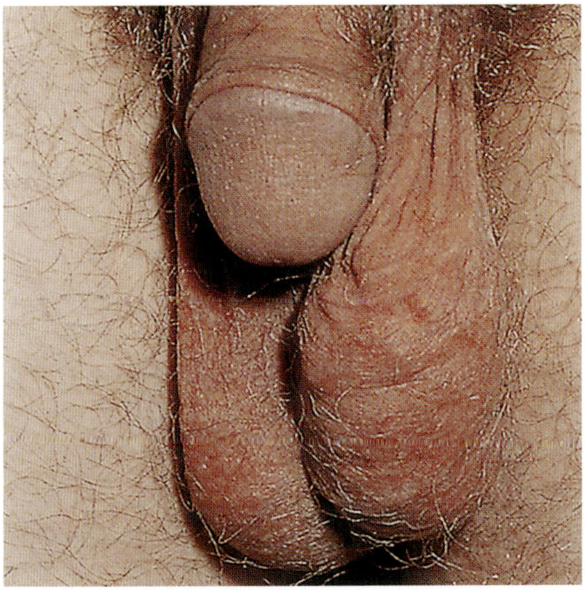

▶ **Abb. 5.61** Varikozele links.

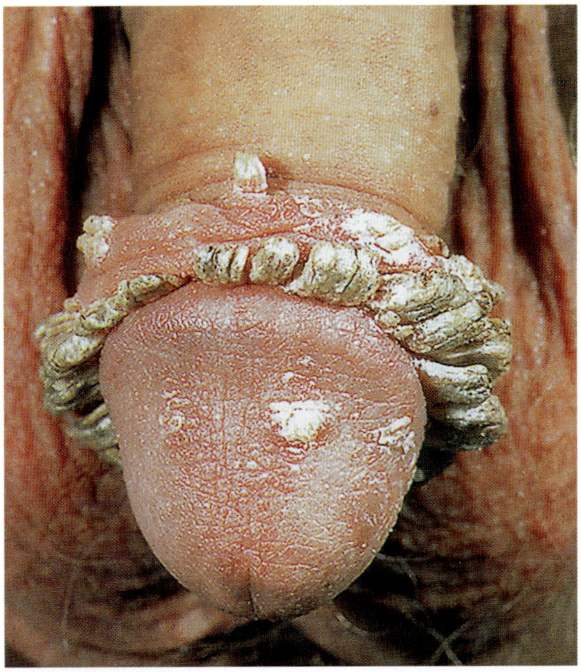

▶ **Abb. 5.62** Condylomata acuminata.

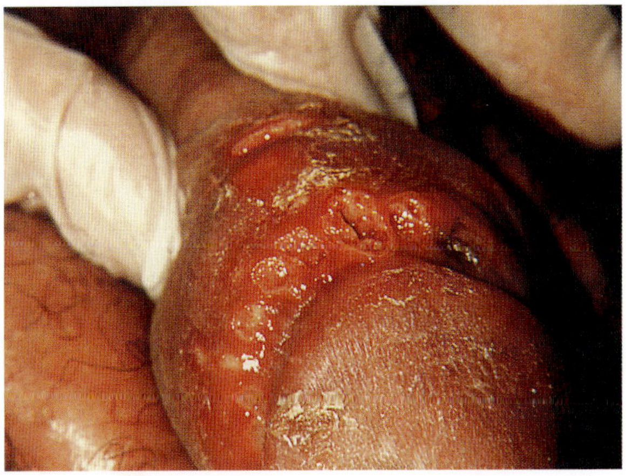

▶ **Abb. 5.63** Vorhautgeschwüre bei weichem Schanker.

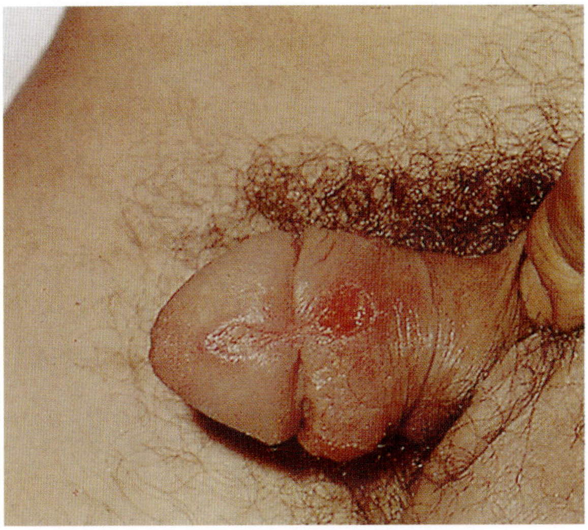

▶ **Abb. 5.64** Ulcus durum an der Eichel.

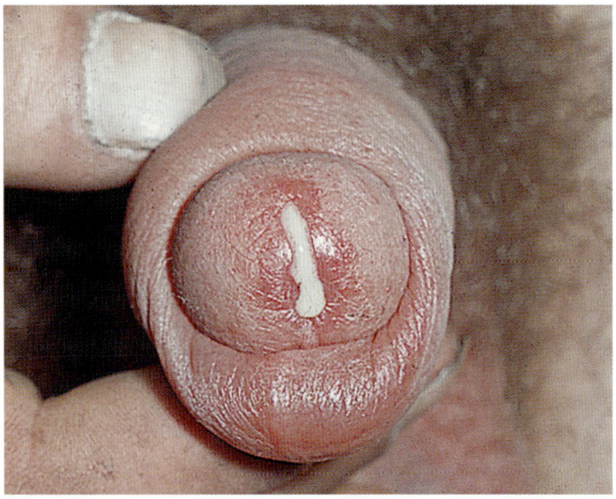

► **Abb. 5.65** Bonjour-Tropfen bei Gonorrhö.

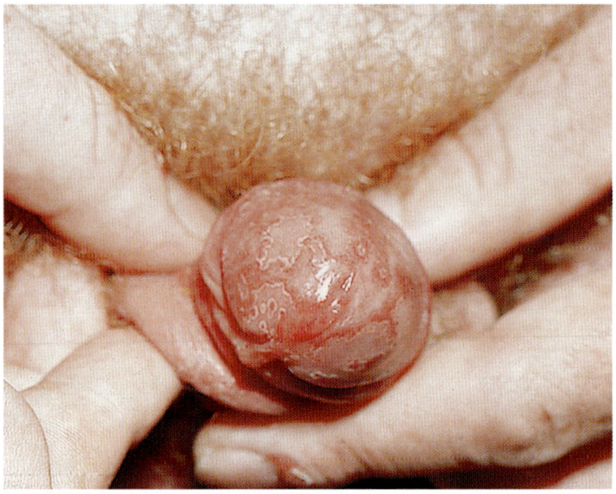

► **Abb. 5.67** Balanitis.

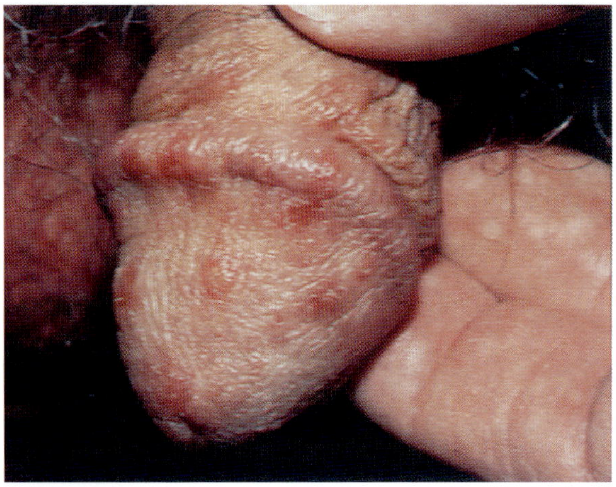

► **Abb. 5.66** Skabies am Penis.

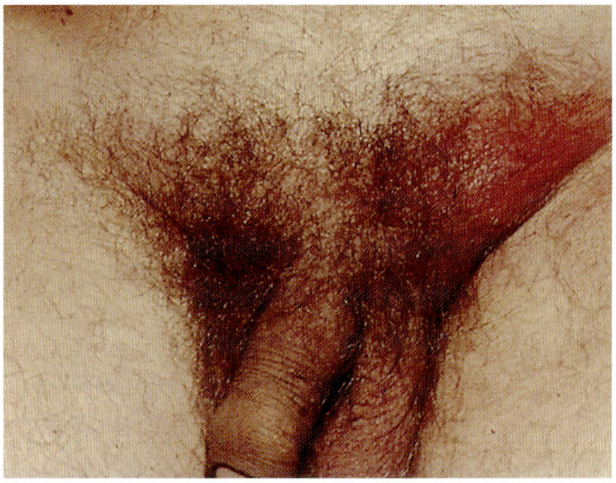

► **Abb. 5.68** Lymphogranuloma venereum.

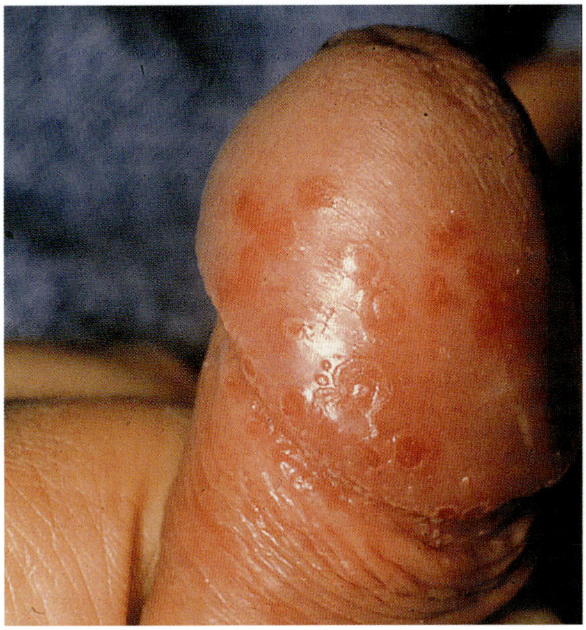

▶ **Abb. 5.69** Balanitis durch Candida albicans.

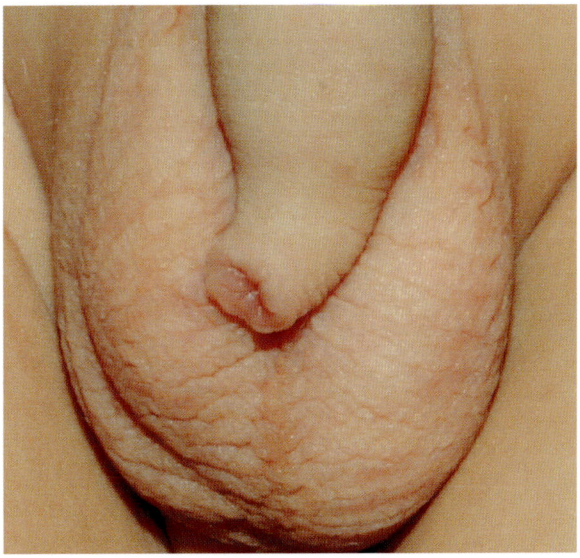

▶ **Abb. 5.70** Phimose bei einem zweijährigen Jungen.

6 Blickdiagnose von Stuhl und Urin

Die Diagnose von Stuhl und Urin ist ein wichtiges Werkzeug des Heilpraktikers für die Ermittlung von Krankheitsursachen. Hier kommen nicht nur Erkrankungen von Magen und Darm, Nieren und Harnwegen zum Tragen, sondern auch z.B. Störungen des Stoffwechsels, des Blutes und des Nervensystems. Neben der Labordiagnostik (z.B. bei einer Erregersuche), der anamnestischen Ermittlung des Habitus bei Stuhlgang und Wasserlassen und weiteren Aspekten der Befundung kann auch ein Blick auf Faeces und Harn wichtige Anhaltspunkte bieten. Wir haben nachfolgend die wichtigsten möglichen Sichtbefunde zusammengestellt und kommentiert.

6.1 Stuhlbefunde

Normaler Stuhl

Der normale Stuhl eines gesunden Erwachsenen ist von mittelbrauner Färbung und durch die Formung im Darmrohr von klarer Konturierung durch die Formung im Darmrohr. Er ist weitgehend von homogener Konsistenz ohne Beimengungen, Auflagerungen oder teilweiser Verfärbung. Der Geruch ist unaufdringlich. Die Stuhlmenge ist zusammenhängend und nicht nennenswert portioniert. Es können allerdings aufgrund der zugeführten Nahrungsmittel erheblich Abweichungen von der Norm entstehen, die allerdings im physiologischen Rahmen bleiben. Hier ist v.a. die Konsistenz, Farbe und der Geruch gemeint.

Blutig tangierter Durchfall (Hämatochezie)

Eine sichtbare blutige Tangierung muss differenziert werden, um die Hintergründe genauer zu ergründen. Aufgelagertes (und dann meist frisches) Blut finden wir v.a. bei blutenden Prozessen im Bereich des Rektums oder des Sigmoids, z.B. Tumoren, Polypen, entzündlichen Prozessen (z.B. Colitis, Divertikulitis) und Hämorrhoidalblutungen. Bei starken Blutungen können die Quellen auch proximaler liegen. Durchmischungen deuten auf eine weniger distale Blutungsquelle.

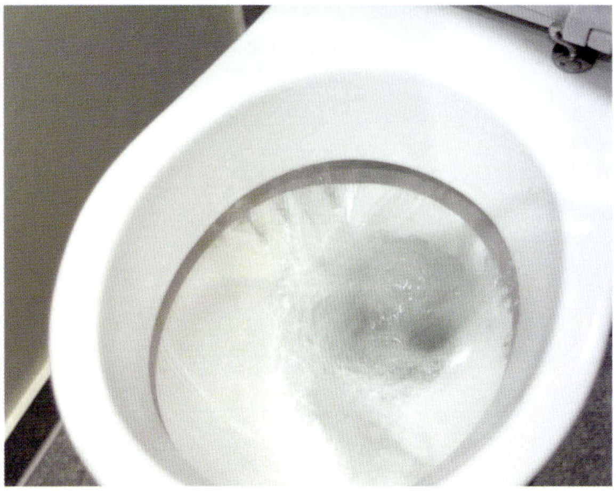

▸ **Abb. 6.1** Nahezu jeder Patient wertet seinen Stuhl als „normal".

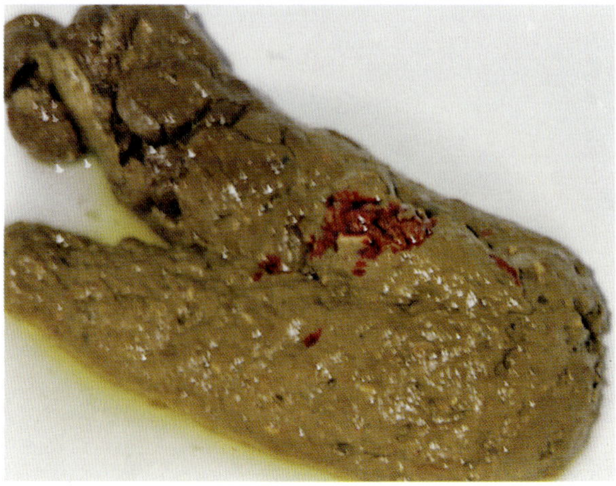

▸ **Abb. 6.2** Blutig tangierter Stuhl.

Teerstuhl (Melaena)

Eine schwarze Verfärbung des Stuhls wird durch Hämatin hervorgerufen, das entsteht, wenn Hämoglobin mit Magensäure in Verbindung kommt. Daher weist Teerstuhl auf eine Blutung im oberen bzw. mittleren Verdauungstrakt hin, d.h. proximal des Jejunums. Selten entsteht die oxydierte Form des Hämoglobins bei enteralen Blutungen und langer Darmpassagezeit. Der sogenannte Teerstuhl riecht meist übel und erscheint glänzend. Er ist weich und ausgesprochen klebrig.

Wichtig ist die Ermittlung der Blutungsquelle. Häufig ist ein Magenulkus die Ursache und ein Magenkrebsleiden muss ausgeschlossen werden. Ulzerationen im Duodenum können ebenfalls möglich sein. Weiter kommen vor allem alle blutend-tumorösen Prozesse und blutende Entzündungen im Mund-, Rachen- und Speiseröhrenbereich in Betracht.

Nach Zahnbehandlungen mit sehr starker Blutung oder auch äußerst heftigem Nasenblutungen kann ebenfalls Teerstuhl auftreten.

Ein spritzendes Magenulkus mit hohen Blutmengen in kurzer Zeit kann auch aufgelagertes Blut präsentieren, weil die Hämoglobin-Menge nicht umgebaut wird.

Schwarzer Stuhl entsteht auch bei oraler Einnahme von Eisenpräparaten.

Okkultes Blut im Stuhl

Der Guajak-Test wird von verschiedenen Herstellern unter unterschiedlichen Bezeichnungen angeboten. Der Begriff Haemoccult® ist hierbei zum Synonym geworden für den Nachweis makroskopisch nicht sichtbaren (okkulten) Bluts im Stuhl mit dieser Methode.

Nicht mit bloßem Auge sichtbare Blutbeimengungen im Stuhl stammen von kleinen Defekten oder wenig blutenden Prozessen. Sie können Hinweis auf Tumoren oder blutende Entzündungen im gesamten Verdauungstrakt sein. Aufgrund der Häufigkeit und der Symptomatik muss insbesondere an Kolonkarzinome gedacht werden. Ein positiver Test bedarf unbedingt der weiteren Abklärung, z.B. durch Koloskopie. Es gilt zu beachten, dass folgende Faktoren den Haemoccult-Test beeinflussen können: bluthaltig Fleischnahrung, Vitamin C, rote Beete, eisenhaltige Präparate.

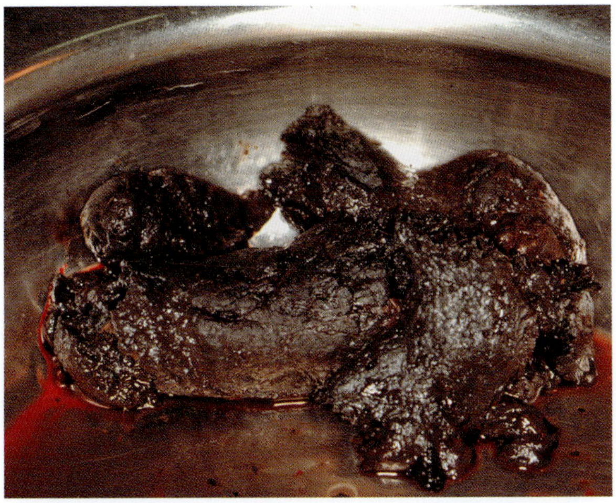

▶ **Abb. 6.3** Teerstuhl.

Harter Stuhl als Zeichen einer Obstipation

Harter Stuhl muss in der Regel keiner Betrachtung unterzogen werden, weil der Patient über die Frequenz der Stuhlgänge berichten kann und um die erschwerte Entleerung weiß. Der Stuhl ist hier häufig dunkler gefärbt und häufig kugelig portioniert. Nicht selten geht die Obstipation mit Bauchschmerzen, dem Gefühl unvollständiger Entleerung, Meteorismus und Press-Schmerzen bei der Entleerung einher. Frauen sind häufiger betroffen als Männer. Die Ursachen sind vielfältig; zu bedenken sind in erster Linie:

- Stenosen im Darm (z.B. durch Tumoren, Divertikel, Polypen, Ileus)
- neurologische Fehlregulationen (z.B. bei akuten Schmerzzuständen, Parkinson-Syndrom)
- habituelle Hintergründe (z.B. bei Depression, Reizkolon, habituellen Durstern, schmerzhaften Erkrankungen des Enddarms)
- endokrine Dysbalancen (z.B. bei Hypothyreose, Morbus Conn)
- metabolische Ursachen (z.B. bei Hypo- oder Hyperkalzämie)

Weicher Stuhl als Zeichen eines Durchfalls

Auch ein weicher Stuhl ist dem Patienten über die Frequenz der Stuhlgänge, die Art der Entleerung und den erhöhten Reinigungsbedarf bewusst. Der Stuhl ist zunächst (ohne weitere Hintergründe) normal gefärbt, aber in seiner Konsistenz aufgelöst. Als Hintergründe sind in erster Linie zu differenzieren:

- entzündliche Darmerkrankungen (z.B. akute Infekte wie Salmonellose, Shigellose u.a.; chronische Erkrankungen wie Morbus Crohn oder Sprue, Infekte auch vor dem Hintergrund einer HIV-Infektion!),
- endokrine Störungen (v.a. Hyperthyreose),
- Malassimilationsstörung (z.B. durch Erkrankungen von Leber, Galle, Pankreas, Darm),
- vegetative Labilität (Stress, Reizdarm).

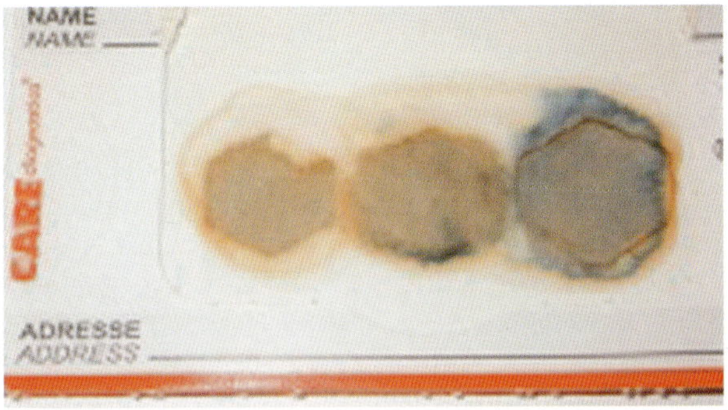

▶ **Abb. 6.4** Haemoccult-Test.

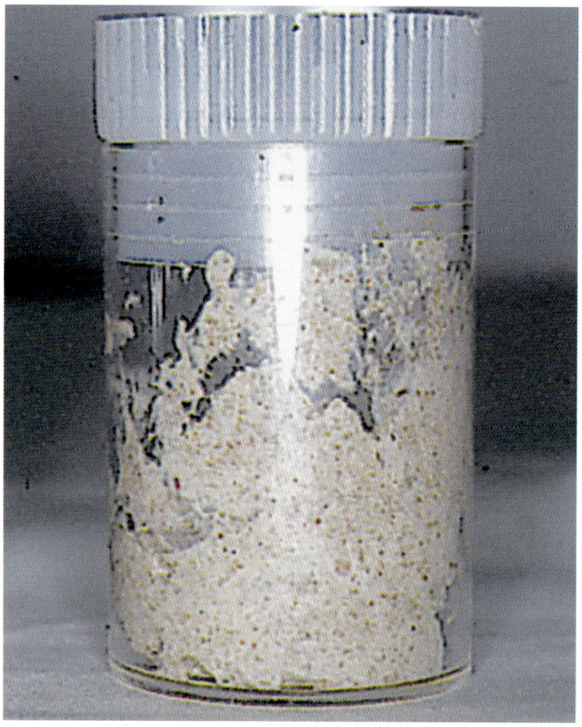

▶ **Abb. 6.5** Acholischer Stuhl.

Acholischer Stuhl (▶ Abb. 6.5)

Dem acholischen Stuhl fehlt Sterkobilin als Farbstoff. Er wird wegen seiner grau-gelblichen Färbung auch als lehmfarbener Stuhl oder **Lehmstuhl** bezeichnet. Der Lehmstuhl gilt als deutliches Zeichen einer Cholestase.

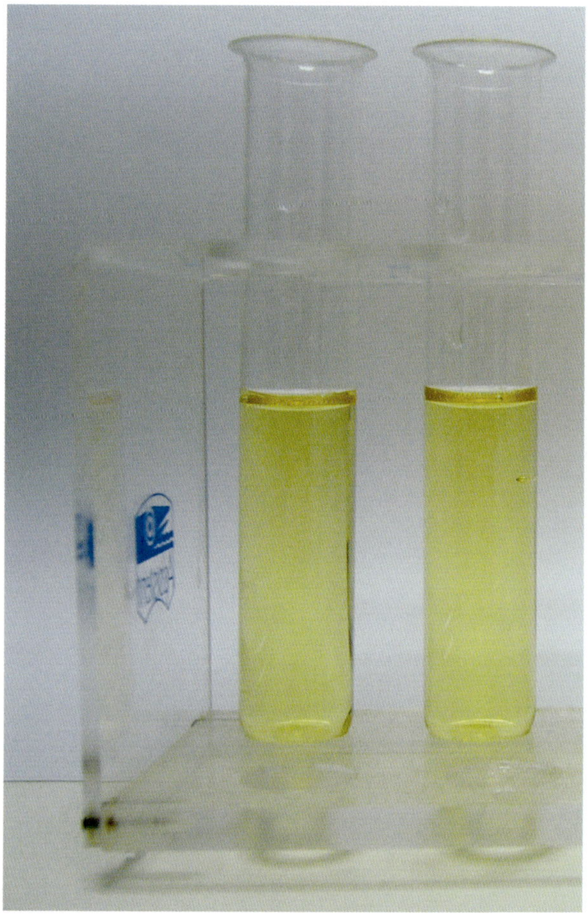

▶ **Abb. 6.6** Normalgefärbter Urin.

6.2

Urinbefunde

Die Urinfärbung liefert immer nur einen ersten Anhalt, genaueres zeigt die Teststreifenuntersuchung. Die Übergänge zwischen den mit bloßem Auge wahrnehmbaren Färbungen sind fließend.

Normaler Harn (▶ Abb. 6.6)

Normalgefärbter Urin ist hell- bis dunkelgoldgelb – je nach Konzentration. Die Farbe basiert auf einem Gemisch von Farbstoffen (Urochromen) sowie stickstoffhaltigen Harnfarbstoffen v.a. als Urochrom A und Urochrom B aus dem Hämoglobinabbau.

Trüber Urin

Ein trüber, aber farblich nicht vom Normalzustand abweichender Urin weist zumeist auf einen erhöhten Eiweißanteil. Meistens ist ein Harnwegsinfekt verantwortlich, bei dem der Patient zusätzlich über Brennen beim Wasserlassen klagt. Ebenso können Fieber oder starke körperliche Anstrengung Ursachen sein. Seltenere Ursachen sind Erkrankungen mit erhöhter Durchlässigkeit der Glomeruli der Nierenrinde für Proteine. Dabei bestehen gleichzeitig systemische Symptome einer Glomerulonephritis oder eines nephrotischen Syndroms. Auch hohe Fettanteile (z. B. bei Lipämie, nach schweren Knochenfrakturen oder exzessiver Fettaufnahme mit der Nahrung) können eine Trübung bedingen.

Klarer, heller Urin

Sehr heller Urin deutet auf einen absoluten oder relativen Mangel an Farbstoffen – also eine Verminderung von Gallefarbstoffen im Urin oder eine Erhöhung der Urinmenge z. B. aufgrund einer erhöhter Trinkmenge. In der Anamnese findet sich eine Polyurie, ggf. durch Diuretika, bei Diabetes oder Fehlfunktionen der Niere (tubuläre oder hormonelle Dysfunktionen). Es kann auch nach Hinweisen auf eine Fehlfunktion der Galle gesucht werden.

Rötlicher und rotbrauner Urin

Urin kann sich leicht durch Blutanteile rotbraun verfärben, aber auch durch Nahrungsmittel

- Urin kann von der normalen geblichen Färbung ins **Rötliche** changieren, wenn färbende Nahrungsmittel verzehrt werden, wie Rote Beete oder Brombeeren, Rhabarber oder riboflavinhaltige Gemüse wie Karotten. Häufig sind es Uratsalze, die hier – mit leichter Trübung – die Färbung bedingen. Man spricht auch von „Ziegelmehlharn“. Bei Erhitzung verschwindet die Trübung. Eine mikroskopische Sedimentuntersuchung zeigt Uratkristalle. Auch Vitamin-B-Präparate und Senna-haltige (Abführ-) Mittel verstärken die Gelbfärbung bis hin zur Orangefärbung. Das gilt auch für einige Medikamente. Im Zweifelsfall muss dieser Umstand verfolgt werden (z. B. durch Vorlage von Beipackzetteln).

- Eine Makrohämaturie (sichtbare Blutbeimengung) zeigt sich als **fleischwasserfarbener Urin.** Hier ist normalerweise auch eine leichte Trübung festzustellen, die bei reiner Hämoglobinbeimengung nicht zu befunden ist. Häufigste Ursache bei Frauen ist die Menstruation gefolgt bei beiden Geschlechtern von Harnwegsinfekten. Sind auch diese ausgeschlossen, muss an seltenere Ursachen gedacht werden. Wichtigste Differenzialdiagnose ist ein Nierentumor. Weitere Differenzialdiagnosen sind Tuberkulose, Nekrosen (z. B. bei Analgetika-Nieren), Steine, Glomerulonephritis, nephrotisches Syndrom, starke Entzündungen u.a. Ebenfalls infrage kommen Blutungen aus dem Genitaltrakt (z. B. bei Tumoren, Traumen, Tuberkulose).
- Bei Muskelschäden können Myoglobinanteile, bei Porphyrien die Porphyrine eine rötliche Färbung hervorrufen.
- Ein **brauner Urin** deutet auf Farbstoffe, die physiologisch nicht vorhanden sind. Bei hämolytischen Prozessen ist der mit Hämoglobin gefärbte Urin klar und besonders nach längerem Stehen rotbraun. Wichtig sind zudem in der Anamnese ermittelbare Stoffwechselerkrankungen (z. B. Porpyhrie).

Dunkler, schäumender Urin

Dunkler Urin deutet auf Farbstoffe, die physiologisch nicht oder nicht in der zu befundenden Konzentration zu finden sind.

- Bei ausgeprägter Oligurie ist der Harn dunkler gefärbt.
- Schäumt der dunkle Urin (nach dem Schütteln) und ist gleichzeitig der Stuhl entfärbt(er), so ist dies ein Hinweis auf einen erhöhten Bilirubinanteil aufgrund eines posthepatischen Ikterus.
- Schäumt der dunkle Urin (nach dem Schütteln) bei stärker gefärbtem Stuhl, müssen hämolytische Prozesse ausgeschlossen werden.
- Ist der Schaum nicht eingefärbt, sondern weiß, spricht dieses gegen Bilirubin als Ursache. Hier muss eher an eine Proteinurie in Kombination mit einer anderen Färbung gedacht werden.

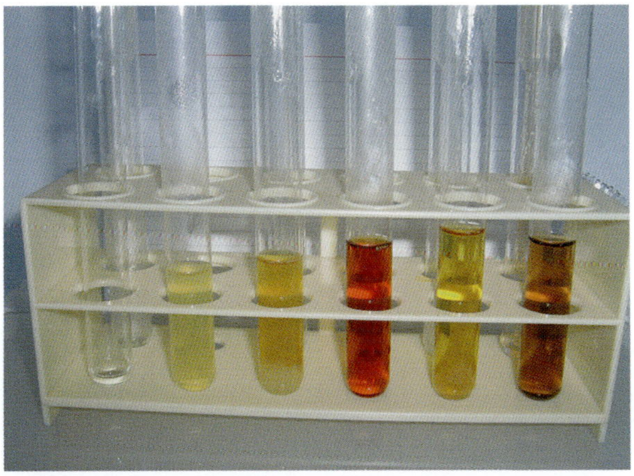

▶ **Abb. 6.7** Verschiedene physiologische und pathologische Harnfärbungen und -trübungen.

Grünlicher Urin

- Vor allem Medikamente können für eine Grünverfärbung verantwortlich sein. Hier muss der Sachverhalt über eine genaue Recherche (z. B. durch Vorlage von Beipackzetteln) ergründet werden.
- Einige blaue Lebensmittelfarbstoffe (z. B. in Kaugummi, Eis oder Trendgetränken) können eine Grünfärbung hervorrufen.
- Harnwegsinfekte mit Pseudomonasbakterien können eine blau-grüne Färbung des Harns bedingen.
- Bei längerem Stehen an der Luft kann Bilirubin in Biliverdin übergehen und zur Grünfärbung führen.

Bläulicher Urin

- Bestimmte genetische Defekte oder Darmerkrankung können zu einer fehlerhaften Eiweißweiterverarbeitung führen. Der in diesem Fall in der Leber aus Tryptophan über Indol gebildete Stoff Indicain färbt den Harn – nachdem er länger steht oder in der Windel verbleibt – blau (Syndrom der blauen Windeln).
- Einige blaue Lebensmittelfarbstoffe (z. B. in Eis oder Trendgetränken) bewirken ebenfalls eine Blaufärbung.
- Harnwegsinfekte mit Pseudomonasbakterien können eine blau-grüne Färbung des Harns bedingen.
- Auch bei der Blaufärbung sind Medikamente als Auslöser auszuschließen.

Schwarzer Urin

- Unterschieden werden muss die Färbung direkt nach dem Wasserlassen oder ein Nachdunkeln beim Stehenlassen des Harns. Letzteres kann durch zahlreiche verschiedene Beimengungen bedingt sein.
- Auch bei einer starken Verdunklung des Urins mit Tendenz zur Schwarzfärbung müssen Medikamente als Verursacher ausgeschlossen werden.
- Selten können ein Melanosarkom, Malaria (Schwarzwasserfieber, heute sehr selten) oder Intoxikationen die Verfärbung bedingen.

7 Effloreszenzen nach Lokalisation auf einen Blick

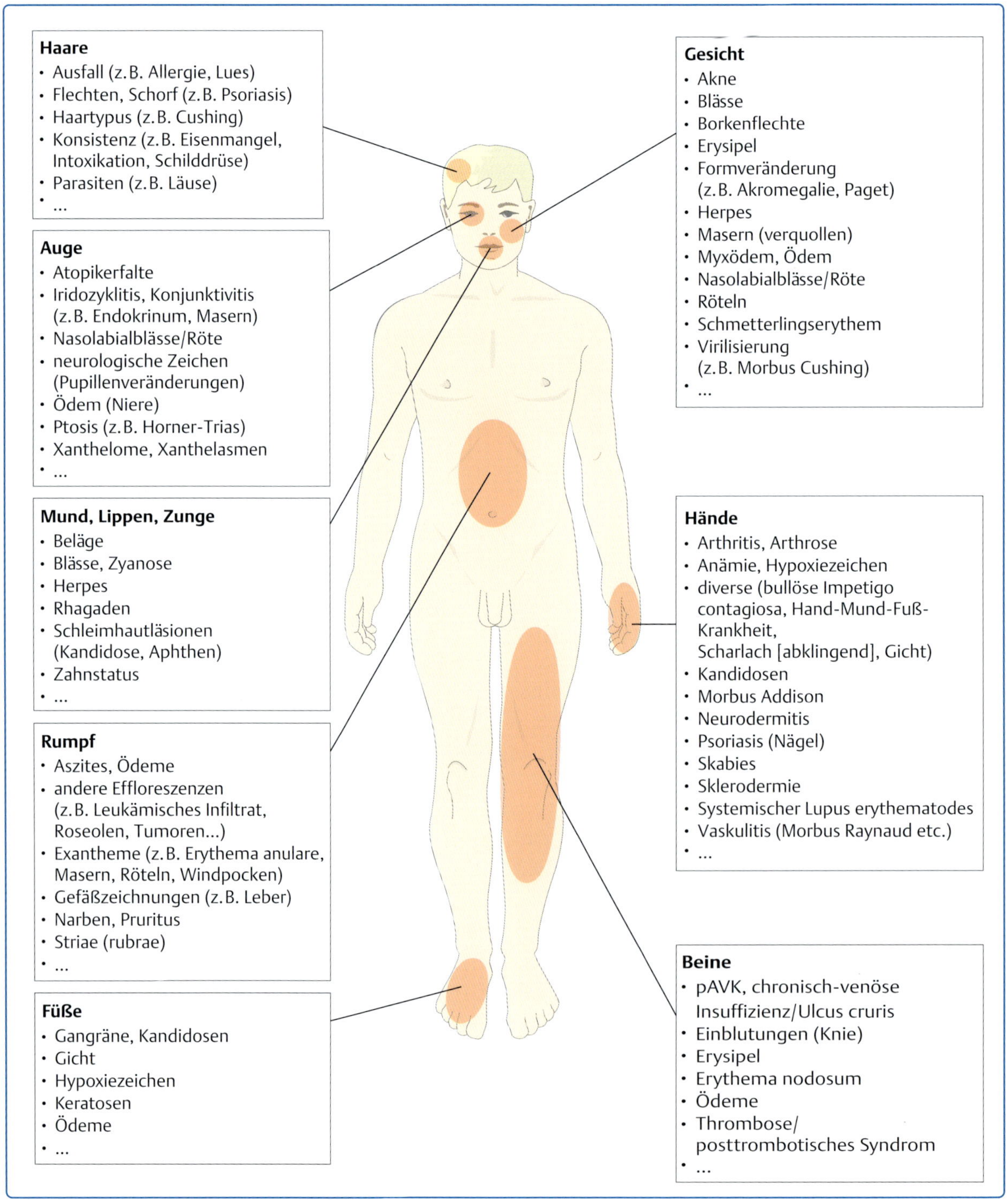

► **Abb. 7.1** Effloreszenzen am gesamten Körper.

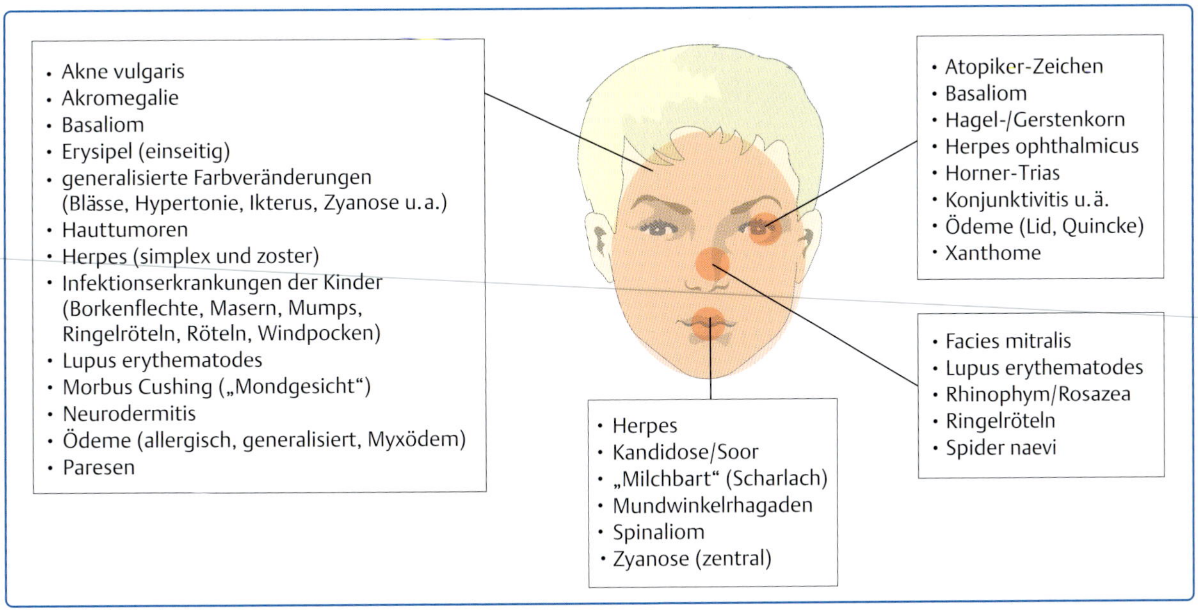

▶ **Abb. 7.2** Effloreszenzen im Gesicht.

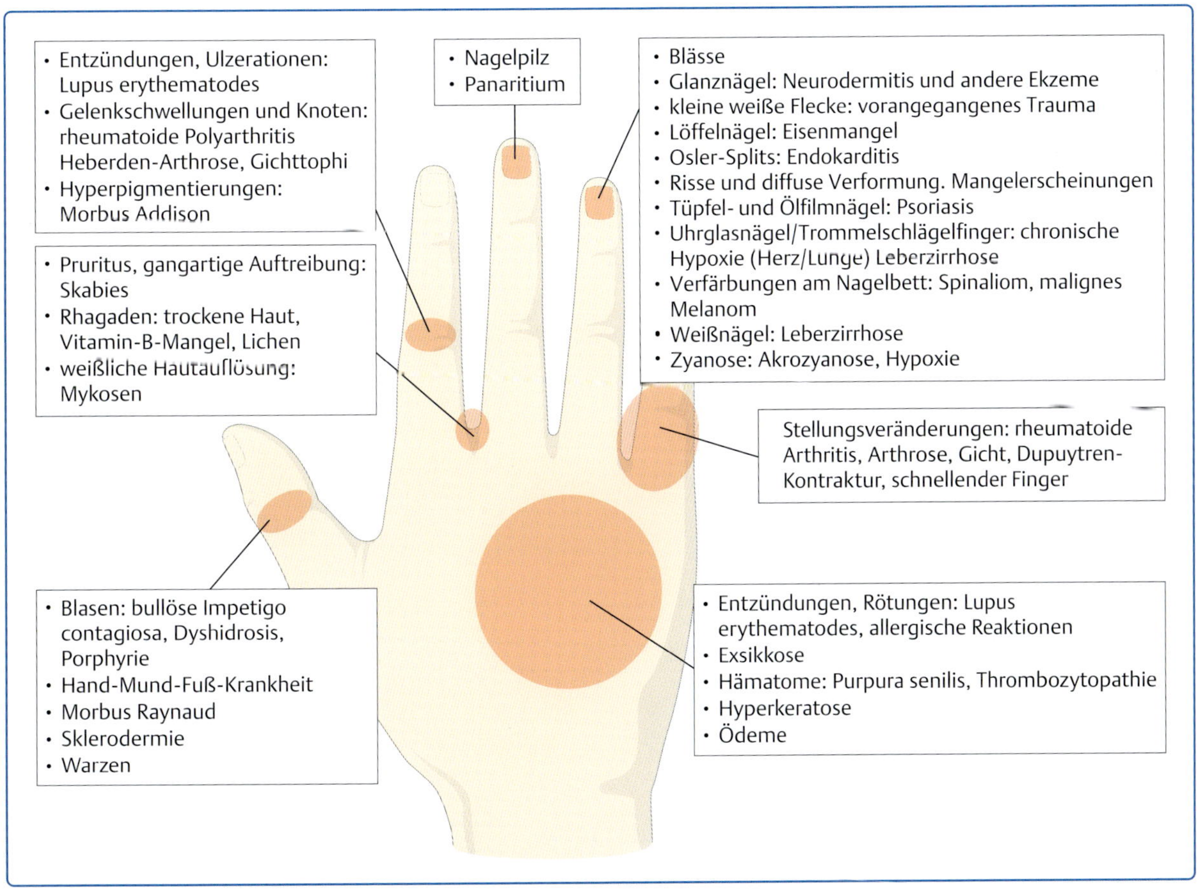

▶ **Abb. 7.3** Effloreszenzen an der Hand.

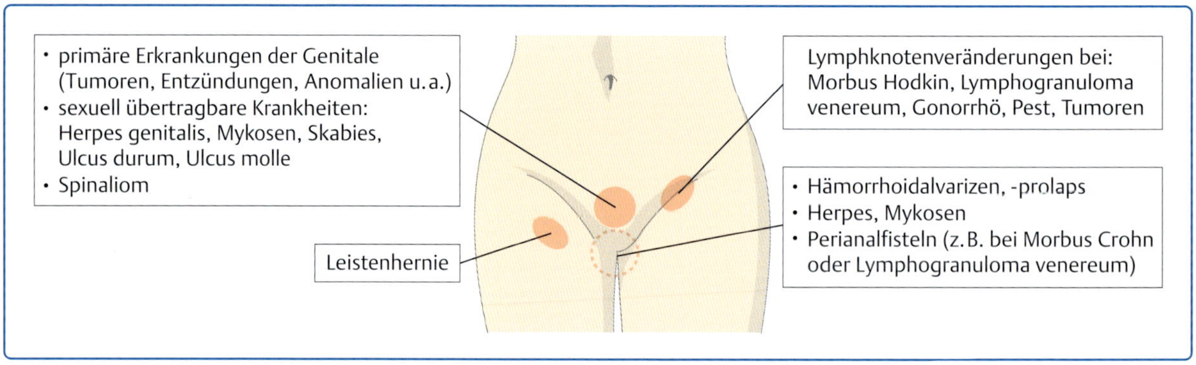

▶ **Abb. 7.4** Effloreszenzen im Genitalbereich.

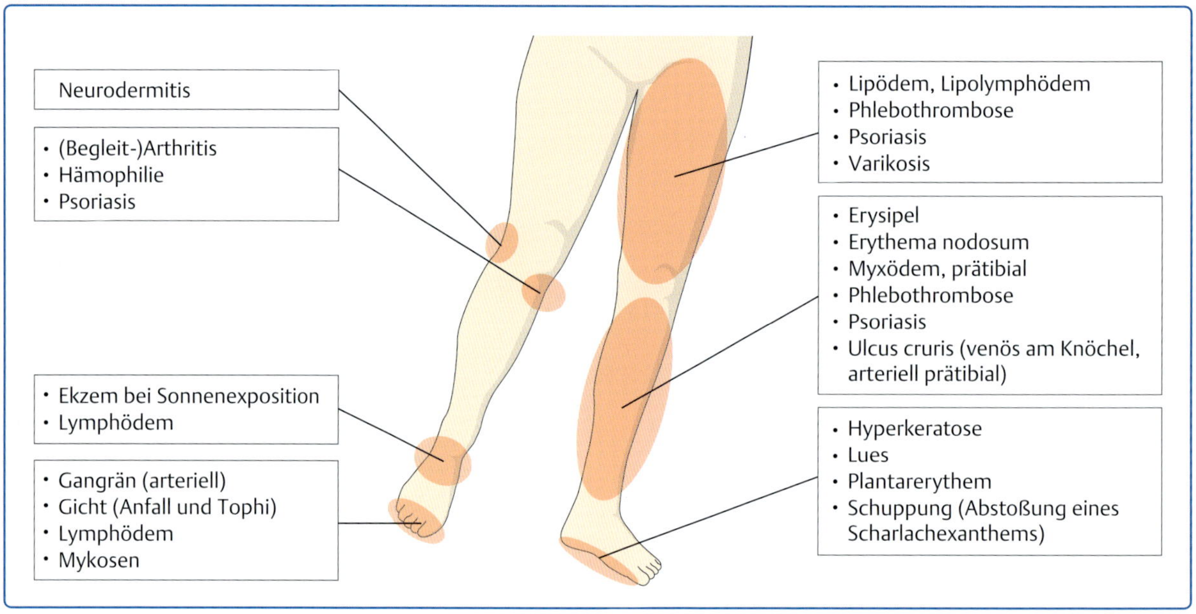

▶ **Abb. 7.5** Effloreszenzen an der unteren Extremität.

Anhang

8 Abkürzungsverzeichnis

A.	Arteria
ACTH	adrenocorticotropes Hormon
ASL	Antistreptolysin
cm	Zentimeter
COLD	chronisch obstruktive Lungenerkrankung
COLE	chronisch obstruktive Lungenerkrankung
dl	Deziliter
etc	et cetera
evtl.	eventuell
HP	Heilpraktiker
HPA	Heilpraktikeranwärter
HPV	humanes Papillomavirus
HSV	Herpes-simplex-Virus
i. d. R.	in der Regel
IfSG	Infektionsschutzgesetz
kg	Kilogramm
LWS	Lendenwirbelsäule
mg	Milligramm
ml	Milliliter
MSH	Melanozyten-stimulierendes Hormon
N.	Nervus
NSAID	nicht steroidale Antiphlogistika
pAVK	periphere arterielle Verschlusskrankheit
PNP	Polyneuropathie
SLE	systemischer Lupus erythematodes
TRAK	TSH-Rezeptor-Autoantikörper
TSH	Thyreoidea-stimulierendes Hormon
u. a.	und andere
u. a. m.	und andere mehr
UV	ultraviolett
V.	Vena
v. a.	vor allem
z. B.	zum Beispiel
z. T.	zum Teil

9 Literaturverzeichnis

[1] **Beck M, Beischer W, Bork K et al.** Der diagnostische Blick: Atlas und Textbuch der Differenzialdiagnostik. 7. Aufl. Stuttgart: Schattauer; 2007

[2] **Bierbach E.** Naturheilpraxis Heute: Lehrbuch und Atlas. 4. Aufl. München: Urban & Fischer; 2009

[3] **Bierbach E, Herzog M.** Handbuch Naturheilpraxis: Methoden und Therapiekonzepte. München: Urban & Fischer; 2005

[4] **Classen M, Diehl V, Kochsiek K.** Innere Medizin. 6. Aufl. München: Urban & Fischer; 2009

[5] **Dermatologie-Informationsdienst.** www. dermis.net

[6] **Herold G.** Innere Medizin. Köln: Eigenverlag Herold; 2009

[7] **Jäckle R.** Hexal Taschenlexikon Medizin; 2. Aufl. München: Urban & Fischer; 2004

[8] **Middeke M, Füeßl H.** Anamnese und Klinische Untersuchung. 4. Aufl. Stuttgart: Thieme; 2010

[9] **Pschyrembel Klinisches Wörterbuch.** 261. Aufl. Berlin: Walter de Gruyter; 2007

[10] **Sengebusch J, Bastian U.** Crashkurs Heilpraktikerprüfung: Übungen – Checklisten – Prüfungstipps. München: Urban & Fischer; 2008

[11] **Siegenthaler W, Blum H.** Klinische Pathophysiologie, Stuttgart: Thieme; 2006

[12] **Siegenthaler W.** Siegenthalers Differentialdiagnose: Innere Krankheiten – vom Symptom zur Diagnose. 19. Aufl. Stuttgart: Thieme; 2005

10 Abbildungsnachweis

Abb. 2.1:	Angelika Brauner, Hohenpeißenberg
Abb.2.2–2.7:	Sciencepictures/KES/Thieme Verlag
Abb. 2.8:	Scienepictures/KES/Prof. Füeßl
Abb. 2.9–2.19:	Sciencepictures/KES/Thieme Verlag
Abb. 2.20:	Angelika Brauner, Hohenpeißenberg
Abb. 2.21–3.7:	Sciencepictures/KES/Thieme Verlag
Abb.3.8:	Scienepictures/KES/Prof. Füeßl
Abb. 3.9:	Sciencepictures/KES/Thieme Verlag
Abb. 3.10:	Scienepictures/KES/Prof. Füeßl
Abb. 3.11–3.16:	Sciencepictures/KES/Thieme Verlag
Abb. 3.17:	Jürgen Sengebusch, Münster
Abb. 3.18–3.28:	Sciencepictures/KES/Thieme Verlag
Abb. 3.29:	Scienepictures/KES/Dr. Reinbacher
Abb. 3.30–3.34:	Sciencepictures/KES/Thieme Verlag
Abb. 3.35:	Scienepictures/KES/Prof. Füeßl
Abb. 3.36–3.37:	Sciencepictures/KES/Thieme Verlag
Abb. 3.38:	aus: Möller HJ, Laux A, Deister A. Duale Reihe. Psychatrie und Psychotherapie. 4. Auflage. Stuttgart: Thieme; 2009
Abb. 3.39–3.82:	Sciencepictures/KES/Thieme Verlag
Abb. 3.83:	Sciencepictures/KES/Prof. Volkheimer
Abb. 3.84–3.115:	Sciencepictures/KES/Thieme Verlag
Abb. 3.116:	Scienepictures/KES/Prof. Füeßl
Abb. 3.117–3.145:	Sciencepictures/KES/Thieme Verlag
Abb. 3.146:	Scienepictures/KES/Prof. Füeßl
Abb.3.147–3.150:	Sciencepictures/KES/Thieme Verlag
Abb. 3.151:	Scienepictures/KES/Prof. Füeßl
Abb. 3.152–3.154:	Sciencepictures/KES/Thieme Verlag
Abb. 3.155:	Scienepictures/KES/Prof. Füeßl
Abb. 3.156:	Sciencepictures/KES/Derma LMU
Abb. 3.157–3.186:	Sciencepictures/KES/Thieme Verlag
Abb. 3.187:	Scienepictures/KES/Dr. Reinbacher
Abb.3.188:	Scienepictures/KES/Prof. Füeßl
Abb. 3.189–3.201:	Sciencepictures/KES/Thieme Verlag
Abb.3.202:	Scienepictures/KES/Prof. Füeßl
Abb.3.203–3.218:	Sciencepictures/KES/Thieme Verlag
Abb. 3.219:	Scienepictures/KES/Prof. Füeßl
Abb. 3.220–3.227:	Sciencepictures/KES/Thieme Verlag
Abb. 3.228:	Scienepictures/KES/Prof. Füeßl
Abb. 3.229–3.238:	Sciencepictures/KES/Thieme Verlag
Abb. 3.239:	Scienepictures/KES/Prof. Füeßl
Abb. 3.240–3.255:	Sciencepictures/KES/Thieme Verlag
Abb. 3.256:	Scienepictures/KES/Prof. Füeßl
Abb. 3.257–3.271:	Sciencepictures/KES/Thieme Verlag
Abb. 3.272:	Scienepictures/KES/Prof. Füeßl
Abb. 3.273–3.296:	Sciencepictures/KES/Thieme Verlag
Abb. 3.297:	Scienepictures/KES/Prof. Füeßl
Abb.3.298–3.299:	Sciencepictures/KES/Thieme Verlag
Abb. 3.300:	Scienepictures/KES/Prof. Füeßl
Abb. 3.301–3.316:	Sciencepictures/KES/Thieme Verlag
Abb. 3.319:	Scienepictures/KES/Prof. Füeßl
Abb. 3.320–3.322:	Sciencepictures/KES/Thieme Verlag
Abb. 3.323:	Sciencepictures/KES/Prof. Plewig
Abb. 3.325–3.341:	Sciencepictures/KES/Thieme Verlag
Abb. 3.342:	Scienepictures/KES/Prof. Füeßl
Abb. 3.343 :	Sciencepictures/KES/Thieme Verlag
Abb. 3.344–3.345:	Scienepictures/KES/Prof. Füeßl
Abb. 3.346–4.11:	Sciencepictures/KES/Thieme Verlag
Abb. 4.12:	Scienepictures/KES/Prof. Füeßl
Abb. 4.13–4.16:	Scienepictures/KES/Thieme Verlag
Abb. 4.17:	Scienepictures/KES/Prof. Füeßl
Abb.4.18:	Sciencepictures/KES/Thieme Verlag
Abb. 4.19:	Scienepictures/KES/Prof. Füeßl
Abb. 4.20–4.21:	Sciencepictures/KES/Thieme Verlag
Abb. 4.22–4.23:	Scienepictures/KES/Kaempre
Abb. 4.24:	Sciencepictures/KES/Thieme Verlag
Abb. 4.25:	Scienepictures/KES/Prof. Füeßl
Abb. 4.26–4.34:	Sciencepictures/KES/Thieme Verlag
Abb. 4.35:	Scienepictures/KES/Kaempre
Abb. 4.36–4.40:	Sciencepictures/KES/Thieme Verlag
Abb. 4.41:	Scienepictures/KES/Prof. Füeßl
Abb. 4.42–4.47:	Sciencepictures/KES/Thieme Verlag
Abb. 4.48:	Scienepictures/KES/Prof. Füeßl
Abb. 4.49–4.52:	Sciencepictures/KES/Thieme Verlag
Abb. 4.53:	Scienepictures/KES/Kaempre
Abb. 4.54:	Sciencepictures/KES/Thieme Verlag
Abb. 4.55:	Scienepictures/KES/Prof. Füeßl
Abb. 4.56–4.60:	Sciencepictures/KES/Thieme Verlag
Abb. 4.61:	Scienepictures/KES/Prof. Füeßl
Abb. 4.62:	Sciencepictures/KES/Thieme Verlag
Abb. 4.63:	Scienepictures/KES/Prof. Füeßl
Abb.4.64–4.65:	Sciencepictures/KES/Thieme Verlag
Abb. 4.66:	Scienepictures/KES/Prof. Füeßl
Abb. 4.67:	Sciencepictures/KES/Thieme Verlag
Abb. 4.68:	Scienepictures/KES/Prof. Füeßl
Abb. 4.69–4.76:	Sciencepictures/KES/Thieme Verlag
Abb. 4.77:	Scienepictures/KES/Prof. Füeßl
Abb. 4.78–4.85:	Sciencepictures/KES/Thieme Verlag
Abb. 4.86:	Scienepictures/KES/Prof. Füeßl
Abb. 4.87–4.88:	Sciencepictures/KES/Thieme Verlag
Abb. 4.89:	Prof. Rütishauser, Binningen bei Basel
Abb. 4.90:	Scienepictures/KES/Prof. Füeßl
Abb. 4.91–4.108:	Sciencepictures/KES/Thieme Verlag
Abb. 4.109:	Scienepictures/KES/Prof. Füeßl
Abb. 5.1–5.7:	Sciencepictures/KES/Thieme Verlag
Abb. 5.8:	Scienepictures/KES/Prof. Füeßl
Abb. 5.9–5.10:	Sciencepictures/KES/Thieme Verlag
Abb. 5.11:	Scienepictures/KES/Prof. Füeßl
Abb. 5.12–5.14:	Sciencepictures/KES/Thieme Verlag
Abb. 5.15:	Scienepictures/KES/Prof. Füeßl
Abb. 5.16–5.20:	Sciencepictures/KES/Thieme Verlag
Abb. 5.21:	Scienepictures/KES/Prof. Füeßl
Abb. 5.22–5.35:	Sciencepictures/KES/Thieme Verlag
Abb. 5.36:	Scienepictures/KES/Prof. Füeßl
Abb. 5.37–5.45:	Sciencepictures/KES/Thieme Verlag

Abb. 5.46–5.47:	Scienepictures/KES/Prof. Füeßl
Abb. 5.48–5.50:	Sciencepictures/KES/Thieme Verlag
Abb. 5.51:	Scienepictures/KES/Prof. Füeßl
Abb. 5.52:	Sciencepictures/KES/Thieme Verlag
Abb. 5.53:	Scienepictures/KES/Prof. Füeßl
Abb. 5.54–5.72:	Sciencepictures/KES/Thieme Verlag
Abb. 6.1:	Digital Vision Ltd., London
Abb. 6.2:	Sciencepictures/KES/Thieme Verlag
Abb. 6.3:	Scienepictures/KES/Prof. Füeßl
Abb. 6.4:	Jürgen Sengebusch, Münster
Abb. 6.5:	Sciencepictures/KES/Thieme Verlag
Abb. 6.6:	Iso-Arzneimittel GmbH & Co. KG, Ettlingen
Abb. 6.7:	Praxis future med. Andreas Schlegel HP, Villingen
Abb.7.1–7.5:	Angelika Brauner, Hohenpeißenberg

11 Sachverzeichnis